Jocelyne Saint-Arnaud

L'éthique de la santé

Guide pour une intégration de l'éthique dans les pratiques infirmières

gaëtan morin éditeur
CHENELIÈRE ÉDUCATION

L'éthique de la santé
Guide pour une intégration de l'éthique dans les pratiques infirmières

Jocelyne Saint-Arnaud

Édition : Brigitte Gendron
Coordination : Mélanie D'Amours
Traduction : Érika Duchesne
Révision linguistique : Suzanne Delisle
Correction d'épreuves : Martine Senécal
Conception graphique et infographie : Josée Bégin
Impression : Imprimeries Transcontinental

Tableau de la couverture :
Sans titre
Œuvre de **Dimitri Loukas**

Né dans l'île de Chio, en Grèce, Dimitri Loukas a passé son enfance en France et il est maintenant citoyen canadien.

Autodidacte intéressé au postcubisme et à la géométrisation du gestuel, ses œuvres contiennent de multiples déformations spatiales et chromatiques des objets et des personnages à travers une organisation logique de lignes fluides.

On trouve ses toiles dans plusieurs musées et collections privées et publiques, tant en Amérique du Nord qu'en Europe. Elles sont présentées à la Galerie Michel-Ange de Montréal.

Dans cet ouvrage, le féminin est utilisé comme représentant des deux sexes, sans discrimination à l'égard des hommes et des femmes, et dans le seul but d'alléger le texte.

Catalogage avant publication
de Bibliothèque et Archives nationales du Québec
et Bibliothèque et Archives Canada

Saint-Arnaud, Jocelyne, 1947-

L'éthique de la santé : guide pour une intégration de l'éthique dans les pratiques infirmières

Comprend des réf. bibliogr. et un index.

ISBN 978-2-89632-023-3

1. Infirmières – Déontologie. 2. Éthique médicale. 3. Soins infirmiers – Pratique. 4. Bioéthique. I. Titre.

RT85.S24 2008 174.2'9073 C2008-941657-0

gaëtan morin éditeur
CHENELIÈRE ÉDUCATION

5800, rue Saint-Denis, bureau 900
Montréal (Québec) H2S 3L5 Canada
Téléphone : 514 273-1066
Télécopieur : 514 276-0324 ou 1 888 460-3834
info@cheneliere.ca

ISBN 978-2-89632-023-3

Dépôt légal : 1er trimestre 2009
Bibliothèque et Archives nationales du Québec
Bibliothèque et Archives Canada

Imprimé au Canada

4 5 6 7 8 ITG 16 15 14 13 12

Nous reconnaissons l'aide financière du gouvernement du Canada par l'entremise du Fonds du livre du Canada (FLC) pour nos activités d'édition.

Gouvernement du Québec – Programme de crédit d'impôt pour l'édition de livres – Gestion SODEC.

AVANT-PROPOS ET REMERCIEMENTS

Selon Carl Rogers (1968), le véritable apprentissage est celui qui réussit à changer les pratiques. Pourquoi changer les pratiques quand il s'agit de l'éthique de la santé ? Actuellement, l'éthique en sciences infirmières est considérée, de manière générale, comme un secteur à part, qui juge de l'extérieur le bien-fondé des pratiques à l'aide de critères et de normes imposés. Cette vision étroite de l'éthique professionnelle n'est pas celle qui est promue dans cet ouvrage. Telle qu'elle est conçue ici, l'éthique de la santé fait partie intégrante de toute pratique professionnelle qui repose sur la compétence. La personne incompétente ne peut agir de manière éthique, parce qu'elle n'interviendra pas dans le sens du mieux-être du bénéficiaire. En revanche, celle qui agit dans le sens du bien-être du bénéficiaire inscrit son intervention dans une visée éthique. Toute intervention ou acte de soins comporte donc une dimension éthique et un des buts de ce guide consiste à faire prendre conscience de cette dimension, de son lien avec la pratique concrète.

Il importe donc d'habiliter les professionnels à traiter des questions d'éthique, sans avoir recours à un expert ou à un comité qui les déchargerait de cette responsabilité, en résolvant pour eux les problèmes et les dilemmes éthiques qui surviennent dans toute pratique. Cet ouvrage a donc pour but non seulement de fournir des repères, tels les ouvrages de bioéthique, ou d'encourager à la vertu, comme le font plusieurs ouvrages en éthique infirmière, mais encore d'expliquer les fondements de ces repères et d'apporter des outils que les infirmières et infirmiers pourront utiliser quand ils auront à faire face à des dilemmes ou à des problèmes éthiques dans leur pratique.

Cet ouvrage est la première étape d'une synthèse qui est le fruit : 1) de mon enseignement en sciences des religions à l'UQAM, en bioéthique à l'Université de Montréal et en éthique infirmière à la Faculté des sciences infirmières de l'Université de Montréal ; 2) de mes travaux de recherche, théorique et empirique, notamment sur les enjeux éthiques liés à la fin de vie et à la rareté des ressources en transplantation d'organes et en dialyse, et aussi sur les enjeux éthiques en santé publique ; 3) et de mon implication dans les comités d'éthique de la recherche en milieux hospitaliers et universitaires et dans les comités d'éthique clinique en centres hospitaliers de soins généraux, spécialisés et de longue durée.

Plusieurs personnes méritent des remerciements pour leur appui à l'écriture de cet ouvrage. Mes premiers remerciements vont à mes étudiants, plus précisément les étudiants du cours SOI 6202 (sessions d'automne 2006 et 2007), à la Faculté des sciences infirmières de l'Université de Montréal. Par leurs contributions réfléchies et enthousiastes au cours, ils m'ont incitée à me surpasser. Plusieurs des histoires de cas présentées au chapitre 14 sont inspirées de situations qu'ils ont décrites et analysées dans le cadre de ce cours. Ma reconnaissance va aussi à ma collègue Hélène

Lefebvre, professeure à la Faculté des sciences infirmières de l'Université de Montréal, avec qui j'ai partagé la responsabilité du cours SOI 6173 : Habiletés professionnelles et jugements cliniques, à l'hiver 2003 ; c'est probablement l'enseignement en interdisciplinarité dans ce cours qui est à l'origine de la rédaction de ce livre. Par leurs commentaires très pertinents, plusieurs personnes m'ont permis de clarifier ma pensée et d'enrichir le contenu de ce livre. Ainsi, je tiens à remercier Suzanne Dupuis-Blanchard, professeure à l'Université de Moncton, et Anne-Marie Hébert, professeure à l'Université du Québec à Trois-Rivières, pour leurs commentaires sur chacun des chapitres de l'ouvrage. Je remercie également Me Gary Mullins, avocat-conseil, Me Hélène d'Anjou, de l'OIIQ, ma collègue Jacinthe Pepin, professeure à la Faculté des sciences infirmières de l'Université de Montréal, et le professeur Raymond Massé, de l'Université Laval, pour leurs commentaires sur des chapitres de ce livre. Marielle Chalifoux, technicienne en documentation à la Bibliothèque paramédicale de l'Université de Montréal, a été d'un grand appui. Enfin, mon mari, le Dr Yvon Beauchamp, a eu la patience de m'expliquer des rudiments de médecine et de collaborer à la révision et à la rédaction d'histoires de cas ; je l'en remercie.

Des organismes subventionnaires ont contribué directement ou indirectement à la parution de cet ouvrage. Je remercie le Réseau de recherche en santé des populations du Québec pour son appui financier et l'Institut international de recherche en éthique biomédicale pour le financement d'un stage à l'Espace éthique de l'Assistance publique – Hôpitaux de Paris, dirigé par Emmanuel Hirsch. Ce stage m'a permis d'acquérir une perspective critique au regard des pratiques québécoises et nord-américaines.

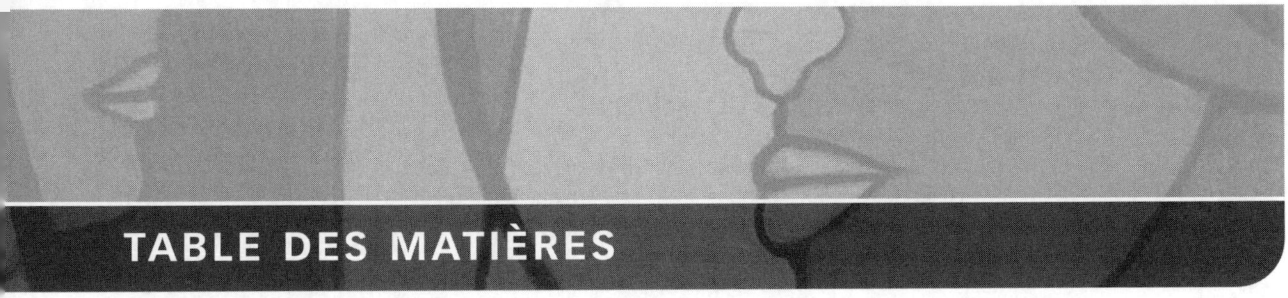

TABLE DES MATIÈRES

LISTE DES TABLEAUX ET DES ENCADRÉS

LISTE DES FIGURES

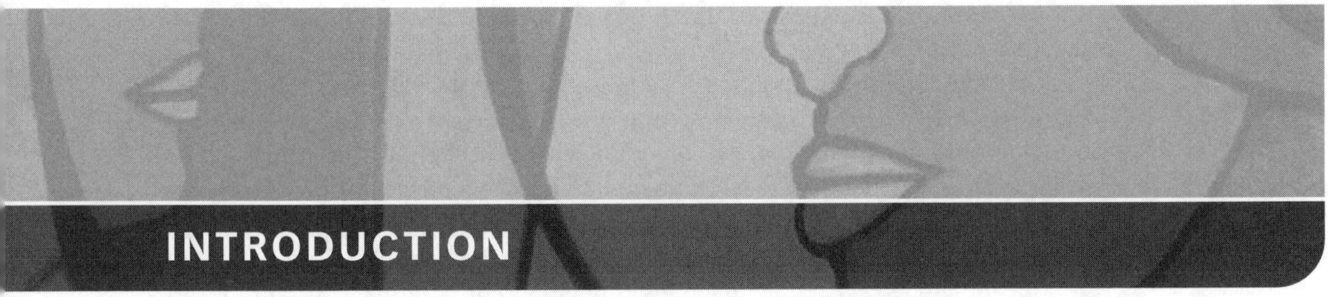

INTRODUCTION

Pourquoi un nouvel ouvrage en éthique de la santé ? D'abord, il faut bien constater qu'il existe peu d'ouvrages en français sur le sujet, et les livres anglais qui s'y consacrent sont souvent des collectifs. Fruits du travail de nombreux auteurs qui ont des présupposés différents sur la nature de l'éthique et de l'éthique de la santé, les collectifs ne constituent pas un tout cohérent quant à leurs bases méthodologiques et épistémologiques. Par ailleurs, les ouvrages de type professionnel se contentent d'intégrer un chapitre sur l'éthique, comme s'il fallait parler d'éthique par souci de rectitude pédagogique, laissant sous-entendre que l'éthique s'ajoute aux connaissances disciplinaires. À l'encontre de ces tendances, le but avoué de cet ouvrage vise à l'intégration de l'éthique dans les pratiques de la santé à partir de bases philosophiques et méthodologiques exposées clairement et de manière critique.

Plus précisément, ce livre vise à synthétiser des approches consacrées en éthique de la santé (approche narrative, casuistique, approche par principes et éthique du *caring*) dans une approche globale à portée méthodologique et interdisciplinaire. Il s'adresse à toutes les infirmières, quels que soient leur pratique (au chevet, en gestion, en enseignement ou en recherche) et le lieu où elles l'exercent (hôpital, milieux communautaires ou santé publique). Les autres professionnels de la santé peuvent aussi y trouver un intérêt certain, puisqu'il est question d'éthique de la santé. De ce point de vue, nous retenons une définition holiste de l'intervention de soin en tant qu'action visant à rétablir ou à maintenir un niveau de santé dont l'équilibre peut être affecté ou menacé par divers facteurs d'ordres interne ou externe. Les soignants sont ceux qui, par leurs connaissances, leur expérience et les approches développées dans leurs disciplines respectives, visent à maintenir ou à rétablir cet équilibre en collaboration avec les soignés. Cette définition du soin s'applique à toute intervention en matière de santé, quelle que soit la discipline en cause. Elle repose sur le postulat selon lequel le but premier de toute intervention en santé vise le bien-être du bénéficiaire[1], qu'il s'agisse d'un individu, d'un groupe, d'une communauté ou d'une population. Les théories et les moyens mis en œuvre dans chacune des disciplines de la santé, notamment en sciences infirmières, visent cette finalité commune. De ce fait, l'intervention de soin n'est jamais moralement neutre, puisqu'elle s'inscrit par sa finalité dans le champ d'application du principe de bienfaisance, principe reconnu de tout temps, tant en éthique de la santé que dans la pratique du soin.

1. Nous utilisons le terme *bénéficiaire* dans cet ouvrage quand il désigne autant l'individu que le groupe, la communauté ou la population. Ce terme a l'avantage de s'appliquer à tout type d'intervention de soin (y sont incluses les interventions de santé publique) et quel que soit le lieu où l'intervention prend place.

Dans le monde contemporain, l'éthique appliquée[2] dans le secteur de la santé, comme dans les autres secteurs, ne peut être doctrinaire en s'inspirant d'une seule approche ou d'une seule théorie éthique. Englehardt (1986) fait remarquer à juste titre que la société démocratique contemporaine, respectueuse du pluralisme des valeurs, ne peut se rallier à une échelle de valeurs canonique. Le respect de la liberté individuelle en tant que valeur centrale de toute approche en éthique rendrait caduque toute référence à une hiérarchisation des valeurs *a priori*. Pourtant, il n'est pas de choix réfléchi sans hiérarchisation des valeurs. Comme l'écrivent Perelman et Olbrechts-Tyteca (1952):

> « Chaque fois qu'il y a délibération, que l'action ne paraît pas tout indiquée, quand le problème du choix se pose à la conscience, que celle-ci est amenée à peser le pour et le contre, il y a un conflit de valeurs que celui qui agit doit trancher en hiérarchisant les valeurs opposées et en opérant de cette façon un début de systématisation dans le domaine axiologique. » (p. 158)

Le défi de l'éthique appliquée consiste donc soit à trouver des balises générales qui pourraient faire consensus dans notre société, malgré le pluralisme des valeurs et le multiculturalisme, soit à renoncer à toute ligne directrice, respectant la liberté de chacun et reléguant le choix des valeurs à la conscience individuelle. C'est la voie qu'a choisie l'Occident depuis le XVIIIe siècle jusqu'à l'avènement de la bioéthique, qui, devant les risques individuels et collectifs liés au développement scientifique et technique ainsi qu'à la surspécialisation, a imposé à l'éthique clinique des balises visant à minimiser les conséquences négatives de ces avancées. L'approche par principes, chère à la bioéthique, a été vivement critiquée, comme nous le verrons plus loin, mais elle a imposé des devoirs moraux dans un monde où régnaient, d'une part, la connaissance scientifique et ses retombées, valeur suprême de la société industrielle et de la modernité, et, d'autre part, les valeurs morales reléguées à la conscience individuelle et à la sphère du privé. Plusieurs auteurs, notamment Ellul (1977) et Hottois (1984), ont décrit cette césure entre la science et ses applications techniques d'un côté, et le monde des valeurs, du symbolisme et du sens d'un autre côté. Certains ont vu dans la prépondérance technique une renaissance des mythes fondateurs, une sacralisation du profane. La ruse de la technique, selon Miquel et Ménard (1988), aurait été de s'allier à l'univers symbolique pour s'imposer comme une vérité, pour instaurer un nouvel ordre en apparence dépourvu de symbolisme. Selon nous, cette sacralisation de la science et de ses résultats a évincé de la sphère publique toute référence à des valeurs autres que celles qui sont éprouvées scientifiquement. Il n'est donc pas étonnant de constater que les gouvernements fonctionnent à grand renfort de sondages, de statistiques et de rapports d'enquête. À la limite, toute décision doit être appuyée sur des preuves « scientifiques », alors que nous savons très bien par ailleurs que le relativisme des valeurs, dans la sphère publique, freinerait toute action et rendrait les institutions ingérables.

---

2. Le terme *éthique appliquée* ne fait pas référence ici à une approche déductive, comme cela se présentait dans les théories éthiques classiques. Il est utilisé en opposition à *métaéthique,* synonyme d'éthique théorique, qui porte notamment sur la définition des concepts clés en éthique.

Le défi de l'éthique de la santé consiste donc à redonner aux connaissances scientifiques ou, pour employer un terme plus actuel, aux données probantes la place qui leur revient, celle de la connaissance portant sur les faits. Cette dernière nous donne certes des indications sur le contexte de l'action, sur des liens causaux entre les phénomènes, et sur la manière d'agir avec compétence, mais elle ne peut nous dire quelle serait la meilleure intervention du point de vue de l'éthique. Par ailleurs, si l'on s'en tient au relativisme des valeurs, rien ne nous permet de dire qu'une intervention serait meilleure qu'une autre. Néanmoins, certaines valeurs font consensus, et les valeurs professionnelles sont de ce nombre ; elles donnent des indications sur les interventions à mettre en place, sur les actions à faire ou à ne pas faire. Toutefois, les valeurs professionnelles ne constituent qu'un type de repères possibles pour une pratique éthique. Un des buts de ce livre consiste donc à relever le défi de l'éthique contemporaine, à préciser des balises pour l'action qui, tout en tenant compte des avancées scientifiques, feront consensus chez les professionnels de la santé et particulièrement chez les infirmières à qui ce livre est dédié.

Pour atteindre ce but, il est clair que les règles institutionnelles, notamment la loi et la déontologie professionnelle, sont incontournables, mais elles sont insuffisantes au regard de la complexité des situations éthiquement problématiques engendrées par les développements scientifiques et techniques que nous avons connus et qui entraînent actuellement une véritable révolution dans les pratiques de santé. Aujourd'hui, nous avons non seulement le pouvoir de maîtriser la nature, mais encore celui de la modifier, compte tenu des développements dans le domaine de la génétique. Quelles devraient être nos références pour établir des repères éthiques sur une base rationnelle, qui feraient consensus sans recourir à des contraintes légales ou déontologiques, en considérant que le relativisme des valeurs ne peut constituer le fondement des décisions à prendre et des actions à mettre en place dans un domaine qui relève des institutions, donc de la sphère publique ? Compte tenu des principales traditions en éthique, de nos connaissances philosophiques, de notre expérience de l'enseignement, de la recherche et de la gestion dans le domaine de l'éthique des soins, notre réponse à cette question réside d'abord dans la genèse du concept d'éthique de la santé, puis dans la description des enjeux, des dilemmes et des problèmes d'éthique propres aux sciences infirmières, et finalement dans une approche à la fois synthétique au regard de repères apportés par des théories éthiques pertinentes en éthique de la santé, et analytique au regard d'une approche par principes revisitée, qui intègre un principe de *caring*.

Comment choisir les théories éthiques les plus appropriées ? Pour répondre à cette question, nous nous référons à la relation de soin qui est à la base de toute éthique du *caring*. Dans la relation de soin, il y a le soignant, son attitude et ses compétences ; il y a l'intervention elle-même, son contexte, et les conséquences qu'elle entraîne sur le soigné et sur l'ensemble de la société ; il y a le soigné, qui est un être de besoins et un sujet de droit. Enfin, il y a pour les parties en cause la volonté d'assurer une relation de qualité entre les personnes et d'agir en fonction des buts poursuivis par chacune d'elles. Cette base nous indique que les théories énumérées à la page suivante doivent être considérées.

- Les théories de la vertu, pour l'importance accordée à la bonne volonté et aux dispositions personnelles favorisant l'exercice d'une compétence professionnelle ;
- le situationnisme, pour l'importance qu'il donne au contexte ;
- l'utilitarisme, pour l'importance accordée aux conséquences de l'action ;
- les théories déontologiques, pour la primauté qu'elles accordent aux devoirs et aux obligations morales ;
- l'éthique du *caring*, pour l'importance qu'elle accorde prioritairement aux relations humaines et aux échanges dans le soin ;
- les théories des droits fondamentaux, pour l'importance qu'elles accordent au respect de l'autonomie de la personne ;
- les théories de la justice, pour la spécification des critères d'équité dans l'attribution des soins de santé ;
- l'éthique consensuelle, pour l'importance de favoriser des solutions qui seront applicables parce qu'elles seront partagées.

À proprement parler, ces théories sont incompatibles. Chacune présente un assemblage structuré de postulats, de considérations, de principes, de règles et de jugements, conçu à une époque et dans un contexte donnés. Autrement dit, chacune constitue un assemblage hiérarchisé qui s'appuie sur des valeurs jugées pertinentes pour la gouverne des individus et des sociétés. Choisir l'une de ces théories nous amènerait à établir ce qu'Englehardt (1986) nomme une « échelle de valeurs canonique » pour nous guider dans nos décisions éthiques. Le choix de plusieurs théories évite le dogmatisme d'une seule d'entre elles, et répond à la complexité et à la multidimensionnalité des problèmes d'éthique posés dans un domaine de l'action humaine. On pourrait qualifier l'approche d'éclectique, si ces théories étaient choisies de manière aléatoire ; mais comme nous l'avons vu plus haut, ce sont les caractéristiques de l'intervention de soin qui guident le choix des théories les plus appropriées pour définir des repères qui seront par le fait même pertinents et applicables dans la pratique du soin. On pourrait parler d'une nouvelle prudence qui mise sur des valeurs éprouvées et soutenues dans la tradition philosophique, et qui ont façonné notre rapport au monde en tant qu'être humain fini et limité. Ces valeurs ont trait notamment à la bonne volonté, au respect de l'autonomie, à l'utilité sociale, à l'équité et au *caring*.

Pour organiser le tout et pour intégrer à la pratique les repères provenant des théories éthiques et de la finalité des soins, nous proposons une approche par principes. Une telle approche introduit l'idée d'obligation morale *prima facie*, qui constitue l'essence même de l'éthique, telle qu'elle est présentée dans cet ouvrage[3]. Ce sont les principes éthiques qui portent cette obligation morale et qui fournissent aux professionnels de la santé des repères dont ils doivent tenir compte dans leurs prises de décisions et dans leurs interventions. Beauchamp et Childress (2001) ont proposé quatre principes d'éthique : le respect de l'autonomie, la bienfaisance, la non-malfaisance et la justice. Nous en proposons quatre aussi. Toutefois, contrairement à ces auteurs, nous regroupons les exigences liées aux principes de bienfaisance

3. Nous pensons que l'éthique ne peut exister comme telle, sans l'idée d'obligation morale. C'est un *a priori* qui pourrait faire l'objet d'un ouvrage en métaéthique, mais que nous ne démontrerons pas ici.

et de non-malfaisance sous un seul principe, celui de bienfaisance, en y adjoignant un principe de respect de la personne, un principe d'équité et un principe de *caring* issu de l'éthique du même nom.

Pourquoi un principe de *caring*? Serait-ce pour rallier les infirmières qui ont développé plusieurs théories sur le *caring* – pensons aux Leininger, Parse et Watson – et qui ne se reconnaissent pas dans l'approche de Beauchamp et Childress, la jugeant trop abstraite et trop éloignée de la réalité quotidienne de la pratique infirmière? Des raisons plus profondes motivent ce choix. Depuis Descartes, la philosophie a mis l'accent sur le sujet pensant et, par conséquent, sur l'individu comme point de départ de toute réflexion éthique. Dans ces conditions, les théories éthiques se sont centrées sur l'individu, rendant difficile le passage à une éthique des relations humaines. Or, l'éthique du *caring* est une éthique relationnelle. Elle met l'accent sur la responsabilité partagée par le soignant et le soigné au regard de la relation de soin, ce qui permettra à l'un et à l'autre de s'accomplir dans et par cette relation.

Concrètement, il est possible de s'entendre *a priori* sur des valeurs phares ou des grands principes, même si nos bases théoriques et épistémologiques sont différentes. L'expérience de travail interdisciplinaire du Comité consultatif national d'éthique (CCNE) français, telle qu'elle a été analysée dans un rapport de décembre 1987, en fait foi. On peut y lire:

> […] il n'est pas excessif qu'à l'usage une conscience éthique assez largement commune s'est dégagée et propagée entre nous, sous-tendant la concordance de nos avis finaux dans la discordance maintenue de nos références ultimes […] Ainsi notre motion première émane-t-elle d'une exigence diversement pensée par nous mais qui porte un nom dans chacune de nos morales, et qui valide l'inconditionnelle obligation du respect de l'humanité en chaque homme. Là réside, croyons-nous, l'universalité accessible à l'éthique biomédicale – non pas, bien sûr, une universalité de fait où ses avis ne rencontreraient partout que des adeptes mais du moins cette universalité de droit où ses principes ne se heurteraient nulle part à des objections raisonnables.» (Sève, 1987, p. 13)

Cette universalité de droit sur laquelle des membres de ce comité s'entendent confirme la possibilité d'un accord de principe au regard de la construction d'un avis sur un problème éthique précis, que ce soit en recherche ou en pratique clinique. Les auteurs du rapport précisent même que cet accord ne tend pas à la formulation d'exigences éthiques minimales. Au contraire, le respect de l'humain, «étayé sur ce qui l'offense le moins, se voit préservé de ce qui l'attente le plus» (*loc. cit.*). L'expérience de travail d'auteurs d'allégeances éthiques différentes va dans le même sens. Rappelons que les auteurs des *Principles of biomedical ethics,* Tom Beauchamp et James Childress, sont l'un utilitariste, l'autre déontologiste. Il est donc possible de sortir du relativisme des valeurs et de s'entendre sur de grands principes, sans entrer dans une éthique dogmatique.

Par conséquent, la lecture de ce livre vous convie à une réflexion synthèse sur l'éthique de la santé. Cette synthèse critique est élaborée en fonction du contexte et des besoins des infirmières pour définir des guides et des repères dans des situations de soins rendues difficiles, non seulement par les avancées scientifiques et techniques, mais aussi par la limite des ressources. C'est un véritable défi pour les infirmières aujourd'hui de travailler dans un système de santé où les ressources financières, matérielles et humaines sont restreintes, tout en assurant des soins de qualité. Une approche éthique intégrée à la pratique nous paraît essentielle pour relever un tel défi.

De nombreux auteurs ont associé l'existence de problèmes éthiques mal résolus à ce qu'ils nomment la « détresse morale des soignants » (Jameton, 1984 ; Rodney, 1988 ; Storch, Rodney, & Starzomski, 2004). Cette détresse surviendrait quand des solutions moralement inacceptables sont appliquées, soit parce que le problème n'a pas été clairement identifié, soit parce que les repères éthiques pertinents pour résoudre le problème sont méconnus, soit encore parce que des contraintes interdisciplinaires ou institutionnelles empêchent la mise en application de la solution préconisée.

Une formation en éthique des soins n'apporte pas de recette miracle à la résolution des problèmes et dilemmes éthiques. L'analyse éthique ne se limite pas à l'application d'une règle ou d'un code indiquant ce qui doit être fait ou ne pas être fait. Elle doit laisser place à la réflexion et même à la créativité. La réflexion sur les problèmes d'éthique qui se posent dans la pratique, l'analyse de ce qu'est un jugement moral, l'explicitation des principes et autres repères éthiques qui président à l'analyse, les arguments invoqués et leurs liens avec différentes valeurs, normes ou théories éthiques fournissent des repères qui allègent l'incertitude et la détresse morales, tout en facilitant une meilleure intervention au bénéfice du malade. Il n'en demeure pas moins que la manière de mettre en place des interventions éthiques relève souvent du sens commun, qui donne des indications générales sur ce qui doit être fait et ne pas être fait, et de l'initiative personnelle, qui permet de trouver des moyens créateurs pour répondre aux exigences éthiques promues par les valeurs professionnelles et éthiques.

Comme de nombreux ouvrages en bioéthique états-unienne, notamment ceux de Mappes et Zembaty (1986), ou de Beauchamp et Walters (2003), ce livre traite d'abord de considérations générales d'ordres théorique et contextuel concernant l'éthique de la santé. La première partie définit d'abord des concepts clés qui posent les bases d'un langage commun sur les questions d'éthique (chapitre 1). Ensuite, elle décrit la genèse du concept d'éthique de la santé selon trois grands axes : les serments et les codes déontologiques (chapitre 2) ; la bioéthique : historique, philosophie et méthodes (chapitres 3 et 4) ; l'éthique du *caring* : genèse, philosophie et méthode (chapitres 5 et 6). La deuxième partie traite de l'éthique de la santé, telle qu'appliquée aux décisions et aux pratiques infirmières, selon les écrits et les résultats d'études sur le sujet (chapitre 7). Vient ensuite la clarification des valeurs, présentée comme un préalable à l'analyse éthique des problèmes et dilemmes éthiques qui se posent dans la pratique (chapitre 8). Par la suite, sont définis les termes *enjeux, problèmes* et *dilemmes éthiques,* de même que des repères et des guides pour la réflexion et la résolution de ces problèmes et dilemmes (chapitre 9). Les repères présentés font ensuite l'objet d'une analyse approfondie : repères déontologiques et juridiques (chapitre 10) ; théories éthiques (chapitre 11) ; principes éthiques (chapitre 12). Les chapitres qui terminent l'ouvrage sont de nature méthodologique et didactique. On y analyse des modèles de processus décisionnel intégrant la dimension éthique ; un modèle applicable tant en éthique clinique qu'en santé publique, qui synthétise l'approche définie dans ce livre, est explicité et expliqué (chapitre 13). Enfin, le dernier chapitre présente une philosophie de l'apprentissage pertinente à l'enseignement de l'éthique de la santé. Elle implique notamment un apprentissage par problèmes dans le cadre d'une pratique ou d'un enseignement par compétences (chapitre 14). L'ouvrage se termine par un recueil de cas de difficulté graduée (annexe).

PREMIÈRE PARTIE

Les concepts clés et la genèse du concept d'éthique de la santé

CHAPITRE 1

Les définitions et l'évolution des concepts clés en éthique de la santé

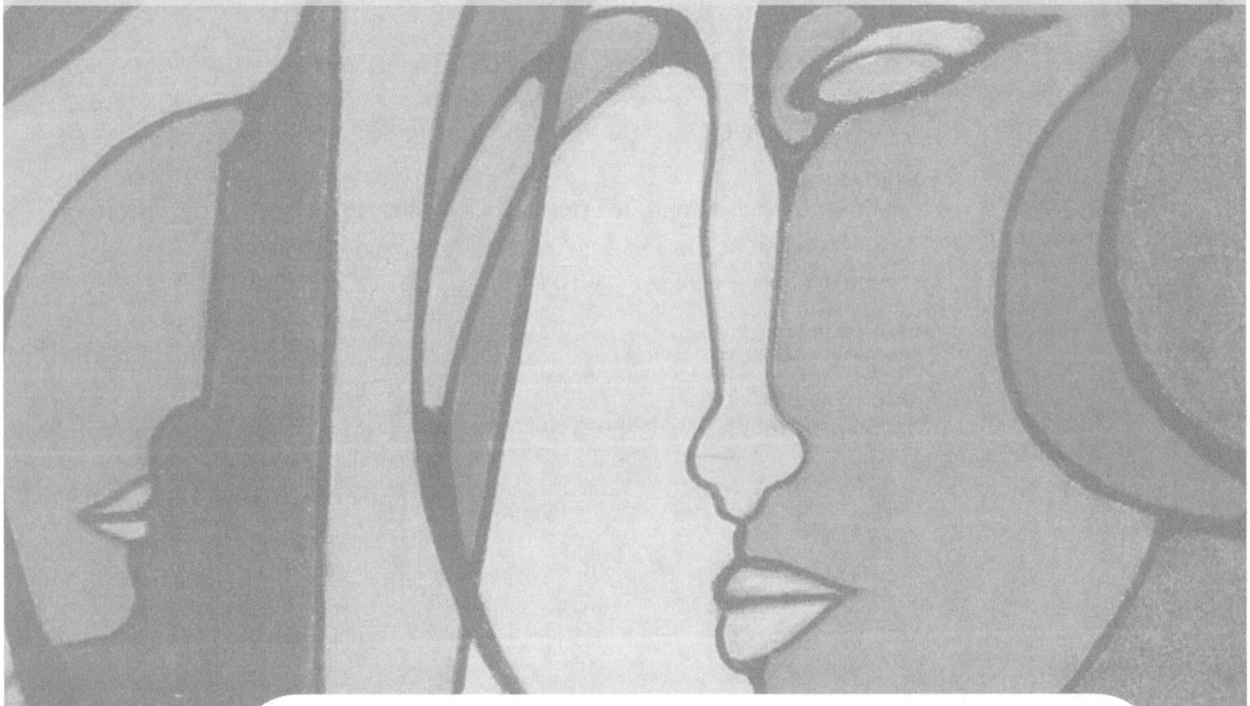

Une formation en éthique de la santé exige des connaissances préalables d'ordres théorique et contextuel. Cette démarche est nécessaire pour comprendre la problématique actuelle et pour définir un langage commun sur les questions d'éthique.

Dans ce chapitre, nous clarifions certains concepts de base en tenant compte des constantes théoriques et de l'évolution des concepts.

La définition des concepts

La morale et l'éthique

Plusieurs auteurs utilisent indifféremment les termes *morale* et *éthique*; le premier vient du latin *moralis* alors que le second vient du grec *éthikon*. En fait, les deux termes désignent:

- les mœurs, le caractère, les attitudes humaines;
- les règles de conduite;
- les justifications de ces règles. (Weil, 1989)

Cependant, une analyse approfondie de Pierre Fortin (1995) montre que le mot *morale* désigne plutôt les règles régissant les comportements, alors que le terme *éthique* désigne une réflexion critique sur le fondement des règles. Guy Bourgeault (1990, p. 53) entend par *morale* «ce qui est système et codification d'exigences régissant la conduite humaine», alors qu'il entend par *éthique* «ce qui oriente [...], par ses questions et propositions plus que par l'imposition de règles, la conduite humaine». Pour expliciter sa position, il fait référence aux *Deux sources de la morale et de la religion* de Henri Bergson, l'une fermée que Bourgeault identifie à la morale proprement dite, l'autre ouverte qu'il identifie à l'éthique. On remarque qu'historiquement le terme *morale* a été utilisé surtout en France, pays fortement influencé par le catholicisme, tandis que le terme *éthique* a été utilisé surtout dans les pays anglo-saxons, influencés par le protestantisme.

Ces distinctions peuvent aussi être rattachées au fondement transcendant de la morale et au fondement sociopolitique de l'éthique. En effet, la morale traditionnelle est basée sur une connaissance du Bien en tant que finalité de l'Univers et de l'être humain. Différentes théories téléologiques, celles de Platon, d'Aristote, de Thomas d'Aquin ou de Kant pour n'en nommer que quelques-unes, définissent le Bien, d'où sont déduites des règles pour le comportement humain. Chez Thomas d'Aquin (1984, Q. 91) par exemple, Dieu est cause efficiente et finale de l'Univers; l'homme en tant que partie de l'Univers porte en lui une tendance naturelle à bien agir et à éviter le mal quand il agit selon sa conscience ou selon la raison droite. La loi naturelle est la face humaine de la loi éternelle que constitue le plan divin pour l'Univers. Par ailleurs, lorsqu'on examine la morale anglo-saxonne ou ce qu'il est convenu d'appeler maintenant l'éthique sociale, il n'est pas question de se référer à un Bien transcendant; c'est plutôt l'idée de justice sur laquelle sont fondés les rapports humains qui garantit à l'être humain une sécurité et un bien-être. Par exemple, John Rawls (1971) propose une théorie de la justice qui garantit que les institutions ainsi que le partage des avoirs et des pouvoirs seront équitables au regard du bien commun. Autrement dit, on cherche à mettre en place des institutions qui favoriseront les intérêts de tous et non seulement les intérêts de certains groupes privilégiés. Dans le contexte nord-américain actuel, et particulièrement au Québec, le terme *éthique* supplante celui de *morale,* parce que ce dernier rappelle le moralisme religieux, hérité des théories morales traditionnelles et de la métaphysique, alors que la démarche éthique est rationnelle, laïque et compatible avec le pluralisme des valeurs des sociétés démocratiques.

Bien que les termes *morale* et *éthique* aient une signification commune, nous considérons que la morale est plutôt associée à des règles d'action dont le fondement est transcendant, voire religieux, alors que l'éthique étudie la pertinence ou le fondement des règles, que celui-ci soit transcendant ou non. Même s'il s'agit d'une distinction claire inspirée des travaux de Bourgeault (1990) et de Fortin (1995), la pratique contemporaine de l'éthique ne s'en tient pas toujours à une réflexion sur le fondement des règles et des normes. Ainsi, la pratique de l'éthique dans les comités d'éthique de la recherche est menacée de moralisme, voire de légalisme, quand l'accent est mis sur l'application stricte des règles édictées par les organismes subventionnaires ou par la loi, plutôt que sur une réflexion portant sur l'applicabilité de la règle dans un contexte particulier. Le jugement équitable, selon Aristote, pallie la rigidité de la règle, comme la règle de plomb des constructeurs de Lesbos s'adaptait à la pierre[1].

L'éthique normative

En sciences infirmières, comme dans les autres disciplines de la santé, nous nous intéressons à l'éthique normative générale et appliquée. L'éthique normative générale étudie les théories éthiques dans le but de répondre à la question suivante: Quels sont les meilleurs guides pour l'action éthiquement bonne et pourquoi sont-ils les meilleurs? L'éthique normative appliquée recherche les meilleurs guides pour un champ d'activités donné. Ainsi, différents problèmes éthiques se posent d'une manière toute particulière en sciences et en soins infirmiers, et l'éthique normative appliquée y cherche des solutions concrètes et applicables.

L'éthique normative se distingue de l'éthique descriptive et de la métaéthique. L'éthique descriptive propose essentiellement une description factuelle des comportements et des valeurs éthiques. Ainsi, quand on relate, à partir d'une enquête sociologique ou d'une approche narrative, la perception qu'ont les infirmières des enjeux éthiques qui se manifestent dans leur pratique, nous sommes dans le champ de l'éthique descriptive. On peut citer en exemples les études de Kohlberg (1981b) et de Gilligan (1982) sur le développement moral. On peut aussi citer des récits relatant l'expérience vécue des infirmières aux prises avec un problème éthique.

Le récit suivant, dans lequel un soignant décrit une situation éthique difficile, porte le lecteur à réfléchir et éventuellement à changer son attitude, sans être prescriptif. Il est tiré du livre d'Emmanue Hirsch intitulé *Soigner l'autre: l'éthique, l'hôpital et les exclus* (1997). L'auteur rapporte ici les paroles d'un soignant s'exprimant sur la maltraitance en milieu hospitalier.

---

1. Aristote, *Éthique à Nicomaque,* V, 14, 1137 a 31 – 1138 a 3.

RÉCIT

« Ce qui est vrai avec les personnes âgées, avec les malades très dépendants, l'est encore plus avec les déments… Si on se laisse aller, tous les jours on perd de vue la dignité de la personne humaine. D'abord la dignité des malades, puis, par contrecoup, la dignité des personnels, notre propre dignité. C'est ainsi, au bout du compte, que l'on en arrive à des comportements inacceptables. À la maltraitance. Même s'il est difficile d'en parler, même si on n'ose pas l'avouer, beaucoup de soignants se sont retrouvés confrontés à ce problème un jour ou l'autre. Avec des formes différentes, à des degrés différents, depuis l'indifférence jusqu'aux véritables violences […]

Parfois ce sont des choses élémentaires. Qui n'a pas vu un malade nu sur son lit, sous le regard de tous ceux qui passent, et même dans le froid ? D'autres fois, c'est l'absence de réponse à une sonnette, à un appel qui pourtant peut être urgent. C'est le déni de la douleur, ou le chantage affectif avec le malade que l'on menace, par exemple en psychiatrie, de suppression d'un dessert, d'une promenade, d'un plaisir… Mais ce peut être aussi une claque lancée parce que le soignant est excédé, le bain forcé donné à un vieillard, des soins brutaux. Et lorsque les soignants sont à bout de souffle, démotivés, l'abus des tranquillisants, la camisole chimique, le gavage forcé à la place des repas… Une violence sourde mais réelle qui, quelquefois hélas, peut déboucher sur de véritables sévices… On le sait. On le sait, mais on se tait. C'est difficile.

En fait, c'est dès le début que nous apprenons la loi du silence. Dès l'Institut de formation : il n'est pas possible pour une élève aide soignante ou infirmière de se précipiter vers un malade qui appelle si aucun membre de l'équipe où l'on effectue le stage n'est prêt à bouger. On aura l'air de quoi ?… On sera mal vu, l'équipe deviendra agressive envers nous, on risquera de n'être jamais intégré. En fait, cette « loi du silence » est une loi du groupe, une loi de la « Tribu ». Si les médecins sont trop souvent absents, si les visites s'espacent, comme fréquemment en séjour de très longue durée, il est facile de tourner en rond dans la tribu. De perdre ses repères. C'est un cercle vicieux : l'humiliation subie par le malade rejaillit sur nous, on a honte malgré tout, on diminue dans notre propre estime et on en veut encore plus aux malades difficiles… » (p. 145-146)

L'éthique normative doit tenir compte des résultats d'études scientifiques décrivant les comportements, les perceptions et les choix des infirmières dans des situations de conflits de valeurs. Ces résultats apportent des connaissances essentielles sur l'expérience professionnelle et la manière dont les infirmières réagissent dans les situations problématiques. Cependant, depuis David Hume (1751/1962), on sait qu'on ne peut légitimement conclure à une obligation de nature morale à partir de la description de faits. De ce qui est (*is*), on ne peut légitimement conclure à ce qui devrait être (*ought*) ; autrement dit, on ne peut passer sans critique d'un énoncé descriptif à un énoncé prescriptif, c'est-à-dire à un énoncé qui nous indiquerait quoi faire pour agir de manière éthique ou morale. Par exemple, même en s'appuyant sur des faits scientifiquement démontrés, tels que le lait contient du calcium et le calcium est essentiel à la santé des os, on ne peut conclure à l'obligation morale pour tout individu de boire du lait, l'obligation morale étant ici conçue de manière nécessaire et universelle. On serait plutôt porté à conseiller à la personne qui veut avoir de bons os de boire du lait. De la même façon, sachant que le lait maternel protège la santé de l'enfant dans les premiers mois de sa vie, on ne peut conclure à l'obligation morale pour toutes les femmes d'allaiter leur nouveau-né.

La connaissance des faits est cependant essentielle à la réflexion éthique pour que les conseils ou les lignes directrices émis en bout d'analyse soient applicables, c'est-à-dire pour qu'ils répondent adéquatement au problème posé. Comme l'éthique normative appliquée se préoccupe de solutions aux problèmes et aux dilemmes éthiques, la connaissance des faits est nécessaire, mais les faits en eux-mêmes ne sont pas suffisants pour donner une indication sur la meilleure manière d'agir selon les circonstances.

À l'autre bout du spectre, la métaéthique est plus philosophique. Elle étudie le fondement des normes dans un sens strictement théorique : 1) signification des termes et des concepts de bien et de mal, de devoir et d'obligation ; 2) étude de la structure du raisonnement moral, indépendamment de toute situation concrète. Le tableau 1.1 définit les trois types d'éthique.

TABLEAU 1.1 **La typologie de l'éthique**

Types d'éthique		Définitions	Applications	Exemples
Éthique descriptive		Description factuelle des comportements et des valeurs partagés par des individus ou des groupes d'individus	Enquêtes sur les faits, sur les comportements et sur les valeurs Résultats d'analyse de données empiriques	Le questionnaire de Jonsen, Siegler et Winslade, et les données recueillies Les résultats d'enquête de Kohlberg et de Gilligan
Éthique normative	Générale	Étude des meilleurs guides pour l'action	Théories éthiques	*After Virtue* de MacIntyre
	Appliquée	Étude des meilleurs guides pour l'action dans un champ d'activités donné	Bioéthique	*La bioéthique : ses fondements et ses controverses* de Roy et coll.
			Éthique de la santé	*Toward a moral horizon* de Storch et coll.
			Déontologie professionnelle	Code de déontologie de l'AIIC
Métaéthique		Étude du fondement des normes, de la signification du raisonnement et des termes moraux	Théories et analyses philosophiques	Études phénoménologiques de Ricœur Philosophies d'Aristote ou de Kant

© Saint-Arnaud, J. (2008).

L'extrait suivant s'applique au jugement médical, mais il pourrait tout aussi bien s'appliquer au jugement de l'infirmière ou d'un autre professionnel de la santé. L'approche thérapeutique ou clinique, selon Ricœur (2001) :

> suscite des actes de jugement relevant de plusieurs niveaux différents. Le premier peut être appelé prudentiel (le terme *prudentia* constituant la version latine du grec *phronesis*) : la faculté de jugement [...] est appliquée à des situations singulières où un patient individuel est placé dans une relation interpersonnelle avec un médecin individuel. Les jugements proférés à cette occasion exemplifient une

> sagesse pratique d'une nature plus ou moins intuitive résultant de l'enseignement et de l'exercice. Le second niveau mérite d'être appelé déontologique dans la mesure où les jugements revêtent la fonction de normes qui transcendent de différentes manières la singularité de la relation entre tel patient et tel médecin, comme il apparaît dans les codes de déontologie de médecine en usage dans de nombreux pays. À un troisième niveau, la bioéthique a affaire à des jugements de type réflexif appliqués à la tentative de légitimation des jugements prudentiels et déontologiques de premier et second rangs. » (p. 227-228)

Ricœur distingue ici ces trois niveaux pour discuter de trois thèses : 1) la bioéthique emprunte à la dimension prudentielle sa dimension éthique ; 2) les normes exercent une fonction d'universalisation par rapport aux jugements de premier niveau, opèrent des fonctions critiques, traitent des conflits ; 3) le jugement éthique s'appuie sur des théories éthiques et approfondit des concepts, tels la vie, la mort, la santé, le bonheur. Il s'agit ici d'une analyse métaéthique (dont nous n'avons donné que quelques éléments) qui éclaire l'expérience en mettant en évidence les liens logiques entre les concepts, mais qui ne vise pas à élaborer des guides pour l'action.

L'éthique normative utilise certaines analyses métaéthiques, notamment quant à la signification des termes, à la définition des concepts et à la logique qui les unit, mais sa préoccupation est plus concrète et peut s'exprimer dans la question suivante : Quels sont les guides pour l'action moralement bonne, compte tenu des problèmes qui se posent dans la réalité et particulièrement dans la pratique de la santé ? On comprend facilement que le praticien a une obligation d'action qui limite le temps dont il dispose pour réfléchir aux questions d'ordre métaéthique. Cependant, dans une pratique réflexive, dans la recherche, l'enseignement ou la gestion, les professionnels de la santé sont amenés à réfléchir au fondement et au sens de leur action, et, dans cette démarche, les considérations métaéthiques élaborées par les philosophes sont utiles, voire nécessaires. Toutefois, comme les données empiriques provenant des faits, elles ne sont pas suffisantes pour orienter l'action dans un sens éthique.

L'éthique de la santé

L'éthique de la santé se situe dans la sphère de l'éthique normative appliquée. Elle se définit comme l'identification, l'analyse et la résolution des problèmes éthiques qui surviennent, tant dans les soins directs (Jonsen, Siegler, & Winslade, 1998), que dans la recherche, l'enseignement ou la gestion dans le domaine de la santé. Les soins directs sont la raison d'être des services de santé. De la conception du soin et des théories qui la supportent découleront des obligations morales à respecter pour arriver à des soins de qualité. De ce point de vue, nous retenons une définition holiste de l'intervention de soin en tant qu'« action visant à rétablir ou à maintenir un niveau d'intégrité, d'équilibre ou de santé affecté ou menacé par des facteurs internes ou externes, au moyen des connaissances, de l'expérience et des approches développées dans chacune des disciplines de la santé » (Boitte & Saint-Arnaud, 2001, p. 2). Cette définition repose sur le postulat selon lequel le but premier des interventions de santé vise au bien-être du bénéficiaire. Par conséquent, l'intervention de soins n'est jamais éthiquement neutre.

Dans la première édition de leur livre *Clinical ethics: A practical approach to ethical decisions in clinical medicine* (1982), les auteurs Jonsen, Siegler et Winslade ont défini les buts de l'intervention médicale en s'adressant à des médecins spécialisés en médecine interne. Mais dans les publications subséquentes, *Clinical ethics* s'est adressé non seulement aux autres médecins, mais encore à tous les intervenants de la santé qui sont intéressés à « identifier, analyser et résoudre plusieurs problèmes éthiques » qui surviennent dans la pratique clinique [traduction libre] (*ibid.*, p. 1). En tenant compte des buts de l'intervention médicale selon Jonsen et ses collègues (1982), et conformément à la définition de l'intervention de soin (Boitte & Saint-Arnaud, 2001) présentée plus haut, les buts de l'intervention de santé sont les suivants :

- rétablir, améliorer ou maintenir la santé ;
- rétablir, améliorer ou maintenir une fonction compromise ;
- sauvegarder ou prolonger la vie ;
- soulager les symptômes, de même que la douleur physique, morale et psychologique ;
- informer, former et conseiller les patients sur leur condition de santé et leur pronostic ;
- informer, former et conseiller les individus, les communautés et les populations sur leur condition de santé et sur des moyens de prévention et de protection pertinents[2].

Ces buts sont communs à toutes les professions de la santé, et il est clair qu'ils s'inscrivent dans le champ d'application des principes de bienfaisance et de non-malfaisance. En fait, ce sont des repères essentiels, même s'ils ne sont pas les seuls, pour juger des enjeux et des problèmes d'éthique, et c'est la raison pour laquelle les professionnels de la santé sont les mieux placés pour juger des enjeux éthiques qui se présentent dans leur pratique et pour y trouver des solutions.

Chacune des disciplines définit des buts et des moyens spécifiques dans la visée des buts premiers communs à toutes les disciplines. Ces buts sont ceux des soins directs, qu'ils soient préventifs, promotionnels, curatifs ou palliatifs, et les autres instances (recherche, enseignement, gestion) doivent en tenir compte, même si elles entretiennent aussi d'autres visées. Compte tenu que les buts communs visent au bien-être du bénéficiaire, les établissements où les services sont dispensés ne peuvent être gérés comme de simples entreprises de production. Un système de santé ne peut être rentable, parce que son objectif premier est non pas économique mais humanitaire au sens de donner des soins de qualité, tout en favorisant un accès universel aux soins. Nous y reviendrons au chapitre 12.

---

2. Contrairement à Jonsen et ses collègues (1982), éviter de faire du tort n'est pas associé ici à un but particulier, mais au principe de non-malfaisance, qui doit être appliqué dans toute intervention de santé. Par ailleurs, conformément à la définition de l'intervention de soin proposée, les buts préventifs et promotionnels ont été ajoutés ; ils ont leur place en pratique clinique, mais aussi en santé communautaire et en santé publique. Un autre but essentiel à toute pratique de la santé et trop souvent oublié concerne le soulagement de la douleur.

L'éthique, la morale, le droit et les droits

Le droit

Le mot *droit* fait référence à la fois « à ce qui est conforme à une règle ou à ce qu'il est légitime d'exiger », selon Lalande (1968, p. 250). Dans cette définition, on ne distingue pas clairement ce qui appartient à la philosophie, incluant la morale, et ce qui appartient au droit, la règle pouvant aussi bien être de nature légale ou institutionnelle que morale ou philosophique. Il n'est donc pas étonnant que des confusions persistent dans le langage courant, notamment entre les droits sanctionnés par la loi, et ce qui est exigible en vertu d'un droit de nature philosophique et moral. Pour distinguer les deux, l'anglais utilise deux mots différents : *entitlement* pour désigner ce qui est exigible en fonction de la loi sanctionnée par l'État ou des règles institutionnelles, et *right* pour désigner ce qui est exigible en vertu d'un idéal de justice.

Dans l'histoire des sociétés occidentales, on distingue depuis l'Antiquité le droit positif du droit naturel (*voir le tableau 1.2*). Le premier fait référence à la règle imposée par l'État, c'est-à-dire la loi, ou reconnue par lui, c'est-à-dire la coutume ; le second fait référence à une règle qui serait inscrite dans la nature humaine et qui fait écho à une doctrine philosophique, dont celle de Thomas d'Aquin évoquée plus haut. Cette distinction peut être rattachée, dans le premier cas, à l'origine sociale du droit et, dans le second cas, à son origine philosophique.

TABLEAU 1.2 La théorie traditionnelle du droit

<table>
<tr><td>Droit</td><td rowspan="2">Doctrine</td><td>Philosophie</td></tr>
<tr><td>Droit positif</td><td>Droit naturel</td></tr>
<tr><td colspan="2">Règle imposée par l'État</td><td>Loi naturelle inscrite par Dieu dans le plan de l'Univers</td></tr>
<tr><td colspan="2">Base : loi, coutume</td><td>Base : loi de la nature chez Aristote et créationnisme</td></tr>
</table>

© Saint-Arnaud, J. (2008).

Depuis l'avènement du positivisme, seules la loi, la coutume et la jurisprudence sont reconnues comme sources du droit. Le fondement sociétaire a relayé le fondement philosophique dans la théorie générale du droit. "Le droit a un caractère normatif, il est un ensemble de normes." (Kelsen, 1953, p. 95) La science du droit est la science des normes, cette dernière n'essaie pas « de dire comment le droit devrait ou doit être fait » (Kelsen cité par Dabin, 1989, p. 696), ce qui relèverait de la morale. Pour le juriste, le droit fait essentiellement référence à la règle de droit, c'est-à-dire à des normes qui régissent le comportement des hommes en société. La règle de droit se reconnaît par son caractère impératif, c'est-à-dire qu'elle indique aux membres d'une société « ce qui est à faire ou à ne pas faire, ce qui est permis ou licite, ce qui est attribué comme pouvoir aux uns et aux autres » (Dabin, 1989, p. 693). Cet impératif est inconditionnel, en ce sens que les membres d'une société n'ont pas le choix d'y obtempérer, faute de quoi une sanction s'applique. « La sanction n'a d'autre rôle que d'assurer l'obéissance à la règle. » (*Loc. cit.*) Pour certains, la sanction est la distinction essentielle entre normes juridiques et normes morales.

Si l'on s'entend sur le fait que, du point de vue des juristes, le droit objectif est constitué d'un ensemble de règles sanctionnées par la loi, qui confèrent des droits légalement reconnus, on peut présenter une hiérarchisation de ces droits (figure 1.1), allant des plus généraux au sommet aux plus spécifiques à la base.

FIGURE 1.1 **Les droits objectifs ou les droits légaux**

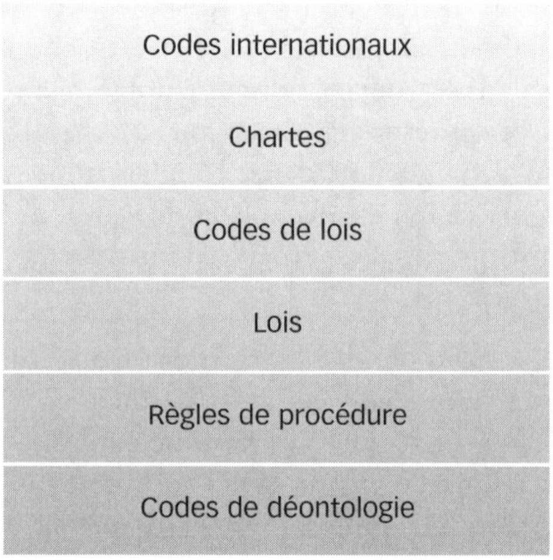

© Saint-Arnaud, J. (2008).

Dans chacune de ces catégories légales, des droits sanctionnés par la règle de droit imposent ou prohibent certains comportements et ils sont de juridicité variable. La loi est la catégorie qui comporte la plus grande juridicité. Les droits conférés par les chartes sont habituellement considérés négativement, prohibant toute discrimination basée sur la race, le sexe, l'âge, la religion, le handicap et sanctionnant les personnes qui y contreviennent. Cependant, la pratique juridique récente liée aux « accommodements raisonnables » aurait tendance à renverser cette interprétation négative en incitant, par des jugements particuliers, à des modifications aux règles instituées. Le jugement autour du port de l'uniforme dans la Gendarmerie royale canadienne est un exemple de cette tendance. Par ailleurs, selon Le Bris (1996), les codes internationaux n'acquerront leur pleine juridicité qu'au moment où chacun des pays concernés les fera entrer dans sa propre législation.

Un débat subsiste quant à la nature des droits dits subjectifs. Certains sont d'avis qu'ils n'ont pas leur raison d'être. Pour Kelsen, le droit subjectif est le pendant du droit objectif, c'est-à-dire qu'il dépend du droit positif en étant lié à l'obligation d'un individu ou d'un groupe d'individus de se conduire à l'égard des autres de la façon déterminée par la règle de droit. Les droits subjectifs conférés par les droits objectifs se divisent en quatre catégories : les droits de la personnalité, telle la liberté d'expression ; les droits réels, tel le droit de propriété ; les droits de créance ou l'obligation négative de ne pas porter atteinte aux droits subjectifs des autres ; et finalement, les droits intellectuels, tels les droits d'auteur.

Les positivistes récusent l'idée que les droits subjectifs correspondraient aux droits fondamentaux définis par les philosophes et qu'ils inspireraient le droit positif. Pour notre part, il semble clair que la réflexion philosophique influe sur les droits positifs et subjectifs tels qu'entendus par le droit. Ce n'est pas un hasard si les philosophies des Lumières, notamment celles de Kant et de Rousseau, ont précédé les révolutions américaine et française, et inspiré l'élaboration de chartes des droits qui sont maintenant inscrites dans la constitution de certains pays, notamment le Canada, ce qui leur confère une juridicité. En fait, selon nous, les chartes sont le point de jonction entre les normes juridiques strictes issues de la coutume et de la loi, et celles qui sont issues d'un idéal de justice présenté dans les théories philosophiques des droits fondamentaux.

Les droits fondamentaux

Nous avons mentionné que les droits fondamentaux se distinguent des droits objectifs légalement reconnus par la sanction. Il faut comprendre cependant que, même s'ils sont peu nombreux, les droits fondamentaux ont une portée plus large que les droits objectifs, voire les droits conférés par les chartes et les codes internationaux, parce qu'ils concernent tout être humain, quel que soit son pays d'appartenance (*voir le tableau 1.3*).

TABLEAU 1.3 Les droits positifs et les droits fondamentaux

Droits	Droits positifs (Kelsen)		Droits fondamentaux	
Obligation	Contrainte légale liée à l'application d'une sanction		Obligation morale liée à la bonne volonté	
Caractéristique	Objectifs	Subjectifs	Universels	
Fondement	Loi Coutume Jurisprudence	Droits de la personne et liberté d'expression fondés sur les droits objectifs	Nature	Vie, propriété, liberté (Locke) Liberté (Nozick)
			Raison	Corrélats des devoirs parfaits (Kant)
			Nature et raison	Minimum de liberté et de bien-être pour tous (Gewirth)
			Contrat social	Égale liberté et égale protection pour tous (Hart, Rawls et Rousseau)

Selon les théories philosophiques, les droits fondamentaux trouvent leur fondement dans la nature, dans la raison ou dans une entente contractuelle. Le fondement naturel de ces droits a été soutenu par les théoriciens de la justice propriétarienne, de John Locke à Robert Nozick, le fondement rationnel a été promu notamment par Emmanuel Kant, et le fondement contractuel par des philosophes, tels Jean-Jacques Rousseau et John Rawls.

Pour les partisans d'un fondement naturel du droit, il existe un état de nature où les êtres humains jouissent d'une liberté égale, hors des contraintes de l'État. Par exemple, chez Locke (1953), l'état de nature :

> « [...] est un état de parfaite liberté, où ils [les hommes] règlent leurs actions et disposent de leurs biens et personne comme ils l'entendent, dans les limites de la loi naturelle, sans demander d'autorisation, ni dépendre d'aucune autre volonté humaine. C'est aussi un état d'égalité dans lequel tout pouvoir et toute juridiction sont réciproques, personne n'en ayant plus qu'un autre. » (p. 63)

En fait, l'idée d'un état de nature sert de fondement pour proclamer une égalité morale des hommes entre eux. Selon Locke, cette égalité morale permet de savoir que Dieu existe et de savoir en quoi consiste la loi de la nature. C'est une égalité dans la liberté de connaître et d'agir en fonction de la loi naturelle (*ibid.*, p. 102). Ces idées sont influencées par le catholicisme, qui a proclamé une égalité des humains entre eux, mais aussi par la réforme protestante, qui, avec Luther, reconnaît à tout homme une égalité spirituelle, concrétisée dans la capacité partagée par tous d'interpréter et de comprendre la Bible, sans recourir à une autorité religieuse. Quoi qu'il en soit, l'égalité morale d'origine naturelle chez Locke fonde une égalité des droits. Cela signifie qu'aucun être ne doit en dominer un autre sous prétexte qu'il est mieux pourvu par la nature, qu'il a plus de richesses ou de connaissances. L'égalité de droit se manifeste par une égalité politique qui abolit le rapport d'autorité et de sujétion sans toutefois légitimer le vote universel et l'égalité de participation à la vie politique. Sur les plans social et économique, cette égalité se définit par une juste compétition, puisque les capacités pour la libre entreprise sont les mêmes en tout être humain. Dans cette perspective, les écarts de richesses sont le fruit d'un travail individuel bénéfique pour la société. Le droit de propriété fonde le droit à la vie et à la liberté ; ce sont les trois droits fondamentaux dans la théorie classique des droits. Ils sont inaliénables et imprescriptibles.

Kant a voulu fonder sa morale indépendamment de toute croyance religieuse et donc sur une base strictement rationnelle. Pour lui, c'est l'universalisation sans contradiction de la maxime (règle ou principe d'action) qui garantit la moralité d'une action. Autrement dit, quand une personne pense que tous les autres êtres humains pourraient agir comme elle sans qu'il y ait contradiction, l'action pensée sous cette maxime est moralement bonne et applique les conditions de l'impératif catégorique, qui peut être formulé ainsi :

> « Agis uniquement d'après une maxime qui fait que tu peux vouloir en même temps qu'elle devienne une loi universelle. » (Kant, 1785/1988, p. 52)

Si en faisant une promesse, un individu pense à la rompre quand cela sert ses intérêts, il ne peut universaliser cette maxime, puisque l'idée que tous les hommes pourraient faire la même chose détruit l'idée même de la promesse. Autrement dit, si tous faisaient une promesse avec l'idée de la briser quand bon leur semble, la promesse se détruirait par elle-même, parce qu'il est contradictoire de vouloir en même temps faire une promesse et ne pas vouloir la tenir. Si cette maxime était universalisée, la promesse en tant qu'institution n'existerait plus.

Au moyen de l'impératif catégorique, l'être humain a la capacité rationnelle de se donner sa propre loi morale. Ce faisant, il n'a pas à s'en remettre à une divinité incarnée dans une religion pour connaître ce qui est moralement bon de faire ou ce qui doit être évité. Ainsi, alors que, dans la loi naturelle, Dieu est la fin de l'Univers et de l'homme comme partie de son tout, dans la métaphysique des mœurs de Kant, l'homme est à lui-même sa propre fin, parce qu'il peut s'imposer sa loi morale. Il se suffit à lui-même, il est une fin en soi, d'où une autre formulation de l'impératif pratique:

> « Agis de telle sorte que tu traites l'humanité, aussi bien dans ta personne que dans la personne d'autrui toujours en même temps comme une fin, jamais simplement comme moyen. » (*Ibid.,* p. 62)

En cela se trouve le fondement du respect dû à tout être humain, qu'il soit en mesure d'exercer toutes ses capacités ou non. Du seul fait qu'il appartient à la nature humaine, il mérite respect.

De l'impératif catégorique découlent trois devoirs parfaits: ne pas tuer un innocent, ne pas mentir et tenir sa promesse. Ces devoirs génèrent une obligation morale absolue, c'est-à-dire qu'il n'y a pas d'exceptions à ces devoirs, qui doivent être remplis en tout lieu et en toute circonstance. Les droits sont les corrélats des devoirs parfaits. Chacun a le droit de ne pas être tué s'il est innocent; chacun a droit à ce que les autres tiennent leurs promesses envers lui et à ce qu'on ne lui mente pas.

Rousseau reprend l'idée d'une égalité originaire des hommes dans l'état de nature. Cette idée lui sert de repère pour juger du degré d'inégalité instauré par les institutions sociales. Dans le *Contrat social* (1762/1971), il cherche les conditions pour recréer dans la société civile l'état de nature perdu. Son but est de « trouver une forme d'association qui défende et protège de toute la force commune la personne et les biens de chaque associé, et par laquelle chacun, s'unissant à tous, n'obéisse pourtant qu'à lui-même, et reste aussi libre qu'auparavant » (Rousseau, 1762/1971, p. 522). Il imagine un pacte qui crée des conditions de liberté égales dans un consentement mutuel à l'établissement de la société civile et de ses lois. Par le contrat social se crée une personne morale mue par la volonté « générale » qui tend vers le bien commun:

> « [...] dans cette institution, chacun se soumet nécessairement aux conditions qu'il impose aux autres: accord admirable de l'intérêt et de la justice [...] le pacte social établit entre les citoyens une telle égalité qu'ils s'engagent tous sous les mêmes conditions et doivent jouir tous des mêmes droits » (*loc. cit.*).

Cette idée d'une entente contractuelle stipulant les conditions d'une égale liberté est reprise par John Rawls (1971) dans sa définition de la position originelle qui lui sert à établir les conditions impartiales qui présideront à l'élaboration des principes de justice.

Quelle qu'en soit la source, les droits fondamentaux sont peu nombreux, tant chez Kant que dans les théories classiques. Chez les contemporains, les droits fondamentaux se résument souvent au droit à une liberté égale pour tous (Hart, 1955) ; ce droit est interprété dans le sens où tout individu capable de choix a le droit d'agir sans subir la coercition, ni la contrainte des autres envers lui et, corrélativement, il possède la liberté d'action en autant qu'il n'exerce pas de coercition ou de contrainte sur les autres. À ce droit, un auteur comme Gewirth (1982) ajoute un droit à un minimum vital. Selon lui, un minimum de liberté et de bien-être est essentiel à l'être humain pour agir. Ce sont des conditions d'action qui s'imposent à tout être humain. Il considère donc la liberté et le bien-être comme des droits fondamentaux (*basic rights*). Agir en respectant la liberté d'autrui, c'est s'abstenir d'exercer de la coercition à son égard ; agir en respectant le droit des autres au bien-être, c'est s'abstenir de leur nuire en s'emparant de leurs biens. Les droits fondamentaux, tels qu'ils sont conçus par Gewirth, peuvent servir à des revendications pour l'obtention d'un minimum de liberté et de bien-être, notamment d'un minimum vital.

Contrairement aux droits positifs ou objectifs, les droits fondamentaux sont peu nombreux. Ils s'appliquent à tout être humain en tant que tel. Ils ne doivent pas être confondus avec les intérêts d'un groupe ou d'un individu. En vertu du principe d'universalisation, ils sont partagés également par tous les hommes. Ce ne sont pas des critères de distribution. S'ils servent à des revendications, celles-ci sont valides pour tous. On ne peut donc pas opposer les droits des uns aux droits des autres ; seuls les droits positifs peuvent entrer dans une telle dialectique.

Entre les droits fondamentaux définis par la philosophie et les droits objectifs définis par le droit, il y a une zone grise où se retrouvent des textes tels les déclarations de droits proclamées par des organismes comme l'ONU, l'UNESCO ou l'OMS, des codes comme celui de Nuremberg, des chartes comme celle des droits des malades, qui proposent des normes qui ont été inspirées par les droits fondamentaux, mais qui demeurent généralement proclamatoires. En fait, les normes proclamées par les organismes de défense des droits n'acquièrent une juridicité qu'à partir du moment où elles sont entérinées par la loi.

Conclusion

Dans ce chapitre, nous avons d'abord défini les termes *éthique* et *morale,* que de nombreux auteurs utilisent comme des synonymes, tous deux désignant les mœurs, les règles régissant les comportements et les fondements des règles. Avec Guy Bourgeault (1990) et Pierre Fortin (1995), et en tenant compte du contexte québécois actuel, nous reconnaissons que la morale désigne plutôt des règles de comportements, dont le fondement est transcendant, voire religieux, alors que l'éthique questionne le fondement des règles, qu'il soit transcendant ou non. Dans la deuxième section, nous avons précisé une typologie de l'éthique en fonction de trois catégories : éthique descriptive, éthique normative et métaéthique. Alors que l'éthique descriptive consiste à décrire les valeurs partagées par des individus ou un groupe d'individus à partir d'observations et d'enquêtes sur le terrain, la métaéthique, de nature plus philosophique, étudie théoriquement la signification des termes et la nature du raisonnement moral. Entre ces deux pôles, l'éthique normative se subdivise en éthique normative générale et en éthique normative appliquée. Elle recherche les meilleurs guides pour l'action en général et pour l'action dans un domaine donné. L'éthique de la santé appartient à cette dernière catégorie. Enfin, la dernière section a fait le point sur les droits en distinguant les droits objectifs, sanctionnés par la règle de droit, des droits fondamentaux, de nature philosophique. Contrairement aux droits objectifs, les droits fondamentaux sont peu nombreux et s'appliquent également à tous les êtres humains. Entre ces deux types de droits se trouvent des déclarations, comme les chartes des droits du malade, inspirées par une réflexion sur les droits fondamentaux. Ces textes sont plutôt proclamatoires ; les normes qu'ils présentent correspondent à un idéal de justice. Elles n'acquièrent de juridicité qu'une fois entérinées par la loi.

Ce chapitre situe l'éthique de la santé dans le contexte théorique général de la morale, de l'éthique et du droit. Il vise à clarifier les grands concepts qui sont en interrelation quand il est question de la conduite humaine. Dans le présent ouvrage, le terme *éthique* désigne avant tout une réflexion sur les normes existantes. Cependant, nous avons respecté la terminologie utilisée par les auteurs cités.

1

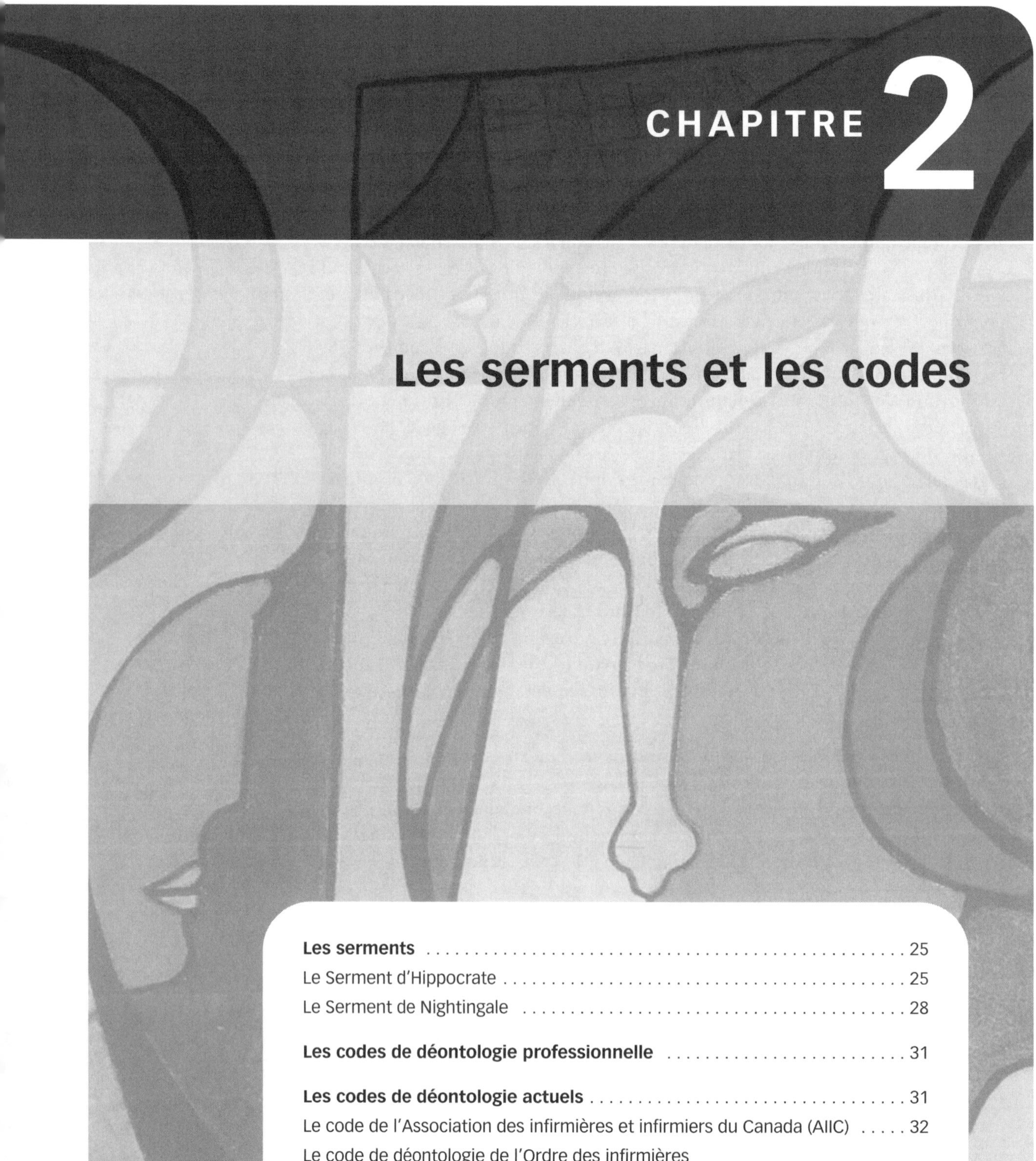

CHAPITRE 2

Les serments et les codes

L'expression « éthique de la santé » désigne la dernière phase d'une longue évolution de normes éthiques associées à la santé. Issue d'une approche déontologique qui remonte à l'Antiquité gréco-romaine et qui a été reprise dans les codes de déontologie à partir du XIXe siècle, l'éthique normative appliquée aux interventions de santé concerne maintenant non seulement des normes à respecter et des devoirs à remplir, mais aussi une réflexion sur les fondements de ces normes et devoirs, sur les buts des interventions de soin au regard des principes et autres repères éthiques, ainsi que sur les enjeux suscités tant par le développement technique et scientifique en matière de soin que par la limite des ressources qui mine désormais tous les systèmes de santé et, par conséquent, la bonne pratique de soin. Ce chapitre a pour but de définir une première étape du développement de l'éthique de la santé dans l'histoire occidentale, notamment l'origine des Serments d'Hippocrate et de Nightingale, de même que leur prolongement dans les codes de déontologie.

Les serments

Le Serment d'Hippocrate

Hippocrate a vécu de 460 à 370 avant Jésus-Christ. Ce personnage à la fois mythique et historique est né dans l'île de Cos d'un père médecin. Il appartient à la famille des Asclépiades, qui, selon la légende, descendait du dieu de la médecine. Selon la tradition religieuse, la maladie était considérée comme une punition divine et le savoir médical provenait d'un don divin, transmis dans cette famille. Hippocrate fit école à Cos en développant une approche plus rationnelle de la maladie et de la médecine. Selon la philosophie hippocratique, la maladie est conçue comme un événement naturel et les symptômes représentent un combat de la nature pour un retour à l'équilibre à l'intérieur du corps humain, d'une part, et entre l'être humain et son environnement, d'autre part. Le rôle du médecin consiste à comprendre le processus naturel, à aider la nature dans son combat et à s'abstenir de toute action contraire à l'effort déployé pour retrouver l'équilibre perdu. Le médecin ne doit pas intervenir dans les causes perdues ni faire du tort.

On ne sait pas si Hippocrate est l'auteur du serment qui porte son nom ou si cet engagement ne devrait pas plutôt être attribué à un ou à plusieurs de ses élèves. Ce texte aurait été utilisé, comme preuve de leur allégeance aux valeurs promues par l'École de Cos, pour des hommes qui n'étaient pas membres de la famille d'Hippocrate et qui étudiaient la médecine auprès du maître moyennant rémunération.

Le Serment peut être divisé en trois parties. Il s'ouvre et se ferme sous l'égide de la divinité. En introduction, le médecin se place sous la protection des dieux et en conclusion, on lui rappelle que celui qui respecte son serment aura une vie heureuse, mais que celui qui l'enfreint aura un « sort contraire » ; autrement dit, celui qui agit en fonction des valeurs énoncées dans le Serment sera récompensé, les autres seront punis.

La deuxième partie porte sur les devoirs du médecin envers son maître. Il a les mêmes obligations envers lui qu'envers son propre père ; il a le devoir de pourvoir à ses besoins et d'enseigner gratuitement la médecine à ses enfants s'ils le désirent.

Son enseignement, qui comprend « les préceptes, les leçons orales et le reste... », n'est pas ouvert à tous ; il s'adresse à un groupe restreint de personnes, c'est-à-dire ses fils, ceux de son maître et des disciples liés à lui par un engagement.

La troisième partie porte sur les devoirs du médecin envers ses patients. Elle présente d'abord des directives générales qui font appel à des principes toujours présents dans l'éthique médicale contemporaine : diriger le régime des malades à leur avantage (principe de bienfaisance), suivant ses forces et son jugement (compétence), en s'abstenant de tout mal et injustice (principes de non-malfaisance et de justice). Puis, elle présente des interdictions formelles : donner un poison ou un pessaire abortif, pratiquer l'opération de la taille, exercer un comportement corrupteur, notamment séduire des femmes ou des garçons libres ou esclaves, divulguer ce qui n'a pas besoin de l'être, et qui a été connu dans ou hors l'exercice de ses fonctions. La première interdiction vise à une protection de la vie, la deuxième défend aux médecins de pratiquer l'intervention chirurgicale consistant à retirer les pierres du pancréas ; quant aux troisième et quatrième interdictions, soit l'interdiction de liaisons sexuelles et le respect de la confidentialité, elles relèvent respectivement de l'éthique de la vertu et du respect des personnes.

Serment d'Hippocrate

« Je jure, par Apollon médecin, par Esculape, par Hygie et Panacée, par tous les dieux et toutes les déesses, les prenant à témoin que je remplirai, suivant mes forces et ma capacité, le serment et l'engagement suivants : Je mettrai mon maître de médecine au même rang que les auteurs de mes jours, je partagerai avec lui mon avoir, et, le cas échéant, je pourvoirai à ses besoins ; je tiendrai ses enfants pour des frères, et, s'ils désirent apprendre la médecine, je la leur enseignerai sans salaire ni engagement. Je ferai part des préceptes, des leçons orales et du reste de l'enseignement à mes fils, à ceux de mon maître, et aux disciples liés par un engagement et un serment suivant la loi médicale, mais à nul autre. Je dirigerai le régime des malades à leur avantage, suivant mes forces et mon jugement, et je m'abstiendrai de tout mal et de toute injustice. Je ne remettrai à personne du poison, si on m'en demande, ni ne prendrai l'initiative d'une pareille suggestion ; semblablement, je ne remettrai à aucune femme un pessaire abortif. Je passerai ma vie et j'exercerai mon art dans l'innocence et la pureté. Je ne pratiquerai pas l'opération de la taille, je la laisserai aux gens qui s'en occupent. Dans quelque maison que j'entre, j'y entrerai pour l'utilité des malades, me préservant de tout méfait volontaire et corrupteur, et surtout de la séduction des femmes et des garçons, libres ou esclaves. Quoi que je voie ou entende dans la société pendant l'exercice ou même hors de l'exercice de ma profession, je tairai ce qui n'a jamais besoin d'être divulgué, regardant la discrétion comme un devoir en pareil cas.

Si je remplis ce serment sans l'enfreindre, qu'il me soit donné de jouir heureusement de la vie et de ma profession, honoré à jamais parmi les hommes ; si je le viole et que je me parjure, puissé-je avoir un sort contraire ! » (Hippocrate, 1526/1994b), p. 82-83

Si l'on retient l'idée que le Serment servait à promouvoir les valeurs de la médecine hippocratique, on comprend aussi que, dans son effort pour observer systématiquement les phénomènes liés à l'apparition des maladies chez le patient et dans l'environnement, et d'en chercher les causes, la médecine hippocratique se distinguait des pratiques magico-religieuses qui avaient cours. Ce faisant, le Serment devient à la fois un certificat de compétence et une assurance pour le maître que les médecins qu'il a instruits pratiqueront leur art de manière vertueuse, protégeant ainsi la réputation de l'École et de son maître. Cette interprétation est soutenue par l'interdiction de pratiques (l'aide au suicide euthanasique et à l'avortement, la chirurgie du pancréas) qui avaient cours et qui étaient même institutionnalisées dans certains États de l'Antiquité. À cette époque, selon Edelstein (1989), si le malade sentait que ses douleurs devenaient intolérables et qu'aucune aide ne pouvait lui être apportée, il pouvait mettre fin à ses jours, et le poison était le moyen habituellement utilisé. Il est vraisemblable que le médecin était alors consulté pour savoir si un remède existait pour combattre le mal. Si rien ne pouvait être fait, le médecin était en mesure de procurer une drogue délétère au malade. En ce qui a trait à la pratique de l'avortement, le fœtus n'avait aucune valeur morale ou religieuse chez des peuples qui, comme les Grecs et les Romains de l'Antiquité, pratiquaient l'exposition des bébés mal formés. Quant aux interventions chirurgicales, elles étaient très risquées en raison de connaissances anatomiques limitées, et de techniques d'anesthésie et de stérilisation douteuses. À cette époque où les connaissances scientifiques en étaient à leurs premiers balbutiements, il était sûrement préférable, dans l'esprit des auteurs du Serment, d'éviter que des médecins ne soient soupçonnés d'avoir fait mourir leurs patients.

Indépendamment des intérêts corporatistes en cause, d'où viennent ces préceptes et interdictions ? Selon Edelstein (1989), ni les lois, ni les religions, ni les philosophies de l'époque n'interdisent le suicide ou l'avortement comme le fait le Serment, sauf la doctrine pythagoricienne. À l'encontre d'une auteure comme Gourevitch (1994b), Edelstein (1989) n'hésite pas à confirmer l'influence de cette doctrine pythagoricienne sur la pratique et la philosophie hippocratique. À l'appui de sa thèse, il invoque :

- la division pythagoricienne de l'art médical en diététique, chirurgie et pharmacologie, référence qui est reprise dans le Serment ;
- la conception pythagoricienne de l'embryon comme être animé ayant une valeur morale au même titre que tout être animé, incluant les animaux ;
- l'interdiction formelle du suicide, quelle que soit la raison invoquée, indiquant qu'il s'agit là d'une offense faite à Dieu, qui a assigné à chacun un rôle à remplir jusqu'au bout ;
- la conception pythagoricienne de la nature et de la maladie.

On pourrait ajouter à cela que les Pythagoriciens prêtaient un serment d'allégeance à leur maître Pythagore (Robin, 1963, p. 66). Ce dernier, comme Hippocrate, est une figure mythique et historique. Aristote dit de lui qu'il est mi-homme, mi-dieu. Il a vécu surtout à Crotone, où se trouvait une célèbre école de médecine. Il a rayonné dans toute la Grande Grèce, la Sicile et Rome. Il serait mort à la fin du premier tiers du Ve siècle avant Jésus-Christ. Il était donc un contemporain d'Hippocrate. Dans un but à la fois mystique et éducatif, il a développé une association ouverte aux femmes et aux étrangers, ce qui était exceptionnel pour l'époque. Combinée avec des pratiques religieuses, cette association visait à faire la promotion de nouvelles règles de vie qui devaient purifier l'âme et le corps. Ses disciples et adeptes s'appliquaient aux sciences, à la musique, à la gymnastique ou à la lecture dans un effort vers la sagesse et l'harmonie.

Pour les Pythagoriciens, l'harmonie est un concept clé. La santé résulte d'un équilibre entre des contraires : sec et humide, froid et chaud, doux et amer, alors que la maladie se définit par la suprématie d'une seule de ces qualités sur l'autre. Par exemple, un surplus ou un manque de nourriture cause un déséquilibre entraînant des problèmes de santé. Le médecin est celui qui possède la sagesse et les connaissances nécessaires pour évaluer les causes internes de la maladie, comme les circonstances de son apparition et le siège de la maladie, de même que les causes externes, comme la qualité des eaux. Il est aussi de son ressort de prescrire un régime qui assurera la purification du corps, afin que soit rétablie l'harmonie rompue par la maladie (*ibid.*).

Le Serment de Nightingale

Comme le Serment d'Hippocrate en son temps pour les médecins, le Serment de Nightingale (1893) est formulé à une époque où l'infirmière aspire à une reconnaissance professionnelle. Au XIXe siècle, les infirmières doivent gagner la confiance du public (Lamb, dans Storch, Rodney, & Starzomski, 2004, p. 22), notamment parce que les hôpitaux et les hospices sont perçus comme des endroits où règnent la corruption et l'illégalité (Baly, 1993, p. 75). Les hôpitaux du Canada français, fondés par des dames de la haute société et par des communautés religieuses qui ont pour mission le soin des malades et la conversion des autochtones à la religion catholique, auraient échappé à cette mauvaise réputation (Cohen, 2000, p. 20-21). Quoi qu'il en soit, dans le contexte de l'ère victorienne protestante, la tâche de l'infirmière représente au mieux une occupation permettant aux jeunes filles pauvres de gagner leur vie honorablement (Saillant, 1993, p. 4). Dans la tradition catholique, la fonction de l'infirmière est associée à une mission charitable auprès des plus démunis de la société. Dans l'un ou l'autre contexte, la profession n'est pas reconnue.

Florence Nightingale présente une philosophie du soin centrée sur une approche globale et environnementale qui fait une large place à la nature dans le processus de guérison, rejoignant en cela la philosophie hippocratique. Cependant, ce qui caractérise l'apport de Nightingale aux soins infirmiers, c'est l'importance qu'elle accorde à la santé publique, à la gestion hospitalière et à la santé communautaire. Elle insiste sur le rôle autonome de l'infirmière visiteuse, « qui doit posséder une formation plus complète qu'une infirmière d'hôpital » (Baly, 1993, p. 82) et dont l'intervention de soins comprend notamment le counselling en matière d'hygiène, d'installations et de comportements favorisant la santé. Loin de considérer l'infirmière comme l'assistante du médecin, elle craint même que des connaissances médicales ne nuisent à son rôle d'hygiéniste (*ibid.,* p. 75). Voici le Serment de Nightingale :

Serment de Nightingale

« Je jure solennellement devant Dieu et en présence de cette assemblée de vivre une vie pure et d'exercer loyalement ma profession.

Je m'abstiendrai de tout ce qui pourrait être nuisible et malveillant et de prendre ou d'administrer consciemment tout médicament pouvant causer du tort.

Je ferai tout en mon pouvoir pour maintenir et élever le standard de ma profession et tiendrai secrètes toutes révélations personnelles ou familiales m'étant confiées au cours de la pratique de ma profession.

Avec loyauté je me consacrerai à aider le médecin dans sa tâche et à me dévouer au bien-être de ceux qui me sont confiés. » [Traduction libre] (Grippando, 1977, p. 83)

Quoique Nightingale se soit préoccupée de l'intervention infirmière en santé publique et en santé communautaire, le serment qui porte son nom et les premiers codes d'éthique infirmière sont liés à l'avènement des écoles de formation en soins infirmiers. Les premiers écrits en éthique des soins insistent surtout sur des règles d'étiquette (ponctualité, politesse, vêtements propres, etc.) et des comportements vertueux (honnêteté, charité, dévouement, etc.) essentiels à une pratique infirmière éthique. Tout en maintenant la référence à des attitudes et à des comportements vertueux, notamment la pureté, la loyauté envers la profession et envers les médecins, de même que le dévouement envers les malades, le Serment de Nightingale mentionne des obligations morales liées, d'une part, à l'application des principes de bienfaisance, de non-malfaisance et de respect de la vie, et, d'autre part, à l'application des règles morales incitant au respect de la confidentialité et prohibant l'administration de médicaments délétères.Voici une version contemporaine du Serment professionnel :

Serment professionnel[1]

« Conscient(e) des devoirs inhérents à l'exercice de la profession d'infirmière ou d'infirmier et fort(e) des connaissances scientifiques et des compétences cliniques acquises durant ma formation :

Je m'engage à promouvoir la santé et le bien-être des personnes et des familles, ainsi qu'à collaborer à la prévention de la maladie.

Je m'engage à prodiguer des soins diligents et libres de toute discrimination, à respecter les choix des personnes et à les encourager à devenir des partenaires actifs dans la relation de soin.

Je m'engage à partager mes connaissances avec les autres infirmières, les autres professionnels de la santé et avec les étudiants, ainsi qu'à maintenir continuellement mes connaissances à jour.

>

1. Depuis 2007, ce serment est prêté par les diplômés (baccalauréat et maîtrise) de la Faculté des sciences infirmières de l'Université de Montréal, lors de la cérémonie annuelle de collation des grades.

> Je m'engage à établir un climat de confiance avec les personnes que je soigne et leur famille et à obtenir d'eux un consentement libre et éclairé. Je m'engage aussi à respecter les règles du secret professionnel.
>
> Je m'engage à faire preuve d'intégrité et à dénoncer les situations nuisibles pour la santé et le bien-être des personnes et de leur famille. Je m'engage aussi à assurer une surveillance adéquate et des soins continus, tout en collaborant à la création de milieux de pratique de qualité.
>
> Comme citoyen(ne) du monde, je m'engage activement à améliorer la qualité de vie de ma communauté et à participer aux débats sur les grands enjeux éthiques et sociopolitiques touchant la santé et le bien-être des populations. »

Dans cette nouvelle version du Serment professionnel, la valeur centrale de la pratique, c'est-à-dire œuvrer au bien-être de la personne (principe de bienfaisance), est mise en évidence dès le premier engagement. Elle ne se limite pas aux soins directs en milieux hospitaliers, comme dans le serment original ; elle s'applique aussi au champ d'intervention infirmière en santé communautaire et en santé publique, incluant la prévention de la maladie et la promotion de la santé. Ainsi, la relation de soin présentée dans le deuxième engagement inclut logiquement tous les types d'interventions de soins infirmiers. Outre l'objectif général de viser au bien-être de la personne, stipulé dans tous les serments professionnels en santé, on reconnaît des engagements déjà formulés dans le Serment d'Hippocrate et liés à l'obligation pour l'infirmière diplômée de partager ses connaissances avec les étudiants, d'être intègre, et de respecter les règles du secret professionnel. Très actuels et étroitement liés à la formation de l'infirmière, les engagements à tenir ses compétences à jour, et à instruire ses collaborateurs et les étudiants n'étaient pas mentionnés dans les versions antérieures du Serment professionnel. D'autres engagements touchent des aspects plus contextuels ou plus problématiques de la pratique infirmière compte tenu de la limite des ressources et de la pénurie d'infirmières : surveillance, soins continus et création de milieux de pratique de qualité. Le respect, l'obtention du consentement libre et éclairé, et l'absence de discrimination représentent de nouveaux engagements, probablement influencés par les principes promus par la bioéthique : le respect de l'autonomie de la personne et la justice. Certains éléments révèlent l'influence des codes de déontologie sur le contenu du Serment : ainsi, celui de l'Ordre des infirmières et infirmiers du Québec (OIIQ, 2005) inclut l'obligation d'établir un climat de confiance avec les personnes et leur famille dans la relation de soin, ou de dénoncer des situations nuisibles à la santé ; celui de l'Association des infirmières et infirmiers du Canada (AIIC, 2002) encourage les infirmières à participer aux débats sur les grands enjeux éthiques et sociopolitiques.

Tout en intégrant les valeurs et les principes traditionnels, cette nouvelle version du Serment professionnel témoigne de l'évolution des pratiques et de la conception actuelle de la profession infirmière. D'assistante médicale pratiquant les vertus, notamment celle du dévouement, à l'époque de Nightingale, la profession infirmière se définit maintenant de manière autonome, en rapport avec les compétences développées dans les multiples champs d'interventions infirmières liées à la santé.

Les codes de déontologie professionnelle

À l'origine et conformément à son étymologie, le mot *déontologie* désigne la science des devoirs. En éthique, les théories déontologistes sont celles pour lesquelles il existe des obligations morales ou devoirs. C'est le droit d'après-guerre qui a associé la déontologie à des devoirs professionnels :

> « Quand la profession s'organise, elle tend à se donner un statut codifié, ou tout au moins des usages, précisant les devoirs de ses membres. Elle le fait dans le cadre des groupements et associations professionnelles. Ainsi s'est formé un droit disciplinaire. » (Savatier, 1989, p. 188)

En fait, chaque profession qui veut être reconnue socialement cherche à se donner des règles de conduite. Une telle démarche est à l'origine des serments, comme nous l'avons vu précédemment ; elle se poursuit par un recours à la codification plus ou moins détaillée des devoirs professionnels dans les codes de déontologie.

La première ébauche d'un code de déontologie par l'American Nursing Association (ANA), en 1926, est largement inspirée du Serment de Nightingale. On y retrouve les mêmes valeurs. Cependant, la responsabilité pour les infirmières de maintenir de bonnes relations avec les médecins s'étend aussi aux collègues et aux professionnels des autres disciplines. Mis à part les devoirs envers des tiers soignants, les obligations morales ont trait à l'éthique clinique. Pourtant, dès le début du siècle, les infirmières œuvrent en santé communautaire. Des infirmières visiteuses travaillent à leur compte. De plus, des interventions infirmières de prévention de la maladie, de promotion et de protection de la santé se font dans les écoles et dans les unités municipales de santé publique, notamment par le suivi des mères et des nouveau-nés. Ce n'est qu'en 1940 que l'ANA intègre, dans une deuxième ébauche d'un code de déontologie, la prévention de la maladie et la promotion de la santé comme objectifs des soins infirmiers (Blondeau, 2000). Les codes canadiens, plus tardifs, intègrent les valeurs et les principes défendus par le code de l'ANA, en élargissant le rôle clinique de l'infirmière à d'autres fonctions qui sont liées à l'enseignement, à l'administration et à la recherche.

Les codes de déontologie actuels

Dans la foulée des serments, les codes de déontologie correspondent à un énoncé de règles de conduite qui font consensus dans la profession infirmière et qui représentent un idéal professionnel. Certains sont de nature plus éthique, tel celui de l'AIIC ; d'autres sont plus légalistes, tel celui de l'OIIQ.

Le code de l'Association des infirmières et infirmiers du Canada (AIIC)

En 1954, l'AIIC adopte le code du Conseil international des infirmières (CII). En 1980, l'Association adopte son propre code, qui sera révisé à cinq reprises jusqu'à sa dernière version en 2002, pour tenir compte du contexte des soins. Le code vise à procurer des balises pour la pratique éthique en clinique, en enseignement ou en gestion[2]. Ces balises servent de guide d'autoévaluation à l'infirmière qui veut agir conformément à l'éthique. Elles offrent aussi des repères sur des soins conformes à l'éthique infirmière, renseignant à ce sujet les autres professionnels et le public en général. De plus, elles constituent un outil politique pour la revendication des conditions de pratique nécessaires, notamment en matière de ressources humaines et financières, pour assurer des soins de qualité.

Selon le code de l'AIIC, la pratique infirmière est centrée sur huit valeurs fondamentales :

1) des soins sécuritaires, conformes à l'éthique et prodigués avec compétence ;
2) la promotion de la santé et du bien-être ;
3) le respect de l'autonomie de la personne ;
4) le respect de la dignité humaine ;
5) la protection de la confidentialité ;
6) l'équité et la justice ;
7) la responsabilité ;
8) la qualité des milieux de pratique.

La valeur y est définie comme « une croyance ou une attitude soulignant l'importance que l'on accorde à un but, à un objet, à un principe ou à un comportement » (AIIC, 2002, p. 7). De chacune des valeurs promues découlent des obligations morales qui sont énoncées sous forme de devoirs, d'où le terme *déontologie* associé au code, et qui explicitent l'interprétation de l'AIIC en matière de bonne pratique de soin. Conformément aux buts des codes, mis à part la mise en contexte présentée brièvement, les liens entre les valeurs importantes et les règles qui en découlent ne sont pas explicités. Cette tâche relève plus des théories éthiques et des théories infirmières que d'un code professionnel. Chose certaine, ces valeurs sont présentées comme faisant consensus au sein de la profession infirmière. Le code offre des lignes directrices mises à jour régulièrement pour tenir compte des enjeux éthiques nouveaux qui se posent dans l'exercice de la profession. Ainsi, l'annexe A du code apporte des conseils sur la conduite éthique dans des situations particulières. Cette annexe comporte notamment une marche à suivre pour l'infirmière qui constate un manquement aux règles professionnelles et éthiques mettant à risque la sécurité du patient. Par ailleurs, non seulement le code insiste-t-il sur la responsabilité de l'infirmière à agir de manière éthique, mais il permet aussi à celles et ceux qui le suivent de créer ce que des auteurs nomment un « environnement moral » (Storch et coll., 2004) ou une « communauté morale » (Webster

2. L'éthique de la recherche en sciences infirmières fait l'objet d'un autre document.

& Baylis, 2000), qui assure une cohérence entre les objectifs énoncés dans un milieu de santé et la pratique effective dans ce milieu.

Le code de déontologie de l'Ordre des infirmières et infirmiers du Québec (OIIQ)

Comme celui des infirmières et infirmiers de l'Ontario, le code de l'OIIQ a non seulement une portée éthique, mais aussi une portée légale du fait qu'il est intégré au Code des professions. Le code de déontologie des infirmières et infirmiers (OIIQ, 2005) comporte deux chapitres : le premier porte sur les devoirs envers le public, le client[3] et la profession, et le second, sur les dispositions finales. Le deuxième chapitre a une portée strictement administrative et ne comporte que deux articles : l'un est lié au remplacement de la version précédente ; l'autre concerne la date d'entrée en vigueur de la nouvelle version du code. Le premier chapitre constitue donc l'essence même du code. Il est divisé en 10 sections. La première section (art. 1 à 27) concerne les devoirs inhérents à l'exercice de la profession et se décline selon 27 règles. De manière générale, celles-ci imposent à l'infirmière le devoir de porter secours à celui dont la vie est menacée, sauf s'il existe un risque pour elle, de ne pas nuire à la santé de son client, notamment en administrant des médicaments non prescrits ou en dispensant des soins non conformes à la pratique, et d'éviter toute discrimination. À cela s'ajoutent l'importance de ne pas trahir la confiance de son client, ainsi que l'obligation de tenir ses connaissances à jour, de ne pas se placer dans une situation de conflit d'intérêts et de ne pas pratiquer sous l'effet de l'alcool ou de toute substance pouvant affaiblir ses facultés. Depuis peu, des règles liées à la divulgation d'incidents ou d'accidents résultant de son intervention et des règles concernant son intervention en recherche, soit en tant que chercheure, soit en tant que collaboratrice, ont été intégrées au code.

La deuxième section (art. 28 à 39) traite de la relation de l'infirmière avec le client. L'infirmière a le devoir de chercher à établir et à maintenir une relation de confiance avec son client, de respecter les croyances et les valeurs de ce dernier, d'agir avec respect envers lui et ses proches. Une sous-section concerne l'obligation pour l'infirmière de respecter le secret professionnel ; on y trouve une référence à l'article 60.4 du Code des professions, qui précise ce qui est couvert par la règle du secret professionnel et les exceptions que la règle autorise. Une autre sous-section mentionne les comportements qui sont prohibés, tels que la violence sous tous ses aspects, les relations amicales, amoureuses ou sexuelles avec un client, et l'ingérence dans les affaires personnelles du client, qui ne relèvent pas de sa compétence.

La troisième section (art. 40 à 46) s'intéresse à la qualité des soins et des services. Elle concerne l'obligation pour l'infirmière d'informer le client sur les soins qu'elle lui prodigue, et de lui fournir tous les renseignements nécessaires à une prise de décision libre et éclairée, si elle est chargée d'obtenir son consentement pour une intervention relevant de la clinique ou pour sa participation à une étude relevant du domaine de la recherche. Dans le processus d'intervention thérapeutique,

---

3. Dans le code de l'OIIQ, le mot *client* est utilisé pour désigner le bénéficiaire des services. De notre point de vue, ce terme relève d'une conception consumériste des soins que nous ne retenons pas pour l'ensemble de ce livre, mais que nous utilisons ici parce que le code de l'OIIQ l'utilise.

l'infirmière doit assurer la sécurité du client, ne pas l'abandonner, ne pas faire preuve de négligence à son égard et prendre les moyens pour assurer une continuité des soins. De plus, elle ne peut refuser de collaborer avec les autres professionnels de la santé.

Les quatrième (art. 47 et 48) et cinquième sections (art. 49 à 51) portent respectivement sur les relations avec les autres professionnels et avec l'Ordre. Sur ce dernier point, l'infirmière doit participer à des comités de discipline, collaborer lors d'une inspection professionnelle et interdire à une personne qui n'est pas membre de l'Ordre d'exercer la profession infirmière. La sixième section (art. 52 à 58) traite des tarifs et honoraires de l'infirmière travailleuse autonome, qui doivent être équitables. La septième section (art. 59 à 67) présente les conditions et les modalités d'application du droit d'accès au dossier médical en vertu de la Loi sur les services de santé et les services sociaux[4], et de la rectification des données erronées qui pourraient s'y trouver. La huitième section (art. 68 à 77) aborde les conditions et les prohibitions relatives à la publicité; l'infirmière doit notamment éviter toute publicité qui pourrait nuire à la profession. Finalement, la neuvième section (art. 78 et 79) pose des normes indiquant les conditions très restrictives de vente de produits, d'appareils ou de médicaments par l'infirmière, alors que la dixième section encadre l'utilisation du symbole de l'Ordre.

Le rôle des codes de déontologie selon les infirmières

Nous ne disposons pas d'études empiriques canadiennes ou québécoises portant sur la perception qu'ont les infirmières de la nature et du rôle de leur code de déontologie. Cependant, un commentaire de Kikuchi (2005) sur le code d'éthique de l'AIIC est éloquent à ce propos. À la suite de discussions avec des infirmières pratiquant en clinique, des diplômés et des infirmières professeures d'université, l'auteure conclut qu'il y a un manque de connaissance et d'usage du code de déontologie de l'AIIC dans les provinces dont les juridictions l'ont reconnu. De plus, elle rapporte que, lors de la révision du code en 1997, elle a pris contact avec une douzaine d'infirmières pour obtenir leurs commentaires, mais qu'aucune d'entre elles n'a répondu à son appel.

Une étude exploratoire belge effectuée à partir de groupes de discussion réunissant 50 infirmières de différents milieux de santé indique que la fonction d'un code de déontologie consiste à confirmer et à soutenir l'identité professionnelle des infirmières face à elles-mêmes, aux autres professionnels et à la société; plus encore, un code de déontologie fait la promotion de la profession infirmière en indiquant ce qui est attendu des infirmières. Les membres des groupes de discussion ont indiqué aussi qu'un code de déontologie constitue un guide pour la pratique infirmière. Il faut dire qu'en Belgique, les infirmières n'ont pas de code de déontologie. Des études quantitatives effectuées dans plusieurs pays au cours des années 1990 montrent que la majorité des infirmières ne connaissent pas leur code de déontologie

4. L.R.Q., chap. S-4.2.

(Verpeet, Dierickx de Casterlé, van der Arend, & Gastmans, 2005). Une étude menée au Royaume-Uni (Whyte & Gajos, 1996) montre que les infirmières sont peu enclines à faire référence à leur code de déontologie dans leurs processus décisionnels. Pourtant, ce sont les valeurs de la profession qui y sont exprimées.

Différentes hypothèses ont été émises pour justifier ce désintérêt : les codes seraient trop abstraits, trop ambigus ou trop vagues pour être utilisés dans la pratique ; ils seraient trop restrictifs et prescriptifs, laissant peu de place au jugement individuel (Kikuchi, 2005) ; les codes seraient trop idéalistes pour être appliqués dans le contexte de ressources limitées[5] ; ils seraient tombés en désuétude dans un monde qui endosse le relativisme des valeurs (Downie & Calman, 1994)[6]. Une autre hypothèse peut être envisagée. Il existe une forte tendance actuellement dans la profession infirmière à accorder la priorité aux valeurs des bénéficiaires, allant même à l'encontre des valeurs reconnues par la profession. Cette tendance est encouragée par certains modèles d'intervention infirmière, notamment le modèle McGill, mais aussi par les codes de déontologie mêmes, qui valorisent le respect des valeurs des bénéficiaires, et par les lois liées au consentement aux soins, tant dans le Code civil que dans la *Common Law,* qui laissent une grande place à la participation du patient apte et de ses proches dans les processus décisionnels concernant les soins. Nous reviendrons sur ces questions au chapitre 10. Quoi qu'il en soit, ces facteurs n'encouragent pas la promotion des valeurs propres à la profession, qui visent essentiellement au bien-être des individus, des groupes et des communautés.

Plutôt que de se référer à leur code de déontologie, les infirmières utilisent leur expérience personnelle et la culture du milieu de santé comme guides moraux dans leur travail (Wilmot, Legg, & Barrat, 2002). Ce sont donc davantage des études théoriques qui font des codes de déontologie l'expression des valeurs partagées et des responsabilités spécifiques d'une profession (Scanlon, 2000). Il ne faut pas se méprendre sur la signification du mot *partagées* ici. Il ne fait pas référence à l'expression d'un choix démocratique et consensuel, mais plutôt à l'acceptation de valeurs liées au choix de la profession. Dans le cas des codes qui ont une portée légale, la considération qu'on y apporte n'est pas étrangère à la sanction qui pourrait être encourue en cas de violation.

Les forces et les limites des codes de déontologie

Les codes de déontologie encadrent les professions par des énoncés de règles qui indiquent ce qui doit être fait et ce qui ne doit pas être fait pour répondre à l'idéal professionnel. Tout comme les serments, ils ont une visée corporatiste et exercent un contrôle sur le comportement professionnel, surtout s'ils ont une portée légale,

---

5. Les codes reprennent plusieurs repères éthiques des principes, et une étude de Saint-Arnaud et ses collègues (2003) a montré qu'en situation de ressources limitées, l'application des principes est considérée comme un très grand défi.

6. Dès 1994, Downie et Calman soulignaient que tous, professionnels de la santé et patients, étaient enclins à affirmer leurs valeurs personnelles aux dépens de l'utilisation de tout code de conduite.

comme c'est le cas au Québec et en Ontario. De ce fait, des sanctions disciplinaires et pénales, allant de la réprimande jusqu'à la suspension, voire la radiation, peuvent s'appliquer dans le cas d'un professionnel qui enfreint son code de déontologie (Blondeau & Hébert, 2002). Cependant, les codes de déontologie, fort heureusement, ne peuvent régir tout comportement professionnel. Comme la loi, ils comportent des vides et laissent place à l'interprétation, à la réflexion et au jugement. Il peut arriver aussi qu'il y ait contradiction entre les exigences imposées par les règles déontologiques. Par exemple, une infirmière doit respecter les valeurs du bénéficiaire (OIIQ, 2005, art. 30), mais que doit-elle faire si la demande de celui-ci va à l'encontre de ses normes professionnelles (art. 3) ? Elle devra choisir à laquelle des deux règles elle donnera priorité.

Les normes déontologiques doivent être connues et suivies ; elles encadrent le comportement en sanctionnant les fautes professionnelles, mais elles ne remplacent pas la réflexion, ni l'analyse à faire quand l'infirmière se heurte à un problème ou à un dilemme éthique complexe. Ce dernier nécessite une analyse plus poussée et suppose que la personne qui veut agir de façon éthique exerce son jugement personnel. Par exemple, le code de l'OIIQ intègre à ses normes le fait que, dans certains cas, il peut y avoir transgression de la règle protégeant la confidentialité des renseignements personnels contenus dans le dossier du patient (art. 31) et indique une procédure à suivre pour divulguer ces renseignements (art. 31.1). La procédure décrite est utile à l'infirmière. Le fait que la règle de confidentialité ne soit plus considérée comme une obligation morale et légale absolue, et qu'elle permette des exceptions constitue une modification appropriée dans un monde où certains enjeux éthiques de la santé publique (menace à la santé et à la vie d'autrui par la transmission du sida, par exemple) peuvent avoir priorité sur certaines valeurs promues par l'éthique clinique, notamment le respect de l'autonomie de la personne. Toutefois, le code lui-même n'indique pas les cas qui méritent que la règle de confidentialité soit transgressée. Une telle décision est laissée aux infirmières qui sont habilitées à le faire. Dans un tel cas, les valeurs et les principes provenant des théories éthiques, de même que les outils méthodologiques, sont d'un grand secours.

Conclusion

Avec les serments et les codes de déontologie, un premier grand axe du développement de l'éthique de la santé a été analysé. Cet axe est marqué par la création de règles et de codes qui structurent la profession en fonction d'un idéal de conduite en imposant des devoirs moraux et disciplinaires. Selon des résultats d'études, les infirmières connaissent peu leur code de déontologie et y font peu appel dans la pratique courante, même quand il s'agit de résoudre un problème ou un dilemme éthique. Plusieurs hypothèses ont été émises pour expliquer ce phénomène. Cependant, différents facteurs laissent penser que les infirmières ne sont pas en position de faire reconnaître leurs valeurs professionnelles. Pourtant, avant d'être un moyen de contrôle disciplinaire, le code de déontologie pourrait être un outil permettant de promouvoir les idéaux de la profession, qui visent essentiellement au bien-être des bénéficiaires.

CHAPITRE 3

La bioéthique : origine, contexte et institutionnalisation au Québec

Dans la seconde moitié du XXe siècle, l'éthique a été remise à l'honneur dans les milieux de santé américains en raison notamment des problèmes suscités par les développements techniques et scientifiques associés aux traitements de maintien des fonctions vitales (TMFV) (réanimation, pontage aorto-coronarien, dialyse rénale, transplantation d'organes) et au manque de respect pour l'autonomie des sujets de recherche dans de nombreuses études menées aux États-Unis et ailleurs. Ces problèmes ont entraîné une véritable institutionnalisation de l'éthique et la création de ce que d'aucuns (Callahan, 1973; Jonsen, 1998) ont appelé une nouvelle discipline: la bioéthique.

Les enjeux éthiques liés aux traitements prolongeant la vie

Comme le rapporte Jonsen (1998), la multiplication des découvertes scientifiques après la Seconde Guerre mondiale a changé la perspective des soins hospitaliers. En 1946, la découverte de la streptomycine a permis de traiter la tuberculose. La pénicilline, qui a été découverte en 1928, a été fort utile pendant la guerre pour lutter contre les infections. Par la suite, elle a été synthétisée, et son usage s'est répandu. En 1949, un vaccin contre la polio a été produit. À la même époque, la mise au point de médicaments contre l'hypertension et l'invention du stimulateur cardiaque ont contribué à prolonger la vie de nombreuses personnes. En 1952, on a commencé à remplacer des valves cardiaques. Le défibrillateur a été inventé en 1958, et l'hémodialyse est utilisée comme traitement à long terme depuis 1962. Toutes ces découvertes ont bouleversé le monde médical, l'orientant clairement vers l'utilisation de techniques de pointe. L'image du médecin peu efficace dans le traitement des maladies, mais compatissant, disponible et à l'écoute de ses patients s'est estompée pour faire place à celle de l'expert. L'aspect relationnel des soins, si présent et important chez le médecin de campagne, a été relégué au second plan, ou carrément transféré à l'infirmière.

L'institutionnalisation de l'éthique

Les circonstances qui ont présidé à l'institutionnalisation de l'éthique hospitalière aux États-Unis peuvent être résumées par deux cas types: celui du choix des candidats à l'hémodialyse au Seattle Artificial Kidney Center après le perfectionnement de la technique de dialyse par Scribner et Quintin en 1960 et, en 1976, le cas de Karen Ann Quinlan, une jeune Américaine plongée dans un coma persistant et pour qui les parents réclamaient le retrait du respirateur qui la maintenait en vie.

Le cas du choix des candidats à l'hémodialyse

Le développement de la technique d'hémodialyse a permis aux personnes atteintes d'insuffisance rénale de recevoir un traitement qui prolonge leur vie de manière significative et sans lequel ces personnes n'auraient pas survécu.

CAS

Un grand nombre de personnes atteintes d'insuffisance rénale terminale répondaient aux critères médicaux pour accéder à ce type de traitement. Mais au début des années 1960, le Seattle Artificial Kidney Center de l'État de Washington ne disposait que de neuf appareils pour répondre à la demande. Le traitement présentait un coût élevé et il était encore considéré comme expérimental (Jonsen, 2000). Le choix des candidats se faisait en deux étapes. Les candidats potentiels étaient d'abord évalués à partir de critères médicaux très stricts. Les personnes atteintes de diabète, d'hypertension, de maladies de l'artère pulmonaire ou de maladies cérébrovasculaires étaient exclues. Étaient également exclues les personnes de moins de 18 ans et de plus de 45 ans, l'âge étant alors considéré comme un critère médical[1]. Les malades devaient manifester un désir de coopérer et de montrer de bonnes dispositions pour suivre les directives de soins, notamment la diète.

Pour examiner les candidatures retenues par les néphrologues, un comité fut mis en place. Ce comité était constitué d'un ministre du culte, d'un avocat, d'une femme au foyer, d'un homme d'affaires, d'un représentant des travailleurs et de deux médecins spécialistes autres que des néphrologues. Ces personnes issues de différents milieux et de différentes classes sociales représentaient divers rôles sociaux. Albert Jonsen (2000, p. 105) décrit l'historique et le fonctionnement de ce comité. Au lieu de partir de critères abstraits, ce comité procédait au cas par cas en établissant les caractéristiques psychosociales et économiques des candidats potentiels. Les membres du comité dressèrent donc une liste de considérations qui devinrent des critères de sélection des candidats potentiels : l'âge, le genre, l'état matrimonial, le nombre de personnes à charge, le revenu, la formation, l'emploi, les réalisations passées et celles qui étaient à venir. Le comité choisissait ceux qui pourraient bénéficier le plus du traitement et qui pourraient apporter une plus grande contribution à la communauté. Les chômeurs, les criminels et les personnes habitant à l'extérieur de l'État de Washington étaient exclus. À des critères médicaux très stricts utilisés à une première étape de sélection, s'ajoutaient des critères sociaux utilisés par le comité, composé en grande partie de profanes, qui procédait à une deuxième sélection (McCormick, 1993).

À cette époque, Shana Alexander (1962), une journaliste du *Life Magazine*, a associé la création de ce comité à la naissance de la bioéthique et a surnommé le groupe le « comité de Dieu » (*God's Committee*). Par la suite, des philosophes et des universitaires, dont Nicolas Rescher (1969), James Childress (1970) et Albert Jonsen (1989), pour ne citer que les plus éminents, ont analysé et critiqué la procédure mise en place. D'un point de vue éthique, les critères retenus ont été généralement interprétés en termes utilitaristes : on avait favorisé les individus qui étaient les plus utiles à la société au détriment des autres. On avait choisi en effet des travailleurs aux dépens des chômeurs, des pères de famille aux dépens des célibataires, des résidents de l'État de Washington aux dépens des personnes venant d'autres États, une procédure qui maximisait l'utilité sociale dans cet État. En procédant ainsi, la sélection était faite en fonction du plus grand bonheur pour le plus

1. On peut qualifier de *médical* tout critère utilisé par un médecin. Cependant, ce n'est pas la signification retenue dans cette assertion. Un critère est médical s'il est issu de la connaissance médicale, de la physiologie, de la physiopathologie et des autres sciences nécessaires au diagnostic et au traitement. Par opposition, des critères tels que l'âge, le lieu d'habitation ou le respect des directives de soins sont considérés comme des critères psychosociaux.

grand nombre (principe d'utilité), à l'encontre de procédures plus égalitaires comme une loterie ou une liste d'attente selon la formule « premier arrivé, premier traité » (McCormick, 1993). Consciemment ou inconsciemment, les membres de ce comité avaient choisi des candidats qui leur ressemblaient (Fox & Swazey, 1992), tout en privilégiant les mieux nantis (chacun devait débourser 10 000 $ par année pour son traitement) et ceux qui avaient de plus grandes responsabilités sociales. Ces procédures allaient à l'encontre du principe d'égalité d'accès aux soins et se justifiaient par la rareté des ressources. Le comité maintint ses activités jusqu'en 1973, année de la mise en place d'un programme national de dialyse dans lequel l'État payait le traitement, le rendant accessible à tous ceux qui en avaient besoin, quel que soit leur revenu (Jonsen, 2000, note 13, p. 147).

Les éléments liés à l'avènement de la bioéthique dans la procédure mise en place à Seattle sont de trois ordres : le recours à des profanes, c'est-à-dire à des personnes qui ne sont pas des médecins, dans un domaine autrefois réservé à la discipline médicale, la reconnaissance d'enjeux éthiques et légaux apportés par les nouvelles technologies de la santé, et enfin, la mise en place d'une structure permanente destinée à l'évaluation du problème en cause dans le but d'apporter des solutions éthiquement acceptables. L'avènement de ce comité exprime le choc entre la nouvelle médecine, celle qui est porteuse des technologies de remplacement et de prolongation de la vie, et l'éthique médicale traditionnelle (*ibid.*, p. 105). Le recours à un comité a modifié, en effet, la relation patient-médecin en laissant à des profanes des décisions ayant une incidence dramatique sur la survie des patients et menaçant par là même la relation de confiance essentielle à l'intervention thérapeutique. De plus, le triage des patients, auparavant réservé à la médecine d'urgence, s'applique maintenant à l'utilisation de techniques de maintien de la vie qui deviendront usuelles dans un avenir prochain. Cette expérience nous montre aussi l'influence du contexte sur les choix effectués, au sens où les critères psychosociaux d'accessibilité aux soins, qui ont été retenus, ont été modulés par des facteurs contextuels, telles la rareté des ressources hospitalières, les ressources financières personnelles des candidats, les valeurs phares à une époque donnée, notamment une conception de la justice basée sur l'utilité sociale, et finalement les valeurs et les croyances individuelles des personnes effectuant les choix.

Le cas Quinlan

Un autre cas a tenu une place importante dans l'institutionnalisation de la bioéthique dans le contexte états-unien :

CAS

Il s'agit du cas de Karen Ann Quinlan, une jeune femme dans la vingtaine plongée dans un état végétatif persistant après avoir ingéré des barbituriques et des sédatifs (Valium) (*ibid.*, p. 110). Les parents ont déposé une requête devant les tribunaux du New Jersey contre l'Hôpital St. Claire et les médecins traitants pour obtenir le retrait du respirateur, croyant ainsi permettre à leur fille de mourir dans la dignité. Ce cas a posé la question de la légitimité des parents à faire une telle demande. Comme la jeune femme était inconsciente et donc incapable de participer aux décisions de soins la concernant, la principale question légale dans le contexte états-unien concernait le respect du droit à la vie privée (*privacy*) dans les circonstances et la reconnaissance que ce droit puisse être exercé par un tuteur, en l'occurrence le père de Karen Ann, ce qui l'habiliterait à refuser un traitement au nom de sa fille.

Devant le tribunal, des experts médicaux ont été consultés. Karen Ann n'était pas en état de mort cérébrale, ce qui aurait justifié médicalement le retrait du respirateur, et aucun des experts ne pouvait garantir qu'elle n'avait aucune chance de recouvrer l'usage de ses facultés. De son côté, monsieur Quinlan arguait, par l'intermédiaire de son avocat, que sa fille n'aurait pas aimé vivre dans de telles conditions et qu'elle refuserait l'usage du respirateur si elle était en mesure de le faire. Monsieur Quinlan a demandé conseil à l'évêque de Paterson (New Jersey), qui a avancé l'argument de la théologie catholique, selon lequel nul n'est tenu moralement d'utiliser des moyens extraordinaires pour prolonger la vie. Cet argument a été invoqué devant les tribunaux. Le tuteur *ad litem* arguait qu'il fallait préserver la vie de Karen Ann, que ce qui était demandé au tribunal, c'était la reconnaissance d'un droit à la mort, ce qu'il refusait, pour sa part, au nom du caractère sacré de la vie. Finalement, la Cour suprême du New Jersey a reconnu le droit de monsieur Quinlan de représenter sa fille en tant que tuteur et a autorisé le retrait du respirateur, moyennant certaines conditions (Supreme Court of New Jersey, 1977). Si les médecins jugeaient que la jeune femme n'avait aucune chance de sortir de son coma, le retrait des mesures de maintien de la vie demandé par le père et tuteur de Karen Ann devait être approuvé par un « comité d'éthique ». La Cour suprême du New Jersey a statué qu'il ne s'agissait pas là d'un cas d'homicide, parce que la jeune femme mourrait de causes naturelles, et que si jamais le retrait du respirateur était considéré comme un homicide, ce ne serait pas un acte contraire à la loi. De ce jugement, la jurisprudence a retenu que le retrait des mesures de maintien de la vie, dans certaines circonstances, n'est pas contraire à la loi.

Ce cas pose la question de la moralité et de la légalité de l'arrêt d'un traitement maintenant la vie. Légalement, cette cause a fait jurisprudence, statuant que l'interruption d'un tel traitement n'est pas l'équivalent d'un homicide criminel. Moralement, la position de l'Église catholique, selon laquelle nul n'est tenu d'utiliser des moyens extraordinaires pour maintenir la vie, a été discutée par les théologiens sous les vocables d'*euthanasie passive* et *active*. De ce débat, un consensus s'est dégagé au fil des ans chez les auteurs en bioéthique, selon lequel l'arrêt d'un traitement maintenant la vie peut être moralement acceptable. Même si d'aucuns le considèrent comme un acte d'euthanasie passive, la décision d'interrompre le traitement ou l'intervention elle-même est considérée comme relevant d'une bonne pratique de soin dans certaines circonstances, notamment dans le cas d'une maladie en phase terminale quand les torts causés par le traitement surpassent les bénéfices. Dans le cas Quinlan, le retrait du respirateur a été autorisé, mais la jeune femme n'est pas morte. Elle était nourrie par des tubes et a survécu une dizaine d'années avant de mourir d'une des multiples pneumonies non traitées qu'elle a développées.

La réglementation de la recherche sur les sujets humains

De tous temps, la médecine a progressé à partir d'essais dont les méthodes n'étaient pas nécessairement éprouvées. Ces essais étaient souvent faits par le chercheur sur lui-même et ses proches collaborateurs, ou sur les membres de sa famille. Ce n'est qu'au XXe siècle que des recherches ont été menées de manière scientifique, c'est-à-dire encadrées dans des protocoles rigoureux et contrôlés. Les expérimentations nazies qui ont soulevé la réprobation générale ont remis l'éthique à l'honneur dans les milieux de recherche et ont donné lieu à la création du Code de Nuremberg en 1949. Voici un aperçu de son contenu :

> Ce code propose 10 principes, parmi lesquels on trouve : la responsabilité pour le chercheur d'obtenir le consentement volontaire du participant (ce qui l'oblige à donner une information suffisante pour une prise de décision éclairée), le droit de retrait du participant et l'arrêt de l'étude si le sujet subit des torts physiques ou mentaux importants. Le code insiste aussi sur la compétence scientifique des chercheurs, sur la nécessité de faire des expérimentations sur les animaux avant de faire des recherches sur les humains et, enfin, sur l'élimination des études non nécessaires et risquées. Les principes et les règles du Code de Nuremberg constituent le fondement de l'éthique de la recherche dans le monde. (Mariner, 1997, p. 33)

La Déclaration d'Helsinki

La Déclaration d'Helsinki, adoptée pour la première fois en 1964 par l'Association médicale mondiale, a été révisée plusieurs fois par la suite, les dernières modifications datant de 2000. En voici une courte explication :

> Ce texte distingue la recherche thérapeutique, visant à améliorer la santé du participant, et la recherche non thérapeutique, visant à faire avancer les connaissances et servant éventuellement à l'amélioration de la santé de la population sans nécessairement apporter des bénéfices sanitaires aux participants. La Déclaration met l'accent sur la nécessité de protéger davantage les sujets qui se prêtent à une recherche non thérapeutique, ce qui signifie qu'une forte justification est nécessaire pour exposer un sujet présumé sain à des risques substantiels dans le but d'obtenir de nouvelles données scientifiques. L'investigateur doit protéger la vie et la santé des sujets de recherche.

Dès sa première édition, ce code recommandait à tout chercheur d'obtenir l'autorisation d'un comité d'éthique pour tout projet de recherche sur des sujets humains. Pour faire suite à cette recommandation, l'Énoncé de politique sur les investigations cliniques utilisant des sujets humains (1966) a obligé les institutions recevant des fonds du Public Health Service américain à soumettre leurs projets à l'examen d'un comité d'éthique. Les trois éléments sur lesquels devaient porter l'évaluation éthique des protocoles sont :

1) les droits et le bien-être des sujets ;
2) l'adéquation des méthodes pour l'obtention du consentement éclairé ;
3) l'évaluation des risques par rapport aux bénéfices. (Coughlin & Beauchamp, 1996b, p. 15)

D'après ce document, on s'en remet à la sagesse et au jugement professionnels pour déterminer ce qui constitue les droits et le bien-être des sujets de recherche, le consentement éclairé, de même que les risques et les bénéfices potentiels.

Les problèmes éthiques en recherche

La prise de conscience d'un manque de respect pour les sujets d'expérimentation dénoncé par de nombreuses instances aux États-Unis a contribué à faire revivre l'éthique dans le domaine de la recherche en soins de santé. À cet égard, un article signé par Henry Beecher, paru dans le *New England Journal of Medicine* en 1966, est devenu célèbre. L'auteur souligne dans cet article les manquements à l'éthique d'une vingtaine de projets de recherche dont les résultats ont été publiés dans le *New England Journal of Medicine* au cours des années antérieures. Parmi ces projets, une étude menée en 1966 a attiré l'attention : des greffes de cellules cancéreuses avaient été pratiquées sur 22 patients du Jewish Chronic Disease Hospital, un hôpital de Brooklyn. Les patients ignoraient qu'ils participaient à une étude et que les injections qu'ils recevaient contenaient des cellules cancéreuses vivantes. Le projet n'avait reçu l'accord d'aucun comité d'éthique et était mené à l'insu des praticiens par un employé d'un autre hôpital (Burns & Grove, 1997, p. 198). Une autre étude, celle de Willowbrook, a été menée de 1950 à 1970 dans une institution pour enfants ayant un retard mental (Rothman, 1999). Cette étude consistait à inoculer délibérément le virus de l'hépatite à des enfants retardés mentalement. Les parents devaient autoriser la participation de leur enfant à ce projet de recherche pour que celui-ci soit admis dans cette institution. Pour se justifier, les chercheurs arguaient que les nouveaux pensionnaires auraient été contaminés de toute manière au contact des plus anciens, qui étaient tous atteints. Ils faisaient valoir des avantages pour les enfants qui participaient à cette étude : un environnement plus propre, une meilleure supervision et un meilleur ratio infirmière/patients. Plusieurs études sur la pellagre menées par Joseph Golden dans les prisons, les orphelinats et les asiles, ne recevraient pas l'aval des comités d'éthique actuels (Last, 1996, p. 55), pas plus que les études subventionnées par l'armée américaine sur les lavages de cerveau et effectuées au Allen Memorial de Montréal.

L'expérience de surveillance menée par la santé publique américaine à Tuskegee (Alabama) de 1932 à 1972 est plus connue et a été plus dénoncée. Dans cette étude, on observait l'état de santé de deux groupes de Noirs, les uns atteints de syphilis et les autres non. Ces personnes n'étaient pas informées ou étaient mal informées quant à leur participation à cette recherche. Leur état de santé était évalué périodiquement, mais elles n'ont pas été traitées, malgré la découverte en 1940 de la pénicilline, médicament efficace pour traiter la syphilis. Des raisons d'ordre économique ont été invoquées (Freedman, 1995 ; Mariner, 1997). En 1946, le taux de mortalité était deux fois plus élevé dans le groupe atteint que dans le groupe témoin. Tous les quatre à six ans, des résultats ont été publiés, mais aucun effort n'a été tenté pour mettre fin à l'étude. En 1969, le Center for Disease Control a décidé que l'étude devait être poursuivie, et ce n'est qu'en 1972, à la suite d'une dénonciation du journal *Washington Star,* que le Department of Health, Education and Welfare américain a finalement arrêté l'étude.

Les guides en éthique de la recherche et l'interdisciplinarité

Dans les années qui ont suivi, une série de guides et de règles ont été inspirés des travaux de la Commission présidentielle américaine pour la protection des sujets humains en recherche biomédicale et comportementale. Cette Commission a fait de nombreuses recommandations en 1978, dont plusieurs ont donné lieu à des lois fédérales. C'est dans cette foulée qu'ont été créés le système de révision des projets de recherche et les comités d'éthique de la recherche, les Institutional Review Boards (IRB), dont la mission était de veiller à ce que les droits et le bien-être des sujets de recherche soient respectés dans tous les projets subventionnés par des fonds gouvernementaux ou des fonds privés, et réalisés dans les milieux de santé. Dès lors, le jugement des chercheurs a été considéré comme insuffisant pour atteindre un tel but (Coughlin & Beauchamp, 1996b, p. 15). Les comités formés à l'origine uniquement de chercheurs se sont alors élargis à des experts d'autres disciplines, notamment du droit et de l'éthique, et à des représentants du public.

Au Canada, le Collège royal des médecins et chirurgiens s'est préoccupé de l'éthique de la recherche à partir de 1976, année où un groupe de travail a été formé pour l'étude de cette question. En 1978, le Conseil de recherche médicale du Canada, qui relève du Collège royal, a publié un document intitulé *La déontologie de l'expérimentation chez l'humain.* Le but était d'énoncer des règles claires conçues comme des devoirs professionnels visant principalement la protection des sujets de recherche. En 1984, le Conseil canadien de recherche médicale a mis sur pied un comité multidisciplinaire permanent sur l'éthique et l'expérimentation qui avait pour mission d'examiner la pertinence et l'actualité des lignes directrices de 1978. Par la suite, les *Lignes directrices concernant la recherche sur les sujets humains* (1987) ont été publiées. S'inspirant du rapport Belmont (1979), ce document structure les exigences éthiques autour du grand principe de respect de la vie dont découleraient les principes de respect de l'autonomie, de bienfaisance et de justice (Freedman, 1995). Toute recherche financée par le Conseil de recherche médicale devait se conformer à ces lignes directrices.

En 1970, un rapprochement entre le Conseil de recherche médicale, le Conseil de recherches en sciences humaines, et le Conseil de recherches en sciences et génie sous l'égide de l'Institut national de santé publique s'est effectué en vue d'en arriver à un consensus sur des exigences communes en matière d'éthique de la recherche. Le contexte social avait évolué vers une prise de conscience par le public et par les gouvernements de l'importance des enjeux éthiques et légaux liés à la recherche. En 1976, le Conseil de recherches en sciences humaines du Canada a produit un *Guide de la recherche sur les sujets humains,* contrairement au Conseil de recherches en sciences naturelles et en génie. Quelques cas d'inconduite professionnelle avaient défrayé les manchettes, à la suite de quoi les organismes subventionnaires ont exigé une plus grande imputabilité de la part des chercheurs. En 1980, les problèmes d'éthique en recherche ont commencé à indisposer les dirigeants, et le code d'éthique du Conseil de recherche médicale a été imposé aux chercheurs en sciences humaines. Dans les milieux de recherche canadiens, on craignait que les gouvernements ne légifèrent comme ça s'était fait aux États-Unis (Groote, Nonteith, & Rolleston, 2000). On a fait la promotion d'un seul guide pour tout type de recherche. Toutefois, le mandat d'élaborer une politique commune semblait impossible, tant il y avait de divergences dans les approches et les méthodes des différentes instances.

Malgré les nombreuses crises qu'a traversées le groupe de travail, un premier énoncé de politique des trois Conseils intitulé *Éthique de la recherche avec des êtres humains* a été publié en 1996. Par la suite, l'évolution de la recherche, l'interdisciplinarité, l'accroissement des projets multicentres, de même que les développements en génétique, en technologie de la reproduction, en études ethnographiques et culturelles ont entraîné une révision et une réédition des *Lignes directrices* en 1998, et des mises à jour en 2000, 2002 et 2005. Initialement conçues pour baliser la recherche subventionnée par les trois organismes gouvernementaux, les *Lignes directrices* s'imposent maintenant comme guide pour la révision de tous les travaux de recherche effectués dans des établissements universitaires et hospitaliers canadiens, et servent aussi de guide aux comités d'éthique de la recherche (CÉR) de ces établissements. Éventuellement, la santé publique pourrait exiger que les recherches subventionnées par des fonds privés et effectuées à l'extérieur des institutions gouvernementales et paragouvernementales s'y soumettent aussi.

Les comités d'éthique en milieu hospitalier

C'est la bioéthique qui a fait entrer l'éthique dans les centres hospitaliers au Canada comme aux États-Unis. L'institutionnalisation de l'éthique s'est effectuée par le recours à des comités chargés d'évaluer l'éthicité des projets de recherche, ou comités d'éthique de la recherche (CÉR), et par des comités chargés d'étudier les problèmes d'éthique clinique qui se posent aux médecins et aux autres professionnels de la santé dans l'hôpital, ou comités d'éthique clinique (CÉC) ou de bioéthique[2].

Les comités d'éthique de la recherche

Comme nous l'avons mentionné plus haut, les organismes subventionnaires obligent tout chercheur à soumettre ses projets de recherche à un comité d'éthique de la recherche (CÉR). Ces comités composés de chercheurs, d'un expert en éthique, d'un expert en droit et d'un représentant du public ont pour mission d'évaluer les

2. Certains hôpitaux, principalement dans les milieux anglophones, ont recours à un consultant en éthique pour répondre aux problèmes d'éthique clinique plutôt qu'à un comité d'éthique clinique.

projets de recherche et d'examiner leur conformité à la loi (articles du Code civil) et aux lignes directrices (*Éthique de la recherche avec les êtres humains* communément appelée *Énoncé des trois Conseils*, *Lignes directrices* du Fonds de la recherche en santé du Québec [FRSQ] concernant la recherche sur les êtres humains et *Plan d'action ministériel* du ministère de la Santé et des Services sociaux du Québec). Leur rôle est prescriptif; ils ont le pouvoir de refuser un projet de recherche ou d'exiger des modifications pour répondre aux règles de la loi et de l'éthique. La plupart des centres hospitaliers ont un comité d'éthique de la recherche qui évalue les projets qui seront menés dans leur propre centre ou dans d'autres centres par des chercheurs affiliés à leur établissement.

Ces comités sont critiqués pour leur manque de connaissances des différents types de recherche, notamment des méthodes de recherche qualitative, pour leur manque d'uniformité dans les exigences formulées, particulièrement dans l'évaluation de projets multicentriques, et pour leur légalisme. Certains aspects de la loi sont contestés par les chercheurs, notamment ceux qui concernent le consentement à la recherche pour les personnes inaptes, et pour les mineurs de 14 ans et plus. Dans le cas de la personne inapte, le Code civil exige le consentement du représentant légal. Or, la majorité des personnes inaptes n'ont pas de représentant légal. Les chercheurs souhaitent donc que les proches puissent consentir à une étude pour la personne inapte. Dans le cas de la participation des mineurs de 14 ans et plus, la loi exige le consentement d'un parent ou du titulaire de l'autorité parentale. Or, le respect de l'autonomie du jeune de 14 à 18 ans, particulièrement lorsque les risques sont minimaux, indique plutôt qu'il devrait consentir lui-même à participer à une recherche, sans avoir recours au consentement d'une tierce personne. Ces problèmes placent les CÉR dans une situation difficile: ils doivent faire des choix entre l'application stricte de la loi ou une interprétation éthique conforme à l'esprit de la loi.

Les comités d'éthique clinique

Les comités d'éthique clinique aux États-Unis

Dans les deux expériences états-uniennes relatées au début du présent chapitre, les comités d'éthique clinique (CÉC) ont un rôle clairement décisionnel. Ils imposent une solution dans des situations où les enjeux éthiques et légaux sont nombreux et complexes, et pour lesquels les connaissances disciplinaires dans le domaine de la santé s'avèrent insuffisantes. En fait, les médecins sont ambivalents. D'une part, ils veulent garder la mainmise sur la relation thérapeutique; d'autre part, ils font face à des enjeux et à des décisions qui dépassent les compétences médicales. La décision est entre les mains d'un comité, par ordre de la cour, dans le cas Quinlan, et d'un groupe de citoyens représentatifs de divers horizons dans le cas des candidats à l'hémodialyse du comité de Seattle. Cette tendance est toujours présente dans la pratique. Des professionnels s'en remettent aux comités d'éthique et parfois aux tribunaux en pensant qu'ils résoudront leurs problèmes d'éthique, ou encore ils font appel à des consultants dans d'autres disciplines, notamment en éthique ou en droit, ou à des représentants de la population pour trancher des questions éthiques difficiles[3].

Après les expériences de Seattle, le cas Quinlan et d'autres cas, tels ceux de Baby Doe et de Nancy Cruzan, qui n'ont pas été présentés ici, les CÉC états-uniens se sont multipliés dans les centres hospitaliers. Ils sont devenus des organismes de consultation, répondant à la demande des médecins, mais aussi des autres professionnels de la santé, des administrateurs, des ministres du culte, des patients et des familles (Jurchak, 1998), par des avis qui, sans avoir un poids légal, exercent une influence morale déterminante sur la décision qui sera prise en dernier ressort par le consultant. Dans les écrits, surtout européens, on insiste beaucoup sur le rôle d'aide à la décision des CÉC états-uniens, ce qui est réducteur. En fait, les rôles des CÉC se sont diversifiés au cours des années qui ont suivi leur création. En 1998, Thomasma et Monagle les décrivaient ainsi :

- formation du personnel hospitalier sur les principes et enjeux éthiques dans les processus décisionnels (praticiens et administrateurs) ;
- discussions pluridisciplinaires : clarification des valeurs, priorisation et résolution de conflits ;
- recommandations d'allocation des ressources intrahospitalières ;
- implication institutionnelle : expression de la position de l'hôpital au regard de sa mission, de sa philosophie, de son identité (liée au caractère privé ou public, religieux ou non, de l'établissement) ;
- formulation de politiques et de lignes directrices ;
- consultation : aide à la décision médicale (au regard des décisions difficiles) dans les cas où les enjeux éthiques sont complexes. (p. 460-461)

Il existe peu ou pas d'études évaluatives sur le rôle et l'efficacité des CÉC états-uniens. Selon une étude descriptive (Jurchak, 1998) menée auprès de 289 consultants en éthique dans les milieux de santé états-uniens, les fonctions des CÉC ont été répertoriées de la manière suivante : formation, révision de cas, élaboration de politiques, consultation. Les activités de recherche, d'évaluation, d'éducation communautaire, de travail sur des projets *ad hoc* et d'engagement dans des organisations régionales ou nationales ont été regroupées dans une autre catégorie. Le processus de consultation utilisé réunit des éléments d'analyse philosophique de cas et de médiation utilisant une méthode de résolution de conflits interpersonnels. Il se déroule en trois phases : 1) recueil d'information de la part des parties impliquées, entretiens avec le patient, revue de son dossier ; 2) discussion du cas basée sur les faits, centrée sur le patient et moralement réfléchie, qui se termine par une recommandation ou un avis élaboré de manière consensuelle ; 3) suivi incluant une prise de contact avec le consultant, le patient et sa famille pour évaluer l'utilité de la consultation selon le point de vue des parties en cause.

3. Presque 40 ans après le cas de Seattle, une situation semblable se présente. Ainsi, en 1997, sous la plume de Mendelssohn, les néphrologues canadiens dénoncent la rareté des ressources en dialyse (personnel, appareils, espace), qui les empêche de répondre convenablement aux besoins de la population. Ils souhaitent que la société se prononce sur des critères d'exclusion à la dialyse en précisant qu'eux-mêmes ne le feraient pas. En fait, les médecins répugnent à devoir priver certains patients d'un service essentiel à leur santé par manque de ressources.

Les comités d'éthique clinique au Québec

Les premiers comités d'éthique québécois créés en 1967 et en 1977 étaient des comités mixtes, combinant éthique clinique et éthique de la recherche. Le premier CÉC a été créé en 1978 (Parizeau, 1995). En 1985, il y avait 13 comités d'éthique clinique, dont 5 comités mixtes. Les comités d'éthique clinique se sont multipliés entre 1986 et 1989. En 1989, on comptait 32 comités d'éthique clinique et 12 comités mixtes. En 1998, on a recensé 74 comités d'éthique clinique, dont 10 comités mixtes (Ministère de la Santé et des Services sociaux [MSSS], 1999). En 2001, 65 comités d'éthique clinique étaient répertoriés au Québec, dont 8 comités mixtes (MSSS, 2001) et en 2007, on en dénombre 70, dont 8 comités mixtes (MSSS, 2007).

Les CÉC répondent-ils à un besoin réel, ou les Canadiens cherchent-ils à suivre l'exemple des États-Unis? Dans un document de 1981, l'Association des hôpitaux québécois (AHQ) relate des pressions de la part d'administrateurs, de gestionnaires et de professionnels de la santé pour traiter des questions bioéthiques liées à l'avancement des sciences biomédicales. Par ailleurs, selon la Commission de réforme du droit du Canada (CRDC, 1990), les CÉC répondent à un besoin en raison de la judiciarisation des décisions médicales, c'est-à-dire à la suite d'un recours aux tribunaux aux États-Unis, et plus tardivement au Canada[4], pour arbitrer certaines décisions médicales, notamment en matière d'arrêt des traitements maintenant des fonctions vitales. À cela s'ajoutent d'autres facteurs, tels la reconnaissance des droits des patients, le pluralisme des normes éthiques guidant les décisions médicales et le manque de coordination pour résoudre les problèmes d'ordre éthique en milieu hospitalier. Selon ces organismes, les comités d'éthique clinique en milieu hospitalier répondent à un besoin réel. Ces comités seraient nés d'une initiative des milieux hospitaliers pour trancher les dilemmes éthiques suscités par l'avancement des sciences et des technologies, et qui soulèvent des questions médicales, éthiques et juridiques complexes. Cette interprétation est mise en doute par É. Gagnon, qui voit dans l'institutionnalisation des comités d'éthique une manœuvre des administrations gouvernementales et hospitalières mettant «en forme des préoccupations et des sentiments vagues et imprécis déjà existants» et les transformant «en un besoin de bioéthique» (Gagnon, 1995, p. 25). Le but visé: «solutionner ou prévenir des difficultés, ou encore changer les pratiques» (*ibid.*, p. 20).

Pour se multiplier dans les hôpitaux, il est certain que les comités d'éthique clinique ont dû trouver un appui auprès des instances gouvernementales et hospitalières. En fait, ils se sont multipliés après que les tribunaux eurent à trancher des cas soulevant des questions éthiques et juridiques complexes, et que les associations hospitalières canadienne et québécoise, respectivement en 1986 et en 1987, eurent encouragé leur création et défini leurs rôles: faire de l'éducation, élaborer des lignes directrices et répondre aux demandes de consultation. En 1987, l'Association des hôpitaux du Québec a suggéré aux centres hospitaliers de plus de 300 lits d'évaluer leurs besoins en matière d'éthique et de juger de la pertinence de la mise en place d'un tel comité (AHQ, 1987, p. 6). Par ailleurs, les comités d'agrément des hôpitaux canadiens en on fait un critère d'évaluation.

---

4. La Commission de réforme du droit du Canada (1990) cite les cas de Dawson: Re S.D. [1983] 42 B.C.L.R. 153 (C. P.), [1983] 42 B.C.L.R. 173 (C. S.); Goyette (*in re*): Centre de services sociaux du Montréal métropolitain, [1983] C.S. 42; E. (Mme) c. Ève, [1986] 2 R.C.S. 388; Couture-Jacquet c. Montreal Children Hospital, [1986] R.J.Q. 1221 (C. A.).

En fait, l'origine des CÉC est plus obscure que celle des CÉR, qui ont été créés pour répondre aux exigences des organismes subventionnaires fédéraux. Comme on l'a vu précédemment, un petit nombre de CÉR ont fait office de CÉC, mais certaines initiatives médicales sont à l'origine de la création de quelques CÉC. En effet, des médecins, notamment au Québec[5] et en Alberta[6], ont établi des lieux de discussion portant sur des questions éthiques problématiques qui se posent dans la pratique médicale. L'influence américaine a joué dans cette démarche. Cependant, cette initiative n'est pas venue des seuls milieux hospitaliers et administratifs. Au Québec, des appuis sont venus des universités par des théologiens, tels Guy Durand, David Roy et Benjamin Freedman, promoteurs de la bioéthique dans le cadre de cours universitaires et de formations continues s'adressant notamment aux professionnels de la santé. Ils ont répondu à la demande de certains milieux hospitaliers pour fonder des CÉC. Dans certains cas, les comités mis en place pour évaluer les demandes d'avortement se sont transformés en CÉC après l'arrêt Morgentaler, qui, en 1988, a rendu l'avortement accessible dans tout le Canada. Les aumôniers ou les ministres du culte qui faisaient partie des comités examinant les demandes d'avortement sont devenus membres des CÉC par la suite, fortement encouragés en cela par l'AHQ[7]. Les formations d'une semaine organisées deux fois par année par le Centre de bioéthique, dirigé par David Roy, regroupaient à l'origine un grand nombre de religieux[8]. Au Canada, comme aux États-Unis et en France, la bioéthique a d'abord été développée par des théologiens (Durand, 1999). Au Québec, on a tenté sans succès d'intégrer l'éthique hospitalière aux services de pastorale. La constitution multidisciplinaire des CÉC est probablement une réponse à cette tentative de mainmise du pouvoir religieux sur le traitement des questions éthiques dans les établissements hospitaliers.

3

Selon Guy Rocher (1991), les milieux hospitaliers ont opposé une vive résistance à l'implantation des comités d'éthique clinique dans leurs murs. Les médecins, en particulier, se sont opposés à ces comités. Pour eux, ces comités constituent une menace à la liberté décisionnelle qu'ils ont toujours eue relativement aux soins et aux traitements de leurs patients. En outre, ils craignent l'intrusion des CÉC dans

---

5. Le Dr Gélinas de l'Hôpital Notre-Dame-de-la-Merci, qui a suivi les cours de bioéthique de Guy Durand, a décidé de mettre en place un CÉC et a demandé à Guy Durand d'en faire partie à titre d'éthicien (conversation avec M. Durand, le 11 juillet 2006).

6. En Alberta, le Dr Dossetor a organisé des rencontres avec une infirmière et un juriste pour discuter des questions éthiques et juridiques qui se posent dans la pratique hospitalière (conversation téléphonique avec Jacqueline Fortin, consultante en éthique, le 10 juillet 2006).

7. Dans son enquête de 1981, l'AHQ a décidé d'explorer les ressources des services pastoraux et d'identifier les besoins des établissements hospitaliers en matière de pastorale et de bioéthique, les deux étant liés dans l'esprit de cette association. En fait, les agents de pastorale sont perçus par l'AHQ comme des ressources hospitalières qui pourraient prendre charge des problèmes d'éthique dans les établissements de santé, comme ils le font déjà pour les aspects spirituels des soins. Pour ce faire, l'Association recommande l'élaboration d'un programme de formation en bioéthique et de sensibilisation à la dimension spirituelle des soins s'adressant à tous les intervenants en milieu hospitalier, mais surtout aux agents de pastorale, pour qu'ils élargissent leur champ de compétence, et participent aux comités de bioéthique et d'éthique, aux comités d'humanisation des soins et de soins aux mourants.

8. Conversation téléphonique avec Jacqueline Fortin, le 10 juillet 2006.

la relation professionnelle qu'ils entretiennent avec leurs patients. Ils hésitent déjà à soumettre des cas complexes à des comités. Pour les médecins, les comités d'éthique, qui s'ajoutent à ceux qui existent dans l'institution, confirment la tendance à la bureaucratisation de l'activité professionnelle. Finalement, à l'ère du pluralisme des valeurs, les médecins craignent le retour d'une autorité ou d'un consensus moral axé sur la réflexion des questions d'éthique. Ils approuvent la rédaction de lignes directrices par les CÉC, mais pas les rôles consultatif et éducatif que les associations hospitalières leur confient. Autrement dit, les médecins ne nient pas l'existence d'une préoccupation pour l'éthique, mais ils considèrent que les valeurs morales sont relatives, et qu'ils peuvent régler les problèmes eux-mêmes ou s'en remettre à une instance hospitalière existante, soit le directeur des services professionnels. En revanche, les infirmières manifestent une plus grande ouverture à l'éthique hospitalière. Dans un hôpital, elles ont même créé un lieu d'échange et de réflexion sur les problèmes éthiques qui se posent dans les soins aux patients (Rocher, 1991, p. 32).

La mise en place des CÉC donne lieu à des luttes de pouvoir. Les médecins sont les premières cibles d'une modification possible des rapports de pouvoir au sein des établissements de santé. Les traitements en fin de vie sont les préoccupations qui reviennent le plus souvent dans les discussions ou les consultations dans les CÉC, et ce sont les infirmières qui dénoncent l'acharnement thérapeutique. Aux États-Unis, on craint que l'établissement des critères d'admissibilité des membres des CÉC ne soit qu'un exercice politique où des groupes s'assurent de leur pouvoir sur d'autres groupes (Aulisio, Arnold, & Younger, 1998, p. 487).

L'évaluation des fonctions des CÉC québécois

Une enquête du Groupe de recherche en éthique médicale (GREM) dont les résultats ont été publiés en 1999 a décrit les CÉC québécois. Suivant les fonctions assignées par les associations hospitalières, les comités d'éthique clinique québécois font de la formation (57/72), de la consultation (54/72), et rédigent des politiques et des lignes directrices (27/72) (Parizeau, 1999). À ces rôles s'ajoutent des discussions pluridisciplinaires sur des enjeux éthiques présents dans l'hôpital (Racine, 2004). Les thèmes abordés par ces comités sont regroupés par ordre d'importance dans le tableau 3.1.

Dans cette énumération, on peut facilement regrouper sous « abstention et arrêt de traitement » les catégories suivantes : niveaux de soins et ordonnance de non-réanimation, acharnement thérapeutique, alimentation et hydratation artificielles, intensité des soins à domicile, et sous la catégorie « consentement » les catégories suivantes : inaptitude et rôle de la famille, refus de traitement. Ces catégories, « arrêt ou abstention des traitements », d'une part, et « consentement », d'autre part, constituent 70 % des thèmes pour lesquels les CÉR québécois sont consultés, ce qui correspond à des enjeux qui ont été soulevés par le cas Quinlan. Les autres catégories ne représentent que 30 % des objets de consultation. Dans tous les cas, les consultations portent majoritairement sur la fin de la vie (*ibid.*), donc sur des problèmes d'éthique clinique qui surviennent au chevet du malade, plutôt que sur des problèmes liés à des décisions méso ou macroéthiques, telle l'allocation des ressources.

TABLEAU 3.1 Des thèmes abordés par les CÉC québécois

Thème	*n* = 79	100 %
Abstention et arrêt de traitement	13	16,46
Niveaux de soins et ordonnance de non-réanimation	12	15,19
Consentement	8	10,13
Inaptitude et rôle de la famille	8	10,13
Relations entre un usager et un intervenant	7	8,86
Acharnement thérapeutique	5	6,33
Alimentation et hydratation artificielles	4	5,06
Comportement sexuel	4	5,06
Refus de traitement	4	5,06
Allocation des ressources	2	2,53
Contention	2	2,53
Immigration et racisme	2	2,53
Sécurité et droits des patients	2	2,53
Usage de drogues à l'hôpital	2	2,53
Intensité des soins à domicile	1	1,27
Pédophilie	1	1,27
Sida	1	1,27
Stérilisation	1	1,27

Source des données : Parizeau (1999, p. 18). Reproduction autorisée par Les Publications du Québec

L'étude du GREM (1999) est très critique relativement au contenu des discussions au sein des CÉC, qui portaient principalement sur des enjeux légaux ou administratifs, plutôt que sur des enjeux éthiques proprement dits. On note cependant le peu d'engagement, ou l'absence d'engagement des CÉC, au regard de la mission institutionnelle et du difficile problème de l'allocation des ressources intrahospitalières, qui soulèvent des enjeux éthiques importants. Si les comités d'éthique ne traitent pas de cette question[9], c'est peut-être qu'ils sont plus empressés de répondre aux enjeux éthiques discutés dans les écrits en bioéthique, plutôt qu'à ceux qui émergent des milieux hospitaliers eux-mêmes.

Le manque d'intégration des CÉC québécois dans les milieux hospitaliers

Des faits révèlent le manque d'intégration des CÉC québécois dans les milieux hospitaliers et une difficulté à répondre à leurs besoins en éthique. À l'origine, un certain nombre de CÉC excluaient la consultation de leur mandat ; en 1999, environ le tiers des CÉC ne font pas de consultation. Les deux tiers de ceux qui en

9. À l'origine, les comités se préoccupaient de l'allocation des ressources rares en santé, mais ce n'est que récemment que la bioéthique s'est intéressée à cette question.

3

font ne répondent qu'à 1 ou 2 demandes par année ; les autres traitent entre 3 et 12 demandes par année (MSSS, 1999). Les membres de certains CÉC déplorent le peu de demandes de consultation et le fait que les CÉC ne soient pas exploités à leur juste valeur (Racine, 2004). Par ailleurs, certains CÉC ont du mal à se faire connaître dans leur milieu. Ils ne savent pas comment ni à qui acheminer leurs documents (*ibid.*, p. 119). De plus, quand des lignes directrices sont émises, ce qui touche environ un tiers des CÉC en 1999, il n'est pas sûr que les praticiens et les administrateurs qui ne font pas partie du comité les connaissent. À la décharge des CÉC et bien que l'enquête de 1999 n'en fasse pas état, nous savons pertinemment que plusieurs CÉC dans les milieux hospitaliers québécois ont publié leurs lignes directrices. Elles portent sur différents thèmes comme la réanimation cardio-pulmonaire, la dysphagie, l'alimentation parentérale, les soins adaptés, etc. Ces publications, qu'on peut se procurer pour une modique somme, permettent d'atteindre un plus large public, mais encore faut-il en connaître l'existence.

Le peu d'ouverture des CÉC envers les patients et leur famille est un autre indice de leur manque d'intégration dans les milieux hospitaliers. En effet, les patients et leur famille sont rarement invités à consulter le CÉC, et les moyens utilisés pour faire connaître le comité ne les atteint pas toujours. Dans la plupart des cas, les documents qui proposent des politiques ne s'adressent pas à eux. L'enquête de Racine (2004) montre que les membres des comités d'éthique veulent défendre les droits des patients, mais on leur accorde peu de place dans les activités des CÉC.

Le manque de formation des membres

Un des problèmes liés au fonctionnement des CÉC concerne la formation de ses membres relativement à l'éthique (Parizeau, 1999 ; Racine 2004). En fait, il n'y a généralement qu'une personne dans un CÉC qui a une formation en éthique de la santé, et qui est philosophe ou théologien, ou encore qui cumule un diplôme dans une discipline de la santé et un diplôme de deuxième cycle en bioéthique. Il arrive aussi qu'il n'y ait aucun expert en éthique au sein du comité. C'était le cas des deux tiers des CÉC (29/46) en 1999. Quand un éthicien siège à un comité d'éthique clinique, on attend beaucoup de lui. C'est lui qui rédige les avis (Racine, 2004) ; il est le garant de l'orientation éthique des discussions et de la conformité des avis émis par le comité avec les normes et les valeurs éthiques. Quand aucun éthicien ne participe aux travaux du comité, c'est habituellement l'expert en droit qui rédige les avis.

Les problèmes liés au manque de formation se traduisent dans les résultats de l'enquête de Racine (2004). Certains doutent de la méthode d'analyse de cas, déplorent le manque d'information pour résoudre les problèmes d'éthique soumis et critiquent le manque d'encadrement des discussions. En fait, le CÉC devient un lieu de discussion et de réflexion, plutôt qu'un lieu de consultation et de soutien à la prise de décision. On peut déceler ici deux conceptions sous-jacentes de l'éthique : celle de l'expert qui connaît les théories, les principes et les méthodes éthiques mis à l'épreuve dans l'aide à la décision et dans la rédaction de lignes directrices[10], et celle du bon sens ou du sens commun, qui appartient à tout être humain. Selon la première conception, une formation de base en éthique semble un atout pour tous les membres d'un CÉC ; selon la seconde, le bon sens qui s'exprime dans la réflexion et les échanges ne s'enseigne pas. À la lumière des résultats de Racine, les deux conceptions sont présentes chez les membres des comités : la première serait surtout partagée par les experts en éthique, qui somme toute sont peu nombreux, et la seconde, par les membres des comités provenant des autres disciplines.

La pérennité des comités d'éthique clinique

Le principal problème des CÉC québécois a été d'assurer leur pérennité. De 74 qu'ils étaient en 1999, ils ne sont plus que 65 en 2001 (MSSS, 2001). Il semble en effet qu'une fois que les promoteurs, souvent des personnes dédiées à l'éthique et à la bioéthique venant des milieux universitaires, se sont retirés, les membres à l'interne (médecins et infirmières) n'ont pas toujours été en mesure d'assurer la survie de leur comité. Le départ des leaders et la diminution des effectifs hospitaliers (médecins et infirmières) depuis les 10 dernières années expliquent le fait que le fonctionnement de certains comités ait été compromis[11]. Le changement fréquent des membres décrit dans l'étude de Racine (2004, p. 118) pose le même problème. Certains hôpitaux se sont retrouvés avec des comités fantômes qui se réunissaient quelques fois par année ou pas du tout. En 1999, environ le tiers des CÉC étaient inactifs (Parizeau, 1999). En 2007, on note une augmentation du nombre de CÉC, sans doute attribuable au fait que, selon les normes fédérales d'agrément, il doit y avoir une instance dans l'hôpital pour répondre aux problèmes d'éthique qui se posent. Toutefois, nous ignorons le degré d'activité de ces comités.

10. Marie-Hélène Parizeau (1995, p. 165) critique l'éthicien qui, comme un arpenteur-géomètre, joue un rôle d'expert dans le milieu hospitalier. Selon elle, l'éthique deviendrait « un moyen d'établir des normes de bon fonctionnement à l'intérieur de l'hôpital », ce qui servirait les visées administratives. Elle critique le rôle de l'expert en éthique ou, plus justement, celui du consultant, au profit de la mise en place d'une éthique de la discussion dans les comités d'éthique.
11. Entretien avec Jacqueline Fortin, le 10 juillet 2006.

Conclusion

L'analyse présentée dans ce chapitre nous permet de conclure que peu de CÉC ont pu remplir leur mission d'aide à la décision médicale, que de manière générale, les CÉC se sont peu intégrés dans les milieux hospitaliers, et que les patients et leur famille ont été exclus de cette structure, ce qui met en veilleuse l'aspiration des membres des CÉC, telle qu'elle est mentionnée dans l'enquête de Racine (2004), de soutenir les droits des patients. Ajoutons que de nombreux CÉC sont inactifs et que leur pérennité n'est pas assurée. Paradoxalement, la fonction première des CÉC québécois, selon l'enquête publiée en 1999, est la formation, alors que la majorité des membres eux-mêmes n'ont pas de formation ou ont été formés sur le tas. Ces circonstances expliquent en partie le peu d'impact des CÉC dans les milieux hospitaliers québécois.

En fait, les CÉC doivent apporter des modifications majeures à leur structure et à leur mode de fonctionnement. Au lieu de se centrer sur la profession médicale, les comités devraient s'adresser à toutes les disciplines et à tous les professionnels en cause dans des décisions de soins, tant au niveau microdécisionnel, c'est-à-dire au chevet, qu'au niveau mésodécisionnel, c'est-à-dire sur le plan administratif. De plus, les comités devraient être à l'écoute des patients et des familles, notamment parce que le Code civil impose leur participation aux décisions de soins, mais aussi et surtout parce qu'il est moralement important que la voix des patients soit entendue et prise en compte. L'ère du paternalisme est terminée, les patients sont appelés à participer activement à leurs soins, tant thérapeutiques que préventifs. Pourquoi en serait-il autrement quand il s'agit de discuter de problèmes qui les concernent directement?

CHAPITRE 4

La bioéthique : philosophies et méthodes

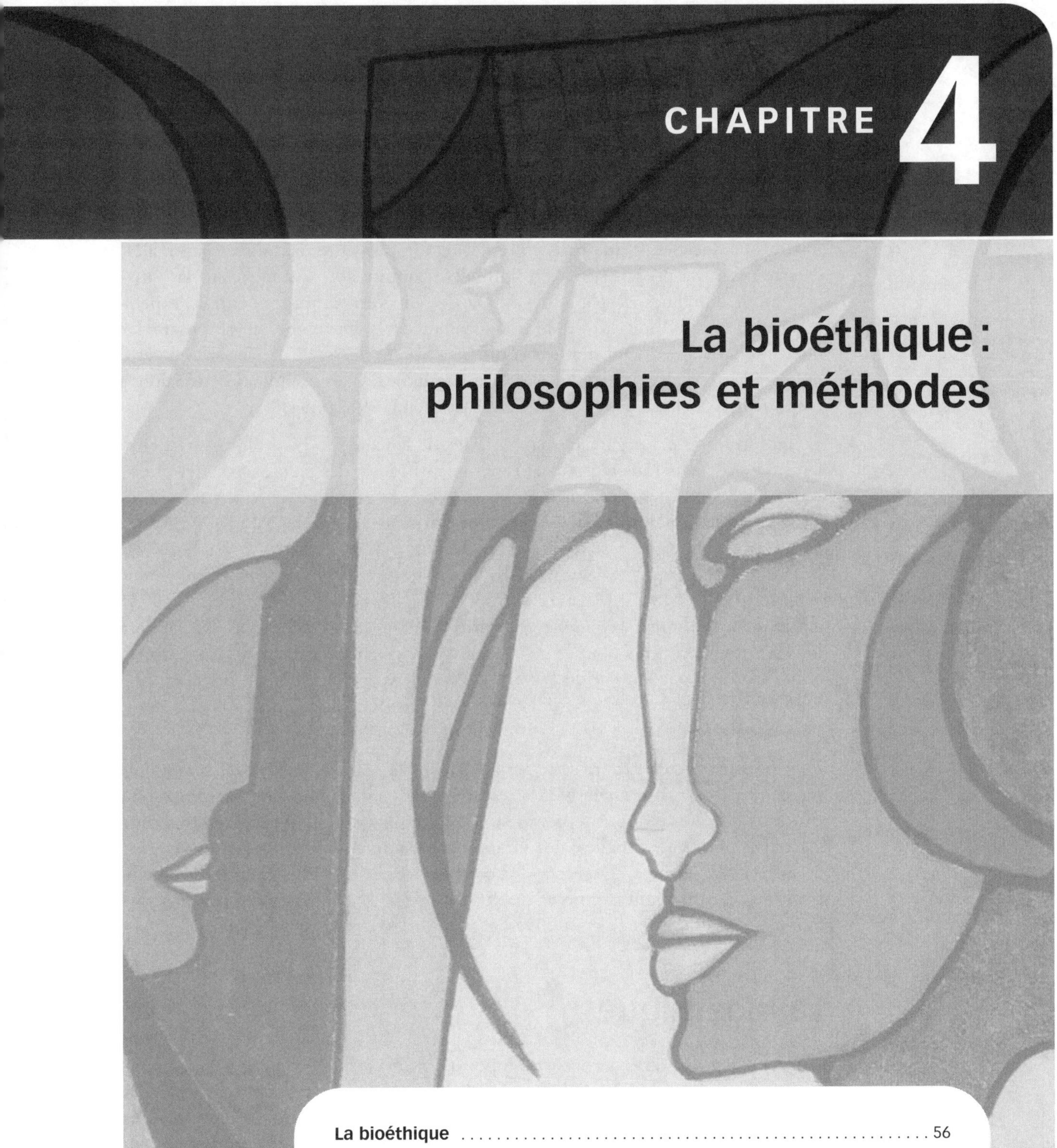

Les problèmes éthiques soulevés en recherche biomédicale et comportementale, dont nous avons donné un aperçu dans le chapitre 3, ont suscité la création de la National Commission for the Protection of Human Subjects of Biomedical and Behavioral Research (1974-1978) et la President's Commission for the Study of Ethical Problems in Medicine and Biomedical and Behavioral Research (1980-1983). Ces commissions ont été précédées des Mondale Hearings en 1968 et des Kennedy Hearings en 1973, qui se préoccupaient, comme l'a souligné le sénateur Mondale, d'entretenir un dialogue sur les implications des avancées scientifiques dans le but de déterminer si ces avancées étaient compatibles avec les institutions sociales, d'une part, et avec les politiques et les ressources nationales, d'autre part. Il a proposé que cette première commission se penche sur la transplantation d'organes, le génie génétique, le contrôle comportemental, l'expérimentation sur les humains et le financement de la recherche, en se posant les questions suivantes : Qui mourra et qui sera sauvé ? Jusqu'où la vie doit-elle être préservée et comment devrait-elle être modifiée ? Qui prendra les décisions ? Comment la société s'y préparera-t-elle ? (Jonsen, 1998, p. 91)

Le travail de ces organismes a été le fer de lance de la bioéthique aux États-Unis. Ces commissions regroupaient des scientifiques, des théologiens, des philosophes et des éthiciens. Onze éminents théologiens et philosophes ont été invités à présenter des mémoires à la Commission nationale, qui a siégé de 1974 à 1978. Parmi eux, il y avait Joseph Fletcher (*Morals and medicine,* 1954b ; *Situation ethics : The new morality,* 1966), Paul Ramsey (*The patient as person : Exploration in medical ethics,* 1970), Richard McCormick (*Ambiguity in moral choice,* 1973) et Stephen Toulmin (*The abuse of casuistry,* 1988, en collaboration avec Albert Jonsen), tous reconnus pour leurs ouvrages déjà célèbres et discutés. Par la suite, Tom Beauchamp, coauteur de *Principles of biomedical ethics,* dont la première édition a été publiée en 1979, et Albert Jonsen, coauteur de *Clinical ethics,* dont la première édition date de 1978, se sont joints à eux.

On comprend que toute cette période a été très animée intellectuellement. Les théologiens ont dû renouer avec la tradition, des philosophes sont descendus de leur tour d'ivoire ou, pour reprendre une image platonicienne, sont revenus dans la caverne pour une difficile confrontation avec la dure réalité de ceux qui doivent prendre des décisions. Des centres comme le Hastings Center et le Kennedy Institute of Ethics ont animé et publié dans leur journal respectif des analyses fouillées sur les débats en cours. De ces analyses est née la bioéthique.

La bioéthique

On peut dire sans crainte de se tromper que la bioéthique a permis à des non-scientifiques de réfléchir et d'élaborer des solutions à des problèmes autrefois confinés au domaine scientifique. Tout se passe comme si les problèmes engendrés par les nouvelles techniques issues des développements de la biologie, de la médecine et des disciplines scientifiques connexes ne trouvaient pas de solution de la part des scientifiques eux-mêmes et débordaient une approche strictement scientifique. Il faut dire que la surspécialisation n'incite guère à une approche globale dans les interventions cliniques ou la recherche, et que l'attitude positiviste associée à la méthode empirique utilisée dans la recherche scientifique condamne tout recours à des données qui ne résultent pas d'une enquête sur les faits ou, autrement dit, empiriquement fondées. Pour certains, recourir à des valeurs éthiques signifie recourir à des croyances et à des sentiments personnels, ce que le chercheur doit s'abstenir de faire en tant que scientifique.

La bioéthique et l'interdisciplinarité

Les débats suscités par les développements scientifiques ont soulevé l'intérêt des théologiens d'abord, tels Ramsey, McCormick et Fletcher, pour intéresser ensuite des philosophes tels Toulmin, Jonas et Beauchamp, des médecins, notamment van Potter, Hellegers et Pellegrino, et des infirmières telles que Fry, Davis et Bandman, pour ne nommer que quelques personnes dans chacune des disciplines en s'en tenant au contexte états-unien. Certains, comme Englehardt, possèdent une formation dans plus d'une discipline, alliant connaissances scientifiques et humanités. Le droit est une autre discipline qui intervient dans le développement de la bioéthique. En effet, souvent, ce sont les causes soumises au tribunal, tel le cas de Karen Ann Quinlan, que nous avons présenté dans le chapitre précédent, qui suscitent une réflexion bioéthique sur des enjeux pour lesquels des décisions doivent être prises et qui soulèvent des questions sur les valeurs sanitaires, sociales et juridiques admises.

En fait, on reconnaît aujourd'hui que les problèmes liés aux développements techniques et scientifiques ne relèvent pas d'une seule discipline. Dans le domaine de la santé, pensons aux problèmes de nature sociale, éthique et juridique suscités au début de la vie par :

- le génie génétique, notamment le prélèvement et l'utilisation de cellules souches et la possibilité de croiser des gamètes d'espèces différentes ;
- les techniques de maintien des fonctions vitales qui permettent de prolonger la vie de bébés très prématurés (23 à 26 semaines), lourdement handicapés ou gravement malades à la naissance ;
- toutes les nouvelles techniques de reproduction allant de la fertilisation *in vitro* au transfert d'embryons chez une femme vivant en couple hétérosexuel ou homosexuel, chez une célibataire ou une mère porteuse ;
- la cryoconservation d'embryons, leur utilisation en recherche, l'élimination des embryons défectueux, etc.

Des problèmes multidimensionnels semblables sont associés chez l'adulte à l'utilisation des techniques qui prolongent la vie : dialyse, transplantation d'organes, réanimation et soins intensifs, chirurgies dites « palliatives ». Doit-on toujours offrir tous les traitements disponibles quel que soit l'état de santé de la personne en cause ? Quand cesse-t-on les traitements de maintien des fonctions vitales ? Qui décide de ne pas entreprendre un traitement ou de l'interrompre ? Peut-on laisser au patient ou à sa famille l'entière responsabilité de cette décision ? Comment choisir les candidats à des traitements de pointe qui ne peuvent être offerts à tous ?... Ce ne sont là que quelques exemples de problèmes d'éthique qui se posent dans le domaine des soins de santé. Ces problèmes soulèvent des questions hautement philosophiques sur le sens de la vie et de la mort, sur le sens de l'intervention en santé, sur le sens de l'humain façonné par l'utilisation de ces techniques. La complexité de ces problèmes exige la contribution de toutes les disciplines concernées pour réfléchir et trouver des solutions qui tiendront compte des valeurs éthiques. À cet égard, la bioéthique enclenche une révolution dans le domaine de l'éthique, une ouverture des disciplines scientifiques aux sciences humaines et à un humanisme menacé par les techniques, par la bureaucratie et par la limite des ressources.

L'oncologue van Potter a vu dans la bioéthique la possibilité de rétablir les liens entre les sciences du vivant (bio) et les systèmes de valeurs portant sur la condition humaine (éthique). En ce sens, il a défini la bioéthique comme la « compréhension des relations établies par notre cerveau pensant entre le savoir biologique [entendu au sens large du terme], d'une part, et la conscience sociale et philosophique, d'autre part » [traduction libre] (Potter, 1975, p. 2297). En tentant de réunir ce que des siècles de modernité ont désuni, il a souhaité ouvrir une nouvelle voie vers la sagesse, mais le défi est de taille. Du XVIIe siècle jusqu'au milieu du XXe siècle, on a toujours pensé que la science ne pouvait qu'améliorer le sort de l'humanité. Les scientifiques ont travaillé en vase clos, pendant que les philosophes se sont préoccupés de philosophie du langage et de métaéthique, ce qui les a coupés complètement des problèmes concrets. Ces derniers ne sont donc pas prêts à s'engager dans des processus décisionnels pouvant apporter des solutions et des lignes directrices appropriées et applicables.

Le fondement philosophique de la bioéthique états-unienne

La philosophie américaine, plus pragmatique avec des auteurs tels William James et John Dewey, a échappé quelque peu à cette vague analytique et métaéthique en philosophie. William James a rejeté toute philosophie éthique fondée sur une théorie *a priori*, c'est-à-dire une théorie non tirée de l'expérience. Pour lui, la vérité n'existe pas, que ce soit en philosophie ou en sciences. Trois questions l'intéressent : la question psychologique de l'origine des idées morales, la question métaphysique de la signification des mots *bien* et *mal*, et la question casuistique de la mesure des « biens » et des « maux » reconnus par les gens (Jonsen, 1998, p. 68). Il réaffirme l'origine expérientielle et intuitive des idées morales. La casuistique entre en ligne de compte quand il est impossible de répondre aux demandes multiples, variées et souvent incompatibles de nos semblables. Ce qui ouvre la voie à la casuistique, telle qu'elle s'est développée par la suite, c'est la conception jamesienne de la philosophie comme ayant ses racines dans la lutte (*striving*) et dans l'action. Cette prémisse sera reprise par un éminent philosophe de l'éducation : John Dewey. Contrairement aux déontologistes, pour qui il existe des actes qui sont bons ou mauvais en eux-mêmes, pour Dewey :

> « un principe moral n'est pas un ordre d'agir ou de ne pas agir d'une certaine manière, c'est plutôt un outil pour analyser une situation, le caractère bon (*right*) ou mauvais (*wrong*) de l'action étant déterminé par la situation et non par la règle » [traduction libre] (Dewey & Tufts, 1908, p. 334).

Selon Jonsen (1998), ces auteurs ont créé un style de philosophie morale axée sur l'action concrète qui tranche avec la tradition philosophique, et qui ouvre la voie à une philosophie morale tournée vers l'action et la recherche de solutions que les Anglo-Saxons appellent la « philosophie publique » (*public philosophy*). Toutefois, les nouveaux éthiciens sont plus que des critiques sociaux ; ils doivent être des critiques philosophiques, utilisant leurs habiletés et leurs outils intellectuels pour décrire et analyser les situations conflictuelles, pour clarifier les concepts, examiner la logique des raisonnements et la qualité des arguments, et pour viser à des jugements impartiaux susceptibles de servir de guides dans des situations analogues.

L'éthique de situation

Dans l'optique de la philosophie pragmatique centrée sur l'action, l'œuvre du théologien protestant Joseph Fletcher – consignée principalement dans trois ouvrages : *Morals and medicine* (1954b), *Situation ethics : The new morality* (1966) et *Moral responsibility : Situation ethics at work* (1967) –, ébranle les repères religieux et métaphysiques établis en proposant une morale de situation qui justifie l'euthanasie directe des patients en fin de vie. Pour Fletcher (1967), le situationnisme adopte une position intermédiaire entre le légalisme et l'antinomianisme. Selon le légalisme, toute décision morale doit se rapporter à une règle indiquant ce qui doit être fait et ne pas être fait, alors que selon l'antinomianisme, il n'existe aucune règle ; chaque situation étant unique, la décision morale relève de la seule conscience. Dans le situationnisme, les maximes et les principes moraux d'une communauté culturelle ne sont que des guides à la lumière desquels une décision peut être prise. Aucune obligation morale ne doit leur être associée. C'est la situation qui indique comment ces principes ou maximes doivent être interprétés. Selon une telle approche, le principe d'amour du prochain (*agapē*) peut être interprété par une personne dans le sens d'aider un individu à mourir, si elle considère en toute conscience que c'est la meilleure solution pour lui. Persuadé à tort que l'administration d'analgésiques est en elle-même une euthanasie, Fletcher (1954a) milite pour la reconnaissance d'un droit à la mort. Dans ses analyses, il réagit à la difficulté de justifier moralement une mort lente, déshumanisée et prolongée par l'utilisation de techniques maintenant les fonctions vitales (respirateur, intraveineuses, soins intensifs), et il a développé pour en parler une nouvelle terminologie distinguant euthanasies directe et indirecte, volontaire et involontaire, passive et active. Son argumentation procède par analogie : si l'euthanasie indirecte (arrêt de traitement, soulagement de la douleur) est moralement acceptable, l'euthanasie directe l'est aussi, qu'elle soit volontairement demandée ou non[1]. De nombreux auteurs ont répondu à cette argumentation, dont Paul Ramsey (1970) dans un article intitulé *On only caring for the dying,* publié d'abord comme un article et devenu ensuite un chapitre du livre *The patient as person,* puis dans un ouvrage intitulé *Ethics at the edge of life* (1978). Il conteste notamment la pertinence de la distinction entre euthanasies passive et active, puisqu'une euthanasie peut être effectuée aussi bien par une action que par une omission ; il ajoute que l'arrêt de traitement dans le cas d'une personne en fin de vie n'est pas la cause de sa mort, cette dernière étant plutôt la maladie elle-même, qu'il est inutile de combattre au-delà d'un certain point (Ramsey, 1978, p. 151).

1. Ces termes ont été utilisés dans les débats sur l'euthanasie par la suite. Aujourd'hui, de nombreux auteurs considèrent que ces distinctions ne font qu'obscurcir le débat.

Les méthodes en bioéthique

En 1973, Daniel Callahan a défini le rôle de l'éthicien de la manière suivante : recenser les problèmes d'ordre éthique auxquels se heurte le praticien, apporter une méthode pour résoudre ces problèmes et aider à la décision. On peut dire que la méthode n'a pas été clairement définie avant la fin des années 1970 avec la publication des ouvrages *Clinical ethics : A practical approach to ethical decisions in clinical medicine* de Jonsen, Siegler et Winslade en 1978 et *Principles of biomedical ethics* de Beauchamp et Childress en 1979.

La nouvelle casuistique

Une méthode a été développée en bioéthique par des auteurs comme Jonsen, Toulmin et Arras ; les deux premiers ont participé aux travaux de la Commission présidentielle américaine. Albert Jonsen s'est joint à un médecin, Marc Siegler, et à un professeur en histoire de la médecine, William Winslade, pour la rédaction de l'ouvrage *Clinical ethics : A practical approach to ethical decisions in clinical medicine,* dont la première édition a paru en 1978. Dans l'édition de 2002, l'éthique clinique y est définie comme :

> « une discipline pratique qui apporte une approche structurée pour aider les médecins dans l'identification, l'analyse et la résolution des problèmes d'éthique survenant en médecine clinique » [traduction libre] (Jonsen et coll., 2002, p. 1).

La méthode utilisée est celle de l'analyse de cas. En accord avec le pragmatisme de James et de Dewey, cette méthode fonctionne par induction à partir de cas concrets qui sont comparés à des cas types. Peu de références théoriques l'appuient. Les auteurs soulignent que généralement des valeurs de respect, d'honnêteté, de confiance et de compassion, de même qu'un engagement à poursuivre des buts communs, font que les relations patients-médecins sont sans problèmes. Cependant, il arrive que les valeurs des uns et des autres entrent en conflit ; c'est alors qu'apparaissent les problèmes d'éthique, d'où le bien-fondé d'une approche facilitant la réflexion sur les aspects éthiques que comportent toutes les relations cliniques et sur les problèmes éthiques qui peuvent survenir dans la pratique clinique.

> « La méthode repose sur la conviction que les médecins, les infirmières, les patients et leur famille, même s'ils sont perplexes et sous l'emprise de l'émotion, peuvent travailler de manière constructive à identifier, à analyser et à résoudre plusieurs problèmes d'éthique qui surviennent dans la pratique clinique. » [Traduction libre] (*loc. cit.*)

Le livre *Clinical ethics* présente une approche qui facilite la réflexion sur les problèmes complexes auxquels les médecins se heurtent et rassemble des « opinions représentatives » sur des problèmes types qui surviennent en éthique clinique. Les auteurs espèrent que les praticiens qui se référeront à ce livre acquerront une compétence éthique comparable à leur compétence clinique. Selon eux, les praticiens ont besoin d'une méthode adaptée à la clinique qui tienne compte du contexte de la pratique, des circonstances multiples et des nombreuses valeurs qui s'y côtoient. Pour ce faire, ils présentent quatre grands thèmes à partir desquels les cas peuvent être examinés. Il s'agit des directives médicales, des préférences du patient, de la qualité de la vie et du contexte, c'est-à-dire des aspects sociaux, légaux, économiques et administratifs liés au cas à l'étude. Les sous-thèmes énumérés sous forme de questions représentent les enjeux majeurs (*major features*) qui définissent l'éthique clinique. Une fois les faits repérés à l'aide d'une grille (*voir le tableau 4.1*), l'analyse s'effectue ensuite par analogie, c'est-à-dire par comparaison entre les cas, allant des plus simples aux plus complexes. Certains cas deviennent paradigmatiques et servent de modèles pour la résolution de cas semblables. Cette méthode est inspirée de la *Common Law*, où les précédents constituent des cas types auxquels les juges se réfèrent pour résoudre de nouveaux cas. La justification apportée s'inscrit dans une revue critique des arguments invoqués.

TABLEAU 4.1 **Enquête sur les faits cliniques et psychosociaux comportant des enjeux éthiques***

Les indications médicales	La qualité de vie
Les principes de bienfaisance et de non-malfaisance	**Les principes de bienfaisance, de non-malfaisance et de respect de l'autonomie**
1. De quoi le patient souffre-t-il ? Quels sont ses antécédents médicaux ? Quel est le diagnostic ? Quel est le pronostic ? **2.** Le problème est-il aigu ? chronique ? critique ? émergent ? réversible ? **3.** Quels sont les buts du traitement ? **4.** Quelles sont les chances de succès du traitement ? **5.** Quelles sont les options en cas d'échec du traitement ? **6.** Somme toute, comment ce patient peut-il bénéficier des soins médicaux et infirmiers prodigués et comment éviter de lui faire du tort ?	**1.** Quel est l'espoir de reprendre une vie normale avec ou sans traitement ? **2.** Quels sont les déficits physiques, mentaux ou sociaux probables si le traitement réussit ? **3.** Le personnel soignant a-t-il des préjugés qui pourraient influencer son évaluation de la qualité de vie du patient ? **4.** L'état actuel ou futur du patient peut-il être tel que la prolongation de sa vie devienne indésirable ? **5.** A-t-on planifié ou a-t-on une raison valable de ne pas offrir le traitement ? **6.** A-t-on planifié des soins palliatifs et des soins de confort ?
Les préférences du patient	**Les éléments du contexte**
Le principe de respect de l'autonomie	**Les principes de loyauté et d'équité**
1. Le patient est-il apte à décider pour lui-même, tant du point de vue mental que légal ? Y a-t-il des faits qui démontrent son incapacité à le faire ? **2.** Si le patient est jugé apte, quelles sont ses préférences relativement au traitement ? **3.** Le patient a-t-il été pleinement informé des bénéfices et des risques associés au traitement ? A-t-il bien compris ces renseignements ? A-t-il consenti au traitement ? **4.** Si le patient est jugé inapte, qui est son répondant ? Le processus décisionnel suivi par le répondant est-il conforme aux standards requis ? **5.** Le patient a-t-il antérieurement exprimé ses préférences ? Par exemple, par des directives anticipées ? **6.** Le patient manifeste-t-il un refus de collaborer à son traitement ou une incapacité à le faire ? Si oui, pourquoi ? **7.** Globalement, le droit du patient de faire des choix est-il respecté, dans les limites de l'éthique et de la loi ?	**1.** Le contexte familial est-il susceptible d'avoir une influence sur les décisions de traitement ? **2.** Le personnel soignant (médecins et infirmières) présente-t-il des caractéristiques susceptibles d'avoir un impact sur les décisions de traitement ? **3.** Y a-t-il des facteurs financiers ou économiques en cause ? **4.** Y a-t-il des facteurs religieux ou culturels en cause ? **5.** Des limites à la confidentialité peuvent-elles être évoquées ? **6.** L'allocation des ressources nécessaires pose-t-elle problème ? **7.** Comment la loi intervient-elle dans les décisions de traitement ? **8.** Le traitement proposé est-il relié à un processus de recherche clinique ou de formation ? **9.** Le personnel soignant ou l'établissement de santé peuvent-ils être en situation de conflit d'intérêts ?

* Le titre est de l'auteure.
Source : Traduit de Jonsen, Siegler et Winslade (2002, p. 12).

L'éthique clinique, telle qu'elle est définie par Jonsen et ses collègues, a été initialement conçue pour des médecins, mais l'approche peut être adaptée et utilisée par les professionnels de la santé qui ont une pratique clinique. Elle a le mérite de fournir une grille de questions permettant d'effectuer ou de compléter une collecte de données qui tient compte des aspects cliniques, psychosociaux, éthiques et juridiques du cas à l'étude.

Il ne faut pas confondre les quatre thèmes de la casuistique de Jonsen et de ses collègues (2006) avec les quatre principes de Beauchamp et Childress (2001). Les thèmes sont des outils pour identifier, analyser et résoudre des cas, mais contrairement aux principes, ils ne génèrent aucune obligation morale. Ils constituent une liste d'origine empirique des points importants à considérer dans une analyse de cas. Cependant, selon les auteurs, aucun cas ne peut être discuté correctement sans considérer ces quatre grands thèmes. Leur utilisation peut être intégrée à la méthode d'histoire de cas apprise au cours des études médicales, qui comprend la plainte majeure (*chief complaint*) du patient, l'histoire de la maladie en cause, l'histoire médicale passée, l'histoire familiale et sociale, les résultats de l'examen clinique et des examens de laboratoire. Les quatre grands thèmes permettent de recenser les faits pertinents, et de les compléter, s'il y a lieu. Selon cette approche, les solutions émergent de l'analyse des faits sans recours à des repères extérieurs à la situation.

Dans la tradition philosophique, la casuistique est une méthode d'analyse de cas qui réfère à une théorie, notamment à la théorie de la loi naturelle, ou à la déontologie pour juger de la moralité d'un acte. Dans sa version contemporaine, la casuistique repose sur le présupposé théorique et épistémologique voulant que, de l'étude des faits pertinents à une situation concrète, on puisse tirer des guides clairs pour l'action. Comme le formule Roy (1988), la solution émerge d'elle-même de l'étude des faits, chaque cas comportant sa propre solution. Critiquant tout recours à des principes, à des normes ou à des théories, les casuistes partent de l'étude de la situation elle-même, s'inspirent des cas semblables ou paradigmatiques pour arriver à des solutions concernant la pratique correcte dans les circonstances. Il s'agit d'une méthode inductive qui utilise l'analogie pour arriver à des décisions dans les cas difficiles. Au regard des théories éthiques traditionnelles, cette approche a le grand mérite de recentrer la réflexion éthique sur les faits concrets et propres à chaque situation difficile. Elle a été critiquée notamment par les auteurs de l'approche par principes, qui la considèrent comme une méthode sans contenu (Beauchamp & Childress, 2001, p. 395). Selon eux, tout raisonnement analogique nécessite des normes liées à la reconnaissance des caractéristiques qui seront considérées comme pertinentes pour reconnaître les cas semblables (*ibid.,* p. 394). Sans de telles normes, la décision ne peut s'appuyer sur des balises partagées et elle risque d'être biaisée par l'opinion, les intérêts et les valeurs personnelles des participants. Et que faire devant un cas inédit, comme ceux qui se produisent dans les situations éthiquement problématiques issues des découvertes scientifiques? Il n'existe alors aucun exemple sur lequel s'appuyer pour porter un jugement.

En réponse aux critiques, les auteurs Jonsen, Siegler et Winlsade (2002, 2006) semblent s'être rapprochés d'une approche par principes dans les dernières éditions de leur ouvrage. Les thèmes qu'ils proposent indiquent aux praticiens les points de rencontre entre les circonstances propres à un cas et les principes moraux (Jonsen et coll., 2002, p. 3). Ainsi, les recommandations médicales, qui constituent leur premier thème, sont l'occasion de mettre en pratique le principe de bienfaisance, alors que les préférences du patient, auxquelles renvoie leur deuxième thème, sont l'occasion de se questionner sur le respect de l'autonomie de la personne. Pour eux, les indications recueillies en fonction des quatre grands thèmes affectent la signification et la pertinence des principes bioéthiques, et ils recommandent de compléter la revue des quatre thèmes pour vérifier « comment les principes et les circonstances définissent ensemble le problème éthique dans la situation et suggère une solution » [traduction libre] (*loc. cit.*). Ils ajoutent qu'il est rare qu'une situation implique un seul principe compte tenu de la complexité des problèmes éthiques soulevés. « Un bon jugement éthique consiste à déterminer comment plusieurs principes peuvent être évalués dans la situation en cause. » [Traduction libre] (*ibid.,* p. 4)

L'approche par principes

L'ouvrage devenu classique aux États-Unis concernant la méthode bioéthique est celui de Beauchamp et Childress, *Principles of biomedical ethics,* dont la première édition remonte à 1979. L'approche par principes avait connu des précédents. Le philosophe William Frankena (1973), dans un ouvrage intitulé *Ethics* et dont la première édition a paru en 1963, propose ce qu'il nomme une « théorie déontologique mixte » qui combine déontologisme et utilitarisme, et qui repose sur deux principes centraux : les principes de bienfaisance et de justice. De ces principes *prima facie,* générant une obligation morale non absolue, peuvent dériver toutes les autres obligations (Frankena, 1973, p. 52). Autre précédent, les travaux de la Commission présidentielle américaine proposent dans le rapport Belmont (1979), dont Tom Beauchamp a peaufiné la dernière version, trois principes généraux : le respect des personnes, la bienfaisance et la justice, dont l'application conduit à trois exigences dans le domaine de la recherche, soit le consentement éclairé, l'évaluation des bénéfices par rapport aux risques et la sélection équitable des sujets de recherche (Jonsen, 1998).

Dans *Principles of biomedical ethics* (2001), Beauchamp et Childress énoncent quatre principes qui structurent la réflexion sur les enjeux éthiques liés à l'avancement des sciences et des technologies : le respect de l'autonomie, la bienfaisance, la non-malfaisance et la justice.

Dans les premières éditions (1979, 1983), les justifications théoriques sont présentées au début du livre, alors que dans la dernière édition (2001), elles sont présentées à la fin. Les critiques reprochant aux auteurs d'utiliser une approche déductive ne sont pas étrangères à cette stratégie d'ordre didactique. Il ne faut pas chercher de transcendance à l'origine ou au fondement de l'approche par principes. C'est plutôt une démarche empirique qui a prévalu. Les principes de bienfaisance et de non-malfaisance sont présents dans les serments et dans les codes de déontologie médicale depuis les origines. Le respect de l'autonomie de la personne a été mis de l'avant par les déclarations en éthique de la recherche, depuis la Déclaration d'Helsinki en 1964. Et finalement, le principe de justice a été proposé par la Commission présidentielle pour traiter des problèmes liés à la limite des ressources en santé.

Les quatre principes sont issus de la moralité commune ou plus précisément du sens commun, au sens non philosophique du terme. Ils sont universels selon les auteurs[2]. Ils sont donc compatibles avec la plupart des théories éthiques et avec les valeurs des différentes communautés culturelles (Beauchamp & Childress, 1994). En tant que normes morales générales, ils sont vagues et abstraits (Beauchamp, 1996). Pour être utiles à l'étude et à la solution des problèmes d'éthique, ils doivent être définis de manière plus précise. C'est à cette tâche que s'emploient les auteurs du livre *Principles of biomedical ethics*.

Quels que soient les ajouts apportés aux différentes éditions de ce livre, l'approche bioéthique est inspirée au départ de plusieurs théories éthiques, notamment des théories déontologiques de Kant et de Ross, et des théories utilitaristes de Bentham et Mill. Selon les auteurs, les théories éthiques ont des points de convergence, et plusieurs d'entre elles conduisent aux mêmes décisions et comportements. Elles peuvent défendre des points de vue semblables pour l'action à partir de fondements ou de justifications différentes (Beauchamp & Childress, 2001, p. 376). Les auteurs citent l'exemple de Ross, qui est un déontologiste, et de Brandt, qui est un utilitariste, le premier faisant appel à l'intuition, le second, à l'utilité. Cependant, la liste des obligations morales que chacun d'eux met de l'avant est sensiblement la même. Un tel accord proviendrait du partage d'une moralité commune. Une telle convergence se vérifie aussi dans la discussion de cas ou dans la constitution de lignes directrices, processus dans lesquels des personnes d'allégeances différentes en viennent à s'entendre sur des solutions communes. Il s'agit là d'un accord de principe et non d'un accord sur la justification des principes, ce qui relève de la théorie éthique. On peut donc dire que ce n'est pas tant la convergence des théories qui fonde cet accord, mais plutôt la présence d'une moralité commune, qui est soutenue par d'autres auteurs, dont les théoriciens de la loi naturelle (version classique), qui affirment qu'en chacun de nous il y a une inclination à faire le bien et à éviter le mal (Aquin, 1272/1984, Q. 90 et Q. 91), et John Rawls (1971), pour qui chaque individu porte en lui une idée innée de la justice.

Les principes d'éthique biomédicale sont donc au nombre de quatre et ils génèrent une obligation morale. Dans leur acception générale, ils imposent de respecter l'autonomie de la personne, d'éviter de lui faire du tort, de lui apporter des bénéfices et d'être équitable envers elle (tableau 4.2).

TABLEAU 4.2 Les principes d'éthique biomédicale selon Beauchamp et Childress

Principes	Devoirs *prima facie*
Respect de l'autonomie de la personne	Procéder au consentement libre et éclairé
Non-malfaisance	Ne pas causer de tort
Bienfaisance	Agir pour le bénéfice d'autrui Évaluer les bénéfices par rapport aux torts
Justice	Reconnaître un droit à un minimum décent de soins de santé

Source des données : Beauchamp et Childress (2001).

2. Il existe un débat concernant l'universalité du principe de respect de l'autonomie; certains auteurs considèrent qu'il s'agit d'un principe issu de la culture moderne occidentale. Selon nous, ce sont plutôt les règles que les principes qui sont propres à une culture, ce qui rejoint la position de Beauchamp (1995) dans *Principles and its alleged competitors*.

Afin de servir de guides pour l'action, ces principes doivent être précisés à la lumière du contexte et de la situation problématique. Ainsi, une interprétation plus poussée, une définition plus précise et une évaluation plus équilibrée sont nécessaires. Dans cette démarche, c'est le contact avec les faits qui permet d'éclairer les principes. Ce sont les faits qui indiquent comment spécifier et interpréter plus finement les principes.

Cependant, les principes génèrent une obligation morale dite *prima facie,* ce qui signifie qu'en cas d'opposition entre les exigences qu'ils génèrent, il faut soit équilibrer les principes, soit les hiérarchiser. Autrement dit, l'obligation morale générée par les principes n'est pas absolue, contrairement à ce que l'on trouve chez Kant relativement aux devoirs parfaits (ne pas tuer un innocent, ne pas mentir et tenir sa promesse), qui génèrent une obligation morale ne souffrant aucune exception. L'obligation morale générée par les principes bioéthiques est contraignante, mais elle supporte des exceptions en cas de conflit entre les exigences morales imposées par les principes. Au départ, les principes ne sont pas hiérarchisés et doivent tous être respectés. Toutefois, si cela devient impossible, il faut faire des choix. En clair, si le respect de l'autonomie de la personne nous indique de tenir compte de la volonté de la personne apte à décider, mais que celle-ci exige un traitement inapproprié du point de vue des buts thérapeutiques ou qui ne peut lui être offert à cause de la rareté des ressources, il faudra faire un choix pour sortir du dilemme opposant les exigences du principe de respect de l'autonomie de la personne à celles du principe de bienfaisance (but thérapeutique à poursuivre) ou à celles du principe de justice (obéissant aux règles de distribution établies). Dans un tel cas, il est possible, au cours du processus décisionnel, d'arriver à une entente dans laquelle le patient lui-même aura changé ses exigences en faveur d'une intervention plus conforme à la pratique de soin admise ; dans ce compromis, il y aura eu un équilibrage des exigences imposées par chacun des principes en cause dans le conflit. Il est possible aussi que l'équipe refuse d'accéder à la demande du patient et que le principe de bienfaisance (thérapeutique appropriée à la condition de santé) prenne le pas sur celui de respect de l'autonomie de la personne ; dans ce cas, on aura hiérarchisé les principes. Une telle hiérarchisation ne s'établit pas à l'avance ; il faut répéter l'exercice pour chaque cas conflictuel. On a reproché à Beauchamp & Childress de ne pas avoir défini de primauté dans les principes, conformément à une théorie éthique au sens traditionnel du terme. Cependant, une hiérarchisation ponctuelle des exigences des principes en fonction de la situation concrète laisse une large place au jugement individuel, tout en prévenant le moralisme, le recours à une échelle de valeurs canonique et la domination de la théorie sur les faits pertinents en cause.

L'approche par principes ne constitue pas une théorie éthique au sens traditionnel du terme, c'est-à-dire au sens où les éléments qu'elle regroupe constitueraient une base systématique traitant des fondements de l'éthique, ou une justification systématique de principes et de règles à partir d'une seule théorie éthique. Les auteurs pensent que le fait de fonder l'éthique sur une base unique risque d'entraîner une distorsion de la vie morale (Beauchamp & Childress, 2001, p. 390). En fait, ils considèrent avoir fourni des éléments pour construire une théorie générale en éthique biomédicale (*ibid.,* p. 338), mais surtout avoir apporté un cadre de référence pour l'analyse des enjeux éthiques qui se présentent dans la pratique des soins de santé. Les principes peuvent donc servir de guides pour résoudre des problèmes d'éthique qui surviennent dans la pratique des soins de santé (*ibid.,* p. 12). Cependant, les auteurs reconnaissent qu'il faut aussi tenir compte des droits, des vertus et des émotions morales en éthique de la santé (*ibid.,* p. 14). Nous reviendrons sur le sujet dans le chapitre 11, portant sur les théories éthiques pertinentes en éthique de la santé. Néanmoins, pour Beauchamp et Childress (2001), le sens commun prime sur les théories éthiques. Selon eux, une théorie qui peut être contestée ne peut raisonnablement offrir une meilleure assise que le sens commun pour l'intégration de l'éthique dans les processus décisionnels liés aux soins de santé. Dans la dernière édition de leur ouvrage, les auteurs se réclament de la moralité commune, tel « un point de vue moral préthéorique qui transcende les coutumes et les attitudes locales » [traduction libre] (*ibid.,* p. 403).

Des perspectives critiques

L'approche par principes a été critiquée. Les premières critiques sont venues surtout des théologiens, notamment de Clouser et Gert (1990), qui ont reproché aux auteurs Beauchamp et Childress de ne pas avoir fondé leurs analyses théoriques sur une théorie unifiée, de ne pas avoir explicité les liens entre les principes et de ne pas avoir fourni de procédure pour régler les conflits entre les principes. Ils perçoivent l'approche bioéthique par principes comme une tentative pour remplacer la morale traditionnelle et les règles d'éthique biomédicale qui y sont associées. Un autre auteur, Green (1990), traitant des méthodes en éthique appliquée, considère que l'approche bioéthique ne constitue pas un secteur moral en lui-même et que la bioéthique ne survivra que si elle investit dans la recherche des fondements, de la signification et de l'étendue des principes, ce qui permettrait d'établir des priorités entre les principes et une procédure pour la résolution des conflits.

Les deuxièmes critiques proviennent des casuistes, des représentants de l'approche narrative en bioéthique et en sciences infirmières, de même que des tenants de l'éthique du *caring,* qui considèrent que l'approche par principes, telle qu'elle est développée par Beauchamp et Childress, est trop abstraite, trop rationaliste et trop éloignée de la réalité du milieu dans lequel les choix moraux sont effectués. Pour eux, la démarche éthique doit être d'abord inductive et doit éviter d'apporter de l'extérieur des éléments qui pourraient perturber la perception des faits et de la situation problématique elle-même.

Beauchamp et Childress (2001) ont répondu aux deuxièmes critiques par leur propre critique de la casuistique présentée plus haut. Pour nous, la nouvelle casuistique ne peut expliquer ni justifier rationnellement que les normes sont tirées des faits, sans commettre l'erreur naturaliste. Par ailleurs, Beauchamp et Childress (2001) ont répondu aux premières critiques en expliquant qu'ils n'ont pas voulu présenter une théorie systématique des fondements de l'éthique, que l'assise de leur approche réside dans la moralité commune au sens des valeurs partagées par toutes les cultures et que leur théorie, si le terme peut être employé pour désigner leur approche, ne repose pas sur la déduction comme l'éthique traditionnelle. On peut ajouter que, dans l'approche par principes, il n'existe pas de hiérarchie *a priori* des principes, comme cela existe dans les théories éthiques ou les doctrines morales unifiées. C'est la spécification et l'équilibrage des principes qui permettent de trouver, pour chacune des situations particulières, la solution la plus éthique compte tenu des circonstances. Cette démarche permet d'échapper au dogmatisme de la théorie unitaire et de formuler des guides pour l'action adaptés au contexte, c'est-à-dire applicables dans la pratique de la santé, sans pour autant remettre en cause les règles et les principes de la morale et de la déontologie traditionnelles. Ces derniers sont toujours valides, mais ils ne sont pas suffisants pour apporter des solutions aux problèmes inusités et complexes suscités par le développement scientifique et technologique dans le domaine de la santé.

Conclusion

Dans ce chapitre, nous avons examiné les fondements philosophiques et méthodologiques de la bioéthique. Les problèmes suscités par les développements techniques et scientifiques ont incité à une réflexion interdisciplinaire portant sur la nécessité de se donner de nouvelles balises d'ordre éthique. Dans la foulée des philosophies pragmatiques de William James et de John Dewey, deux approches ont été développées dans le domaine de l'éthique clinique et biomédicale : la casuistique et l'approche par principes. La première approche propose une méthode de discussion de cas en fonction de quatre grands thèmes : les indications médicales, les volontés du patient, la qualité de vie et le contexte. Dans cette approche, les faits problématiques sont analysés et comparés à la lumière de cas paradigmatiques pour arriver à des solutions. La deuxième approche propose quatre principes : le respect de l'autonomie, la non-malfaisance, la bienfaisance et la justice, qui génèrent une obligation morale *prima facie* fondée sur le sens commun. Ces principes ne fournissent au début de l'analyse que des indications générales. Ce sont les faits pertinents qui permettent de spécifier et d'équilibrer les principes de manière à trouver des solutions éthiques aux problèmes posés. Ces deux approches ont été critiquées. Cependant, la casuistique a le mérite d'avoir attiré l'attention sur l'importance d'une analyse approfondie des faits propres à chaque cas, alors que l'approche par principes a attiré l'attention sur la nécessité de recourir à des principes éthiques qui génèrent une obligation morale, tout en laissant place à la réflexion et à la créativité dans la recherche de solutions éthiques.

CHAPITRE 5

L'éthique du *caring*

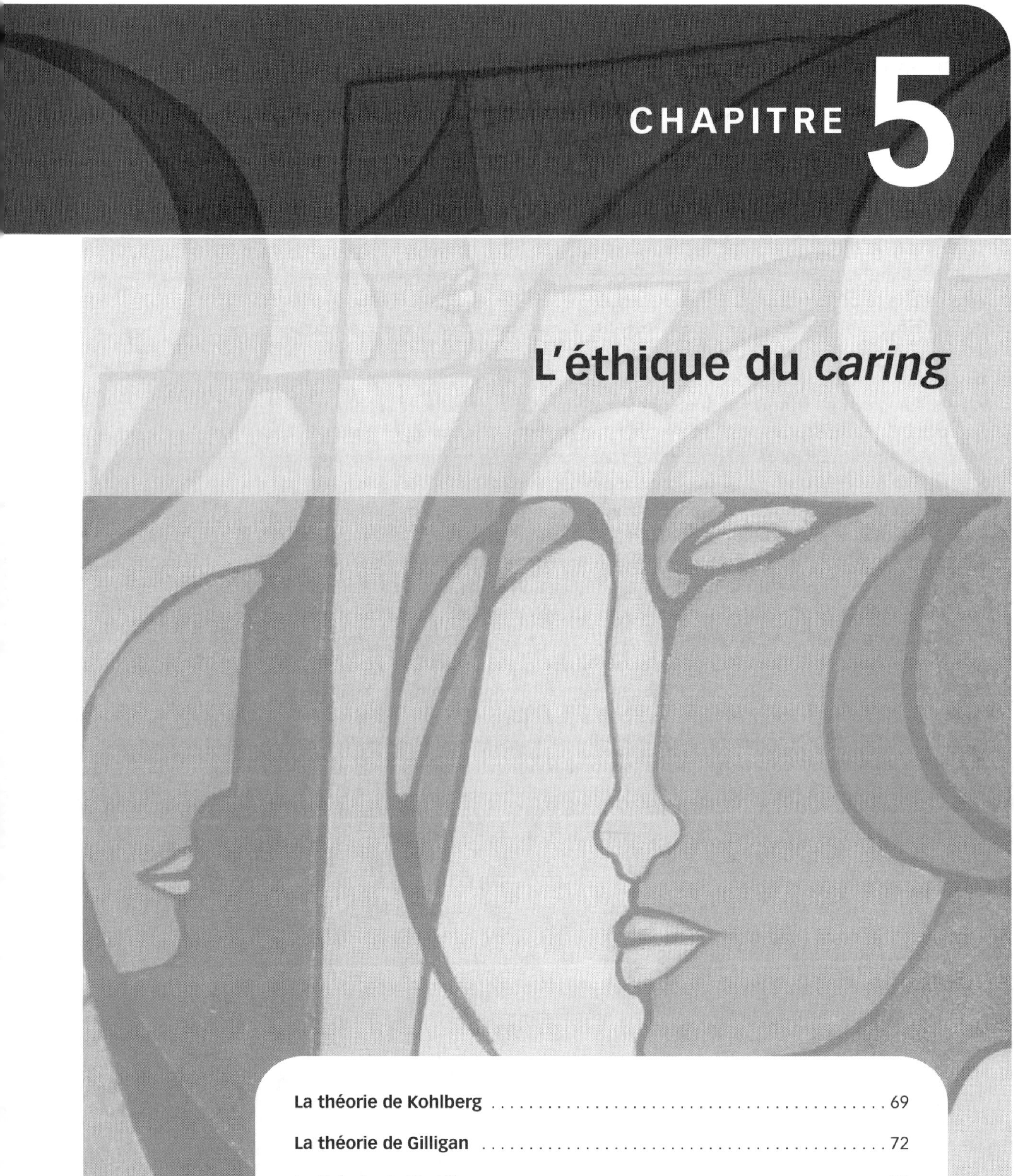

Le présent chapitre et le suivant visent à expliciter un axe important dans la genèse du concept d'éthique de la santé qui n'a pas été reconnu à sa juste valeur par les théoriciens de l'éthique appliquée au domaine de la santé : l'éthique du *caring*. Selon les auteurs Beauchamp et Childress (2001), il ne s'agit pas vraiment d'une théorie éthique, parce qu'elle ne peut constituer le fondement d'une éthique des soins. Nous contestons ce point de vue, parce que, selon nous, Noddings (1984) a développé les bases philosophiques nécessaires et suffisantes pour fonder une éthique du soin. Dans la perspective de Noddings, l'éthique du soin n'est pas propre aux professionnels de la santé ou aux infirmières. Cette éthique est celle de tout être humain qui répond aux besoins de l'autre et qui s'actualise dans une relation de soin auquel l'autre participe. En examinant les théories de Gilligan (1977, 1982), de Noddings (1984), de Bishop et Scudder (2001), nous faisons dans ce chapitre la genèse d'une éthique du *caring* qui a inspiré, à l'une ou l'autre étape de leur réflexion sur le soin, certaines théoriciennes des soins infirmiers, comme Jean Watson, et de l'éthique en sciences infirmières, comme Sarah Fry. Pour nous, l'éthique du *caring* constitue, avec la déontologie professionnelle et la bioéthique, un des trois axes importants dans la genèse du concept d'éthique de la santé.

L'éthique du *caring* (à ne pas confondre avec les théories du *caring* en sciences infirmières) a d'abord été développée par Carol Gilligan dans son livre *In a different voice* (1982). L'auteure réagissait à la théorie du développement moral de Kohlberg (1981a), selon laquelle l'individu, au cours de sa vie morale, passe par différents stades suivant un développement séquentiel et universel. Inspirée de la théorie cognitive développementale de Jean Piaget, la théorie de Kohlberg décrit le développement moral selon six stades regroupés en trois niveaux, soit préconventionnel, conventionnel et postconventionnel, dont chacun se subdivise en deux. Kohlberg a été un pionnier dans le domaine de la recherche empirique en éthique.

La théorie de Kohlberg

Pour exposer la théorie de Kohlberg et ses six stades du développement moral, nous utilisons un chapitre du livre de Crain (1985), intitulé *Kohlberg's stages of moral development*. Les études empiriques sur lesquelles se fonde cette théorie sont issues d'entretiens au cours desquels les participants, à l'origine des enfants et des adolescents, devaient se prononcer sur des dilemmes hypothétiques liés à la justice. Un de ces dilemmes se résume ainsi :

CAS

Un homme doit débourser 2 000 $ pour un médicament dont sa femme a besoin pour sa survie, mais il ne dispose pas de cette somme. Il décide donc de faire une collecte de fonds auprès de ses connaissances, mais il ne parvient à recueillir que la moitié de la somme. Le médicament est vendu 10 fois le prix coûtant par le pharmacien, qui refuse de baisser son prix ou de faire crédit à l'homme en question. Désespéré, ce dernier vole le médicament pour tenter de sauver sa femme.

La question posée est la suivante : Cet homme aurait-il dû voler le médicament ?

Ce ne sont pas tant les réponses négatives ou affirmatives aux questions posées sur chacun des dilemmes qui intéressent Kohlberg que le raisonnement des participants et les arguments invoqués. C'est à partir de la théorie de Piaget sur le raisonnement moral, des théories de la justice d'inspiration kantienne, notamment la théorie de la justice de John Rawls, et de l'analyse du discours des personnes qui ont participé à ses études, des gens de tous âges et de différentes cultures, que Kohlberg a élaboré sa théorie des stades du développement moral. Selon ce modèle, au cours de sa vie, c'est-à-dire de l'enfance à l'adolescence et jusqu'à l'âge adulte, une personne franchit graduellement et à son rythme six stades de développement moral, chacun des stades supérieurs englobant les stades inférieurs.

En résumé, les six stades sont les suivants (*voir le tableau 5.1*). Le premier stade concerne l'enfant qui raisonne en mentionnant l'obéissance à l'autorité et les conséquences d'une désobéissance, soit la sanction ou la punition. Le deuxième stade est une prise de conscience de points de vue différents selon les individus et la poursuite des intérêts individuels. On y trouve l'idée d'un échange réciproque du type « si tu me tords le bras, je ferai de même ». Ce qui est bien est ce qui coïncide avec les intérêts personnels. Ces deux premiers stades constituent le niveau préconventionnel parce que l'enfant se réfère aux personnes et non au groupe (famille ou communauté) auquel il appartient.

Le troisième stade concerne les bonnes relations interpersonnelles. Pour bien agir, l'enfant[1] doit se conformer aux attentes de sa famille et de sa communauté. Le comportement moral a trait aux motifs et aux sentiments positifs qu'une personne entretient à l'égard des autres, et à une réponse aux besoins d'autrui. L'homme qui vole dans le dilemme évoqué précédemment est bon ; il aime sa femme. En revanche, le pharmacien est égoïste, ce qui le rend mauvais. Le quatrième stade est lié au maintien de l'ordre social. Ce qui est moral concerne l'obéissance aux lois et l'accomplissement des devoirs civiques. Si tout le monde décidait de désobéir aux lois, ce serait le chaos. Ces deux stades font partie du niveau conventionnel.

Le cinquième stade a trait au contrat social et aux droits individuels. Parvenus à ce stade de développement moral, les individus font référence à la société dans son ensemble, de manière plus abstraite et plus universelle. Ils reconnaissent les différences individuelles et culturelles, mais se réfèrent à des droits et à des valeurs considérés comme universels et comme un idéal à promouvoir. Ils croient à un consensus moral sur deux principes : l'existence de droits fondamentaux, telles la vie et la liberté, et l'utilisation de procédures démocratiques permettant de changer les lois considérées comme inéquitables. Par exemple, le vol du médicament pourrait se justifier en arguant que le droit à la vie est supérieur au droit à la propriété. Dans cette perspective, les droits ont préséance sur les lois. Le sixième stade est celui où seraient définis les principes de justice. Kohlberg fait référence aux philosophes Kant et Rawls, et à des leaders comme Gandhi ou Luther King. La justice concerne l'impartialité et le respect de tout être humain en tant que tel. À ce stade, une justification de la désobéissance civile serait incluse. Cependant, peu de participants aux études de Kohlberg ont tenu un discours qui se situe à ce stade et ils ne l'ont

---

1. Selon les résultats d'études, les chercheurs associent différents âges à cette étape. L'enfant arriverait à ce stade vers 9 ou 10 ans. Le passage du stade 4 au stade 5 serait associé à l'adolescence. Selon Kohlberg, une personne qui est parvenue à un stade x ne retourne pas en arrière.

TABLEAU 5.1 Le développement moral selon Kohlberg

Niveau	Stade	Caractéristiques
Préconventionnel	**1.** Stade égocentrique	Les intérêts de l'acteur et des autres sont confondus. Les actions sont jugées en fonction de leurs conséquences physiques. L'individu ne fait pas de différence entre son point de vue et celui de l'autorité.
	2. Stade de la perspective individualiste concrète	L'individu distingue ses intérêts personnels, et ceux d'autrui et de l'autorité. Le droit est considéré comme relatif. L'individu intègre l'autorité. Il intègre les différents points de vue ou transige en terme instrumental. L'équité est interprétée dans le sens d'un partage égal.
Conventionnel	**3.** Stade relationnel	L'individu prend conscience des sentiments, des conventions et des attentes d'autrui, et leur donne préséance sur les intérêts individuels. Le rapport entre les différents points de vue se gère par la règle d'or concrète, c'est-à-dire que l'individu agit en fonction des attentes de l'autre, comme si lui-même était à la place de l'autre sans considération plus générale ou plus abstraite.
	4. Stade conventionnel	L'individu différencie le point de vue sociétal, y compris les conventions, et ses intérêts personnels. Il agit en fonction des rôles et des règles établies.
Postconventionnel	**5.** Stade de la moralité conçue en termes d'utilité sociale	L'individu distingue clairement les droits et valeurs morales, d'une part, et les droits légalement reconnus, d'autre part. Il concilie les points de vue opposés de manière formelle, en termes d'impartialité objective, d'égalité de la règle.
	6. Stade de la moralité conçue en termes de principes éthiques universels	L'individu juge de la moralité d'un acte en fonction de son fondement éthique universel, c'est-à-dire l'égalité des droits. Les règles et conventions sociales sont jugées de ce point de vue, et le respect d'autrui repose sur un principe kantien selon lequel l'être humain est une fin en soi et non un moyen.

Source: Tiré de Saint-Arnaud et Pomerleau (1995, p. 36), adapté de Colby et Kohlberg (1987). Reproduction autorisée par Cambridge University Press, UK.

pas fait de manière cohérente. De plus, l'analyse des discours ne permettait pas de distinguer les stades 5 et 6. Kohlberg et ses collègues ont donc décidé d'en faire un stade théorique (Colby & Kohlberg, 1987).

Plusieurs auteurs ont critiqué la théorie de Kohlberg. Certains estiment que la théorie kohlbergienne comporte des distorsions philosophiques et culturelles propres aux sociétés occidentales, critiquant ainsi la prétention à l'universalité des stades du développement moral définis par Kohlberg. L'interprétation kolhbergienne du principe de justice peut aussi être discutée, parce qu'elle se limite à une égalité formelle des droits, sans considérer une égalité des résultats. Si l'on considère que le principe de justice implique non seulement l'application impartiale de la règle, mais aussi une réponse aux besoins (Saint-Arnaud, 2005a;

Saint-Arnaud et Pomerleau, 1995), alors certains discours axés sur une réponse aux besoins s'appuyant non seulement sur des sentiments de compassion, mais encore sur un idéal égalitaire à atteindre dans les faits pourraient appartenir au stade 5 plutôt qu'au stade 3. Une autre critique est venue d'une collaboratrice et assistante de recherche de Kohlberg, Carol Gilligan (1982).

La théorie de Gilligan

Les résultats de ses études empiriques menées auprès des femmes ont conduit Carol Gilligan à critiquer le modèle du développement moral proposé par Kohlberg. Selon ses études, notamment celle qui porte sur l'avortement menée auprès de jeunes femmes enceintes (Gilligan, 1977), les femmes ne réfèrent pas aux règles et aux principes abstraits dans leurs jugements moraux. Elles font plutôt référence aux conséquences de l'action et aux circonstances propres à chaque situation. Elles se soucient davantage de trouver des solutions qui évitent les heurts et les affrontements. Selon l'échelle de Kohlberg, leur développement moral se situerait majoritairement au stade des relations interpersonnelles, c'est-à-dire au stade 3, qui correspond à un stade conventionnel de la moralité, celui de l'obéissance à la règle et d'une réponse aux attentes d'autrui, alors que le développement moral de la majorité des hommes se situerait plutôt aux stades 4 et 5, ce qui fait référence à une conception plus abstraite et plus générale de la moralité. De ce point de vue, les femmes n'auraient généralement pas accès aux stades supérieurs de la moralité, tels qu'ils sont définis par Kohlberg. Ces écarts seraient attribuables au fait que les études empiriques à la base de la théorie de Kohlberg ont été effectuées à partir d'échantillons masculins et que les résultats de ces études ont ensuite été généralisés aux femmes. Il faut considérer cependant que non seulement l'application de l'échelle de Kohlberg ne permet pas de mesurer l'écart entre les réponses à un dilemme hypothétique et les réponses à un dilemme réel (ce qui s'applique aux femmes enceintes à propos d'un avortement), mais qu'un petit pourcentage des discours masculins se situe aux stades postconventionnels (Crain, 1985). En effet, une étude longitudinale (Colby & Kohlberg, 1987) menée auprès de 7 garçons sur une période de 20 ans a amené Kohlberg à modifier son échelle et à en retirer le stade 6. Alors que ses premiers résultats montraient que les garçons atteignaient majoritairement le stade 4 à l'âge de 16 ans, les résultats de cette étude révélaient plutôt que le stade 4 n'était pas dominant avant que les garçons aient atteint la vingtaine, et que le stade 5 n'était pas atteint avant le milieu de la vingtaine et qu'il n'était jamais prévalent. Ces dernières constatations expliqueraient le fait que les jeunes femmes interviewées par Gilligan, qui étaient au début de la vingtaine, n'aient pas majoritairement atteint les stades 4 et 5. Certains ont émis l'idée que les discours des femmes se situent majoritairement au stade 3, parce que ce sont des femmes au foyer. Cette idée n'a pas été vérifiée empiriquement.

Selon Gilligan, l'échelle de Kohlberg témoigne d'une approche masculine de la moralité. Elle rejette la conception kantienne de la justice, que Kohlberg présente comme le sommet de la moralité. Elle critique le caractère abstrait du concept d'égalité des droits au profit d'une éthique centrée, non pas sur l'individu, mais plutôt sur les relations humaines et la responsabilité, deux caractéristiques qui seraient propres à une approche féminine de la moralité. Selon elle, la théorie de Kohlberg ne tient pas compte des caractéristiques morales propres aux femmes, notamment leur sensibilité aux besoins des autres. Elle a exploré l'hypothèse d'une étape postconventionnelle dans le développement moral des femmes qui serait liée non pas à un recours aux droits ou autres principes, mais plutôt à une éthique des soins et de la responsabilité.

Selon Lyons (1983), une collègue de Gilligan, les individus qui se définissent essentiellement dans leurs rapports aux autres utilisent une moralité des soins qui repose sur la compréhension des relations humaines comme une réponse à l'autre selon sa situation et de son propre point de vue. Dans ce contexte, les problèmes moraux sont considérés comme des problèmes survenant dans les relations humaines, qui peuvent être résolus dans et par l'activité de soin 1) en maintenant des relations humaines harmonieuses ; 2) en prévenant des torts et en favorisant le bien-être de l'autre, notamment en soulageant ses blessures et ses souffrances physiques et psychologiques ; 3) en évaluant les résultats de ces interventions (1 et 2). Noddings (1984) est allée plus loin. Elle considère la relation de soin comme l'essence même de toute moralité.

La théorie de Noddings

Noddings (1984) critique la conception d'un être humain autonome et rationnel véhiculée par les théories kantienne et utilitariste, de même que par les théories des droits. Elle rejette une éthique qui a recours à des règles ou à des principes (comme ceux d'universalité ou d'impartialité) jugés trop abstraits pour servir de guides en éthique des soins. Selon elle, une décision morale nécessite une sensibilité à la situation, aux sentiments, aux attitudes et aux valeurs qui animent les rapports entre les individus. Dans une telle perspective, ce sont les relations humaines qui sont primordiales et non l'individu en tant que tel. L'origine du comportement éthique est dans la réponse affective aux besoins qui s'expriment dans la relation de *caring* (Noddings, 1984, p. 3). La relation de *caring,* dont le modèle est celui de la mère prenant soin de son enfant, repose sur des sentiments et des émotions auxquels les femmes répondent naturellement, à moins d'un déséquilibre interne ou d'une contrainte contextuelle[2]. C'est ce qui constitue la dimension naturelle du *caring.* Cette intervention devient éthique quand la relation n'est plus instinctive mais suscitée par le désir d'atteindre un idéal. Nous avons une obligation morale de *caring* envers celui qui répond positivement à notre démarche, mais pour celui qui ne répond pas, l'obligation morale ne tient pas. La réciprocité est donc un élément essentiel à une relation de *caring.* La moralité de l'action dépend de la « réponse fidèlement apportée aux besoins perçus » [traduction libre] (*ibid.,* p. 53), ce qui entraîne des devoirs et des responsabilités.

---

2. Cela ne signifie pas pour Noddings que la relation de *caring* est impossible pour les hommes. Selon elle, les femmes sont plus douées non pas pour des raisons génétiques, mais plutôt pour des raisons contextuelles. Les garçons s'identifient à l'absent (le père) et se désengagent de la relation de *caring* (Noddings, 2003, p. 97).

Pour mieux faire comprendre la différence entre l'éthique du *caring* et les autres théories éthiques, Noddings relate deux récits, l'un tiré de la Bible, l'autre puisé dans la mythologie gréco-latine :

RÉCIT

Ce récit raconte l'histoire de Cérès, déesse des Moissons et de la Fécondité, dont Pluton, maître des Enfers, frappé par la flèche de Cupidon, enlève la fille, Proserpine, et l'emmène dans son royaume. Cérès cherche sa fille partout sur Terre sans succès. Elle rencontre un vieillard et sa fille qui compatissent à sa peine. Celle qui, en tant que déesse de la Fécondité, prend habituellement soin de la Terre a elle-même besoin du soutien et de la compassion de ces deux personnes ; cela lui donne de l'énergie. Sur leur invitation, elle se rend à leur maison et y trouve un enfant malade. La mère de cet enfant, elle-même en souffrance, prend le temps de l'accueillir. Touchée, Cérès guérit l'enfant d'un baiser et offre à sa mère de l'immortaliser en le mettant dans les flammes. La mère refuse. Cérès la réprimande, mais elle instruit l'enfant des secrets de l'agriculture, qu'il enseignera par la suite à l'humanité. Pour cela, il sera grand, utile, et bien considéré durant toute sa vie. Cérès finit par trouver le lieu où Proserpine a été enlevée et croit que c'est la Terre qui est responsable de l'enlèvement. Elle délaisse donc la Terre, qui sèche et devient infertile. Cérès apprend alors que c'est Pluton qui est responsable du rapt et elle insiste par l'intermédiaire de Jovi pour que Pluton lui renvoie Proserpine. Celui-ci accepte que Proserpine retourne six mois par année chez sa mère. Quand Proserpine arrive au printemps, Cérès rend la Terre très fertile. Lorsque Proserpine repart, Cérès est en deuil ; la Terre se dessèche et l'hiver s'installe.

Ce récit mythique raconte l'origine des saisons et de l'agriculture, mais Noddings s'en sert pour illustrer les liens de réciprocité entre la personne qui prend soin de quelqu'un (*the one caring*) et celle dont on prend soin (*the cared for*). La personne souffrante a besoin de soutien ; ce soutien est illustré par l'accueil et par la compassion du vieillard et de sa fille, d'une part, et de la mère de l'enfant malade, d'autre part. Celle qui prend soin de quelqu'un a besoin d'une réponse positive à sa propre souffrance, et cette réponse est essentielle à la relation de soin. Ainsi, Cérès est une déesse qui prend soin de la Terre, mais elle aussi a besoin de soutien pour aller de l'avant. Même la déesse, un être surhumain, a besoin de soutien pour refaire le plein d'énergie.

À l'opposé, le récit de la Bible raconte l'histoire d'Abraham, à qui Dieu demande de sacrifier son fils unique :

RÉCIT

« Abraham répond à l'appel de Dieu et prépare un bûcher. Au moment de tuer son fils pour obéir à Dieu, un ange arrête la main d'Abraham et le Seigneur lui dit : " Épargne l'enfant. Ne lui fais aucun mal. Je sais maintenant que tu respectes mon autorité. Tu ne m'as pas refusé ton fils unique " et le Seigneur de poursuivre : " [...] parce que tu as agi ainsi [...] je jure de te bénir en rendant tes descendants aussi nombreux que les étoiles dans le ciel ou les grains de sable au bord de la mer. Tes descendants s'empareront des Cités de leurs ennemis. " » (Genèse 12–18)

On a traditionnellement interprété cette histoire dans le sens où Dieu voulait éprouver la foi d'Abraham en lui demandant d'accomplir l'acte le plus difficile qui soit et montrer aux hommes que, contrairement aux coutumes traditionnelles, les sacrifices humains n'avaient plus l'assentiment de la divinité. Pour Noddings, ce récit symbolise le devoir d'obéir à Dieu, même si la demande n'est pas morale du point de vue de l'éthique du *caring*. Selon Noddings, une mère n'aurait pas accédé à la demande de Dieu, tout comme Cérès n'aurait pas abandonné son enfant pour la survie de la Terre ou comme la mère de l'enfant malade, qui n'a pas accepté que Cérès le mette dans les flammes pour assurer son immortalité. L'histoire d'Abraham montre aussi comment les théoriciens et les hommes en général font passer les principes et les règles avant la réalité, la raison avant les sentiments, les considérations abstraites avant les responsabilités familiales. Selon une interprétation déontologiste, on pourrait penser aussi qu'Abraham fait face à un conflit de devoirs, l'un manifestant l'obéissance à Dieu, l'autre assurant la protection de son fils unique, celui qui assurera sa descendance. En choisissant de tuer son fils unique, Abraham accepte de rester sans postérité; mais ayant obéi à Dieu, qui représente ici l'absolu, il est récompensé de sa fidélité et de sa foi en Lui par l'assurance d'une grande descendance. Ce texte est suivi d'un récit au cours duquel Abraham cherche un tombeau pour sa femme, Sara, qui meurt à 127 ans. Il est en terre étrangère et s'attend à éprouver des difficultés pour pouvoir inhumer sa femme comme il convient. Or, ceux à qui il s'adresse lui offrent gratuitement la grotte qu'il réclame et pour laquelle il est prêt à payer un juste prix. On peut voir là l'accomplissement de la parole divine.

Selon Noddings (2003, p. 46), les hommes et les femmes peuvent participer à une éthique du *caring* même s'il semble plus facile à la femme de le faire compte tenu de sa relation à l'enfant. Nous sommes tous au centre de cercles concentriques, et le cercle le plus près de nous est occupé par des personnes avec qui nous partageons notre intimité. Dans ce cercle, nous prenons soin des autres par amour. C'est là le bien originel et le fondement de l'éthique:

> « Le prendre soin naturel – duquel chacun de nous a été plus ou moins dépendant pour son existence – concerne l'état naturel que nous identifions au bien. Ce bien est ressenti et il guide implicitement notre pensée. » [Traduction libre] (*ibid.,* p. 49)

Dans certaines circonstances plus difficiles ou dans les cercles plus extérieurs à nos proches, c'est l'idéal éthique qui nous pousse à prendre soin de l'autre. Le soi éthique (*ethical self*) unit le soi concret (*actual self*) et une vision idéale de soi (*ideal self*) en tant que personne qui prend soin de l'autre (*the one caring*) et en tant que personne dont on prend soin (*the cared for*). Il est né de la reconnaissance de l'importance de la relation originelle entre l'individu existant et les autres. La relation de soin n'est pas à sens unique. C'est la réponse de l'autre qui me soutient dans mon action, qui me conforte dans ma démarche et qui me rend capable de prendre soin de moi-même. L'obligation de prendre soin de l'autre naît de l'idéal éthique, « cet autre en moi », quand le sentiment d'amour n'est pas présent. Cette capacité de prendre soin de moi m'incite à prendre soin des autres et me soutient dans les difficultés, d'où l'importance d'une réponse positive de la part des autres. C'est cette réponse qui me nourrit et me soutient quand je faiblis et que je m'éloigne de cet idéal éthique présent en moi.

Noddings (2003, p. 61-65) s'adresse surtout aux enseignants, mais ce qu'elle écrit s'applique aussi aux infirmières. Du point de vue du *caring,* nous sommes tous dépendants les uns des autres. Bien sûr, l'infirmière ne peut entretenir une relation de *caring* aussi forte avec les gens qu'elle soigne qu'avec ses propres enfants. Cependant, elle peut créer un climat d'affection et de soutien, et un environnement dans lequel le patient reçoit de l'attention et peut apprendre, par mimétisme, à y répondre positivement, ce qui encourage l'infirmière à persister dans son attitude. La personne qui a été l'objet du *caring* pourra développer elle-même cette attitude, bien qu'elle n'en ait pas bénéficié dans son enfance. Toutefois, il faut d'abord mettre la personne en confiance. Quand il n'est pas présent dans la relation de soin, le soigné se sent comme un objet, un «cas», plutôt qu'un sujet, une personne. Dans la relation de *caring,* le soigné a aussi besoin d'aide ; il faut donc que le soignant soit en mesure de le considérer à la fois de son propre point de vue et du point de vue du soigné lui-même pour répondre adéquatement à ses besoins. Le soignant doit donc pratiquer l'inclusion et le soigné la confirmation. Quand ces deux conditions sont remplies, chacun grandit dans et par la relation. Cependant, la responsabilité de mettre en place une relation de *caring* et de répondre aux besoins du soigné incombe au soignant. On trouve ici les bases du professionnalisme.

Il existe une inclination naturelle à pratiquer le *caring,* mais nous ne sommes pas naturellement déterminés à le faire. Entrer dans une relation de *caring* constitue un choix volontaire. Pourquoi faisons-nous un tel choix ? Rationnellement, c'est parce que nous jugeons que cette relation est moralement meilleure que les autres formes de relations. Cependant, quand nous sommes entrés dans une telle relation ou quand l'autre nous sollicite, il y a une obligation morale à poursuivre et à répondre à la sollicitation. Il y a là un impératif catégorique. Dans la relation de soin, il y a une obligation morale absolue à mettre en place une relation de *caring.* En dehors du cercle naturel des proches et en l'absence de liens formels comme dans les soins infirmiers, il n'y a pas d'obligation morale à mettre en place une relation de *caring.* L'impératif de prendre soin de l'autre est alors de nature hypothétique plutôt qu'impérative : «C'est moi qui décide si j'y donnerai suite ou non.» La limite à notre obligation concerne notre devoir envers les personnes faisant partie des cercles les plus intimes. Si nous nous engageons dans une relation de *caring* à l'extérieur de nos cercles les plus proches, nous devons nous assurer que les proches n'en souffrent pas, puisque notre obligation morale absolue vise directement ces personnes.

Dans la perspective de Noddings, l'éducation morale n'est pas faite de permissions et de défenses, mais plutôt d'efforts pour augmenter la perception morale et la sensibilité chez l'enfant (Noddings, 2003, p. 90). Les actions à faire ou à ne pas faire sont déterminées en fonction de l'idéal éthique lié à la relation de *caring.* Les règles, les principes et les théories éthiques ne concernent pas le cœur de la moralité et ne sont pas de la première importance dans l'enseignement, notamment parce que ce ne sont pas à ces balises qu'un individu se réfère dans l'action. C'est plutôt l'idéal éthique qui guide l'individu, en adéquation avec les expériences vécues en tant que personne qui a pris soin de quelqu'un et dont on a pris soin dans le passé[3]. Il est clair que les règles et les normes institutionnelles, de même que les principes éthiques, ne doivent pas être suivies si elles vont à l'encontre de cet idéal. Noddings cite l'exemple d'une mère qui décide conjointement avec son fils de pratiquer une activité pendant les heures d'école. La mère n'hésite pas à mentir en disant que son fils est malade pour justifier son absence, plutôt que de le voir subir des conséquences fâcheuses, si elle disait la vérité. Les raisons invoquées ne sont pas de l'ordre des principes ; elles relèvent des sentiments, des besoins et des conditions propres à chaque situation concrète.

Cette approche est controversée en éthique des soins. Selon Kuhse (1997, p. 166), si les infirmières rejettent les principes et les normes universels, elles ne pourront participer au discours éthique et se conforteront dans le silence. Cette objection est en partie contredite par les écrits féministes qui rejettent les approches ontologiques, épistémologiques et éthiques associées au modèle masculin. Les féministes insistent sur les relations humaines, donc sur les liens entre les humains comme fondement de l'éthique, alors que, dans la philosophie occidentale depuis René Descartes, c'est l'individu autonome qui est à la base de l'ontologie et de l'éthique, une vision masculine des choses selon les féministes. De ce point de vue, Gilligan et Noddings sont considérées comme des féministes culturelles par opposition à des féministes radicales, les premières insistant sur les aspects positifs de la base relationnelle fondatrice, telle l'inclination pour le *caring*, les deuxièmes insistant sur ses aspects négatifs, telles la domination mâle et l'aliénation féminine (Tong, 1995). Quel que soit leur groupe d'appartenance, les féministes s'intéressent prioritairement à l'éthique de la justice. Leurs critiques portent notamment sur la pratique de la médecine, et sur la recherche biomédicale, qui serait biaisée en matière de connaissances sur l'état de santé des femmes et des traitements qu'on leur offre, parce qu'elle est effectuée à partir d'un modèle masculin. Elles militent en faveur d'une éthique des soins basée sur la communication, la corroboration et la collaboration (*ibid.*).

L'éthique du *caring* en sciences infirmières selon Bishop et Scudder

S'inspirant notamment de Zaner (1981, 1993) et de Noddings (1984), Bishop et Scudder (2001) veulent développer une éthique propre aux soins et aux sciences infirmières, c'est-à-dire une éthique qui se fonde non pas sur les règles et les principes mis de l'avant en éthique biomédicale, mais sur la pratique et le contexte des soins infirmiers. Ils citent un article de l'*Encyclopedia of Bioethics* écrit par Fry (1995, p. 1826), selon lequel « les obligations et concepts moraux inhérents à la pratique des soins infirmiers sont différents (bien que compatibles) de ceux des autres professions

3. Noddings semble faire référence ici à l'idéal qu'elle-même poursuit en critiquant les principes et les théories. Elle ne semble pas considérer l'héritage culturel transmis par l'éducation, qui fait partie socialement du « prendre soin ». Noddings n'examine pas la conception héritée de James Stuart Mill selon laquelle les normes éthiques viennent du contexte dans lequel on vit. Pourtant, dans l'exemple qui suit, où la mère ment pour éviter des préjudices à son fils, les repères sont conséquentialistes plutôt qu'inspirés du *caring*.

de la santé» [traduction libre]. D'après eux, l'éthique biomédicale considère la médecine comme une activité technique qui, dans les cas difficiles, nécessite l'intervention d'éthiciens. Dans le domaine de la pratique infirmière, les éthiciens traduiraient les problèmes d'éthique en enjeux éthiques, qui seraient ensuite analysés à l'aide des repères propres à l'éthique biomédicale. L'éthique en soins infirmiers devient ainsi une sous-catégorie de l'éthique biomédicale, qui ne tient pas compte de ce qui est propre à l'activité infirmière: l'*advocacy*, la responsabilité, la collaboration et le *caring* (Fry, 1995). Si cette argumentation est valide, ce que nous examinerons dans le chapitre 12, il existe un besoin pour une éthique propre à la profession infirmière.

À partir de plusieurs récits tirés d'études qualitatives en nursing, Bishop et Scudder (2001) montrent que la pratique des soins infirmiers s'inscrit d'emblée dans le champ de la moralité, puisque les soins visent au bien-être d'une personne, d'un groupe ou d'une communauté. Les bons soins réunissent à la fois «la connaissance, l'efficience et l'efficacité de la pratique du soin» [traduction libre] (Bishop & Scudder, 2001, p. 21). S'ajoute à cela le sentiment d'agir pour le bien-être d'une personne unique dans des circonstances uniques. Selon ces auteurs, c'est une erreur de séparer la pratique du sentiment, parce qu'une telle division a conduit les infirmières à considérer l'éthique comme étant liée à des relations personnelles et la pratique à une application de techniques, en faisant deux champs incompatibles. Or, l'exemple d'une infirmière qui pratique le bouche-à-bouche à un bébé en arrêt respiratoire, au retour d'un examen radiologique, indique que les soins infirmiers de base ne dissocient pas la compétence technique du sentiment d'agir pour le bien-être de la personne et de prodiguer des soins personnalisés (*ibid.*, p. 23). Ce n'est pas la nature des soins, qu'ils soient directs (donner une médication antidouleur) ou techniques (installer un tube nasogastrique), qui en constitue la moralité, mais le but visé, qui est d'améliorer le bien-être du patient.

L'identification de la relation entre une bonne infirmière au sens moral du terme et une bonne infirmière au sens pratique du terme est analysée à partir d'un récit tiré de Benner (1984). Nous en présentons ici la traduction française parue en 1995:

RÉCIT

«Je soignais un malade, un jeune médecin très gentil qui avait eu une laparatomie exploratoire pour un cancer du pancréas. Il avait fait beaucoup de fièvre. Pendant trois nuits, je l'ai réveillé toutes les quatre heures et l'ai aidé à faire ses exercices respiratoires. Il était réellement déprimé et ne parlait jamais de son diagnostic ni de tout ce qui lui arrivait. La quatrième nuit, sa température avait quelque peu diminué, et il était maintenant épuisé par le manque de sommeil. Je me suis dit qu'il y aurait plus de chances qu'il puisse et veuille s'intéresser à sa maladie s'il pouvait dormir sans interruption. Sa température était la même le lendemain matin. Ses poumons auraient sans doute été moins encombrés si je l'avais réveillé à 3 heures du matin, mais j'avais choisi de ne pas le faire étant donné sa fatigue extrême et son état dépressif.

Ce n'est pas facile de faire le bon choix. Il existe peu d'études sur l'efficacité de la kinésithérapie respiratoire, et il y en a d'autres sur la nécessité du sommeil. Mais il n'y a jamais rien qui prouve que *x* est meilleur que *y*, surtout dans un cas particulier, si bien que c'est à moi de savoir si la kinésithérapie respiratoire toutes les quatre heures va vraiment aider, ou bien si c'est le sommeil qui va le faire. Selon les circonstances, c'est à moi d'exercer mes facultés de jugement.» (Benner, 1995, p. 128)

Ce récit illustre chez Benner le stade d'infirmière experte qui évalue « ce qui peut être omis ou ajouté aux prescriptions médicales sans mettre la vie du malade en danger » (*ibid.,* p. 127). Il illustre aussi de manière simple et éloquente le fait que le comportement éthique résulte d'une combinaison du jugement professionnel et du jugement moral. Bishop et Scudder (2001, p. 25) l'utilisent pour présenter les caractéristiques d'une pratique infirmière intégrant la dimension morale. Ces caractéristiques se définissent ainsi :

- le soin se centre sur ce qui doit être fait pour *ce* patient dans *ces* circonstances ;
- l'infirmière ne se préoccupe pas seulement de la santé physique de ce patient, mais aussi de sa capacité à s'intéresser à sa santé et ainsi à prendre part aux décisions concernant ses futurs soins ;
- entre le sommeil ou les exercices respiratoires, elle ne sait quel choix est le meilleur d'un point de vue thérapeutique, ni quelle est la meilleure décision d'un point de vue moral ;
- l'infirmière se base sur son expérience passée pour prendre la décision de laisser dormir le patient pour qu'il puisse récupérer et ce, après mûre réflexion, sans toutefois avoir la certitude que c'est la bonne décision[4].

5

Les auteurs en concluent que la décision a été prise intuitivement à partir de l'expérience passée et en ayant en vue le bien-être du patient. Le caractère moral de la décision relève de la morale intuitive et du but visé[5]. Cette décision est qualifiée de courageuse puisqu'elle déroge de la prescription médicale, qui constitue la règle dans la pratique de routine. Selon les auteurs, « peut-être que la meilleure indication de la moralité de l'infirmière (*high moral character*) est sa volonté de rendre une décision qui n'est pas appuyée par des preuves d'ordre rationnel [on pourrait dire des données probantes], quand sa longue expérience lui indique que le sommeil est probablement ce qu'il y a de mieux pour la personne en cause dans ces circonstances » [traduction libre] (*ibid.,* p. 26).

Dans la pratique holistique, le sentiment n'est pas absent de l'intervention de soin. Il ne s'agit pas de réunir l'apport des spécialités dans une pratique unifiée. Il s'agit plutôt, pour l'infirmière, d'établir une relation personnelle et professionnelle avec son patient, en tant que personne à part entière, dans le but d'améliorer son bien-être. Un autre récit tiré d'un article de M. Smith (1993, p. 29-32) illustre cet aspect du *caring* en tant que pratique morale :

RÉCIT

Une infirmière relate comment elle a lutté pour le bien-être d'une dame de 78 ans, diabétique, amputée des deux jambes et admise dans un centre de réhabilitation. Cette dame était aussi atteinte d'une défaillance cardiaque congestive et d'une démence légère, entraînant une désorientation dans le temps. Cependant, elle

>

4. Ces éléments se rapprochent de la conception de l'éthique clinique à laquelle fait référence Roy (1994, p. 23).
5. On pourrait ajouter que l'infirmière se réfère au sens commun pour juger de ce qui servira le mieux le bien-être du patient dans ces circonstances.

> savait qu'elle était à l'hôpital pour marcher de nouveau et elle voulait retourner chez elle pour s'occuper de ses petits-enfants. L'infirmière avait noté sa force de caractère, sa détermination à retourner chez elle et son esprit de collaboration. En travaillant avec elle, elle s'est aperçue que sa prothèse droite était mal ajustée, ce qui rendait la marche très difficile. Malgré tout, la dame s'efforçait de faire ses exercices, et il y avait du progrès. Par la suite, l'ergothérapeute a confirmé le problème de la prothèse droite, mais le physiothérapeute n'était pas du même avis et maintenait qu'il n'y avait rien à faire pour corriger la situation. Le médecin traitant a signé le congé de la dame au bout d'une semaine, sans qu'il y ait de rencontre multidisciplinaire pour discuter de son cas, sans donner d'instructions à la famille pour prendre soin de la dame, sans fournir de fauteuil roulant, ni d'indications à la patiente pour qu'elle puisse se servir d'un tel fauteuil.

Après avoir parlé avec le médecin traitant, qui considérait que la dame n'était pas une bonne candidate pour une prothèse à cause de sa désorientation, l'infirmière a apporté des exemples bien documentés indiquant que la dame avait développé de nouvelles habiletés et qu'elle manifestait une volonté hors du commun pour retrouver son autonomie physique. Elle a aussi insisté pour que le prothésiste soit consulté. Elle a appris par la suite que, dès les premiers jours de l'hospitalisation de la dame, le physiothérapeute avait tenté de la faire travailler aux barres parallèles sans succès. L'infirmière a allégué que la dame avait un surplus de poids à ce moment et que maintenant son problème cardiaque était mieux contrôlé. Elle a donc obtenu une réévaluation aux barres parallèles, et le physiothérapeute a accepté de demander une consultation auprès du prothésiste. Entre-temps, les problèmes avec la prothèse droite existaient toujours, et les transferts devenaient dangereux. La dame s'est même retrouvée sur le plancher parce que sa jambe droite était complètement sortie de la prothèse. Le physiothérapeute resserrait les sangles et répétait à l'infirmière que rien d'autre ne pouvait être fait. Malgré tout, à la grande surprise du médecin traitant et du physiothérapeute, la dame est parvenue à franchir une douzaine de mètres à l'aide d'une marchette. Quand enfin elle a reçu une nouvelle prothèse pour sa jambe droite, elle a réussi à parcourir 90 mètres à l'aide de sa marchette.

Selon Bishop et Scudder, il s'agit d'une pratique infirmière morale, parce qu'elle vise au bien-être du patient au moyen d'un soin efficace, efficient et attentif à la singularité de la situation. L'infirmière déploie tous ses efforts pour faire reconnaître les besoins de cette dame et les caractéristiques qui lui sont propres : détermination, collaboration et force de caractère. La prise en compte de ces qualités aura permis de nouvelles possibilités de soins. La pratique holiste commence avec l'expérience de la maladie selon le point de vue du patient et l'expérience de *caring* de l'infirmière. La motivation de l'infirmière ne relève pas des droits du soigné mais du bien-être de la personne. Les soins sont offerts selon une approche globale ou holiste ; ils concernent la dame en tant que personne, c'est-à-dire comme fin en soi. La relation personnelle entre l'infirmière et la dame ne s'ajoute pas au professionnalisme ; elle en fait partie. Cette relation, où sont réunis soins personnels, soins personnalisés et soins professionnels, est primordiale ; c'est elle qui impose l'intégration des autres professionnels et des personnes concernées dans une approche holiste et non l'inverse. C'est ce qui fait que l'infirmière est bien placée pour coordonner des soins qui visent au bien-être de la personne en « intégrant les soins infirmiers, le plan médical de soins, les politiques et les ressources institutionnelles, au point de vue du patient sur ce qu'est une bonne vie » [traduction libre] (Bishop & Scudder, 2001, p. 33).

Alors que Noddings met l'accent sur la relation humaine dans le *caring*, Bishop et Scudder insistent sur le bien-être du soigné, qui doit primer sur toute autre valeur. Le bien-être du soigné réside dans l'expérience du corps vécu, la « présence vivide » et la coprésence. Un autre récit illustre cette expérience :

RÉCIT

« Sam était un homme de 75 ans, qui avait un diagnostic d'emphysème. Plusieurs fois, il s'est rendu chez son médecin, se plaignant de douleur. Quand le médecin lui a demandé où était située la douleur, il a indiqué une région à la base de la poitrine et le médecin a pensé que la douleur était attribuable à une maladie pulmonaire chronique. Un jour, Sam s'est plaint à une infirmière que sa douleur empirait et que le médecin ne semblait pas connaître la source du problème. L'infirmière a demandé à Sam de lui montrer l'endroit exact où il ressentait cette douleur. L'homme a appuyé non pas dans la région des poumons, mais dans la région située sous le diaphragme, où il avait une hernie qui provenait d'une chirurgie antérieure. L'infirmière lui a demandé de décrire en détail la douleur qu'il ressentait et de préciser depuis combien de temps il l'avait. Il a semblé à l'infirmière que la douleur décrite provenait vraisemblablement d'une hernie étranglée. Elle a suggéré à Sam d'appeler son médecin et de discuter avec lui de cette possibilité. Sam a appelé son médecin qui lui a demandé de le rencontrer sur-le-champ. Cependant, avant de voir son médecin, Sam a eu une quinte de toux qui a entraîné une rupture de la hernie. La douleur a disparu aussitôt. Quand le médecin a examiné Sam par la suite, il a confirmé que la douleur avait probablement été causée par une hernie étranglée. » [Traduction libre] (Bishop et Scudder, 2001, p. 56-57). Reproduit avec permission.

Cet exemple montre comment l'infirmière, en assurant une présence et une intervention de *caring*, a répondu aux besoins de son patient. Elle a la responsabilité d'aider ce dernier à être attentif et à réfléchir à ce que vit son corps ou à ce que certains auteurs nomment le « corps vécu » (*lived body*). Souvent, le patient parle de son corps comme d'un objet extérieur à lui ; il a besoin de l'infirmière pour exprimer l'expérience qu'il a de sa maladie (*illness*)[6]. Une des conséquences de la maladie est de forcer la personne malade à prendre conscience de son corps. C'est cette expérience que le soigné est invité à partager avec l'infirmière dans la relation de soin.

Le soin holiste est vécu par le patient comme une présence de *caring* ou « présence vivide », selon les termes de Zaner (1981, p. 217-241). Il s'agit d'une manière d'être et de faire qui traduit une confiance mutuelle, une attitude positive visant à l'amélioration de la santé et à un partenariat dans le soin. La « présence vivide » concerne la relation dans laquelle chacun est présent à l'autre et en est conscient. La relation infirmière-patient concerne un partenariat dans lequel il y a une certaine inégalité, puisque le soigné a besoin d'aide et que l'infirmière possède des connaissances en santé que le soigné, en principe, ne partage pas. Il y a une mutualité puisque des liens de confiance se créent entre les deux partenaires, mais cette mutualité est asymétrique. Cette présence améliore le processus de guérison et, selon Bishop et Scudder, une unité qui pratique la présence de *caring* s'en trouve transformée.

La relation de confiance mutuelle entre l'infirmière et son patient nécessite un certain degré d'intimité qui est médiatisé par l'amélioration du bien-être de

---

6. Les termes *illness* et *disease* en anglais marquent la différence entre l'expérience vécue de la maladie (*illness*) et la connaissance médicale qu'on peut en avoir (*disease*).

la personne. Elle se traduit par un dialogue tactile aussi bien que verbal, qui montre à la personne soignée qu'elle est considérée et qu'elle est en mesure d'exercer un certain contrôle sur sa santé. La coprésence suppose chez les partenaires la capacité de grandir par la relation de soin et, chez le soigné, la prise de conscience de l'implication personnelle qu'il peut avoir dans le soin, c'est-à-dire sa capacité d'autosoins. Comme Benner et Zaner, Bishop et Scudder considèrent que la notion d'*empowerment*[7] (autonomisation) est inhérente à la relation de *caring*. En combinant le sens du *caring*, tel qu'il est élaboré par Noddings et le sens de la présence vraie, telle qu'elle est élaborée par Zaner, il en résulterait un changement motivationnel qui inciterait les partenaires à s'investir davantage dans le soin. Il y a là une réciprocité, déjà présente chez Noddings, qui est enrichie par la théorie de la présence de Zaner.

Bishop et Scudder reconnaissent le bien-fondé en éthique de la santé du recours à un éthicien comme Zaner, qui, loin d'être directif, aborde les problèmes sous l'angle de la présence vraie ou de ce qu'il nomme la « présence vivide ». La base philosophique de cette approche repose sur le fait que la vie morale est essentiellement mutuelle et communale au lieu d'être basée sur l'application rationnelle et autonome de principes abstraits (Bishop & Scudder, 2001, p. 85). C'est d'ailleurs ce qui distinguerait l'éthique médicale, centrée sur les décisions de traitements, de l'éthique infirmière, centrée sur la définition situationnelle propre à chacune des personnes en cause. Devant un jeune homme qui refuse le traitement de dialyse, l'éthique médicale se centre sur le refus du traitement en y appliquant les principes éthiques, alors que l'éthique infirmière cherche les raisons du refus en explorant pourquoi le jeune homme renonce au traitement afin de tenter par la suite d'en discuter selon le point de vue du jeune homme. Dans son livre intitulé *Troubled voices: Stories of ethics and illness* (1993, p. 47-55), Zaner raconte le récit suivant:

RÉCIT

Il est appelé par un médecin à titre d'éthicien pour rencontrer un homme à la fin de la vingtaine, né avec un spina-bifida, paraplégique et hydrocéphale, qui a subi une intervention chirurgicale pour l'installation d'un shunt transférant le surplus d'eau du cerveau à l'abdomen. Hospitalisé à maintes reprises pour des diarrhées, des infections, des problèmes de vessie, le jeune homme en a marre et refuse l'hémodialyse. Voyant cela, son médecin, le jugeant dépressif, lui a donné des antidépresseurs, ce qui n'a rien changé à sa décision. Sa mère, le personnel infirmier et les résidents semblent dépassés par les événements. Par la suite, le médecin de garde a demandé une évaluation de l'aptitude du patient. Jugé temporairement inapte par le psychiatre, le médecin prescrit la pose du cathéter et commence la dialyse, à l'encontre de l'avis du médecin traitant et du patient lui-même. Ce dernier, ayant retrouvé sa capacité décisionnelle, refuse toujours de poursuivre les traitements. L'éthicien rencontre le patient et sa mère, et comprend que le jeune homme a l'intention de quitter sa mère, chez qui il vit depuis sa naissance, pour s'installer dans un appartement et acquérir un peu d'indépendance. Ce projet lui tient à cœur et le motive. Son employeur lui a assuré qu'il retrouvera son emploi

7. La notion d'*empowerment* est liée au développement par le soigné de moyens et d'habiletés à prendre soin de lui-même, à s'investir dans ses soins de santé et à exercer un certain contrôle sur la situation, plutôt que de la subir passivement. Le développement de l'*empowerment* chez le soigné suppose que l'infirmière a elle-même développé son *empowerment* pour pouvoir intervenir efficacement auprès de son patient. D'un côté comme de l'autre, cela s'effectue dans la relation de *caring*.

dès qu'il sera en mesure de travailler, mais le jeune homme croit qu'il en sera incapable s'il reçoit des traitements de dialyse, ce qui mettrait fin à son projet de devenir plus autonome. C'est pourquoi il ne désire plus vivre, mais il n'a discuté de rien avec son médecin ni avec sa mère. Après avoir discuté de tout cela avec les personnes concernées, le contexte du refus de traitement n'est plus le même. On explique au jeune homme qu'il pourra continuer à travailler malgré ses traitements, et il semble renaître à l'idée de pouvoir réaliser le projet qui lui tient tant à cœur.

L'intervention de l'éthicien s'était résumée à mettre les personnes en confiance et à poser des questions sur les implications du refus de la dialyse, mais aussi sur la vie de tous les jours, sur le travail, pour comprendre le point de vue du patient lui-même et l'encourager à poursuivre les discussions concernant son désir de retourner au travail. Selon Zaner, le rôle de l'éthicien consiste à aider les personnes à placer leur expérience de la maladie (*illness*), de leurs atteintes et du traitement dans les contextes présent et futur, selon leurs croyances et leurs valeurs (Zaner, 1993, p. 90). De ce point de vue, les auteurs Bishop et Scudder posent les questions suivantes : Quel est le rôle de l'infirmière dans de telles circonstances ? Le recours à l'éthicien est-il nécessaire ? L'intervention de l'éthicien peut-elle être faite par l'infirmière dans sa relation de *caring* ? À cette dernière question, leur réponse est positive. Selon eux, les infirmières peuvent résoudre la plupart des problèmes moraux qui se posent dans leur pratique sans recourir à un éthicien. Le rôle de celui-ci serait de leur enseigner à reconnaître les enjeux moraux dans la pratique et à les considérer comme tels. Comme les liens entre la pratique et la moralité sont très ténus, ce rôle s'avère important, voire essentiel.

Conclusion

Contrairement aux idées reçues, l'éthique du *caring* constitue un axe important de l'éthique de la santé. Ce chapitre avait pour but de définir cet axe, de ses origines chez Gilligan et Noddings à sa pleine expression chez Bishop et Scudder. Tel qu'il est conçu ici, le *caring* concerne une obligation morale de répondre de manière sensible aux besoins de l'autre. Cette obligation a son fondement dans la relation originaire de la mère à l'enfant. Elle devient éthique quand elle n'est plus instinctive mais suscitée par l'atteinte d'un idéal. Même si les femmes ont plus d'affinités pour le *caring* que les hommes[8], il n'est pas réservé aux femmes, ni aux infirmières, selon Noddings. Il comporte une responsabilité de mettre en place les conditions qui favoriseront la réciprocité dans la relation de soin. La capacité d'une personne à prendre soin d'elle-même la rend apte à prendre soin de l'autre. Par mimétisme, l'autre prendra soin de lui-même et témoignera de sa reconnaissance, ce qui soutiendra l'infirmière dans les difficultés. La relation de réciprocité qui s'établit entre le soignant (*the one caring*) et le soigné (*the cared for*) est le fondement de l'éthique du *caring*. Pour développer une éthique du *caring*, Bishop et Scudder s'appuient sur les approches de Noddings et de Zaner en les adaptant aux sciences infirmières. Pour eux, la pratique infirmière s'inscrit d'emblée dans le champ de la moralité, puisqu'elle vise au bien-être de la personne. En s'appuyant sur des exemples tirés surtout de Benner, ils insistent avec raison sur le fait que la moralité va de pair avec la compétence infirmière. Comme Noddings, ils insistent aussi sur les caractéristiques propres à chaque cas, ce qui, selon eux, va à l'encontre de toute approche éthique utilisant des normes ou des principes. En fait, ce sont les sentiments, les attitudes d'ouverture et d'empathie, la présence et la sensibilité aux besoins de l'autre considéré comme une personne, un sujet, qui modèlent la relation de *caring*. C'est la responsabilité de l'infirmière de répondre aux besoins de l'autre et de mettre en place les conditions d'une relation de soin conforme au *caring*.

---

8. *Voir la note 2, p. 73.*

CHAPITRE 6

L'approche narrative : une méthode en éthique du *caring*

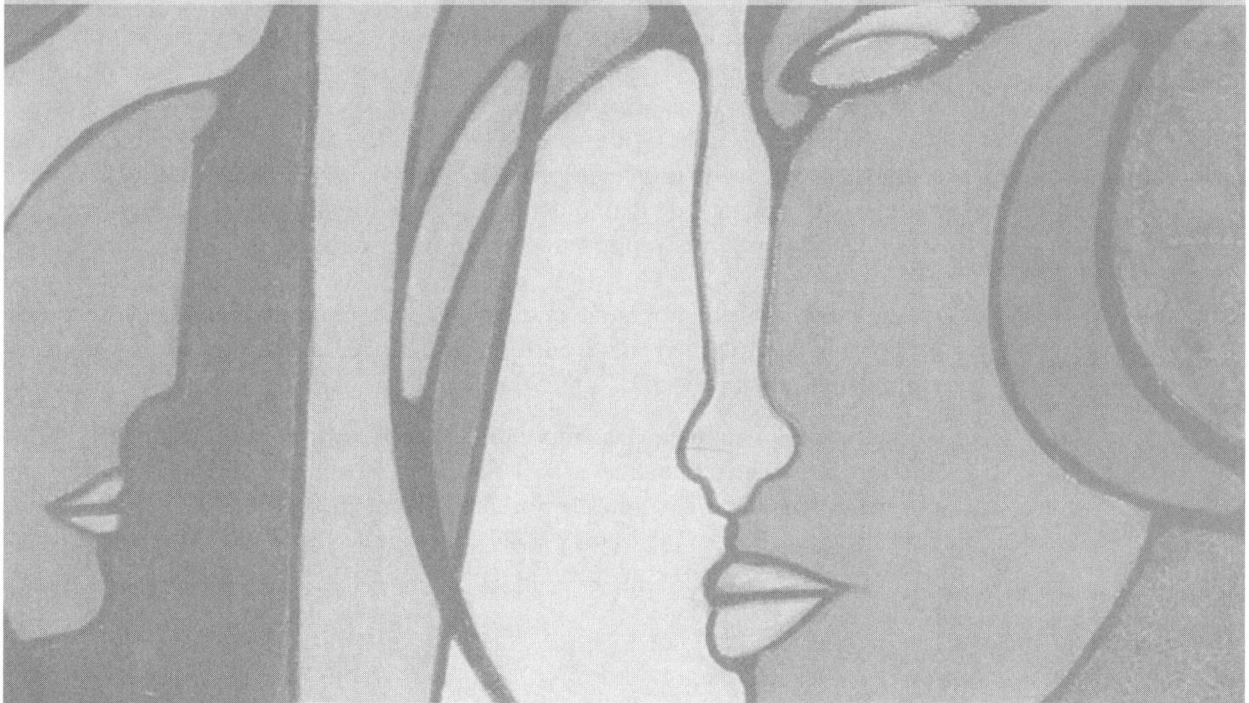

Tout comme la casuistique et l'approche par principes, l'éthique du *caring* a développé une méthode d'étude et d'application de l'éthique cohérente avec ses assises. Cette méthode est celle de l'approche narrative. Nous ferons d'abord le point sur l'évolution du concept, puis nous le définirons et nous présenterons ses particularités, notamment la cohérence qu'il établit entre la pratique éthique, d'une part, et l'enseignement et la recherche en éthique, d'autre part. Pour illustrer cette cohérence, nous présenterons en détail les résultats d'une étude sur la signification que des infirmières norvégiennes en soins pédiatriques accordent aux situations éthiquement difficiles. Ensuite, nous nous référerons à Paul Ricœur pour exposer le fondement philosophique de la méthode. Enfin, la théorie de Gadow nous permettra de préciser la place que nous accordons à l'approche narrative en éthique de la santé.

Une brève synthèse de l'évolution du concept

De longue date, des récits ont été utilisés pour transmettre un enseignement moral ou religieux. Les mythes d'origine dans les sociétés archaïques et primitives sont des récits fondateurs qui donnent sens aux pratiques et à la vie en société. Le mythe de l'origine de l'agriculture et des saisons dans la Grèce antique, présenté dans le chapitre 5, en est un exemple éloquent. Les livres saints, comme la Bible, sont remplis de récits porteurs d'enseignement moral. En philosophie, la célèbre allégorie de la caverne de Platon décrit une situation porteuse d'enseignement sur le fait que les apparences sont trompeuses et que la vérité sur les choses réside dans le monde des idées, un monde universel et immuable atteignable par une ascèse et une formation philosophique poussées. En littérature, les fables d'Ésope ou de La Fontaine contiennent des leçons de vie. Ces récits présentent des conduites exemplaires qui appellent à l'imitation.

La remise à l'honneur contemporaine de l'approche narrative est liée à l'introduction des sciences humaines et de la littérature dans le curriculum des écoles de médecine états-uniennes, après la réforme des années 1960. Le but poursuivi était alors de sensibiliser les médecins à la vie, au point de vue et à la souffrance des personnes malades, de sorte qu'ils acquièrent des compétences humanistes dans leurs relations avec les patients.

> « Qu'est-ce qui préoccupe les patients ? Comment vivent-ils leurs atteintes ? Comment les médecins peuvent-ils les aider à trouver un sens à leur expérience de la maladie et de cette façon faciliter leur participation à leur traitement ou accepter l'inévitabilité de la mort ? » [Traduction libre] (Charon et coll., 1995, p. 599)

La formation médicale de type scientifique et technique ne pouvait répondre à ces questions, et l'approche narrative a été perçue comme un moyen d'introduire les valeurs humanistes dans la formation, sinon dans la pratique médicale.

L'approche narrative s'est concrétisée d'abord dans l'étude de grands textes littéraires, tels *La mort d'Yvan Illicht* de Tolstoï ou l'*Indian Camp* de Hemingway, pour illustrer les valeurs humaines et la bonne pratique médicale (Charon et coll., 1995; Jones, 1999). Puis, le récit, la création et la discussion d'observations cliniques ont servi à illustrer concrètement et en contexte les enjeux éthiques se présentant dans la pratique médicale. Ainsi, la casuistique (Jonsen, Siegler, & Winslade, 1978) et l'approche par principes (Beauchamp & Childress, 1979) ont utilisé des cas types pour expliciter les enjeux et mettre à l'épreuve leur méthode de résolution de cas en éthique de la santé. Certains de ces cas avaient fait l'objet d'une décision judiciaire. Au Canada, les cas de Nancy B., de Sue Rodriguez, de Robert Latimer et de Marielle Houle ont suscité des débats publics et ont été utilisés dans les cours d'éthique en médecine et en sciences infirmières pour susciter la réflexion sur les enjeux liés à la fin de vie.

Enfin, l'approche narrative s'est exprimée au moyen de témoignages de patients, d'infirmières et de médecins permettant de comprendre l'expérience de chacun dans des situations problématiques sur le plan éthique[1]. Au-delà du récit exemplaire ou du simple témoignage, l'approche narrative est devenue une méthode de collecte de données en recherche. Depuis plusieurs années, Emmanuel Hirsch, directeur de l'Espace éthique de l'Assistance publique et Hôpitaux de Paris, favorise une éthique des soins qui se développe au sein de la réflexion des soignants sur leur propre expérience de soins. Son livre *Soigner l'autre* (Hirsch, 1997) donne la parole aux soignés et aux soignants. Au Québec, Serge Daneault (2006), dans un livre intitulé *Souffrance et médecine*, présente les résultats d'une étude portant sur la souffrance qu'éprouvent les personnes en phase terminale. L'auteur de la préface souligne que le livre est :

> « le premier de ce genre à avoir été écrit, en présentant l'une des rares entreprises de recherche sur la souffrance jamais menée par un médecin » (Cassell, 2006, p. VII).

En effet, l'approche narrative en recherche dans le domaine de la santé a plutôt été développée par des infirmières chercheures, notamment dans les pays scandinaves.

La définition du concept

L'approche narrative dans le domaine de la santé repose sur une analyse du discours : récits fictifs, récits autobiographiques relatés par les patients ou par les membres de leur famille, récits relatant une situation problématique ou simplement une relation de soin par les professionnels de la santé. « Le récit est un compte rendu plus

1. En 1980, un auteur anonyme, qui était en fait un médecin résident, racontait comment il avait pratiqué une euthanasie à la demande d'une jeune femme atteinte de cancer qui n'avait pas dormi depuis plusieurs semaines (Anonymous, 1980). Luddington (1993) présente le témoignage d'un proche d'une dame souffrant de troubles cardiaques et d'athérosclérose qui se retrouve aux soins intensifs avec tout ce que la médecine moderne peut offrir. Au Royaume-Uni, des mourants se sont exprimés sur l'euthanasie et le suicide assisté, réclamant un changement dans la loi (Chapple, Ziebland, McPherson, & Herxheimer, 2006, p. 706-707).

ou moins cohérent d'événements, de situations ou d'états mentaux» [traduction libre] (Hesse, 2003, p. 140) dont les humains sont les acteurs. Ces derniers y racontent leurs actions dans le contexte des soins. L'interprétation des récits donne des indications sur le sens de l'action en cause et sur les valeurs qui y sont associées. Les récits sont importants en éthique infirmière comme moyen de revoir les pratiques à la lumière de l'expérience de chacun.

L'approche narrative en éthique du *caring*

En sciences infirmières, l'approche narrative a été perçue comme un moyen d'humaniser le «prendre soin» et, devant une technique envahissante, de redonner la parole aux principaux acteurs. Plus encore, elle est devenue une méthode de pratique clinique, d'enseignement et de recherche en éthique du *caring*.

Chez des auteurs comme Benner (1995), Gadow (1996, 1999), et Bishop et Scudder (2001), l'approche narrative est inséparable de la pratique clinique et de la relation infirmière-patient. Des exemples très éloquents ont été présentés dans le chapitre précédent sur la manière dont le récit permet d'évaluer et d'améliorer les pratiques en décrivant des pratiques exemplaires. Le livre *De novice à expert* de Patricia Benner (1995) s'inspire de situations concrètes vécues et racontées par des infirmières, et issues de la recherche en sciences infirmières. Il sert à l'enseignement des pratiques expertes. Sachant que la pratique éthique est intimement liée à la compétence, on comprend combien les récits de Benner sont importants pour transmettre des normes de bonnes (au sens éthique du terme) pratiques de soin. C'est d'ailleurs ce qu'ont perçu Bishop et Scudder quand ils ont voulu mettre au point une éthique pour les sciences infirmières basée sur le professionnalisme et le *caring*.

En éthique du *caring*, la narration par le patient lui-même de sa propre expérience de santé est essentielle pour comprendre son point de vue, ses besoins, ses désirs, ses valeurs et ses croyances. Le point de vue du patient est essentiel non seulement pour comprendre son expérience de santé, qu'elle soit positive ou négative, mais aussi pour saisir comment il entrevoit son bien-être, valeur prépondérante en éthique du *caring*. Pour répondre adéquatement aux besoins du patient, l'infirmière est nécessairement appelée à utiliser l'approche narrative dans la pratique clinique. Il ne s'agit pas là d'une intervention ponctuelle, mais d'un processus continu inhérent au fondement même de la relation de *caring*, qui a pour but, non seulement d'assurer une «présence vraie», selon l'expression de C. Rogers (1968), ou une «présence vivide», selon l'expression de Zaner (1981), mais encore de rendre la pratique infirmière plus éthique au regard des idéaux professionnels visant au bien-être de la personne. La connaissance des valeurs du soigné, de sa conception de son bien-être, de ses désirs et volontés, apparaît comme un préalable à une pratique infirmière éthique.

Dans une perspective de formation, l'écoute ou la lecture, et la compréhension par les soignants des récits autobiographiques des patients sont porteuses d'apprentissages précieux, notamment dans le développement d'habiletés permettant de saisir le sens du récit, à travers un langage profane, métaphorique, voire contradictoire, les soignants tentant de saisir les éléments qui pourront servir de base à des hypothèses vérifiables pour la pratique du soin. Qu'elle soit faite oralement ou par écrit, une confrontation des valeurs individuelles et professionnelles avec celles d'autres individus ou groupes éclaire les soignants sur leurs propres valeurs. Ainsi, ceux qui utilisent l'approche narrative en retirent non seulement des habiletés d'écoute et de compréhension, mais encore une connaissance de leurs propres valeurs et du sens qu'ils donnent à leur pratique professionnelle. Plus encore, des récits d'infirmières et de patients, comme ceux cités et analysés par Bishop et Scudder (2001), illustrent des attitudes, des interventions et une philosophie de soin visant à enseigner ce qu'est une bonne pratique infirmière au sens moral du terme. Ils apportent des exemples concrets d'une pratique exemplaire, qui peuvent servir à l'évaluation des apprentissages et de la pratique en général. Moins directif que les codes de déontologie, l'apprentissage par l'exemple laisse de la place à la liberté d'action et de création, puisque chaque situation de soins est unique. En fait, l'approche narrative aide les soignants « à s'apprécier comme sujet moral et, de ce fait, à renouer avec les valeurs fondamentales des pratiques du prendre soin » (Lambert, 2000, p. 51). Des auteurs vont plus loin. Selon Borry, Schotsmans et Dierickx de Casterlé (2005), l'approche narrative servirait de fondement à une argumentation morale. Ainsi, les exemples concrets et fidèles à la perception des acteurs apporteraient des arguments moralement fondés pour éventuellement changer les routines et les pratiques qui ne sont plus axées sur le bien-être des patients, et pour mieux répondre aux exigences d'une bonne pratique de soin.

Utilisée en recherche qualitative, l'approche narrative permet de comprendre la situation concrète, telle qu'elle est vécue par les soignants et par les soignés. Puisqu'elle n'isole pas la décision ou l'action de son contexte, elle est aussi précieuse pour analyser les processus décisionnels dans le domaine des soins de santé, incluant les processus décisionnels liés à des enjeux et à des problèmes d'éthique. Dans un monde où la technique impose ses propres valeurs, l'approche narrative en recherche permet aux infirmières d'évaluer leurs perceptions et les valeurs qu'elles partagent au regard d'autres cultures professionnelles et profanes. Elle leur permet aussi de partager leurs états d'âme, leurs conflits intérieurs, les barrières auxquelles elles se heurtent, quand elles veulent affirmer leur identité comme infirmières et agir conformément à leurs valeurs professionnelles.

La recherche en éthique narrative s'effectue à l'aide d'entretiens non directifs ou semi-directifs, et appelle à une analyse herméneutique de type phénoménologique ou de théorisation ancrée. Ainsi, de nombreuses études portant sur des situations éthiques délicates liées notamment aux pratiques infirmières difficiles en contexte de rareté des ressources ou de fin de la vie sont très éclairantes sur les sentiments, les attitudes et les valeurs des acteurs en cause, et orientent ainsi les pratiques vers des soins mieux adaptés à la réalité de ce que les patients vivent.

Une brève incursion dans la liste des publications utilisant l'approche narrative en éthique à travers les bases de données Cinhal et Medline, à partir des mots clés *narratives* et *ethics,* révèle l'existence de thématiques liées à la pratique infirmière en situations éthiquement difficiles, par exemple en soins pédiatriques (Sørlie, Jannson, & Norberg, 2003) ou dans l'intervention auprès de personnes ayant un déficit intellectuel (Meininger, 2005). Ces thématiques sont :

- l'étude des facteurs pouvant améliorer la qualité des soins, notamment dans les soins intrapartum (Sleutel, Schultz, & Wyble, 2007) ;
- l'étude des problèmes et des dilemmes éthiques propres à la pratique dans différents contextes, telle l'administration en soins infirmiers (Katsuhara, 2005 ;

Lindsay, 2000), les comités d'éthique de la recherche (Macduff et coll., 2007), la recherche en pratique infirmière communautaire (Frost & Cliff, 2004);

- l'étude et le développement de théories et des pratiques éthiques en sciences infirmières (Doane, 2002; Kendrick, 2002; Wilkinson, 1997; Wood, 1999).

Pour concrétiser l'apport de la recherche effectuée selon l'approche narrative, tant en éthique du *caring* qu'en éthique de la santé, nous détaillons ici les résultats d'une étude effectuée par Sørlie et ses collègues (2003), auprès d'infirmières autorisées travaillant dans deux hôpitaux pédiatriques norvégiens. Utilisant l'éthique narrative, cette étude porte sur la signification de situations éthiquement difficiles en soins pédiatriques. Vingt infirmières provenant de différents services ont répondu à une entrevue au cours de laquelle elles devaient relater des situations éthiquement difficiles qu'elles avaient vécues, à la suite de quoi on leur demandait: Qu'est-ce que vous avez fait, pensé ou ressenti alors? Cinquante-six histoires ont été recueillies. L'analyse des entrevues a été effectuée selon une méthode phénoméno-herméneutique inspirée de Ricœur. L'interprétation se fait suivant un mouvement dialectique entre le tout et les parties, et entre la compréhension et l'explication, selon un processus non linéaire. Une première lecture naïve est effectuée pour avoir une première impression de la signification qui se dégage de l'ensemble des entretiens. Ensuite, une analyse structurale valide ou réfute la première impression. À cette étape, le texte est divisé en unités de sens, qui sont ensuite regroupées en thèmes et en sous-thèmes. La dernière phase consiste à formuler une compréhension approfondie (*comprehensive understanding*) de l'objet d'étude, en tenant compte d'une théorie éthique pertinente et des résultats d'études antérieures.

Les résultats de cette étude résument à eux seuls les problèmes d'éthique fondamentaux vécus par les infirmières en milieu hospitalier. Les thèmes et les sous-thèmes apportés par l'analyse structurale sont présentés dans le tableau 6.1.

TABLEAU 6.1 Des sentiments d'infirmières norvégiennes en soins pédiatriques lors de situations éthiquement difficiles*

Thème	Sous-thèmes
Ressentir de la douleur émotionnelle en donnant des soins infirmiers reconnus socialement	• Se sentir reconnue en choisissant les «bons» patients (ceux dont les médecins s'occupent en priorité: les cancéreux**) • Se sentir reconnue en respectant les décisions médicales • Se sentir reconnue en respectant la culture infirmière • Se sentir reconnue en choisissant des patients et des parents «sans problèmes»
Ressentir de la douleur émotionnelle en se désengageant au regard de l'enfant et de ses parents	• Ignorer l'enfant et ses parents
Ressentir un manque de dialogue	• Se sentir seule • Se poser des questions • Ressentir de l'incertitude
Ressentir de la douleur émotionnelle au moment où une décision difficile est prise	• Permettre à un enfant de mourir

* Le titre est de l'auteure.
** Cet ajout est de l'auteure, à la lumière du texte de l'article.
Source: Traduit de Sørlie, Jansson & Norberg (2003, p. 287).

Toutefois, ce ne sont pas tant les grands thèmes et sous-thèmes de l'analyse structurale qui importent pour la compréhension des problèmes d'éthique que la signification que leur donnent les infirmières.

Le premier grand thème concerne le fait de ressentir de la douleur émotionnelle quand les soins infirmiers sont reconnus par les patients, les parents et les collègues, mais que les infirmières sentent qu'elles n'ont pas agi de manière éthique. Cela se produit dans les situations suivantes (Sørlie et coll., 2003) :

- Quand les infirmières s'occupent des patients qui ont priorité dans le service aux dépens des autres patients. Selon les médecins, les patients atteints de cancer ont la priorité. Quand les infirmières s'occupent des patients cancéreux, elles sont valorisées. Elles confirment par là les normes implicites du service, mais pensent qu'elles devraient répondre à tous, quelle que soit leur atteinte ;
- Quand elles respectent les décisions médicales de traitements et de soins, mais qu'elles ne les partagent pas. Elles apprennent beaucoup sur l'éthique au cours de leurs études, mais quand elles arrivent à l'hôpital, c'est le médecin qui décide des traitements et des soins. Elles ne peuvent appliquer une approche globale de soin, notamment quand se pose la question de savoir si un traitement est toujours approprié ;
- Quand elles appliquent les routines, les règles implicites et les techniques infirmières, sans pouvoir faire ce qu'elles jugent important, par exemple lire une histoire à un enfant ;
- Quand elles choisissent les bons patients et parents, ceux qui sont contents et qui ne se plaignent pas. C'est une façon de retirer de la satisfaction et de la reconnaissance, mais elles sentent que « quelque chose ne va pas ».

Le deuxième grand thème concerne le fait de ressentir de la douleur émotionnelle quand les infirmières ne sont pas reconnues par l'enfant et ses parents. À cause du manque de personnel infirmier, les infirmières privilégient les tâches techniques plutôt que les tâches psychosociales. Elles craignent de commettre des erreurs. Elles considèrent qu'un personnel si peu nombreux les fins de semaine représente un manque de responsabilité éthique. Il leur est pénible de voir des enfants souffrir et de voir des parents qui s'intéressent plus au fonctionnement des machines qu'à l'enfant lui-même, ce qu'elles font elles-mêmes quand elles informent les parents des résultats des tests sans mentionner l'état ou l'attitude de l'enfant. Elles expriment quelquefois des commentaires qui comportent des jugements de valeurs sur les parents : « elle a eu quatre enfants avec des hommes différents, c'est choquant » ou encore « elle est ici depuis 10 ans et ne parle pas encore norvégien ».

Les infirmières sondées soulignent certains points :

- Le manque de dialogue dans l'équipe sur des désaccords concernant des traitements, des questions de vie et de mort, ou des situations difficiles ;
- Le fait de réfléchir seules à des questions difficiles : Est-ce éthiquement correct de poursuivre les traitements ? Pourquoi est-ce que je fais cela ? C'est surtout le fait des infirmières moins expérimentées. Les plus âgées prennent quelquefois la parole et adressent leurs questions aux médecins ;

>

> - Le fait de vivre dans l'incertitude sans pouvoir la partager. Les infirmières deviennent fatiguées, insatisfaites, épuisées ; elles ont mauvaise conscience, parce qu'elles ne reconnaissent plus les buts qu'elles poursuivent. Elles savent que la mort est inévitable, mais que les médecins voudront poursuivre le traitement.

Le troisième grand thème a trait à la douleur émotionnelle qu'elles éprouvent quand la décision doit être prise d'interrompre les traitements curatifs et de permettre à un enfant de mourir. Quelle que soit leur expérience, les infirmières sont émotionnellement touchées par la décision. Les médecins plus âgés sont plus à l'aise que les plus jeunes pour prendre ces décisions. Il faut passer de la désolation à la consolation, c'est-à-dire être présent dans la souffrance de l'autre.

Les résultats de cette étude sont très touchants et très éclairants sur les valeurs et les pratiques infirmières, mais aussi sur ce qui entrave la bonne pratique de soin : le manque de dialogue, les normes qu'impose la culture d'un service, les routines. Les infirmières moins expérimentées se posent des questions d'éthique ; les plus expérimentées ne remettent plus en question les règles implicites et les routines : elles se sont adaptées ou ont quitté le service. On peut dire sans crainte de se tromper que l'approche narrative permet de mettre au jour les problèmes de conscience que se posent les infirmières et les problèmes qui se posent dans la pratique pour assurer des soins de qualité. Ces problèmes ne se retrouvent pas seulement chez les infirmières qui ont participé à cette étude, ni seulement en Norvège et en pédiatrie. Des études menées au Canada auprès d'infirmières autorisées rejoignent en plusieurs points les résultats de cette étude (Dawe, Verhoef, & Page, 2002 ; Oberle & Hughes, 2000 ; Oberle & Tenove, 2000 ; Varcoe et coll., 2004). Nous y reviendrons dans le chapitre 7.

La philosophie et l'épistémologie sous-jacentes

La phénoménologie de la fonction narrative

Paul Ricœur est vraiment le philosophe de référence pour l'analyse structurale du récit, qu'il soit fictif ou historique. L'article qui nous sert de référence pour expliquer la structure et la fonction du récit selon Ricœur s'intitule *La fonction narrative* (1979). Dans cet essai, qui a été traduit et publié en anglais (1981), l'auteur esquisse une théorie générale du discours narratif, montrant que les récits fictifs et historiques ont une structure commune (Ricœur, 1979, p. 209).

S'inspirant d'un livre de Gallie intitulé *Philosophy and historical understanding*, Ricœur explique :

> « qu'une histoire (*story*) décrit une suite d'actions et d'expériences faites par un certain nombre de personnages soit réels, soit imaginaires. Ces personnages sont représentés dans des situations qui changent ou aux changements desquels ils réagissent. À leur tour, ces changements révèlent des aspects cachés de la situation et des personnages, et engendrent une nouvelle épreuve (*predicament*) qui appelle la pensée, l'action ou les deux. La réponse à cette épreuve conduit l'histoire à sa conclusion. » (Ricœur, 1979, p. 212)

Tout récit présente un aspect chronologique où différentes étapes s'enchaînent dans un tout cohérent et signifiant au regard d'une intrigue (*plot*) qui structure les événements. Le narrateur construit des « totalités signifiantes à partir d'événements dispersés », alors que l'auditeur fait un effort pour saisir la direction de l'ensemble. Tous deux vont « dégager une configuration d'une succession » (*ibid.,* p. 213), ce qui concerne l'aspect non chronologique du récit. La conclusion n'est ni déduite, ni induite du récit, elle doit être acceptable, et nous ajoutons vraisemblable.

Les aspects chronologique et configurationnel sont essentiels à la structure du récit. C'est l'aspect configurationnel qui en exprime la direction. Loin d'être une activité passive qui consisterait à reproduire une chronologie d'événements, pour le narrateur, et d'écouter l'histoire en enregistrant chacune des phrases, pour l'auditeur, la narration impose à ces deux acteurs un jugement portant sur le réel. L'un choisit de présenter les événements selon un certain ordre, leur accordant d'ores et déjà une signification par rapport à un nœud, à une épreuve ou tout simplement à un problème, l'autre tentant d'en saisir la signification. Cet intérêt de l'auditeur s'exprime par le désir de connaître la suite. Cet intérêt est manifeste dans une classe d'éthique quand, après avoir entendu la description d'un problème ou d'un dilemme éthique survenu dans la pratique, les étudiants posent des questions visant non seulement à expliciter le problème ou le dilemme, mais aussi à connaître son dénouement dans le contexte de soins évoqué.

L'effort de narrer un événement et d'en saisir le sens implique un jugement réflexif sur les événements en cause : « raconter et suivre une histoire, c'est déjà "réfléchir sur" les événements en vue de les embrasser dans des totalités successives » (*ibid.,* p. 214). L'histoire n'est pas indépendante de son narrateur, ni de son audience. Selon Ricœur, c'est l'intrigue (*plot*) et non la chronologie qui est la matrice narrative. Il y a une « appartenance mutuelle entre le fait de raconter (ou d'écrire) l'histoire et le fait d'être dans l'histoire – entre faire l'histoire et être historique » (*ibid.,* p. 222). C'est en effet notre dimension d'être historique qui s'exprime dans le discours.

Cependant, qu'ils soient empiriques, racontant des événements qui se sont réellement passés, ou fictifs, les récits ont un référentiel, une direction, un sens. Il y a une part de reconstruction dans l'histoire basée sur des événements réels, mais il y a aussi une part de mimétisme dans la construction du récit fictif. C'est là où narrativité et histoire se rencontrent, ce qui fait l'objet de l'herméneutique narrative. En fait, la narration d'événements empiriques apporte déjà une forme d'explication. « Les événements commencent d'être expliqués dès lors qu'ils sont transformés en une histoire par la mise en intrigue. » (*Ibid.,* p. 225) Par ailleurs, « ce que la *mimêsis* imite (dans le récit fictif), ce n'est pas l'effectivité des événements, mais leur structure logique, leur signification » (*ibid.,* p. 226). La *mimêsis* est si peu une copie de la réalité que la tragédie, selon Aristote (*Poétique*, 1448a, 24), « vise à représenter les hommes meilleurs (*beltiones*) qu'ils ne sont en réalité » (*loc. cit.*). Cet extrait d'Aristote, cité par Ricœur, fait écho aux récits de pratiques exemplaires racontés dans les ouvrages en sciences infirmières. La *mimêsis*, toujours selon Aristote, fait voir les choses en les mettant en action. L'image qui en résulte a pour but de faire voir les choses autrement et de changer les comportements. Comme l'écrit Ricœur, l'imagination est ici productive et non reproductive.

La fonction narrative est donc au cœur des relations humaines. Ricœur compare le récit historique au récit fictif. Son analyse s'applique aussi aux observations cliniques utilisées en éthique de la santé, qui se basent sur une interprétation d'événements, de comportements, qu'elles soient fictives ou basées sur des faits réels comme en histoire.

L'approche narrative et le postmodernisme

Certains ont vu dans l'approche narrative l'expression de la postmodernité en éthique de la santé. Autrement dit, en rejetant toute norme ou règle extérieure au discours des acteurs eux-mêmes, l'approche narrative appartiendrait au postmodernisme, qui se caractérise par le rejet de toute règle ou de tout principe extérieur au sujet moral. En ce sens, la bioéthique, notamment l'approche par principes, comme expression de la modernité, serait dépassée comme le seraient aussi les normes déontologiques ou toute éthique ayant recours à des principes ou à des normes objectives. Voici les arguments invoqués pour soutenir cette position . L'approche narrative :

- met l'accent sur « la manière dont l'information moralement pertinente s'articule dans les épisodes de délibération » ;
- reconnaît que les solutions morales sont « conditionnées, sans être déterminées, par le contexte d'apparition du problème » ;
- reconnaît que « les problèmes moraux sont des points d'ajustement dans des histoires continues » ;
- considère l'importance cruciale des relations interpersonnelles impliquant « la confiance, l'expectative et l'entente ». [Traduction libre] (Walker, 1993, p. 35)

Dans une telle perspective, les problèmes moraux « sont des points [qui représentent] des tentatives d'ajustement mutuel et de compréhension des personnes entre elles, [et] qui prennent place dans des histoires continues » [traduction libre] (*loc. cit.*). Ce sont les histoires qui sont porteuses de sens, non le problème moral en tant que tel. On pourrait en déduire qu'une communication respectant le point de vue de l'autre suffirait à régler ou à prévenir les situations de crise où s'inscrivent les problèmes moraux. Ce faisant, nous rejoindrions une conception de l'éthique à laquelle adhère Zaner et que soutiennent Noddings et, dans une certaine mesure, Bishop et Scudder. Ces derniers rejettent le recours à des normes et à des principes éthiques extérieurs, mais ils s'en remettent par ailleurs au professionnalisme, qui vise essentiellement au bien-être du patient, ce qui s'acquiert par la formation.

L'interprétation selon laquelle l'approche narrative supplanterait les approches en éthique qui font référence à des valeurs extérieures aux individus supposerait que la conscience de chacun n'est pas influencée par les règles, les lois et normes sociales et institutionnelles. Elle supposerait aussi que les valeurs personnelles sont libres de toute influence extérieure et que la moralité ne repose que sur des relations humaines harmonieuses et respectueuses des valeurs de chacun. Cela est loin de faire l'unanimité. Au lieu de penser que l'approche narrative devrait supplanter toute autre approche en éthique de la santé, des auteurs (Gadow, 1999 ; Jones, 1999) la jugent complémentaire.

Pour Gadow (1999), la relation narrative constitue le troisième niveau d'un cadre de référence dont les premiers niveaux sont constitués de l'immersion subjective (immédiateté éthique) suivie d'une étape de détachement objectif (éthique universaliste). Ces étapes de la relation de soin correspondent à trois stades dialectiques assimilables historiquement à l'époque prémoderne, moderne et postmoderne (*voir la figure 6.1*). À l'époque prémoderne, l'infirmière est immergée dans son rôle, elle ne distingue pas pratique et éthique. Agissant de manière inconsciente, ses repères lui viennent de sa famille, de sa communauté, incluant sa communauté professionnelle de pratique. Son savoir s'impose de manière paternaliste. Ce rapport qualifié d'immédiat est brisé par des questions suscitées par l'avancement des techniques permettant de prolonger la vie, du type : Allons-nous permettre à cette personne de mourir ? Deux solutions se présentent : ou bien la force, en termes d'exclusion ou de réprobation autoritaire, est utilisée pour maintenir les infirmières dans un rapport prémoderne aux soins ou bien l'incertitude cherche appui à l'extérieur, dans des raisons d'ordre objectif.

FIGURE 6.1 La triade des niveaux éthiques

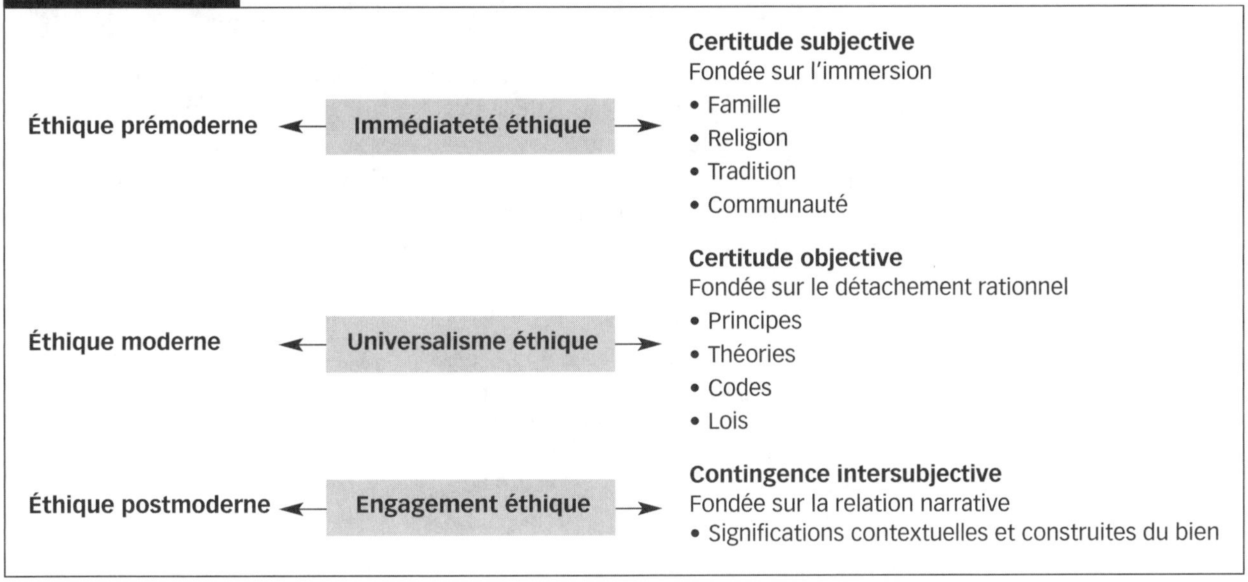

Source : Traduit de Gadow (1999, p. 58).

À l'époque moderne, il y a une prise de conscience de l'importance du respect de l'autre en tant que personne, et l'éthique se détachant de la pratique se présente sous la forme de principes universels, de théories, de codes et de lois. C'est le règne de la rationalité objective, l'être humain transcendant et autonome est digne de respect. Dans les soins infirmiers, le recours à des principes universels prévient la discrimination, la coercition et le mensonge. Soignants et soignés en tant que personnes humaines sont dignes de respect.

Enfin, l'époque postmoderne est celle de l'engagement intersubjectif, chacun définissant ses valeurs et construisant au moyen de la relation narrative le sens de ce qu'est le bien. Chacun est unique et se réalise par et dans l'intersubjectivité. La perception de l'unicité de chacun est un appel à l'engagement. L'engagement ne peut être issu des principes rationnels. Il se développe dans la relation interpersonnelle, qui est faite de sentiments et donc de subjectivité. Le postmodernisme refuse tout repère extérieur, qu'il déconstruit, il fuit l'herméneutique et la phénoménologie. Pour lui n'existe que la contingence; l'interprétation d'une expérience est multiple, elle est créée. Rien ne subsiste que l'engagement entre l'infirmière et son patient (Gadow, 1999, p. 64).

Pour Gadow, la relation infirmière-patient constitue l'essence même du nursing, et la narration est au centre de cette relation. À travers le récit, l'infirmière et le malade construisent ensemble une interprétation de la situation de santé, telle qu'elle est vécue, et une interprétation du bien recherché dans les soins, pour rendre la situation acceptable ou, selon l'expression de Gadow (1996, p. 9), « habitable » (*inhabitable*). Une telle démarche peut s'appliquer à l'intervention familiale. Ainsi, Parse (1981) décrit comment l'infirmière accompagne les familles dans une relation toujours en devenir, qui obéit à des rythmes singuliers auxquels l'infirmière s'adapte, participant à la cocréation de sens qui ressort des relations interpersonnelles de soin. Chez Gadow (1996), la relation de soin implique un engagement de nature morale, de la part des soignants et des soignés, à évoluer dans une relation de soin visant au mieux-être des participants.

Pour Gadow (1999), les trois niveaux (immédiateté éthique, éthique universaliste et engagement intersubjectif) de la relation infirmière-patient coexistent dans la pratique infirmière. Ils sont complémentaires et se renforcent mutuellement plutôt que de s'opposer. Pour illustrer cet aspect de sa philosophie, et montrer que les trois niveaux d'interventions infirmières sont présents et coexistent dans la relation de soins, Gadow utilise une situation décrite par Schroeder (1998):

RÉCIT

Il s'agit de l'histoire d'une mère et d'un bébé né avec un problème d'insuffisance cardiaque qui survit à plusieurs interventions chirurgicales malgré des erreurs médicales et infirmières. La mère, qui est aussi infirmière, est consternée par la situation. Elle s'isole avec son bébé après s'être fait répondre, alors qu'elle était morte d'inquiétude: « Vous êtes infirmière, si sa respiration monte au-delà de 60, appelez les soins intensifs pédiatriques. » Mais l'aide lui vient d'abord d'une mère dont l'enfant est né avec un problème similaire. Elle lui dit: « Sortez-la d'ici si jamais sa condition s'améliore » et elle lui offre de faire partie d'un groupe d'entraide où les femmes racontent leur histoire, ce qui les empêche de se confondre dans la douleur de leur enfant. Puis, une infirmière bravant la hiérarchie institutionnelle de son libre arbitre lui dit: « Les médecins de cet hôpital ne peuvent plus rien faire pour votre enfant. » Cela a confirmé ce que la mère pensait, mais elle n'aurait pas eu la force de réagir si cette infirmière n'avait pas risqué de mettre les médecins en colère en disant la vérité. Ensuite, l'aide lui est venue d'une infirmière qui, durant ses pauses, est venue s'asseoir sur son lit, malgré les regards hostiles que la jeune accouchée lui lançait. Sa présence remplissait un vide; elle a fini par attendre ses visites et a finalement communiqué avec elle à un tout autre niveau que dans leur relation antérieure. Enfin, une infirmière des soins intensifs est venue lui annoncer qu'on était sur le point de retirer le respirateur qui aidait le bébé à respirer et qu'elle reviendrait lui parler des résultats. La jeune mère a été estomaquée de la bravoure de cette infirmière, ce qui lui a donné à elle-même de l'énergie. Finalement, elle est allée dans un autre hôpital où sa fille a été opérée avec succès. (Résumé de l'auteure. Reproduction autorisée par Springer Publishing Company, LLC, New York, NY, 10036.)

Gadow raconte cette histoire pour montrer que les trois niveaux de soins infirmiers ont alterné et que chacun avait sa place. Elle ne précise pas clairement quelles interventions concernent chacun des niveaux. Mais on peut penser que la mère qui vit le même problème a une réaction caractéristique du premier niveau, celui de l'immédiateté éthique. Deux infirmières brisent les règles institutionnelles au nom de principes éthiques supérieurs, ce qui représente le deuxième niveau. Enfin, celle qui prend ses pauses pour aller parler avec la jeune mère offre une intervention du troisième niveau, où c'est la relation en elle-même qui compte, pas tellement son contenu.

Il n'y a pas de hiérarchie entre les niveaux d'interventions infirmières qui correspondent aux étapes prémoderne, moderne et postmoderne. Le postmodernisme n'est pas un progrès, il côtoie l'absurde ou l'absence de sens. Les trois tendances sont en tensions mutuelles et « aucune d'entre elles ne peut être éliminée au profit des autres sans détruire la nature relationnelle du récit, sa contingence et sa vitalité » [traduction libre] (Gadow, 1999, p. 68).

Cette analyse de Gadow nous éclaire sur les liens qu'une théoricienne de l'éthique en sciences infirmières établit entre la prémodernité, la mordernité et la postmodernité en éthique. Pour nous, il est clair que l'utilisation de l'approche narrative ne nous confine pas aux paramètres de la postmodernité. L'étude norvégienne citée précédemment et la base philosophique retenue, celle de Paul Ricœur, ne s'inscrivent pas dans la philosophie postmoderne de déconstruction. Nous reconnaissons cependant que, dans le contexte de l'approche narrative, l'éthique ne se définit pas par des repères extérieurs aux individus qui s'y réfèrent ; elle est fonction de la perception qu'en ont les participants. Il s'agit ici d'une éthique descriptive, qui recense les valeurs morales individuelles ou partagées par un groupe, selon leur propre point de vue. Pour nous, il s'agit d'une approche essentielle pour recenser les problèmes d'éthique en santé et pour présenter des pratiques exemplaires, mais elle n'est pas suffisante pour résoudre les problèmes d'éthique complexes qui se posent dans la pratique des soins.

Conclusion

Dans ce chapitre, nous avons défini l'approche narrative comme la méthode privilégiée en éthique du *caring*. Il est évident que l'approche narrative a été utilisée dans d'autres contextes, notamment dans l'analyse de cas, qui a été davantage associée à l'éthique médicale. Cependant, ce sont les sciences infirmières qui ont fait de l'approche narrative un outil de recherche, d'enseignement et de formation en éthique professionnelle, dans le but d'améliorer les pratiques. À cet égard, ce ne sont pas des cas fictifs qui sont utilisés mais des récits traitant d'expériences vécues porteuses de sens. C'est le sens de l'expérience qui est investigué dans la recherche, ce qui est très instructif pour ajuster la formation et éventuellement modifier les milieux de pratique en fonction des valeurs mises de l'avant par l'éthique du *caring*.

DEUXIÈME PARTIE

L'éthique de la santé et les pratiques infirmières

CHAPITRE 7

Les enjeux et les problèmes éthiques en sciences infirmières

Selon plusieurs auteurs (Bishop & Scudder, 2001 ; Cooper, 1989 ; Gilligan, 1982 ; Noddings, 2003 ; Varcoe et coll., 2004), l'éthique philosophique s'adresserait surtout aux médecins, en proposant des règles et des principes qui régissent la décision médicale de traitement. La bioéthique est visée directement. Elle procéderait par déduction en surimposant les principes biomédicaux aux situations concrètes, modelant ces situations et les structurant en dilemmes pour les analyser (Noddings, 2003). Autrement dit, les dilemmes seraient construits en fonction de la méthode utilisée. Les auteurs Beauchamp et Childress (2001) ont clairement réfuté ces objections, notamment l'utilisation déductive des principes, en indiquant que leur approche utilise à la fois la déduction et l'induction pour arriver à résoudre les cas difficiles. Cependant, quand on lit les ouvrages sur la bioéthique, on se rend compte que cette nouvelle discipline, si on peut utiliser ce terme pour qualifier une approche multidisciplinaire, s'intéresse plus aux dilemmes des médecins et aux enjeux liés à la médecine de pointe, telles la transplantation d'organes ou la thérapie génique, qu'aux enjeux éthiques auxquels les infirmières font face quotidiennement.

Quels sont les enjeux et les problèmes éthiques qui font partie du quotidien des infirmières ? Dans ce chapitre, nous répondrons à cette question en nous fondant sur des résultats d'études. Nous préciserons d'abord le contexte canadien de la pratique infirmière pour faire ressortir les enjeux et les problèmes éthiques qui se posent chez nous. Des résultats d'études sur les enjeux éthiques liés aux soins de fin de vie dans les pays scandinaves[1] nous serviront ensuite à illustrer concrètement les problèmes éthiques les plus courants dans la pratique des soins directs. Enfin, nous expliquerons en quoi consiste la détresse morale et quel est son impact sur les pratiques, pour terminer avec des recommandations tirées des écrits sur des façons d'améliorer les conditions de pratique et de résoudre les problèmes éthiques qui engendrent ce que certains auteurs nomment le « stress de la conscience ».

Le contexte éthique de la pratique en sciences infirmières

Une enquête par groupes de discussion focalisée (n = 19) menée dans l'Ouest canadien en 2000 et 2001 auprès de 87 infirmières et infirmiers de milieux cliniques et communautaires visait à explorer la signification de l'éthique dans la pratique infirmière (Varcoe et coll., 2004). Les participants ont décrit l'éthique comme une manière d'être et un processus d'actualisation (*enactment*). Pour ces infirmières, agir moralement signifie agir dans un contexte où de multiples systèmes de valeurs s'affrontent. Comme caractéristique de la pratique infirmière, elles décrivent le travail au quotidien dans un contexte où elles tentent de maintenir leur identité, et nous ajoutons leur intégrité[2] comme agent moral, en faisant ce qu'elles croient être

1. Les pays scandinaves ont des systèmes de santé étatisés semblables au nôtre, contrairement aux États-Unis. Comme le contexte de pratique s'apparente au nôtre, les problèmes vécus par les infirmières scandinaves se rapprochent plus des problèmes éthiques liés à la pratique canadienne et québécoise.

2. L'identité fait référence à des valeurs professionnelles et personnelles. L'intégrité fait référence à une valeur morale à respecter. Quand on parle d'intégrité de la personne en éthique, il s'agit de la personne en tant qu'agent moral.

bien, selon leurs valeurs personnelles et professionnelles, alors que des forces contextuelles contraignent leur capacité de choix et d'action. La pratique infirmière est compromise par la structure hiérarchique institutionnalisée entre médecins et infirmières, mettant en péril, dans certains cas, le traitement adéquat des malades. De plus, aux yeux de ces professionnels de la santé, le rationnement des ressources et le corporatisme sont des facteurs qui font que certaines clientèles sont mal desservies, notamment en santé mentale, et qui entraînent des rotations fréquentes chez les infirmières gestionnaires, l'embauche de gestionnaires qui ne sont pas des infirmières et une augmentation de la charge de travail des gestionnaires, limitant les communications avec le personnel. La priorité accordée aux soins curatifs et à l'usage de la technologie, comme conséquence du rationnement des ressources, suscite des problèmes moraux, notamment dans la poursuite de soins jugés inutiles par les infirmières, qui ont l'impression de perdre leur temps et de gaspiller leurs réserves émotionnelles. Elles déplorent le fait d'avoir à travailler dans un domaine où les valeurs positivistes, c'est-à-dire la mesure, la science et la technologie, sont privilégiées aux dépens d'interventions qui ne sont pas quantifiables : une attention, un mot d'encouragement, la création de liens de confiance. Ce que l'on retient de cette enquête, c'est la difficulté pour les infirmières de promouvoir les buts et les moyens infirmiers dans un contexte fortement hiérarchisé où le temps, les espaces et les emplois sont limités, et où il est difficile d'agir à titre d'agent moral.

D'autres études canadiennes, effectuées notamment en Alberta, confirment que les conflits de valeurs à tous les niveaux décisionnels, les structures décisionnelles hiérarchisées, la limite des ressources et les impacts de ces facteurs sur la prestation des soins sont des sources d'enjeux éthiques majeurs. Des relations conflictuelles entre les membres de l'équipe de soins sont mises en évidence (Dawe, Verhoef, & Page, 2002 ; Oberle & Hughes, 2000 ; Oberle & Tenove, 2000). Certaines politiques hospitalières, telle l'obligation d'intervenir pour entreprendre une réanimation quand aucune ordonnance de non-réanimation ne figure au dossier, forcent les infirmières à agir à l'encontre du bien-être du patient (Storch, Rodney, Pauly, Brown, & Starzomski, 2002). Les ressources limitées et les problèmes inhérents au système de santé suscitent de nouveaux enjeux éthiques en compromettant la qualité des soins (Oberle & Tenove, 2000 ; Saint-Arnaud et coll., 2003). On note aussi des conflits avec les familles qui veulent poursuivre un traitement contre la volonté du patient, des médecins qui hésitent à interrompre un traitement à la demande du patient apte et des infirmières qui craignent les barrières légales en cas d'abstention ou d'arrêt de traitement moralement acceptable (Dawe et coll., 2002). Le soulagement de la souffrance, la préservation de la dignité humaine, la sécurité physique et psychologique des patients sont difficiles à assurer dans un tel environnement (Rodney et coll., 2002).

La limite des ressources humaines et financières dans un contexte où la pénurie d'infirmières, le manque de médecins de famille, de médecins et d'infirmières spécialisés dans certains domaines de pointe, le vieillissement de la population et le virage ambulatoire augmentent les problèmes d'éthique dans la pratique et rendent la tâche infirmière plus difficile. L'un des grands défis des infirmières-chefs consiste à mettre en place un environnement de travail qui favorise une pratique infirmière sécuritaire, compétente et éthique (Storch et coll., 2002). Les situations problématiques se concrétisent notamment dans la lourde responsabilité des gestionnaires de soins d'assigner les tâches, sans compromettre la qualité des soins dispensés. Les unités reçoivent un nombre de patients trop élevé pour le nombre de soignants ; les malades sont souvent âgés et gravement atteints. Certains types de soins nécessitent des infirmières expérimentées, par exemple les soins critiques, les soins d'urgence, et la dialyse rénale. Le manque d'infirmières expérimentées dans un service peut compromettre la qualité des soins[3]. Les infirmières-chefs doivent prendre des décisions qui comportent plus de risques d'erreurs pour les infirmières au chevet des malades et qui peuvent causer du tort aux patients. Ces décisions ne sont pas éthiques. Elles reposent sur le compromis (Varcoe et coll., 2004), mais il est difficile de faire autrement compte tenu des conditions qui prévalent.

Ces problèmes sont soulevés par plusieurs chercheurs dans l'Ouest canadien (Rodney et coll., 2002 ; Storch et coll., 2002 ; Varcoe et coll., 2004) et au Québec (Saint-Arnaud et coll., 2003). En fait, les infirmières-chefs doivent même demander aux infirmières de l'unité dont elles ont la responsabilité de faire des heures supplémentaires. Dans certains milieux, les infirmières n'ont pas le choix d'accepter ou de refuser ces heures supplémentaires ; elles sont devenues obligatoires. Au Canada, 91 % des infirmières autorisées ont fait des heures supplémentaires en 2002-2003. Au Québec, 87 % en ont fait durant la même période (Association des infirmières et infirmiers du Canada [AIIC], 2004). Les heures supplémentaires sont associées à plus d'absences pour cause de maladie ou d'accident (O'Brien-Pallas et coll., 2004), à plus d'erreurs de médication et à d'autres types d'erreurs (Rogers, Hwang, Scott, Aiken, & Dingues, 2004).

Par ailleurs, le suivi des soins constitue un autre problème. Les listes d'attente pour être admis dans un centre hospitalier de soins de longue durée ou dans un centre de réadaptation sont si longues que les malades demeurent dans les centres hospitaliers de soins de courte durée beaucoup plus longtemps que prévu, privant de soins des personnes qui attendent d'être hospitalisées. De plus, les personnes atteintes de maladies mentales, particulièrement les personnes âgées, ne reçoivent pas les services auxquels elles ont droit. En centre hospitalier de soins de longue durée, les bénéficiaires n'ont pas accès à des soins psychiatriques.

Les thèmes liés aux enjeux éthiques

Une étude longitudinale anglaise dont les résultats ont été publiés en 2002 (Nolan & Markert, 2002) a été menée auprès de 15 étudiantes infirmières en 1995 et en 1999 au moyen d'un questionnaire. Les principaux enjeux éthiques anticipés par les étudiantes en 1999 sont par ordre d'importance : l'allocation des ressources (93,3 %), l'euthanasie (60 %), l'arrêt de traitement (53,3 %), le consentement (40 %), l'avortement (20 %), la confidentialité (20 %), le soin des personnes âgées (13,3 %) et l'utilisation des techniques de maintien de la vie (6,7 %). Ces résultats proviennent d'un petit nombre de participantes (elles n'étaient plus que neuf en 1999). Durant la dernière année du baccalauréat en sciences infirmières à l'Université de Montréal,

3. À cause des retraites anticipées, les jeunes infirmières ont souvent des responsabilités trop lourdes, compte tenu de leur peu d'expérience. De plus, elles manquent de modèles sur place pour les sécuriser dans leurs interventions.

Goudreau et Saint-Arnaud ont demandé aux étudiants (*n* = 210) d'un cours donné en 2006-2007 de relater une situation éthiquement problématique vécue dans leur milieu de stage ou de travail, dans le but de préparer un séminaire de six heures réparties sur deux rencontres avec un professeur d'éthique. Ce travail était effectué sur une base volontaire sans être noté. Les étudiants n'avaient pas suivi de cours d'éthique comme tel, hormis certaines présentations ponctuelles sous forme de conférences. Cent dix-neuf étudiants ont répondu à la demande. Le taux de réponses révèle un intérêt marqué pour l'éthique, compte tenu qu'il n'y avait aucune obligation à faire ce travail. Deux narrations ont été éliminées parce qu'elles n'incluaient pas d'enjeux, de problèmes ou de dilemmes éthiques. Les narrations retenues (*n* = 117) ont montré un large spectre d'enjeux éthiques liés à la pratique dans les milieux hospitaliers, mais aussi, dans une moindre mesure, en santé communautaire et en santé publique. Une méthode d'analyse de contenu a été utilisée. D'abord, une première lecture a permis de repérer les grandes unités de sens des narrations ou des thèmes abordés qui posaient un problème éthique. Ensuite, une deuxième lecture a permis de repérer le thème principal de chacune des narrations parmi les thèmes retenus à la première étape. Pour dégager le thème principal, on s'est fondé sur l'évidence tirée du texte lui-même, telle que l'auteur l'a perçue et exprimée; en cas d'ambiguïté, c'est-à-dire lorsqu'une narration comprenait plus d'un thème important, on a retenu celui sans lequel les autres thèmes, enjeux ou problèmes n'existeraient pas. Enfin, les thèmes retenus ont été classés dans cinq grandes catégories en fonction des données empiriques recueillies: consentement, bien-être, confidentialité, justice et faute professionnelle. Le tableau 7.1 présente les résultats de cette étude.

Comme on peut le constater, les narrations présentaient un large éventail de situations éthiquement difficiles. Les enjeux éthiques liés aux soins directs en milieu hospitalier sont ceux qui sont le plus souvent cités par les étudiants[4]. Les enjeux éthiques liés au consentement aux soins sont ceux qui constituent majoritairement (52,13 %) le thème principal de l'ensemble des récits. Ces enjeux sont très variés. Ils concernent autant le patient apte que les proches, les infirmières et les autres membres de l'équipe de soins, le refus de traitement ou de soins autant que le non-respect des conditions d'un consentement libre et éclairé: information claire, complète et comprise, et absence de pressions, tant par les professionnels que par les proches. Les enjeux liés au bien-être, qu'il s'agisse d'un individu, d'une famille ou d'une communauté, arrivent en deuxième place et représentent 24,78 % des enjeux cités. À quelques exceptions près, ces enjeux concernent la fin de vie, notamment la poursuite indue de traitements curatifs, alors que des soins palliatifs seraient plus appropriés. La confidentialité, les problèmes liés à la justice, notamment ceux qui sont liés à la discrimination ou à la rareté des ressources, et les fautes professionnelles constituent 23,06 % des enjeux cités. Il est étonnant de constater que les enjeux éthiques soulevés dans les récits des étudiants concernent majoritairement le consentement aux soins, alors que dans les écrits, ce sont surtout les enjeux éthiques liés à la fin de vie qui sont le plus souvent cités. L'importance accordée aux dilemmes et

4. Le fait que l'étude ait été menée auprès d'étudiants influe sur les résultats observés. En effet, un certain nombre d'entre eux n'avaient pas de permis de pratique. Cependant, ils avaient tous fait des stages, et les lieux de stages (centre hospitalier ou communautaire) ont pu influer sur la nature des récits recueillis. Si Goudreau et Saint-Arnaud avaient questionné des infirmières gestionnaires, il est probable que les enjeux éthiques liés aux ressources limitées seraient ressortis en plus grand nombre, comme ce fut le cas dans l'enquête effectuée dans l'Ouest canadien (Storch et coll., 2002).

TABLEAU 7.1 **Les enjeux éthiques liés à des situations vécues dans la pratique infirmière***

Enjeux éthiques	*n* = 117	100 %
Consentement : demandes d'arrêt de traitement ou refus de traitement non respectés, refus de médicaments, refus d'hospitalisation ou d'hébergement, information inadéquate ou incomplète, pressions des familles pour des traitements considérés comme inappropriés chez des enfants prématurés ou lourdement handicapés et chez des patients très âgés, imposition de comportements préventifs par la santé publique, tests du VIH ou de l'hépatite C à l'insu de la personne, absence d'autorisation des parents d'enfants prépubères pour l'enseignement de la sexualité dans les écoles, refus d'une jeune de 13 ans de subir des prélèvements médico-légaux à la suite d'une agression sexuelle, refus d'évaluation de pertes cognitives, refus de traitement par le patient apte rejeté par l'infirmière, intervention du psychiatre pour obtenir un consentement pour une chirurgie lourde refusée par un patient apte et âgé, patient non informé d'un diagnostic terminal à la demande de la famille, divergences d'opinions chez les professionnels de la santé concernant l'aptitude d'une personne à consentir à une amputation, proches exigeant de faire tout ce qui est possible, absence de consultation de la famille, divergence entre l'infirmière et la famille concernant la réadaptation, divergence entre l'infirmière et le couple concernant le refus de contraception, absence d'information sur les soins donnés, intervention après une troisième tentative de suicide, refus de recevoir de l'enseignement, défense des intérêts des patients ou *advocacy*, parents non informés d'une extubation précoce, rôle de l'infirmière dans l'information à donner dans le cas de l'épidurale pour des femmes qui ont choisi un accouchement naturel, refus de traitement pour le sida, consentement substitué : le fils et la fille ne s'entendent pas sur la pertinence d'un arrêt de traitement, refus de diète par une personne de 92 ans en dialyse rénale.	61	52,13
Bien-être : acharnement thérapeutique ou interventions déraisonnables, absence de soins de confort en fin de vie, offres de traitements de pointe risqués chez des patients très âgés, des enfants ou de jeunes bébés qui ne survivront pas, famille causant du tort au patient (coups, pincements visant à « réveiller » un comateux), absence de soulagement de la douleur, demandes d'euthanasie, absence de suivi causant du tort (dans le cas d'une toxicomane), prescription médicale de contention pour une femme agressée par son conjoint, risque de tort aux autres : test de conduite pour une personne atteinte de pertes de mémoire, refus par une infirmière et un médecin d'isoler un patient atteint de *staphylococcus aureus* résistant à la méthicilline (SARM), intervention sans autorisation pour un enfant dont la vie est menacée par une allergie, avortement à 32 semaines pour raison de nanisme, bébé de quatre mois abusé physiquement et examen physique tardif, non-déclaration à la Direction de la protection de la jeunesse (DPJ).	29	24,78
Confidentialité : aires ouvertes dans le service des urgences, chambres à plusieurs lits, conversations dans l'ascenseur, transmission d'information sur des personnes atteintes du VIH aux préposés et aux autres professionnels, refus des clients atteints de MTS ou du sida d'informer leurs partenaires sexuels, réunion avec des personnes extérieures à l'équipe de soins pour discussion de cas, patients nommés par l'organe opéré ou par la bactérie qui les affecte, accès au dossier et au plan de soins dans la chambre, confidentialité des renseignements pour un jeune de 17 ans.	14	11,96
Justice : discrimination (envers une criminelle, un sidéen), équité dans l'accès aux soins, quarts de travail supplémentaires, traitements de chimiothérapie refusés par la pharmacie de l'hôpital en raison des coûts trop élevés, responsabilités trop lourdes confiées aux infirmières en externat, telle la responsabilité d'un département complet pendant l'heure des repas, conflits d'intérêts.	7	5,98
Faute professionnelle ou non-respect d'une règle institutionnelle : dénonciation de maltraitance, acte médical sans urgence de la part d'une infirmière, compresses oubliées lors d'une chirurgie, présentation d'une étudiante comme infirmière à la demande de sa supérieure, dénigrement de centres communautaires par les infirmières du milieu hospitalier, infirmières parlant entre elles une langue autre que le français ou l'anglais.	6	5,12

* Certains thèmes constituent le thème principal de plus d'une narration.
© Saint-Arnaud, J. (2008).

7

aux problèmes éthiques liés au consentement dans la perspective québécoise pourrait s'expliquer par l'obligation légale d'obtenir 1) le consentement de la personne apte à prendre part aux décisions de soins pour toute intervention de soins, incluant les tests et les examens ; 2) ou en cas d'inaptitude, le consentement du représentant légal ou d'un proche, si la personne n'est pas légalement représentée. Comme les professionnels de la santé se préoccupent au plus haut point de respecter les normes légales qui, dans le cas de la personne apte, sont appuyées par les chartes québécoise et canadienne des droits, les normes éthiques appuyées par la loi retiendraient plus l'attention. L'enseignement reçu pourrait être un autre facteur expliquant ces résultats, mais dans les cours que ces étudiants ont suivis, l'éthique est une discipline transversale qui n'est plus enseignée comme telle. Les cours en sciences infirmières qui mettent l'accent sur une approche centrée sur le patient, et sur le respect de ses choix et de ses valeurs peuvent toutefois avoir une influence sur la perception des situations éthiquement problématiques.

La plupart des récits comportent plusieurs enjeux éthiques. Il n'est pas rare que les enjeux liés au consentement concernent aussi le bien-être de la personne ou d'une communauté, et, moins fréquemment, la justice. Ainsi, les enjeux liés au bien-être du bénéficiaire soulèvent des questionnements éthiques concernant le sens de l'intervention, le respect des volontés de la personne, sa qualité de vie, le coût des traitements, le rôle des familles, la protection de la santé des populations et des communautés, le bien commun au regard des ressources investies et des personnes en attente de traitements. Pour étudier comment les résultats présentés dans le tableau précédent corroborent les écrits, nous allons nous centrer sur les enjeux éthiques liés aux traitements de fin de vie. Ils concernent généralement tous les enjeux que l'on peut trouver en éthique clinique, autant ceux qui sont liés au respect de l'autonomie, d'où découle l'obligation morale et légale du consentement libre et éclairé, que ceux qui sont liés au bien-être des malades et à la juste répartition des ressources.

Les enjeux éthiques liés à la pratique infirmière auprès des patients en fin de vie

Plusieurs indications provenant des résultats d'études canadiennes et des travaux d'étudiants de la Faculté des sciences infirmières de l'Université de Montréal et ayant trait aux soins de fin de vie sont confirmées par les résultats d'études effectuées dans les pays scandinaves, qui ont des systèmes de santé étatisés semblables au nôtre. Des études menées en Norvège ou en Finlande nous informent sur les problèmes éthiques liés au traitement de fin de vie auxquels se heurtent les infirmières. Deux études seront abordées plus en détail ici. Kuuppelomäki (2002) a mené une enquête par questionnaire sur les soins de fin de vie auprès de 328 infirmières réparties dans 32 communautés finlandaises. Les participantes ont noté la présence des problèmes d'éthique suivants dans les processus décisionnels liés aux soins de fin de vie :

- des décisions prises trop tardivement;
- des patients non conscients de la gravité de leur état;
- des familles et des infirmières mieux informées que les patients eux-mêmes;
- plusieurs investigations et autres procédures effectuées sur des personnes en fin de vie, souvent à la demande des familles.

Ces problèmes d'éthique existent aussi dans la pratique québécoise, notamment les décisions de fin de vie prises tardivement et le fait que des patients ne sont pas conscients de la gravité de leur état[5]. Par ailleurs, les narrations des étudiants en sciences infirmières illustrent le fait que des familles demandent aux équipes de taire des diagnostics et des pronostics sombres à un proche hospitalisé, et le fait que des traitements sont poursuivis indûment, causant aux patients des torts de nature iatrogène, c'est-à-dire liés aux traitements mêmes.

Bunch (2001) a effectué une observation et des entrevues auprès des médecins et des infirmières d'une unité de soins intensifs neurologiques pendant une période d'un an, en Norvège. Les résultats donnent des indications sur le drame intérieur des infirmières, qui manifestent extérieurement une attitude calme et professionnelle tout en gérant des problèmes éthiques et cliniques interactifs et complexes. Les six dilemmes éthiques que les participants ont identifiés concernent les situations suivantes:

1) les patients qui végètent et qui meurent après des semaines ou des mois de soins intensifs soulèvent les questions de la qualité de vie et du bien commun au regard des ressources disponibles; selon les infirmières, il serait contraire à l'éthique de ne pas traiter ces personnes quand le pronostic est incertain;
2) des complications inattendues, telle une atteinte organique inexpliquée après une chirurgie mineure ou une chirurgie coronarienne élective, amènent à se questionner sur la pertinence de poursuivre des traitements qui semblent plus dommageables que bénéfiques;
3) les soins donnés à des patients dont l'état est instable et qui finissent par mourir après plusieurs mois (par exemple, dans le cas d'un anévrisme de l'aorte) drainent les ressources émotives des familles et désillusionnent le personnel infirmier qui s'est attaché à ce patient, et qui doit se motiver pour conserver un optimisme et continuer à se battre;
4) des familles refusent un arrêt de traitement pour des patients atteints de cancer en phase terminale ou qui ont des atteintes organiques majeures, alors que des rencontres sont planifiées pour arriver à un consensus qui pourra prendre plusieurs semaines à se concrétiser;
5) des patients âgés se font offrir une chirurgie coronarienne, alors qu'ils ont des atteintes multisystémiques et qu'il n'y a aucune évidence qu'ils pourront récupérer;

>

5. Un patient s'exprime ainsi: « [...] je dois prendre un taxi pour me rendre à l'hôpital parce que le diabète a détruit ma vue. Il n'y a pas de possibilité de prendre des vacances. On me donne 19 médicaments à consommer par jour, ce qui est beaucoup trop. Depuis que je suis en dialyse, ma santé s'est améliorée, mais je trouve néanmoins le temps de traitement long et la fréquence trop grande [...] quand le traitement est fini, je suis fatigué. Le lendemain, c'est la même chose, je me sens "condamné à vivre avec la dialyse". » (Saint-Arnaud et coll., 2003, p. 21)

> 6) enfin, le dilemme le plus profond porte sur l'allocation des ressources en matière de personnel infirmier quand l'unité accueille 18 patients, alors qu'elle ne dispose de personnel infirmier que pour 6 à 8 patients et qu'elle manque de personnel expérimenté ; ce problème se répercute sur les soins aux patients, notamment sur les transferts effectués trop rapidement vers d'autres unités dans l'hôpital ou vers d'autres centres hospitaliers. (p. 63-65)

On peut affirmer sans crainte que les trois premiers dilemmes se posent dans toute unité de soins intensifs, le cours de la maladie grave et le moment de l'issue fatale n'étant pas toujours prévisibles. Quant aux autres dilemmes, on les trouve aussi dans plusieurs autres unités de soins. En effet, peu de personnes en fin de vie au Canada et au Québec ont fait connaître leurs volontés dans des directives anticipées, au moyen d'un mandat ou d'un testament biologique (Gagnon, 2007 ; Lavoie, Blondeau, & Godin, 1999 ; Singer, Choudhry, Armstrong, Meslin, & Lowy, 1995), et les proches vivent un grand stress quand ils ont à décider d'un arrêt de traitement qui peut entraîner la mort du patient (Caron, Griffith, & Arcand, 2005 ; Hiltunen, Medich, Chase, Peterson, & Forroy, 1999). Il n'est donc pas étonnant que des familles demandent la poursuite de traitements qui maintiennent la vie, même si ceux-ci font du tort à celui qui les reçoit (Hunka, 1993 ; Jecker, 1995 ; Truog, Brett, & Frader, 1992)[6].

Toutes ces situations problématiques dans lesquelles des conflits de valeurs sont en cause briment l'infirmière dans le contexte de structures décisionnelles hiérarchisées. Si l'infirmière pouvait toujours agir selon ses valeurs professionnelles, de tels conflits n'existeraient pas. Dans la situation actuelle de la pratique, les conflits sont exacerbés par les facteurs structurels et contextuels énumérés plus haut, et, malgré leur nombre, les infirmières ont plutôt tendance à s'adapter aux exigences des autres instances, qu'il s'agisse des familles, des médecins, des infirmières gestionnaires ou des instances administratives à tous les niveaux[7]. Cependant, elles en payent le prix personnellement et professionnellement. L'épuisement professionnel (Fowler, 1989b ; Sørlie , Jannson, & Norberg, 2003 ; Zastrow, 1984), le changement d'unité ou de secteur de travail (Corley, Minick, Elswick, & Jacobs, 2005 ; Hamric, 2000), le départ d'infirmières pour aller exercer leur profession dans d'autres pays, et l'abandon de la profession (AIIC, 2004) ont été associés aux difficultés inhérentes à la pratique infirmière au Canada et dans différents pays.

---

6. Des familles demandent ces interventions pour montrer que : 1) la perte d'un parent équivaut à la perte d'une partie de soi ; 2) le patient ne doit pas être abandonné ou dévalué d'aucune façon ; 3) le patient doit recevoir des attentions à cause de sa relation particulière avec sa famille. (Jecker, 1995)

7. Raines (2000) avait montré que les infirmières étaient prêtes à compromettre leurs valeurs au profit des règles hospitalières. Selon Tschudin (2006, p. 65), il y aurait des indications d'un renversement de cette tendance dans les récents écrits de la revue *Nursing Ethics*. Ces derniers indiqueraient la prise en main, par les infirmières, de leur vie professionnelle de manière plus vigoureuse qu'au cours de la dernière décennie.

Les enjeux éthiques et la détresse morale

Avant de définir le phénomène de détresse morale décrit par de nombreux auteurs, il est important de définir en quoi consiste le stress moral. Quelques articles en parlent, sans nécessairement distinguer clairement le stress moral de la détresse morale (Glasberg et coll., 2006; Juthberg, Eriksson, Norberg, & Sundin, 2007; Lützen, Cronqvist, Magnusson, & Andersson, 2003). Il y a eu un grand nombre d'écrits sur le stress depuis que Hans Selye (1950 a et b) a fait connaître le phénomène. Aucune définition du stress ne fait l'unanimité, mais deux éléments y sont toujours présents: un stimulus provenant d'une situation et une réponse de l'individu; ces deux éléments interagissent de manière complexe (Lützen et coll., 2003). Le stress peut être un stimulant pour l'action et provoquer un sentiment d'accomplissement, mais il peut aussi freiner l'action, et engendrer un sentiment d'impuissance et d'inadéquation, qui se traduira par de la négligence (Schulmeister, 1999)[8], une faible implication, un retrait (Corley et coll., 2005). Cette réponse négative au stress peut susciter de la détresse.

Les définitions de la détresse morale

Il existe plusieurs définitions de la détresse morale. Jameton (1984) met l'accent sur les contraintes institutionnelles qui empêchent l'infirmière d'agir selon sa conscience morale, et sur les sentiments de colère, de frustration et d'anxiété qui en résultent. On peut citer ici le cas d'une infirmière qui dénonce le fait que le médecin traitant a fait appel au psychiatre pour influencer la décision d'une personne âgée qui refuse une chirurgie risquée. On peut aussi citer le cas de l'infirmière-chef à l'unité des soins intensifs qui doit se résoudre à confier le soin d'une personne dont le cas est cliniquement très lourd à une jeune recrue. Wilkinson (1988) met l'accent sur l'état affectif négatif (*negative feeling state*) ou le déséquilibre psychologique d'une personne qui prend une décision morale, mais qui ne la met pas en application. Ce serait le cas de l'infirmière qui n'a rien fait pour plaider la cause d'une patiente lourdement atteinte qui refuse d'être réanimée, et dont le médecin traitant refuse d'inscrire au dossier une prescription de non-réanimation. L'infirmière n'ayant pas eu le courage de faire valoir les désirs de la dame a été consternée quand la patiente a été réanimée après un arrêt cardiaque. Une telle situation engendre des sentiments de frustration, de colère et de culpabilité. Synthétisant les définitions citées, Fry, Harvey, Hurley et Foley (2002) décrivent le phénomène de détresse morale comme:

> « un état affectif vécu quand une personne pose des jugements moraux sur une situation dans laquelle elle est impliquée, mais n'agit pas en fonction de ces jugements» [traduction libre] (p. 376).

Les auteures insistent sur le fait que la détresse morale survient chez quelqu'un qui a la responsabilité d'une action et qui se sent responsable des résultats de cette action.

8. Dans une étude de Schulmeister (1999), les erreurs ont été attribuées principalement aux facteurs suivants: manque de personnel (25 %), inexpérience (20 %) et stress (15 %).

TABLEAU 7.2 **Un questionnaire sur le stress de conscience : pourcentage et moyennes pour un échantillon de 444 employés en soins de santé**

Question	Score moyen	% de réponses pour chaque score, de 0 à 5						
		0	1	2	3	4	5	Manquant
1. a) À quelle fréquence manquez-vous de temps pour fournir au patient les soins dont il a besoin ?	2,89	4,7	14,2	13,5	29,5	27,9	8,8	1,4
b) Cela vous donne-t-il mauvaise conscience ?	2,88	9,0	12,8	14,6	21,2	30,0	11,0	1,4
2. a) Avez-vous déjà été forcé de donner des soins qui vous semblent inappropriés ?	1,61	19,8	34,7	17,6	18,0	7,0	1,4	1,6
b) Cela vous donne-t-il mauvaise conscience ?	2,50	22,3	11,7	11,3	18,0	22,7	12,4	1,6
3. a) Avez-vous déjà eu à gérer des demandes incompatibles dans votre travail ?	2,29	10,8	23,2	18,5	22,5	16,7	5,9	2,5
b) Cela vous donne-t-il mauvaise conscience ?	2,27	19,8	16,4	17,6	19,1	17,8	7,0	2,3
4. a) Avez-vous déjà vu des patients se faire insulter ou blesser ?	1,25	30,4	36,5	15,3	10,8	5,0	0,9	1,1
b) Cela vous donne-t-il mauvaise conscience ?	2,53	29,5	7,4	9,2	9,7	20,5	21,4	2,3
5. a) Avez-vous déjà évité des patients ou des membres de leur famille qui ont besoin d'aide ou de soutien ?	0,88	46,2	32,7	8,8	8,1	2,9	0,2	1,1
b) Cela vous donne-t-il mauvaise conscience ?	1,77	46,4	5,9	10,6	9,7	15,8	9,9	1,8
6. a) Est-il déjà arrivé que votre vie privée soit si exigeante que vous n'ayez pas assez d'énergie pour vous consacrer à votre travail comme vous l'aimeriez ?	0,86	48,0	30,9	10,6	5,9	2,9	0,7	1,1
b) Cela vous donne-t-il mauvaise conscience ?	1,16	56,1	13,7	8,3	7,4	8,1	4,7	1,6
7. a) Est-il déjà arrivé que votre travail en soins de santé soit si exigeant que vous n'ayez pas assez d'énergie pour vous consacrer à votre famille comme vous l'aimeriez ?	2,05	11,3	11,5	22,3	27,0	22,5	3,8	1,6
b) Cela vous donne-t-il mauvaise conscience ?	2,97	14,6	7,9	13,3	16,0	24,8	21,2	2,3
8. a) Avez-vous déjà senti que vous ne pouviez pas répondre aux attentes des autres dans votre travail ?	1,66	18,7	31,5	23,2	15,1	8,8	0,9	1,8
b) Cela vous donne-t-il mauvaise conscience ?	1,94	28,8	18,9	15,3	12,6	16,4	6,1	1,8
9. a) Vous arrive-t-il de modérer vos aspirations à fournir des soins de qualité ?	1,48	29,5	27,7	16,7	16,4	7,7	1,1	0,9
b) Cela vous donne-t-il mauvaise conscience ?	2,13	31,5	12,4	11,0	13,1	21,4	9,0	1,6

Source : Traduit de Glasberg et coll. (2006, p. 641).

Plusieurs instruments ont été créés pour mesurer la détresse morale. Citons l'Échelle de détresse morale (*Moral distress scale*) de Corley, Elswick, Gorman et Clor (2001), le Questionnaire d'évaluation de la détresse morale (*Moral distress assessment questionnaire*) de Hanna (2002) et l'Échelle de stress éthique (*Ethics stress scale*) de Raines (2002). Un des problèmes concernant la mesure de la détresse ou du stress moral est lié à la difficulté d'isoler la détresse morale des autres types de détresse ou de stress (Sporrong, Höglunda, & Arnetz, 2006). Le Questionnaire sur le stress de la conscience (*Stress of conscience questionnaire*) de Glasberg et ses collègues (2006) contourne le problème en présentant un énoncé portant sur la fréquence d'une situation comportant un enjeu éthique et un énoncé portant sur l'intensité de stress perçue dans cette situation (*voir le tableau 7.2*).

Dans l'ensemble, les niveaux de stress détectés sont moyens, et les événements les plus stressants, telles des demandes d'aide au suicide, sont peu fréquents (Glasberg et coll., 2006, p. 640). Corley (1995) a évalué des degrés de moyenne à forte intensité de détresse morale chez des infirmières de soins critiques. Il en est ressorti entre autres que des facteurs démographiques, tels l'âge, la formation et l'expérience, ne sont pas prédictifs d'une détresse morale plus intense ou plus importante. En revanche, une étude de Sporrong et ses collègues (2006) a montré que les plus jeunes répondants étaient plus stressés; les auteurs expliquent ce résultat par une plus grande expérience des plus expérimentés et par de meilleures connaissances en éthique. Une autre étude de Corley et ses collègues (2005) menée auprès de 106 infirmières des départements de médecine et de chirurgie de deux grands centres américains indique que l'élément combinant la plus haute fréquence et la plus forte intensité de stress est le travail dans des conditions non sécuritaires à cause d'un manque de personnel. Dans l'étude de Glasberg et de ses collègues (2006) menée en Suède, les éléments indiqués comme étant en moyenne les plus stressants par 444 professionnels de la santé sont : 1) le manque de temps pour dispenser des soins qui répondent aux besoins des patients ; 2) le travail qui empiète sur la vie familiale ; 3) le fait d'avoir à gérer des demandes incompatibles.

On peut répartir dans trois catégories les facteurs associés à la détresse morale provenant de différents types d'études et de publications : 1) l'environnement de travail ; 2) la relation de soin ; 3) les sentiments, les perceptions et les valeurs personnelles (*voir le tableau 7.3, p. 112*).

Trois conditions ont été identifiées pour expliquer le stress moral : la sensibilité morale des infirmières à la vulnérabilité du patient, l'expérience de facteurs externes les empêchant de faire ce qui est le mieux pour le patient et la conviction de n'avoir aucun contrôle sur la situation (Lützen et coll., 2003). Ces conditions ont trait à la relation de soin au chevet. Toutefois, on sait très bien que les infirmières au chevet ne sont pas les seules à éprouver de la détresse morale. On peut citer le problème éthique, décrit par Bunch (2001), pour une infirmière-chef en soins intensifs qui doit prendre des décisions mettant en péril la sécurité et le mieux-être du patient à cause d'un manque de personnel et d'un manque d'infirmières expérimentées. Par ailleurs, comme les infirmières au chevet ont moins de contrôle sur les décisions à prendre, les risques sont plus élevés d'en arriver à vivre une véritable détresse. Au sein d'un groupe de discussion focalisée dans le cadre d'une enquête sur la rareté des ressources en dialyse, la détresse morale de certaines infirmières était perceptible. Elles étaient psychologiquement et physiquement épuisées par la conciliation

TABLEAU 7.3 Des facteurs associés à la détresse morale

Type de facteurs	Facteurs liés au stress ou à la détresse morale selon différents auteurs
L'environnement de travail	Gestion inadéquate, bureaucratie, responsabilités infirmières non clarifiées (Fry et coll., 2002; Jameton, 1993) Personnel insuffisant, manque de personnel qualifié, manque de temps et tâche trop lourde (Austin, Bergum, & Goldberg, 2003; Corley et coll., 2005; Fagerström, 2006; Fonteyn, 2000; Glasberg et coll., 2006; Severinsson & Kamaker, 1997; Zuzelo, 2007) Structure légale et politiques institutionnelles inefficaces pour traiter des problèmes bioéthiques (McDaniel, 1998; Rushton & Brooks-Brunn, 1997) Relations avec les pairs, les gestionnaires, l'hôpital (Olson, 1998) Relations avec les médecins (Olson, 1998; Redman & Fry, 2000) Absence de coopération des infirmières (Fagerström, 2006) Absence de soutien de la part des administrateurs (McDaniel, 1998; Redman & Fry, 2000) Aide diminuée des superviseurs (Severinsson & Kamaker, 1997) Peu d'influence sur la définition de tâche (Severinsson & Kamaker, 1997) Peu de possibilités de développer des habiletés (Lützen et coll., 2003; Severinsson & Kamaker, 1997)
La relation de soin	Décisions de prolonger la vie, tests et traitements non nécessaires, décisions entraînant souffrance ou déshumanisation du patient (Cronqvist, Theorell, Burns, & Lützen, 2004; Fry et coll., 2002; Zuzelo, 2007) Relations avec les patients qui refusent des soins (Olson, 1998) Difficultés à assurer de bons soins, suscitées par des facteurs externes (Glasberg et coll., 2006; Lützen et coll., 2003) Sensibilité à la vulnérabilité du patient (Cronqvist et coll., 2004; Lützen et coll., 2003) Incapacité à atteindre les buts infirmiers, par exemple protéger le patient contre des torts éventuels (Austin et coll., 2003) Désapprobation de la décision de suivre les volontés de la famille dans le plan de soins, par exemple poursuivre des traitements de maintien des fonctions vitales chez un patient ayant un pronostic sombre (Zuzelo, 2007) Erreurs dans la médication et autres erreurs cliniques (Ludwick & Silva, 2003) Centration sur les soins physiques, planification, documentation et information insuffisantes pour les patients et pour leur famille (Fagerström, 2006) Besoins des patients mal reconnus (Fagerström, 2006)
Les sentiments, les perceptions des obligations et les valeurs personnelles	Sentiment d'absence de pouvoir et de contrôle sur la situation (Fagerström, 2006; Fry et coll., 2002; Hamric, 2000; Lützen et coll., 2003) Sentiment de responsabilité personnelle pour des enjeux moraux qui devraient être gérés sur le plan organisationnel (Lützen et coll., 2003) Sentiment d'inconfort, de vulnérabilité, besoin de support émotionnel (Cronqvist et coll., 2004) Crainte de faire des erreurs ou d'oublier quelque chose d'important (Fagerström, 2006) Prise de conscience des enjeux éthiques entraînant des demandes plus grandes pour l'équité et la justice (Glasberg et coll., 2006) Incapacité d'agir selon ses valeurs personnelles (Wilkinson, 1988) ou professionnelles (Austin et coll., 2003) Travail empiétant sur la vie privée (Glasberg et coll., 2006) Demandes conflictuelles (Glasberg et coll., 2006) Indications de la conscience non suivies pour pouvoir travailler avec les autres et indications de la conscience non suivies au profit du rôle professionnel (Juthberg et coll., 2007) Difficulté d'intégrer et de surmonter une situation problématique (*coping*) (Fagerström, 2006) Sentiment d'inadéquation, d'être une mauvaise infirmière (Fagerström, 2006)

de nombreuses valeurs : valeurs personnelles (vie familiale et conjugale compromises par les heures supplémentaires obligatoires ; santé personnelle, psychologique et physique menacée), valeurs professionnelles (bien-être physique et psychologique des patients plus nombreux et gravement atteints, augmentation du ratio infirmière/patients) et valeurs institutionnelles (respect des prescriptions médicales et des politiques institutionnelles). Sous le coup d'une détresse extrême, une infirmière demandait carrément de fermer l'unité de dialyse à de nouveaux patients.

La distinction entre détresse morale initiale et détresse morale réactive

Jameton (1993) distingue la détresse morale initiale de la détresse morale réactive, qui survient quand aucune action n'a été entreprise pour régler la situation qui a engendré la détresse morale initiale et que cette situation est récurrente. Fry et ses collègues (2002) reprennent cette distinction et la présentent sous la forme d'une figure élaborée à partir des données d'une enquête effectuée selon une approche narrative auprès de 10 infirmières de l'armée américaine (*voir la figure 7.1*).

Fry et ses collègues soulignent que le phénomène de détresse morale commence par un conflit de valeurs à propos des meilleurs intérêts du patient ou de la façon de lui prodiguer les meilleurs soins. Les infirmières évaluent la situation, leur capacité individuelle à porter un jugement et à agir, de même que la possibilité d'un impact négatif ou positif de l'action à entreprendre. Elles posent ensuite un jugement moral sur ce qui doit être fait pour le patient ou pour lui assurer des soins optimaux. Si elles ne perçoivent pas de barrières à entreprendre l'action qui

FIGURE 7.1 **Le processus associé à la détresse morale chez des infirmières de l'armée**

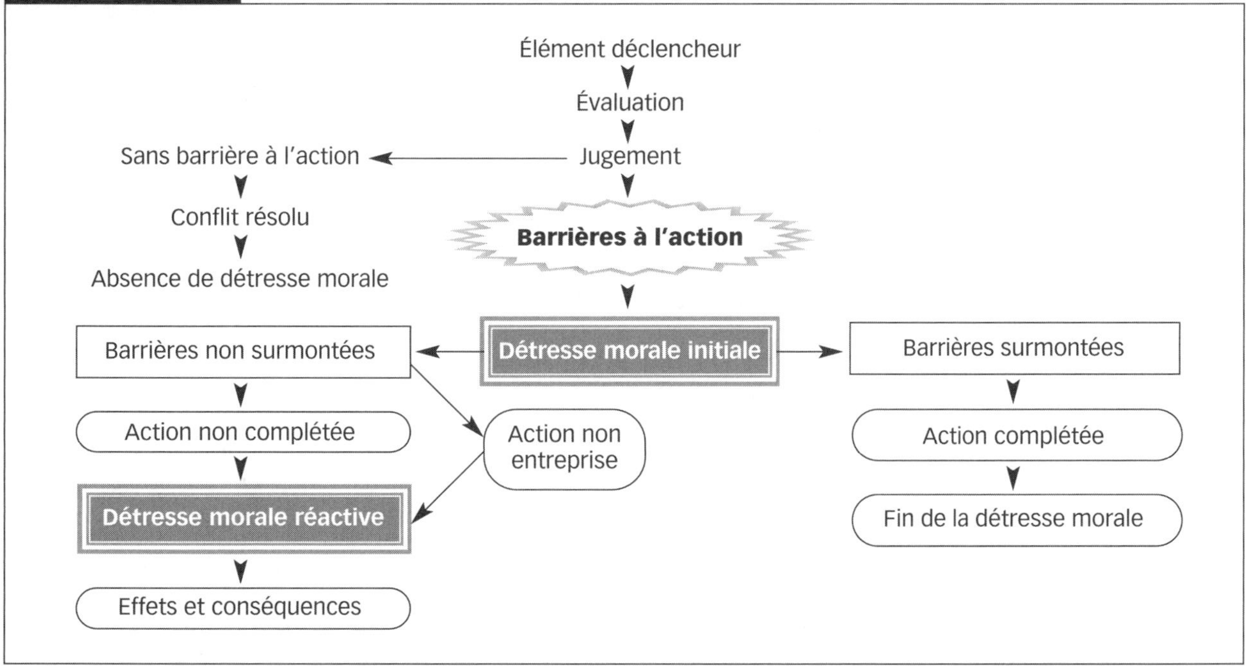

Source : Traduit de Fry, Harvey, Hurley et Foley (2002, p. 381).

résulte du jugement moral posé, le conflit de valeurs est résolu. Toutefois, si elles se heurtent à des barrières réelles ou perçues comme telles, elles éprouvent une détresse morale initiale. Elles tentent de trouver une solution, notamment en discutant avec leurs collègues et leurs supérieurs, ou en défendant vigoureusement le bien-être du patient ou le bien-être optimal. Si les barrières ne tombent pas et que l'action n'est pas entreprise ou n'est pas poursuivie, la détresse morale réactive survient. Cette détresse a des effets à court et à long terme sur les infirmières et sur leur pratique. Certains auteurs (Webster & Baylis, 2000) utilisent à ce propos l'expression « résidus éthiques ».

La détresse morale et l'atteinte à l'intégrité

Pour Laabs (2007), la détresse morale est liée à une atteinte à l'intégrité. Ce concept est ressorti d'une analyse par théorisation ancrée de 23 entrevues réalisées auprès d'infirmières praticiennes à partir de situations conflictuelles hypothétiques[9].

Une théorie, au sens de Glaser (1992), portant sur le maintien de l'intégrité morale dans le contexte d'un conflit éthique a émergé de l'analyse. Il s'agit d'un processus qui évolue dans le temps et qui comprend quatre étapes :

1) expérimenter une situation conflictuelle ;
2) tracer une ligne indiquant, d'un côté, ce que l'infirmière accepte de faire et, de l'autre, ce qu'elle refuse de faire dans les circonstances ;
3) trouver une façon de répondre aux besoins du patient en respectant les limites indiquées par la ligne tracée ;
4) évaluer l'action en fonction du maintien de l'intégrité. [Traduction libre] (Laabs, 2007, p. 799)

L'intégrité y est décrite comme un sentiment d'accord avec soi-même, de cohérence, de bien-être, sur les plans personnel et professionnel. Dans le langage des participantes, l'intégrité fait référence à la vertu, à l'engagement et à la réalisation d'un idéal. Si l'intégrité est préservée, aucune détresse ne se manifeste. En revanche, si l'intégrité est compromise, la détresse est ressentie à divers degrés. Si des actions sont entreprises pour soulager la détresse, notamment la réévaluation des décisions et des actions passées, et l'utilisation de diverses stratégies visant à reconstruire l'intégrité atteinte, alors la détresse disparaît, et les actions entreprises sont renforcées. Toutefois, si aucune action n'est entreprise, ou si les actions se soldent

9. En résumé, les trois situations sont les suivantes : la première concerne une dame qui souhaite passer une mammographie et qui demande à l'infirmière de mentir sur son état de santé pour que les assurances remboursent les frais ; la deuxième concerne un jeune homme diabétique et alcoolique qui ne respecte pas les directives de soins et que l'infirmière veut envoyer dans une autre clinique ; la troisième concerne un refus de rayons X et de médication, et une demande de consultation en homéopathie pour des douleurs persistantes à la poitrine. Ces situations sont liées au contexte du *managed care* états-unien. Elles ne se produisent pas comme telles dans un contexte canadien, où les soins médicaux sont étatisés, mais cela n'invalide pas la procédure décrite, qui est applicable à tout conflit d'ordre éthique qui implique le bien-être du patient. On pourrait penser à l'infirmière qui mentirait sur l'état de santé véritable d'un patient gravement atteint, pour favoriser son entrée dans une unité de soins palliatifs.

par un échec, alors la détresse s'accentue. L'infirmière éprouve alors un sentiment négatif envers elle-même et envers la profession. Si le contexte est renforcé, il peut en résulter un désengagement, l'évitement, voire l'abandon de la profession.

Comment reconnaître une détresse morale

Peu d'études portent sur cette question. Les premiers écrits (Jameton, 1984; Wilkinson, 1988) sur le sujet s'attachent surtout aux valeurs morales personnelles de l'infirmière. D'autres écrits (Glasberg et coll., 2006; Juthberg et coll., 2007) font référence à la conscience personnelle, qui indiquerait où « tracer la ligne » pour reprendre une expression de Laabs (2005). Pour Fry et ses collègues (2002), c'est la responsabilité au regard des résultats attendus d'une action et l'obligation de promouvoir le bien-être du patient qui font de la détresse une détresse morale. Comme l'écrivent Lützen et ses collègues (2003):

> « la pratique infirmière peut être considérée comme une entreprise morale parce que le bon soin (*good care*) est une valeur morale qui se reflète dans les politiques de soins de santé, aussi bien que dans la relation infirmière-patient» [traduction libre] (p. 315)

Ces auteurs font référence à une sensibilité morale pour désigner la capacité ou la vertu personnelle qui s'exerce dans le processus décisionnel éthique. Il s'agit d'une intuition ou d'une voix interne qui motive l'infirmière à agir dans l'intérêt du patient vulnérable et à tenir compte de l'impact des décisions prises pour le patient. Pour Laabs (2007), c'est l'atteinte à l'intégrité personnelle et professionnelle engendrée par la détresse morale qui la distingue d'une détresse d'un autre ordre. Les personnes qui ont participé à son étude font entre autres référence à un idéal qui ne peut s'incarner dans la pratique. La référence à un idéal rejoint ici les conceptions de Noddings (1984), et de Bishop et Scudder (2001). Enfin, Lützen et ses collègues (2003) expliquent la détresse morale par la prise de conscience par l'infirmière des principes éthiques en cause dans une situation problématique, alors que des facteurs externes l'empêchent de prendre la décision qui réduirait les conflits entre les exigences morales générées par les principes. Pour illustrer ceci, reprenons l'exemple de l'infirmière en hémodialyse:

EXEMPLE

L'infirmière en hémodialyse ne peut offrir les soins de qualité qu'elle devrait moralement dispenser à chacun de ses patients (bienfaisance), parce que le ratio infirmière/patients a augmenté à la suite d'un accroissement de la clientèle et parce que les cas dont elle s'occupe sont plus lourds. Elle doit faire des heures supplémentaires obligatoires (équité) à cause du manque d'infirmières dans son unité, mais en même temps, elle sait qu'elle pénalise sa famille et que, si elle avait le choix, elle refuserait de faire des heures supplémentaires. Elle craint de commettre des erreurs graves qui pourraient causer du tort à ses patients (non-malfaisance). La prise de conscience des obligations morales liées à l'application des principes d'équité, de bienfaisance et de non-malfaisance peut engendrer chez elle de la détresse morale, surtout si elle perçoit qu'elle n'a aucun contrôle sur la situation.

On trouve donc différentes conceptions de la morale et de l'éthique sous-jacentes à l'étude de la détresse morale. D'un point de vue sociologique, on peut faire référence à des conflits de valeurs, mais d'un point de vue éthique, on fera référence à l'intuition, à la vertu, à la conscience, au sens commun, ou encore à des normes ou principes qui relèvent d'une obligation morale. Dans tous les cas, comme le soulignent Fry et ses collègues (2002), une responsabilité morale est en cause. Ces références ne sont pas nécessairement nommées dans la pratique, mais elles le sont de plus en plus dans les écrits (Tschudin, 2006)[10].

Des recommandations tirées des écrits pour sortir de l'impasse du stress moral

Plusieurs écrits font des recommandations pour répondre aux problèmes éthiques vécus par les infirmières soignantes et par les infirmières gestionnaires. Certaines recommandations portent sur des interventions ponctuelles, d'autres sur des interventions d'envergure exigeant une modification en profondeur des pratiques institutionnelles. La communication entre les différentes instances semble primordiale. Plusieurs auteurs suggèrent d'aménager des lieux pour les échanges disciplinaires (Storch et coll., 2002) et interdisciplinaires (Oberle & Hughes, 2000), et de prendre le temps de discuter des enjeux éthiques (Oberle & Hughes, 2000; Varcoe et coll., 2004). Les infirmières souhaitent des réunions multidisciplinaires pour discuter des enjeux liés à la fin de vie (Dawe et coll., 2002). Zuzelo (2007) suggère une formation en éthique biomédicale pour les infirmières gestionnaires qui sont appelées à gérer des problèmes et des dilemmes éthiques, des rencontres (*rounds*) éthiques et une initiation à la consultation en comité d'éthique. Storch et ses collègues (2002) soulignent aussi l'implication des associations infirmières canadienne et provinciales dans la rédaction de documents et de lignes directrices pour favoriser la discussion sur les enjeux éthiques dans la pratique. Ces documents aident les infirmières à se connaître et à développer des habiletés éthiques.

Les comités d'éthique clinique

Le recours à un comité d'éthique clinique constitue aussi une des recommandations que l'on retrouve dans les écrits. On parle d'un comité d'éthique clinique qui fonctionne bien pour entretenir un « dialogue interdisciplinaire constructif sur les problèmes éthiques » [traduction libre] (Storch et coll., 2002, p. 13). Toutefois, en général, les infirmières font peu mention d'un recours au comité d'éthique clinique. Elles ignorent parfois son existence ou doutent que les problèmes qui les préoccupent soient bien reçus, et craignent de ne pas recevoir de soutien. Comme stratégie pour réduire la détresse morale, certains auteurs (Corley et coll., 2005; Storch et coll., 2002; Zuzelo, 2007) suggèrent des modifications importantes au

10. Selon Tschudin (2006, p. 67), si l'on compare les articles plus récents publiés dans la revue *Nursing Ethics*, c'est-à-dire les volumes 10 et 11 parus respectivement en 2003 et en 2004 avec ceux des volumes 1 et 2 publiés respectivement en 1994 et en 1995, on note que les auteurs mentionnent leur approche en éthique ou la théorie éthique à laquelle ils se rattachent.

mandat et au fonctionnement des comités d'éthique clinique : élargir et améliorer les activités, accroître la participation et l'accessibilité à ces comités. Plus particulièrement, ils suggèrent des rencontres éthiques (*ethics rounds*), des consultations d'anticipation quand des problèmes éthiques s'annoncent, des discussions sur l'impact du manque de personnel ou du personnel incompétent, des lignes directrices en éthique et une plus grande implication des infirmières dans les comités d'éthique clinique. Les infirmières ne veulent pas de comités d'éthique qui culpabilisent l'individu, mais des comités qui respectent leurs valeurs fondamentales et qui les aident à atteindre leurs buts, par exemple prodiguer des soins de qualité et répondre aux besoins des patients.

Outre ces interventions ponctuelles, un article de Miller (2006) éclaire les caractéristiques de la nouvelle infirmière et de l'infirmière expérimentée au regard de stratégies permettant de combattre le stress moral. On se souviendra des caractéristiques du stress moral de type réactif, celui de l'infirmière qui doit affronter des situations difficiles de manière récurrente sans intervenir pour changer les choses. Ici, nous tenons pour acquis que toute intervention permettant d'agir sur les facteurs de stress peut aider à le réduire. L'étude phénoménologique de Miller (2006) s'est déroulée auprès de 8 nouvelles infirmières comptant de un à cinq ans d'expérience, et de 16 infirmières expérimentées ayant un rôle administratif ou un diplôme universitaire. Cette étude permet de comparer la perception des deux groupes au regard des obstacles à la bonne pratique infirmière et des stratégies développées pour les surmonter[11].

La grande difficulté à laquelle se heurtent les nouvelles infirmières, c'est d'être « capables d'offrir le type de soins que le patient mérite » [traduction libre] (Miller, 2006, p. 482). Elles se sentent personnellement responsables quand elles ne peuvent finir leur tâche ou qu'elles donnent des soins de moindre qualité. Elles invoquent la pénurie d'infirmières, le manque de temps, des valeurs conflictuelles, un manque d'autonomie pour offrir des soins de qualité, des facteurs qui ont été évoqués dans les études portant sur la détresse morale. En tant que nouvelles infirmières, elles se concentrent sur l'apprentissage de la technique. Elles ont moins de temps pour tisser des liens interpersonnels et pour entreprendre des négociations. Elles choisissent généralement d'éviter le conflit plutôt que de chercher une collaboration avec les autres professionnels pour tenter de le régler. Elles perçoivent une incapacité à changer les choses. À leurs yeux, le professionnalisme constitue l'enjeu le plus important, mais il ne s'acquiert pas par l'enseignement ; il doit être modelé dans la pratique, d'où l'importance du mentorat. Plusieurs nouvelles infirmières ont eu des modèles importants dans leur vie (des parents) ou dans leur carrière (des professeures, des superviseures ou des infirmières chefs de file), qui leur ont transmis des modèles comportementaux favorisant le travail de qualité.

Les infirmières expérimentées citent les contraintes financières et les ressources limitées comme principaux obstacles aux soins de qualité. Elles sont plus confiantes dans leur rôle professionnel que les nouvelles infirmières, et sont plus en mesure de se centrer sur des changements et des buts à long terme. Au lieu de se culpabiliser ou d'éviter le conflit, elles y font face, elles combattent. Elles perçoivent des

11. La bonne pratique infirmière est celle qui est scientifiquement et techniquement efficace, d'une part, et moralement et socialement responsable, d'autre part (Miller, 2006, p. 471).

possibilités de changements et développent ensemble des stratégies pour surmonter les obstacles, par exemple former des équipes décisionnelles qui partagent les mêmes valeurs, établir une culture institutionnelle centrée sur la qualité des soins et le bien-être des patients, résoudre les conflits de valeurs (celles de la clinique et celles de l'organisation), établir des priorités, développer des mesures novatrices pour contrer l'adversité. Les infirmières exemplaires changent, s'adaptent, gèrent la détresse morale, se centrant sur les enjeux majeurs et habilitant les autres à prendre leur part de responsabilité dans les changements qui doivent survenir. Les infirmières expérimentées préparent la génération suivante.

Quel que soit le groupe en cause, les stratégies consistent à :

1) établir des priorités, par exemple l'infirmière soignante doit s'occuper des patients qui nécessitent des soins urgents, et les gestionnaires doivent régler les problèmes où les valeurs cliniques et les valeurs économiques sont conflictuelles ;
2) favoriser le travail d'équipe[12], resserrant ainsi les liens interpersonnels et, nous ajoutons, permettant un partage des responsabilités ;
3) se ressourcer (croyances, lectures, exercices physiques).

Dans l'étude de Miller (2006), il semble toutefois que les infirmières gestionnaires pourraient avoir embelli la réalité. Les résultats d'une enquête de Storch et ses collègues (2002) soulèvent des questions sur les interventions que font ou ne font pas les infirmières gestionnaires. Certaines personnes indiquent que les infirmières en position décisionnelle ont les mains liées et affirment même qu'elles n'ont pas plus de pouvoir que le personnel infirmier. On leur reproche un manque de courage moral pour exercer leur pouvoir. Elles offriraient occasionnellement un soutien à l'infirmière soignante en tant qu'agent moral, pour qu'elle puisse « s'engager dans un soin sécuritaire, compétent et éthique » [traduction libre] (Storch et coll., 2002, p. 11). Aux yeux de celles qui ont fait partie des groupes de discussion focalisée, les infirmières gestionnaires doivent être prêtes à identifier les enjeux éthiques et juridiques, « c'est-à-dire traduire la détresse morale que les infirmières expérimentent en nommant les véritables enjeux » (*loc. cit.*). Cette démarche nécessite du courage, parce qu'elles sont prises entre deux feux : elles doivent prendre la part des infirmières ou celle des gestionnaires. Si elles ne font rien, les infirmières les percevront comme des complices de l'administration ; si elles interviennent trop, elles risquent d'être exclues des comités et des processus décisionnels, ce qui irait à l'encontre de leur but. Elles doivent donc choisir minutieusement les enjeux dans lesquels elles interviendront et faire une réflexion personnelle sur les obstacles réels liés à la promotion des soins éthiques. Les auteures remarquent que le fait d'avoir participé aux groupes de discussion focalisée et d'avoir raconté leurs histoires a apporté aux infirmières gestionnaires une énergie nouvelle. Elles ont commencé à apporter des solutions et à réfléchir à des stratégies possibles pour résoudre les problèmes liés à la pratique, et même à réfléchir aux structures de pouvoir qui les contraignent. En fait, la communication semble la voie à privilégier tant pour les infirmières soignantes que pour les infirmières gestionnaires. « Discuter des enjeux,

12. Corley et ses collègues (2005) rattachent cela à un environnement de travail éthique.

clarifier les valeurs, apporter du soutien et devenir des mentors les unes pour les autres» [traduction libre], comme le suggéraient Oberle et Tenove (2000, p. 436), apparaissent comme des éléments essentiels à tous les niveaux décisionnels, mais encore faut-il que le milieu s'y prête.

Un environnement de travail éthique

Les nouvelles infirmières sont plus susceptibles de garder leur emploi si elles sont satisfaites de leur environnement, ce qui inclut l'interaction avec les collègues, des possibilités professionnelles et la reconnaissance des patients (Roberts, Jones, & Lynn, 2004). La capacité des infirmières à adopter une pratique éthique est indissociable du contexte de la pratique, qui peut créer un climat générant de la détresse morale (Storch et coll., 2002). Une diminution de la fréquence de la détresse morale a été observée là où les infirmières ont acquis un contrôle sur la situation et où l'environnement soutient la pratique éthique (Corley et coll., 2005).

Les infirmières souhaitent un meilleur appui de la part des infirmières gestionnaires pour régler les conflits interdisciplinaires et pour mettre en place des structures d'échanges. Les visites des infirmières gestionnaires dans les unités pendant les différents quarts de travail sont appréciées et créent un climat d'implication mutuelle entre les infirmières soignantes et les infirmières gestionnaires (Miller, 2006). Les pratiques organisationnelles qui appuient la discussion d'enjeux éthiques liés aux soins des patients contribuent à la perception d'un climat institutionnel éthique (Corley et coll., 2005). Les infirmières gestionnaires sont encouragées à animer des ateliers de travail ou des tables rondes pour discuter des enjeux et des problèmes éthiques, et pour favoriser la formation continue en éthique. Les infirmières soignantes cherchent du support chez les infirmières gestionnaires, ce qui suggère que ces dernières ont acquis une formation et des habiletés dans le traitement des dilemmes d'ordre éthique et juridique (Zuzelo, 2007).

Considérant que l'environnement de travail joue un rôle important dans la manière dont seront traités ou non ces problèmes, certaines auteures (Miller, 2006; Sellman, 2006; Storch et coll., 2002) recommandent aux gestionnaires de créer un environnement qui respecte les normes de pratique éthique. Certaines soulignent le besoin d'infirmières prêtes à assumer un leadership éthique dans des postes de gestion, car pour elles:

> « le rôle des infirmières chefs de file comme agents moraux implique d'être des leaders moraux dans le domaine des soins de santé et de la pratique infirmière» [traduction libre] (Storch et coll., 2002, p. 12).

Ces considérations rejoignent celles de Miller (2006): les infirmières chefs de file sont celles qui créent un environnement de travail positif, et qui incitent les autres à développer une grande motivation et à se fixer des buts à atteindre. Le chef de file en tant qu'agent de transformation se centre sur des buts communs et sur des valeurs liées à la finalité des soins, tels le bien-être et la justice, ou sur des valeurs telles la compassion, la gentillesse et la responsabilité. Ces valeurs sont transmises par le mentorat.

Sellman (2006), une auteure anglaise, insiste sur le besoin d'institutions dites vertueuses, c'est-à-dire des institutions qui favorisent la bonne pratique au lieu d'y faire obstacle, ce qu'elle associe à la pratique de la vertu. Elle s'inquiète de la possibilité que cela se réalise à une époque où l'on met l'accent sur la surveillance et où la Grande-Bretagne a instauré la pratique des audits pour regagner la confiance du public dans les établissements de santé. Elle souligne avec raison que la culture de l'audit mine la confiance entre les professionnels de la santé et les patients plutôt que de l'améliorer. Les audits sont perçus comme un manque de confiance envers les praticiens, ce qui va à l'encontre du but initialement visé.

Ces remarques sur la surveillance rigide rejoignent les propos des infirmières expérimentées consultées dans l'étude de Miller (2006), qui soulignent l'importance du soutien institutionnel flexible. C'est la flexibilité qui permet de développer des intérêts professionnels, tels des programmes de recherche et de développement. De plus, selon Benner citée par Miller, des règles de contrôle de la qualité des soins trop rigides empêchent d'intégrer les valeurs de base que les jeunes infirmières apportent à la profession. On sait que l'infirmière qui ne peut agir selon ses valeurs profondes et qui vise à prodiguer de bons soins peut aller jusqu'à remettre en question son engagement dans la profession. Selon nous, la pratique de la vertu est importante, mais ce n'est pas la seule base éthique qu'il faut promouvoir, car elle concourt à rendre les infirmières soignantes responsables des problèmes de notre système de santé. En fait, qu'on choisisse les audits comme en Grande-Bretagne ou des primes à l'excellence comme dans les hôpitaux québécois, il n'en demeure pas moins que des problèmes récurrents comme ceux des urgences, le manque de places dans les centres hospitaliers de soins de longue durée, la pénurie d'infirmières, les compressions budgétaires et bien d'autres problèmes encore constituent des enjeux qui doivent se régler par une concertation de tous les acteurs, incluant les gestionnaires, les politiciens et la population.

Conclusion

Dans ce chapitre, nous avons voulu examiner le point de vue infirmier sur l'éthique et le contexte de la pratique éthique. Les données empiriques provenant de milieux variés, tant au Canada qu'aux États-Unis et en Scandinavie, nous ont appris que les infirmières se soucient particulièrement de l'éthique, telle qu'elle est vécue au quotidien. Le contexte de la pratique se caractérise par des conflits de valeurs dans lesquels les infirmières « naviguent », pour reprendre l'expression de Rodney et ses collègues (2002), de manière à préserver leur identité comme infirmières et leur intégrité comme agents moraux. Les principaux enjeux éthiques rapportés par les étudiantes ou les jeunes infirmières se regroupent sous quatre thèmes : le consentement, le bien-être, l'équité et la déontologie. Ces thèmes variés ne sont pas différents de ceux que l'on trouve dans les écrits en éthique de la santé et particulièrement en éthique médicale. À ces thèmes se sont ajoutés des thèmes liés aux soins de fin de vie, tirés d'études scandinaves. Des études exposées de manière plus détaillée ont montré un large éventail d'enjeux liés au quotidien des répondants, notamment des infirmières en soins critiques. Nous avons aussi abordé les enjeux liés à la détresse morale éprouvée par des infirmières qui doivent surmonter des difficultés d'ordre moral liées notamment 1) aux ressources limitées, à la hiérarchie hospitalière, au manque d'appui des administrateurs ; 2) aux soins du patient, notamment aux décisions de soins que réprouve l'infirmière, à l'influence de la famille qui demande des soins inappropriés, à la difficulté d'offrir des soins de qualité ; 3) à la perception d'un écart entre l'idéal et la réalité de la pratique, à une plus grande conscience des exigences éthiques et à la tendance, au niveau du soin direct, à s'attribuer une trop large part de responsabilités au regard de problèmes et de dilemmes éthiques dont la solution relève de plusieurs instances décisionnelles et administratives. Enfin, des recommandations sont faites pour gérer le stress des infirmières lié aux problèmes et aux enjeux éthiques. Les infirmières nécessitent notamment des changements dans le mandat et le fonctionnement des comités d'éthique clinique, et des changements dans l'environnement de travail pour favoriser une pratique infirmière éthique.

CHAPITRE 8

La clarification des valeurs : un préalable à l'analyse des problèmes éthiques

Pourquoi s'intéresser à la clarification des valeurs en éthique de la santé ? En fait, comme nous l'avons vu dans le chapitre précédent, les enjeux éthiques sont liés à des conflits de valeurs, et de nombreux écrits en sciences infirmières font référence à la clarification des valeurs comme une étape dans la résolution des problèmes et des dilemmes éthiques. De plus, le renvoi aux valeurs individuelles pour juger de la décision à prendre ou de l'intervention à pratiquer devient un trait commun de notre époque et du postmodernisme, qui rejette tout recours à des valeurs extérieures à la conscience individuelle. Le respect des valeurs de tous laisse entendre que toutes les valeurs se valent et qu'il revient à l'individu de faire des choix sur la base de ses valeurs personnelles. Indépendamment de ce débat de fond, la clarification des valeurs est utile dans une démarche de connaissance de soi, et certains diront qu'elle est essentielle à l'infirmière qui entreprend une démarche de connaissance des valeurs du bénéficiaire[1], notamment au regard de sa perception de sa santé, des soins qu'il reçoit, des buts qu'il se fixe. De manière générale, la clarification des valeurs est un préalable à toute démarche de réflexion éthique.

Dans ce chapitre, nous examinerons l'approche de la clarification des valeurs, sa portée et ses limites. Pour cela, nous préciserons les origines et les caractéristiques de cette approche, nous définirons ce qu'est une valeur, et nous distinguerons les valeurs personnelles, les valeurs professionnelles et les valeurs institutionnelles. De plus, nous fournirons des outils facilitant la démarche de clarification des valeurs en éthique clinique, en santé communautaire et en santé publique. Puis, le problème des conflits de valeurs sera examiné. Enfin, les limites de la clarification des valeurs dans la résolution des problèmes et des dilemmes éthiques seront présentées.

Les origines et les caractéristiques d'une approche par clarification des valeurs

L'intervention thérapeutique et l'apprentissage selon Carl Rogers

Au milieu du XXe siècle, Carl Rogers a défini une théorie de la psychothérapie qui s'opposait à toutes les idées reçues, notamment à l'approche freudienne (Pagès, 1968). Il a développé sa théorie à partir de sa pratique et non à partir des théories qui prévalaient en psychothérapie à cette époque. Selon Rogers, il faut tenir compte de la personne globale, notamment de ses sentiments. Pour lui, les problèmes liés aux relations humaines proviennent de blocages affectifs qui doivent être surmontés, tant par le thérapeute que par le patient. Les facteurs qui opèrent dans la relation thérapeutique ne sont pas les connaissances acquises, mais plutôt des attitudes d'ouverture à l'autre, de transparence et de congruence, qui permettent au patient de se sentir à l'aise de parler de ses problèmes, sans être jugé.

1. Rappel : le terme *bénéficiaire* est employé pour désigner aussi bien une personne qu'une famille, un groupe d'individus ou une population.

Rogers en est arrivé à créer une théorie du développement humain reposant sur trois attitudes qui deviennent des conditions de réussite de la relation d'aide: congruence, acceptation inconditionnelle d'autrui et empathie. La congruence concerne «un accord de la conscience, de l'expérience et de la communication» (Rogers, 1968, p. 238). À ce sujet, l'auteur donne l'exemple d'un enfant qui a faim: il ressent la faim, il est mécontent et il traduit son sentiment par des cris. Il démontre une congruence entre ce qu'il ressent, ce qu'il montre et ce qu'il fait. Par contre, au cours d'une discussion, un homme en colère devient rouge, parle sur un ton furieux et pointe des personnes du doigt. Si quelqu'un lui dit «ne nous mettons pas en colère» et qu'il répond «mais je ne suis pas en colère», il y a une non-congruence entre son attitude, ses actes, et la conscience qu'il en a et qu'il communique verbalement. Si le thérapeute manifeste de l'agacement, il envoie un message contradictoire, qui crée de la confusion et qui rend l'autre personne moins confiante sans qu'elle sache pourquoi. Pour établir une relation thérapeutique positive, le thérapeute doit adopter une attitude et un langage cohérents, ce qui nécessite de la transparence. Cet accord avec lui-même module sa perception des choses et l'empêche de porter un jugement sur ce que sont les choses ou les êtres dans la réalité. Aucune personne ne fait jamais l'expérience directe des faits; elle ne perçoit que des phénomènes à travers ses sentiments et ses perceptions. La connaissance des choses ou des êtres est relative à la perception qu'elle en a. Si bien qu'on ne peut rien dire de la réalité des choses, ni porter de jugements de valeur sur les choses.

Par crainte de manifester ses sentiments, le thérapeute crée une distance qui fait que l'autre est considéré comme un objet et non un sujet. Il faut donc accepter d'être lié à autrui, d'éprouver de l'intérêt pour lui. Le thérapeute entre alors dans l'univers des sentiments d'autrui et de ses conceptions personnelles, «pour les voir sous le même angle que lui» (*ibid.*, p. 43). Ce faisant, il s'exempte de juger l'autre, d'où l'acceptation inconditionnelle d'autrui. Il s'exempte aussi de porter des jugements de valeur (c'est bien, c'est mal), qui ne devraient pas faire partie de la relation d'aide. Selon Rogers, moins la personne se sent jugée, plus elle prend conscience qu'elle est elle-même le lieu du jugement, qu'elle est celle qui détermine elle-même sa propre responsabilité:

> « Le sens et la valeur de son expérience dépendent uniquement d'elle et aucun jugement extérieur ne peut rien changer à cela.» (*Ibid.*, p. 44)

La relation thérapeutique se complète quand le thérapeute est capable d'empathie, c'est-à-dire lorsqu'il arrive à saisir les sentiments et les réactions de son client, et qu'il peut manifester et refléter cette compréhension. Comme le thérapeute accepte son client, il peut s'accepter lui-même et progresser dans son devenir. Dans ces conditions, le client peut se prendre en main lui-même, et le changement thérapeutique peut s'opérer.

Rogers a élaboré une théorie du développement personnel sous-jacente à ses pratiques. Cette théorie repose sur une conception de l'être humain comme processus en devenir. Le savoir provient de sa propre expérience. Ce savoir n'est pas statique; il est en changement tout comme l'environnement. Puisque les connaissances scientifiques seront dépassées dans quelques années, il faut miser sur les moyens d'apprentissage plutôt que sur le savoir comme tel. Celui qui a acquis une formation, c'est celui qui sait comment apprendre et comment s'adapter. L'individu dispose de ressources intérieures qui lui permettent de s'adapter au changement.

Cette philosophie de l'intervention thérapeutique et de l'apprentissage repose essentiellement sur l'individu, sur ses forces intérieures. Aucune balise, ni repère extérieur pour diriger le comportement, n'est reconnue.

Ce n'est pas un hasard si une telle philosophie et si les théories de la clarification des valeurs qui s'en sont inspirées sont apparues au milieu du siècle dernier[2], après les grandes dictatures qui imposaient par la force une hiérarchie des valeurs que ne partageaient pas nécessairement les individus qui y étaient soumis. C'est en grande partie pour se départir de l'endoctrinement que se sont développés le positivisme logique et philosophique, et des approches telle la clarification des valeurs en enseignement.

Les premières approches en clarification des valeurs[3]

À la même époque ou peu de temps après les écrits de Rogers, qui ont connu une grande popularité au-delà de la psychothérapie et de l'éducation, arrivent les premiers écrits sur la clarification des valeurs[4]. Les tenants de cette approche s'opposent à :

- l'inculcation de contenus sur lesquels il n'y a pas un consensus unanime ;
- une subjugation de l'individu par le groupe dans le domaine des valeurs. [Traduction libre] (Chazan, 1985, p. 46)

On insiste sur le fait que les valeurs sont d'ordre personnel. Elles ne doivent pas être incluses dans un programme d'enseignement. Les valeurs relèvent de la réflexion et d'un choix personnels à l'abri de toute influence extérieure : religion, institutions sociales et politiques, science, tradition.

La clarification des valeurs selon Raths, Harmin et Simon (1966), et telle que présentée par Chazan, consiste à :

- choisir librement entre différentes possibilités d'action, après avoir examiné les conséquences de chacune de ces possibilités ;
- être suffisamment heureux du choix effectué pour l'exposer aux autres ;
- agir selon le choix effectué et de manière répétée, tel un *pattern* de vie. [Traduction libre] (Chazan, 1985, p. 48)

On comprend que le choix doit être libre d'influence extérieure et qu'il repose sur les préférences individuelles. Cette approche a été critiquée principalement pour trois raisons : un individu ne peut pas être complètement dégagé d'influences extérieures, ne serait-ce que par son éducation ; n'ayant pas de repères extérieurs à

8

---

2. Les principaux ouvrages de Rogers sont parus entre 1942 et 1969 : *Counseling and psychotherapy* (1942), *Client centered therapy* (1951), *On becoming a person* (1961) et *Freedom to learn* (1969).
3. Cette partie s'inspire du chapitre 4 du livre de Chazan, *Contemporary approaches to moral education : Analysing alternative theories* (1985, p. 45-67).
4. Raths, Harmin et Simon dans *Value and teaching* (1966) et Kirschenbaum dans *Beyond values clarification* (1975) et *Clarifiying value clarification : Some theoritical issues* (1975).

lui (codes, principes ou lois), il aurait plus tendance à se fier à l'opinion de ses proches (famille ou amis) et donc à éviter de prendre une décision personnelle; les individus doivent faire des choix, mais la clarification des valeurs ne leur fournit pas d'outils (autres que la référence aux conséquences) pour faire leurs choix.

Kirschenbaum (1975) tentera de répondre à ces critiques en redéfinissant en cinq étapes, au lieu de trois, le processus de clarification des valeurs. Essentiellement, la première étape a trait à une réflexion critique et créative sur ses propres valeurs, et la deuxième à une prise de conscience de ses sentiments, à un accord avec soi-même et à une valorisation de soi. Les autres étapes comportent beaucoup de similitudes avec celles de Raths et de ses collègues (1966): la troisième est celle du choix librement consenti parmi différentes possibilités d'action, en considérant les conséquences et en établissant un plan d'action; la quatrième a trait à la communication, incluant l'habileté à envoyer des messages clairs, à la pratique de l'empathie (écouter et prendre l'autre comme cadre de référence), et à la résolution des conflits; la cinquième étape est celle de l'action répétée de manière cohérente et avec compétence.

Ce processus a pour but de satisfaire les besoins intérieurs d'une personne en vue d'une réalisation de soi. Il fait plus de place aux sentiments. L'individu qui maîtrise cette démarche a un plus grand contrôle sur ses actes. La moralité devient une affaire d'expression et de valorisation de soi. Rejetant tout ensemble de principes moraux parce qu'aucun de ces ensembles ne fait l'unanimité, et qu'il ne saurait y avoir une entente définitive et concluante sur aucun d'entre eux (Perelman & Olbrechts-Tyteca, 1952), les tenants de l'approche enseignent une méthode qui permet à chacun d'affirmer ses propres valeurs et de vivre en harmonie avec lui-même. Toutefois, d'un point de vue social, il en résulte que toutes les valeurs se valent et qu'aucune n'est supérieure à une autre au regard du bien-être individuel ou collectif. Plus rien ne nous permet de distinguer les valeurs morales des valeurs non morales puisque aucune balise extérieure n'est considérée comme valide. En fait, la démarche de clarification des valeurs favorise l'expression des préférences individuelles tout en refusant une hiérarchisation des valeurs extérieure à la conscience de chacun. Cependant, elle est importante pour la connaissance de soi et elle apparaît essentielle à la bonne pratique de soin.

La clarification des valeurs en sciences infirmières

Au XXe siècle, le domaine des sciences infirmières a suivi la même évolution vers le subjectivisme que les domaines de l'éducation et de la psychothérapie. Ainsi, certaines théories et approches en sciences infirmières ont été influencées par l'approche de Rogers. On pense à Watson (1985, p. 26-30), notamment à propos de la congruence et de l'empathie, à Uustal (1978, p. 2060), qui se réfère nommément à Rogers pour appuyer l'idée qu'une démarche de clarification des valeurs ne doit pas comporter de jugements moraux sur les valeurs en cause, et à Parse (1995), notamment dans la démarche de valorisation qu'elle décrit. La plupart des ouvrages en sciences infirmières mentionnent l'importance de la clarification des valeurs. Bandman et Bandman (1995, p. 78) reprennent les trois étapes de la clarification des valeurs selon Raths et ses collègues (1966), axant la démarche sur l'expression des préférences et des croyances personnelles, notamment ce que la personne aime ou n'aime pas sur la mort, la vie, l'amour, la famille, etc. « La clarification des valeurs rend explicites les priorités d'une personne. » [Traduction libre] (Bandman & Bandman, 1995, p. 78) Pour Uustal (1978), la clarification des valeurs personnelles est essentielle à une bonne pratique infirmière. Elle relie la manière dont les infirmières accomplissent leur travail à leur philosophie personnelle, qui repose sur une hiérarchisation des valeurs propre à chacune. L'infirmière qui n'a pas clarifié et articulé ses valeurs est souvent confinée à l'indécision, à la confusion et à l'incohérence, et elle « ne sera pas complètement efficace auprès des patients » [traduction libre] (Uustal, 1978, p. 2058). Pour Uustal, la valeur réfère à un ensemble de croyances et d'attitudes orientées vers l'action qui donne un sens à la vie. La clarification des valeurs concerne :

> « une théorie, un processus et un ensemble d'outils conçus pour aider chacun de nous à trouver nos propres réponses à un ensemble de questions et de domaines qui nous concernent dans notre vie » [traduction libre] (*ibid.*, p. 2060).

En établissant une cohérence entre la pensée et l'action, la clarification des valeurs permet à l'infirmière de prendre conscience de la manière dont ses sentiments, ses attitudes et ses valeurs interviennent dans ses réponses aux autres et influencent les soins donnés. Il n'y a pas d'ensemble de valeurs valide pour tous. Selon Allender et Spradley (2005, p. 92-104), la clarification des valeurs permet à l'infirmière d'évaluer le fondement de ses choix, et de vérifier s'ils proviennent d'une réflexion personnelle d'ordre rationnel ou s'ils sont le produit d'influences externes, voire d'un conditionnement culturel et social.

Les écrits portant sur l'éthique professionnelle insistent sur les valeurs personnelles des intervenants comme repères pour comprendre les comportements individuels. La clarification des valeurs est un processus par lequel une personne devient plus consciente des valeurs qui lui ont été inculquées, et qui proviennent de différentes sources et influences (Yeo & Moorhouse, 1996, p. 11-12). Cependant, Yeo et Moorhouse soulignent avec raison qu'il est possible qu'on ne soit pas conscient de la manière dont nos croyances et nos valeurs personnelles se manifestent dans nos vies, avant de les avoir comparées avec celles des autres. En éthique de la santé, le processus de clarification des valeurs s'exerce surtout dans des discussions de cas au cours desquelles l'infirmière peut identifier ses propres valeurs, évaluer différentes réponses à des situations particulières et reconnaître les valeurs autres que les siennes qui sont en jeu, notamment les valeurs professionnelles et organisationnelles (Keatings & Smith, 1995, p. 88).

La définition de la valeur

Il existe différentes théories philosophiques sur les valeurs et les jugements de valeur. Sans entrer dans les débats théoriques sur la question :

> « on peut appeler "valeurs" tout ce qui fait l'objet soit d'une attitude d'adhésion ou de refus, soit d'un jugement critique » (Jacques, 1989, p. 295).

Quand on fait référence à une démarche de clarification des valeurs relativement au fondement de la démarche éthique, il s'agit d'une réflexion sur les attitudes et sur les jugements individuels, mais aussi sur des attitudes et des jugements partagés par un groupe, par une profession, par une institution. De manière générale, les valeurs des individus et des groupes sont des référents conscients ou inconscients pour des comportements, des attitudes ou des interventions; elles sont présentes dans toute relation humaine, incluant la relation de soin, tant en intervention clinique qu'en intervention communautaire ou en gestion.

Les valeurs peuvent être décrites en fonction des caractéristiques suivantes:

- elles sont essentiellement des croyances, des habitudes liées aux attitudes et aux comportements dans la vie privée et dans la vie professionnelle;
- elles sont relativement stables dans le temps. Par exemple, les valeurs religieuses pour un individu, les valeurs culturelles pour un groupe d'individus, ou les valeurs professionnelles pour une pratique, une profession ou un métier;
- elles sont intimement liées à la vie ou à la pratique de l'individu ou du groupe;
- elles constituent des références finales relativement aux fins à atteindre ou des références instrumentales relativement aux moyens mis en œuvre pour atteindre les fins;
- elles font généralement partie d'un système hiérarchisé, la hiérarchisation rendant possible le choix parmi des comportements, des attitudes et des interventions;
- finalement, elles sont des indicateurs des préférences de l'individu ou du groupe.

Les valeurs personnelles

Les valeurs personnelles ne se limitent pas à des préférences; elles englobent aussi des croyances, des convictions, un idéal personnel, qui se manifestent dans des attitudes et des comportements. Ces valeurs sont le fruit de diverses influences de nature personnelle (dispositions, caractère, choix effectués) et sociale (éducation, culture, religion, etc.). Dans l'enquête de Nolan et Markert (2002, p. 248) déjà citée dans le chapitre précédent, les influences reconnues par toutes les étudiantes sur leur réflexion éthique étaient: les parents (14/14), l'éducation (14/14) et les amis (14/14); venaient ensuite les médias (13/14), la religion (12/14) et l'expérience clinique (9/14). Le fait de rendre les valeurs conscientes permet à chacun de faire le point sur les valeurs qu'il juge personnellement prioritaires. Cette démarche s'effectue dans l'introspection et la réflexion sur soi.

ENCADRÉ 8.1 L'autoportrait

Inscrivez votre nom au centre d'une feuille. Aux quatre coins, écrivez la réponse à ces quatre questions:

- Quelles sont les deux choses que vous aimeriez que vos collègues disent de vous?
- Quelle est la chose la plus importante que vous faites pour rendre vos relations infirmière-patient positives?
- Que faites-vous au quotidien qui indique que votre santé vous tient à cœur?
- Quelles sont les trois valeurs auxquelles vous croyez le plus fortement?

Autour de votre nom, inscrivez au moins six adjectifs qui vous décrivent le mieux selon vous.

Examinez de plus près vos réponses aux questions et la façon dont vous vous êtes décrite. Qu'avez-vous découvert sur vous-même? Y a-t-il eu des questions plus difficiles auxquelles répondre? Quelles sont les valeurs reflétées par vos réponses? Quelles questions supplémentaires poseriez-vous?

Source: Traduit de Uustal (1978, p. 2058).

Uustal (1978) a développé 10 stratégies pour permettre à l'infirmière de prendre conscience de ses valeurs personnelles et professionnelles, et de leur hiérarchisation dans la pratique. Nous en présentons quelques-unes ici (*voir les encadrés 8.1, 8.2 et 8.3*).

ENCADRÉ 8.2 Les choix prioritaires

Comment classeriez-vous ces choix par ordre de priorité ? N'oubliez pas qu'il n'y a pas un ordre meilleur qu'un autre. Faites appel à votre imagination et demandez-vous *pourquoi* vous ressentez cela. Discutez de vos sentiments avec une collègue et examinez ensemble les choix proposés. Quelles valeurs émergent des réponses à chacune de ces questions ?

Pour cet exercice, vous devez choisir entre diverses possibilités, affirmer votre choix, et l'expliquer. Cela fait partie intégrante du processus de valorisation. Ce processus vous aide à établir vos priorités et révèle que de nombreux enjeux méritent plus de considération que ce qu'on leur accorde souvent.

1. Dans votre équipe, quelle infirmière vous mettra le plus en colère ? L'infirmière qui…

[_____] … ne termine jamais ses tâches.
[_____] … aide rarement les autres membres de l'équipe.
[_____] … projette ses sentiments sur les patients.

2. Que préféreriez-vous comme scénario si vous aviez un problème de santé grave ?

[_____] Qu'on ne vous le dise pas.
[_____] Qu'on vous le dise directement.
[_____] L'apprendre accidentellement.

3. Qu'est-ce qui vous rend le plus heureuse dans votre travail ?

[_____] Les habiletés manuelles dans le soin d'un patient qui a des besoins complexes.
[_____] L'habileté à colliger des données et à établir un diagnostic infirmier.
[_____] L'habileté à communiquer facilement et adroitement avec les patients.

4. Qu'est-ce qui serait le plus difficile à faire pour vous ?

[_____] Écouter et conseiller une personne mourante.
[_____] Prendre soin d'un grand brûlé.
[_____] Travailler à plein temps à l'unité des soins intensifs.

Quelles autres questions de choix prioritaires pourriez-vous imaginer ?

Source : Traduit de Uustal (1978, p. 2059)[5].

5. Allender et Spradley (2005, p. 96) ont aussi publié cette stratégie en modifiant les deux dernières affirmations du point 4 de la manière suivante : « Conseiller une adolescente enceinte » et « Gérer une situation évidente d'enfant abusé ».

ENCADRÉ 8.3 Des dilemmes éthiques

Lisez le paragraphe et réfléchissez un moment seule afin de répondre aux questions et d'identifier vos valeurs en lien avec cette situation. Ensuite, discutez de vos idées avec une collègue en étant attentives aux similitudes et aux différences quant aux idées et aux valeurs qui ressortent. Prenez également le temps d'explorer d'autres dilemmes éthiques en imaginant une situation et en posant des questions pour l'éclairer. Cet exercice sera très profitable pour vous aider à évaluer vos actions et à identifier vos valeurs en rapport avec le dilemme.

«Une décision sans appel»

Un homme âgé est soigné à l'unité médicale depuis 10 jours. Il sera votre patient pour les quatre prochains jours. Le bilan diagnostique et les examens ont révélé qu'il souffre d'un cancer du larynx. La chirurgie préconisée dans son cas est déjà prévue à l'horaire. Le médecin a discuté du diagnostic et du pronostic avec le patient en votre présence. Les deux premiers jours, le patient se replie de plus en plus sur lui-même. Peu après, il demande à vous parler ainsi qu'au médecin. Il affirme qu'il ne veut pas subir de chirurgie, ni prendre de médicament. Il ajoute qu'il a «vécu une bonne vie» et qu'il aimerait que l'équipe médicale accepte son désir de mourir. Il demande à ne pas être alimenté par sonde, ni par intraveineuse. Il souhaite votre coopération et votre soutien.

1. Quelle serait votre réaction dans une telle situation?
2. Que signifie pour vous la phrase «mourir dans la dignité»?
3. Croyez-vous que le patient a le droit de refuser des traitements qui pourraient le maintenir en vie?
4. Quels soins infirmiers offririez-vous à cet homme, qui continue de refuser nourriture et liquide?
5. Quels conflits de valeurs cette situation suscite-t-elle chez vous?
6. En tant qu'infirmière, comment pouvez-vous respecter l'intégrité de la décision du patient quand elle se heurte à votre approche personnelle de la mort?
7. L'âge du patient influence-t-il votre acceptation de sa décision?

Source: Traduit de Uustal (1978, p. 2062).

Uustal (1978) insiste sur l'importance pour l'infirmière de prendre le temps de clarifier ses valeurs. Elle conseille d'effectuer les exercices individuellement ou en petits groupes, et, influencée en cela par Rogers, elle met l'accent sur une analyse sans jugement moral porté sur les attitudes, les croyances et les comportements.

C'est aussi dans ses rapports avec les autres au cours de sa vie personnelle, professionnelle et sociale, directement ou par l'intermédiaire de médias, que chacun prend conscience de ses valeurs personnelles. Les échanges et les actions avec les autres sont un lieu de confirmation, de confrontation ou de remise en question des valeurs personnelles. Idéalement, il devrait y avoir cohérence ou «congruence» pour employer un terme rogerien entre les valeurs, les attitudes et les comportements de l'individu dans ses différentes sphères d'activités. L'intégrité personnelle serait de cette nature. L'exercice suivant est effectué individuellement et discuté en groupe dans des cours d'éthique clinique, comme introduction aux problèmes d'éthique (*voir l'encadré 8.4*). Il vise, entre autres[6], à une prise de conscience des valeurs personnelles des infirmiers et des infirmières au sujet de dilemmes ou d'enjeux éthiques qui surviennent dans la pratique.

6. L'exercice peut aussi servir à faire la distinction entre des énoncés descriptifs (ex. : item 3) et des énoncés prescriptifs (ex. : item 1), et entre des énoncés de principe généralement partagés par tous (ex. : item 2) et des énoncés portant sur des interventions particulières qui font rarement l'unanimité (ex: item 8). Certains servent à évaluer la cohérence entre les réponses (ex. : items 1 et 5); d'autres à évaluer ses connaissances (ex. : item 20).

ENCADRÉ 8.4 Un exercice de clarification des valeurs personnelles (ECVP)

À gauche de chacun des énoncés, inscrivez le chiffre qui exprime le mieux votre position actuelle face à l'énoncé.

❶ Je suis entièrement d'accord avec l'énoncé
❷ Je suis d'accord mais avec des réserves.
❸ Je ne peux prendre position.
❹ Je suis en désaccord mais avec des réserves.
❺ Je suis complètement en désaccord avec l'énoncé.

1. [_____] Un patient doit toujours être réanimé quand c'est possible de le faire.
2. [_____] Les patients âgés doivent pouvoir mourir dans la dignité.
3. [_____] La technologie médicale a amélioré la qualité de vie.
4. [_____] Les enfants ne doivent pas être impliqués dans les décisions qui ont rapport à leur traitement.
5. [_____] Les traitements médicaux extraordinaires sont toujours indiqués.
6. [_____] Les familles et les proches doivent prendre les décisions à propos de la vie et de la mort d'un patient sans le consulter.
7. [_____] Les prisonniers doivent participer à des expériences scientifiques, afin de compenser le tort qu'ils ont causé à la société.
8. [_____] Les adultes qui ont un syndrome de Down devraient être stérilisés.
9. [_____] L'expérimentation thérapeutique sur les malades en phase terminale doit être encouragée.
10. [_____] Les traitements pour maintenir en vie doivent être maintenus même quand ils sont devenus inutiles.
11. [_____] Toute vie humaine a la même valeur et mérite les mêmes efforts thérapeutiques.
12. [_____] Je dois donner la respiration bouche-à-bouche à un sidatique si nécessaire.
13. [_____] Tous les patients sans distinction doivent être traités de façon humanitaire.
14. [_____] Je respecte la décision d'un patient qui refuse un médicament.
15. [_____] Les droits des patients priment sur le bien commun.
16. [_____] Les groupes les plus démunis sont ceux qui sont les plus susceptibles de contracter des maladies.
17. [_____] La personne qui est sous traitement à domicile n'a besoin que de bons soins médicaux.
18. [_____] Les bénéficiaires ont le droit de consulter leur dossier médical.
19. [_____] Les malades ont le droit de connaître la vérité sur leurs diagnostic et pronostic.
20. [_____] Ils ont le droit de refuser un traitement.
21. [_____] Un quadriplégique est justifié de vouloir mourir.
22. [_____] L'aide au suicide est défendue par la loi.
23. [_____] La société doit supporter le coût des interventions médicales de pointe comme les transplantations.
24. [_____] La confidentialité doit faire partie des principes éthiques de l'intervenant.
25. [_____] Quand la famille et le malade ne sont pas d'accord sur le traitement à entreprendre ou à cesser, l'avis du malade est prévalent.
26. [_____] Un malade mental doit être traité, qu'il soit d'accord ou non.

La démarche réflexive ou de réflexion sur soi qu'exige la clarification des valeurs rend la personne consciente de son propre système de valeurs, c'est-à-dire de l'ordre de priorité qu'elle a établi entre les valeurs qu'elle endosse et en fonction desquelles elle agit. Elle permet de mesurer et, éventuellement, de réduire l'écart entre les valeurs et les comportements. Cette démarche n'est jamais faite définitivement, puisque certains événements, certaines réflexions et certaines connaissances peuvent susciter de nouvelles prises de conscience et entraîner un remaniement des priorités ou une nouvelle hiérarchisation des valeurs personnelles. Chez Parse (1995, p. 37-39), la valeur est source de sens. Dans la démarche de valorisation (*valuing*) que cette auteure décrit, il s'agit de confirmer ou non ses croyances à la lumière d'une vision du monde personnelle. Les choix confirmés s'inscrivent dans le cadre de référence des valeurs ou dans le système de valeurs de chacun. Il s'agit d'une matrice de principes et d'idées qui guident la vie de chaque personne. Chacun construit sa réalité et une réalité commune en donnant un sens aux expériences multidimensionnelles qu'il partage avec les autres. Parse donne comme exemple un couple qui adopte un enfant. Cette démarche indique un désir de partager sa vie avec un enfant. Cette valeur a été choisie parmi d'autres valeurs et en fonction des expériences multidimensionnelles du couple. Le choix de cette valeur structure la famille et le couple tout en lui donnant un sens.

Il est parfois difficile de distinguer les valeurs personnelles des valeurs professionnelles, surtout s'il y a accord entre les deux systèmes de valeurs. Certaines infirmières sont influencées par des valeurs qui proviennent de leur culture, de leur religion. Il est important pour elles de reconnaître ces influences pour éviter qu'elles ne prennent le pas sur les valeurs professionnelles en cas de conflit entre les deux échelles de valeurs. Le fait d'identifier ses valeurs personnelles constitue pour l'infirmière un premier pas dans le processus décisionnel éthique (Fry & Johnstone, 2002, p. 9). Cependant, comme le système de valeurs de quelqu'un se construit durant toute sa vie, cette démarche ne se fait pas une fois pour toutes ; elle est sous-jacente à toute démarche éthique.

Après avoir pris conscience de ses propres valeurs, une deuxième étape importante pour l'infirmière concerne la compréhension des valeurs prioritaires des autres et les raisons qu'ils invoquent pour justifier leurs priorités dans le domaine de la santé. Quelle que soit la situation, la connaissance et le souci des valeurs des autres apparaissent comme des conditions essentielles de la pratique éthique (Yeo & Moorhouse, 1996, p. 13). Le souci des valeurs de l'autre est lié au respect que professionnels de la santé lui doivent. L'infirmière qui a clarifié ses valeurs personnelles et professionnelles est mieux en mesure d'évaluer l'écart entre ses valeurs et celles de son patient. Elle comprend ainsi l'importance de connaître les valeurs prioritaires du bénéficiaire, évite d'imposer ses propres valeurs si elles entrent en conflit avec les valeurs professionnelles et adapte son enseignement en conséquence.

Les valeurs professionnelles

Pour certains, les valeurs professionnelles sont le prolongement des valeurs personnelles (Yeo, 1996, p. 13). Il est évident qu'il doit y avoir une certaine concordance entre les valeurs personnelles et les valeurs professionnelles dans le choix d'une profession. Il ne serait pas congruent de choisir une profession sans en partager les valeurs. Cependant, les valeurs de la profession ne se fondent pas sur les préférences individuelles, puisque ces dernières sont subjectives et relatives, alors que les valeurs d'une profession sont définies dans et par la finalité, les buts et les moyens développés dans chacune des professions. La finalité de la pratique infirmière réside dans le bien-être du bénéficiaire (Bishop & Scudder, 2001 ; Saint-Arnaud, 2002), qu'il s'agisse d'un individu, d'un groupe, d'une collectivité ou d'une population. Cette finalité est partagée par les autres professionnels de la santé. Personne ne contestera le fait que cette finalité s'inscrit dans le champ de l'éthique et de la déontologie. Le bien-être du bénéficiaire devient une valeur morale quand il constitue un but et quand il y a une obligation de viser un tel but.

Quels sont donc les buts des professions de la santé au regard du bien-être de la personne ? Pour répondre à cette question, il est utile de se référer à une définition du soin. Reprenons celle qui a été énoncée au chapitre 1 :

> « Action visant à rétablir ou à maintenir un niveau d'intégrité, d'équilibre ou de santé affecté ou menacé par des facteurs internes ou externes, au moyen des connaissances, de l'expérience et des approches développées dans chacune des disciplines de la santé. » (Boitte & Saint-Arnaud, 2001, p. 2)

Selon cette définition, les buts généraux de l'intervention de soin sont la promotion et le rétablissement de la santé, la prévention de la maladie et le soulagement des maux. Ils représentent des valeurs, au même titre que la compétence, les connaissances et l'expérience, qui permettent d'offrir un soin de qualité. Plus précisément, les buts communs à toutes les professions de la santé énumérés au chapitre 1 réaffirment ou définissent d'autres valeurs : le bien-être et l'autonomie physique (rétablissement, amélioration et maintien d'une fonction compromise ; soulagement des symptômes, de même que de la douleur physique, psychologique et morale); la vie (sauvegarde ou prolongation de la vie); l'autonomie psychologique et morale (information, formation, et conseil aux individus, communautés, populations, sur leur condition de santé et les moyens préventifs appropriés).

8

Les buts énumérés représentent des valeurs qui ont été élevées au rang de valeurs professionnelles pour remplir la finalité qui consiste à viser au bien-être des patients. Ils sont particulièrement importants pour juger de la pertinence éthique de la poursuite d'un soin ou d'un traitement. Quand l'intervention est faite par routine, que la technique est utilisée pour elle-même, détachée de la finalité et des buts poursuivis, le patient devient un moyen d'exercice de la technique. C'est alors que survient le risque de déshumanisation de la personne. Les moyens infirmiers visant à assurer les buts poursuivis sont les suivants :

« ■ évaluer l'intégrité et les besoins du patient ;
- interpréter ses réponses physiologiques, psychiques, sociales et spirituelles relativement à sa propre expérience de santé ;
- évaluer l'influence de ses réponses sur ses capacités d'autosoin et sur l'atteinte de ses propres buts ;
- soutenir le patient dans ses choix autonomes (*advocacy*) ;

>

- évaluer les besoins et fournir la formation et le soutien aux aidants ;
- accompagner le patient et ses proches dans l'expérience de la perte et du deuil ;
- modifier les environnements interne et externe pour assurer un meilleur équilibre mental, physique, psychologique, socioculturel et spirituel. » (Saint-Arnaud, 2002, p. 4)

Ces buts et ces moyens définissent le sens de l'intervention. Quand l'intervention n'a plus de sens, c'est que l'on a perdu de vue les buts poursuivis et les valeurs qu'ils sous-tendent. Soit on ne prend pas les décisions qui s'imposent, et on laisse aller les choses : on refuse alors d'exercer son jugement clinique en se réfugiant dans la technique. Soit on adapte l'intervention aux besoins réels du bénéficiaire. Autrement dit, tous les buts ne peuvent pas toujours être atteints. Tous les maux ne se guérissent pas. Il y a des conditions chroniques et terminales pour lesquelles le rétablissement ou le maintien de la santé ne sont plus possibles. Il faut alors adapter son intervention de soin à la situation clinique qui prévaut. Par exemple, en fin de vie, il n'est plus possible de rétablir la santé, ni de prévenir une dégradation des fonctions compromises. La prévention persiste toujours pour éviter une aggravation, mais le but général visé concerne le soulagement de la douleur, de manière à préparer une mort sereine.

Les valeurs professionnelles résident dans les standards professionnels reconnus à une époque donnée, dans la compétence pour les appliquer, et dans les règles déontologiques qui les clarifient plus particulièrement au regard des professionnels concernés, des bénéficiaires et du public en général. Pour reconnaître aisément les valeurs professionnelles qui sont en jeu dans une situation donnée, plusieurs auteurs (Fry & Johnstone, 2002 ; Wendler, 1999) recommandent à l'infirmière soignante ou de pratique avancée de consulter son code de déontologie. La hiérarchisation des valeurs professionnelles par les intervenants peut aussi relever de l'adoption d'une théorie des soins ou d'une combinaison de plusieurs théories, concepts ou paradigmes qui représentent des valeurs jugées importantes pour le développement de la discipline. Les valeurs chères à une profession sont systématisées dans les théories des soins, dont le rôle est précisément de hiérarchiser des concepts particulièrement valorisés dans un tout rationnellement cohérent. Chez Watson (1985, p. 12), la formation à un système de valeurs humanistes et altruistes constitue le facteur premier et le plus fondamental pour la science du *caring*. Des valeurs humanistes et altruistes découlent d'autres valeurs, telles l'empathie, la congruence et la chaleur humaine non possessive.

Les valeurs institutionnelles

Aux systèmes de valeurs personnels et professionnels s'ajoutent les systèmes de valeurs institutionnels, qui se définissent en fonction de la mission et des buts de l'institution. Un hôpital pour enfants a une mission différente de celle d'un hôpital général ou d'un centre de soins prolongés. Cette mission influe sur les règlements institutionnels, notamment les règles d'admission, mais aussi sur la philosophie des soins qui y est développée. Cette philosophie peut être décrite dans des documents officiels, tels la charte ou le code d'éthique de l'hôpital, mais elle s'inscrit surtout dans les pratiques. Par exemple, la politique gouvernementale visant à faire des centres de soins prolongés des milieux de vie influe sur les pratiques dans ce type d'établissements en imposant des valeurs liées à une certaine liberté d'être et de faire pour les résidents. Dans certains établissements de santé, d'autres valeurs liées à la religion ou à la culture sont mises de l'avant, ce qui se reflète dans les pratiques. L'infirmière québécoise qui travaille à l'Hôpital chinois de Montréal devrait comprendre et parler le chinois, et connaître les rudiments de la culture chinoise. Ces attitudes et ces comportements témoignent d'un respect pour les valeurs d'autrui et deviennent un incontournable pour assurer des soins de qualité.

Il est important pour les bénéficiaires et pour les professionnels de la santé de connaître les valeurs d'une institution, afin de réorienter leurs choix s'il y a incohérence entre leurs valeurs personnelles et professionnelles, et les valeurs de cette institution. Par exemple, le soin des personnes plongées dans un coma végétatif persistant ne fait pas partie de la mission d'un centre de haute technologie. Les médecins transféreront ces personnes dans des centres de soins prolongés. Si les proches n'acceptent pas cette décision parce qu'ils veulent des interventions curatives, alors qu'elles seraient inefficaces d'un point de vue médical, la clarification de la mission de l'hôpital et des valeurs jugées prioritaires permettra d'expliquer la cohérence entre ces valeurs et certaines pratiques.

En fait, toute décision se rattache à des valeurs dont nous ne sommes pas toujours conscients. Nous agissons le plus souvent par habitude ou par routine, en conformité avec les valeurs du groupe ou avec la culture du milieu. Nous prenons conscience des valeurs sous-jacentes à nos actions et à nos comportements quand nos propres valeurs sont conflictuelles, ou quand elles se heurtent aux valeurs des autres professionnels ou des gestionnaires, ou encore à des normes et à des politiques gouvernementales. Quand notre action nous pose des problèmes de conscience, parce que nous appliquons la politique implicite ou explicite du groupe sans en partager les valeurs, alors se pose la question du fondement des règles et le problème éthique de l'action à entreprendre pour sortir de cette situation difficile. Quand se posent de tels choix, nous sommes en présence d'un conflit de valeurs qui devra être tranché en faveur d'un cours d'action. Dans cette perspective, ne pas agir, c'est choisir de poursuivre l'action en cours. Quand la décision est prise, il y a eu une hiérarchisation des valeurs qui étaient en conflit (Perelman & Olbrechts-Tyteca, 1952). Tant sur le plan personnel qu'institutionnel, la clarification des valeurs vise rationnellement à une cohérence entre les valeurs prioritaires et les pratiques. Ainsi, certaines valeurs partagées par les Canadiens sont exprimées dans la Loi canadienne sur la santé de 1984. Cette loi garantit l'accès à des traitements médicaux à tous les Canadiens, quels que soient leur statut social, leur revenu ou le lieu de dispensation des services. Elle se fonde sur des valeurs d'égalité, d'impartialité, et de bien-être individuel et collectif. Ces valeurs sont actuellement réaffirmées pour contrer la possibilité de faire une place au privé dans les systèmes de santé gérés par les provinces. Les codes, les lois, les règles institutionnelles s'appuient sur des valeurs qui peuvent faciliter ou freiner la mise en place de pratiques éthiques.

La clarification des valeurs dans les pratiques de santé

La clarification des valeurs dans l'intervention clinique

Différentes méthodes ont été développées dans l'intervention clinique pour mettre à jour les valeurs des parties en présence, notamment les valeurs du patient et celles des personnes impliquées dans les processus décisionnels. Dans cette section, nous mettons l'accent sur l'importance pour les soignants d'entreprendre une démarche pour comprendre les valeurs des patients relativement aux soins qu'ils reçoivent. Comme nous l'avons dit précédemment, la clarification des valeurs personnelles et professionnelles du soignant est un préalable à la démarche à entreprendre auprès des bénéficiaires.

Le récit

L'approche narrative constitue l'une des méthodes qui ont été développées pour repérer les valeurs du patient. Nous avons déjà abordé la question dans le chapitre 6. Pour de nombreux auteurs, tant en sciences infirmières (Benner, 1995 ; Parse, 1995 ; Watson, 1985) qu'en éthique des soins (Bishop & Scudder, 2001 ; Zaner, 1993), l'approche narrative est un outil précieux, plus approprié que l'utilisation d'un questionnaire, pour évaluer les valeurs du malade, ses buts, ses attentes relativement aux soins. Sous forme de récit, le bénéficiaire parle de son état de santé, de ses attentes, de ses buts, des personnes significatives pour lui. L'entretien se déroule avec l'infirmière soignante, et est complété au fur et à mesure que surviennent des modifications dans l'état de santé, un changement d'attitude, une offre de soins ou de traitements. Les récits peuvent être utilisés en recherche. Des entretiens non structurés ou semi-structurés sont enregistrés, transcrits et analysés selon des méthodes d'analyse de contenu telle la théorisation ancrée. Dans l'intervention clinique, l'infirmière résume les points saillants dans ses notes. Elle pourra les compléter au cours d'une intervention de soins et s'y référer au besoin.

Cette démarche paraît essentielle à l'exercice de l'*advocacy* tel qu'il est conçu dans le modèle décisionnel fondé sur les valeurs (Fry & Johnstone, 2002, p. 37). Selon cette interprétation de l'*advocacy*, l'infirmière aide le patient à discuter de ses besoins, de ses intérêts et de ses choix afin que les décisions de celui-ci soient cohérentes avec ses valeurs et son mode de vie. Cette démarche sera facilitée si l'infirmière a effectué une clarification de ses propres valeurs et si elle a pris conscience des valeurs de sa profession.

L'approche narrative peut aussi être utilisée auprès des proches, que ce soit en recherche ou en clinique. L'entretien qui prend la forme d'un récit est instructif quant aux valeurs de la personne qui doit participer à des décisions de soins et de traitements.

L'approche narrative en fin de vie

De manière plus ponctuelle, l'approche narrative peut être utilisée pour connaître les volontés des patients concernant les traitements de fin de vie. Kielstein et Sass (1993) ont développé une méthode basée sur une approche narrative pour évaluer les valeurs du patient et les inclure dans des directives anticipées. Cette approche a été développée pour les médecins, mais rien n'empêche les infirmières de l'utiliser.

Après une introduction incitant le patient à considérer sa propre vie dans la perspective d'un récit, les professionnels de la santé (le médecin ou l'infirmière) lui demandent de relater ses expériences liées à la souffrance et à la mort. Ensuite, on lui présente cinq cas ayant trait à la démence, à la maladie terminale, à de multiples atteintes comorbides, à la maladie chronique débilitante, à des blessures et à un traumatisme soudain. On demande au patient d'écrire la fin de l'histoire conformément à des choix qu'il ferait pour lui-même et de répondre à des questions. Les réponses obligent le patient à clarifier ses propres valeurs, et fournissent des indications qui seront utiles à l'équipe de soins et aux proches qui participeront aux décisions de fin de vie. Voici un de ces cas :

CAS

Monsieur B. a 79 ans et il dépend des autres. Il ne voit plus et n'entend plus très bien. Il semble avoir perdu tout intérêt dans la vie. Il est parfois confus et ne semble pas reconnaître les autres. Il éprouve de la douleur dans les jambes à cause d'un pauvre afflux sanguin attribuable au fait qu'il a été fumeur, et ne peut marcher que sur de courtes distances. Une chirurgie des vaisseaux sanguins pourrait améliorer sa mobilité et réduire la douleur, améliorant ainsi sa qualité de vie. Monsieur B. ne comprend pas la situation et ne peut exprimer ses préférences. Il n'a pas rédigé de directives anticipées. Deux de ses fils et le médecin favorisent la chirurgie, alors que le troisième fils s'y oppose.

1) Si vous étiez dans la situation de monsieur B., inapte à décider par vous-même, qui devrait décider pour vous : votre fils, votre fille, les deux, votre épouse ou votre ami, votre médecin ou quelqu'un d'autre ? Donnez les noms et les adresses.
2) Les médecins devraient-ils suivre les directives anticipées ? Avez-vous rédigé de telles directives ? Voulez-vous que vos commentaires sur ce formulaire servent de directives anticipées ?
3) Comment souhaitez-vous être traité ?
4) Récrivez l'histoire de la façon dont vous souhaiteriez qu'elle se termine. [Traduction libre] (Kielstein & Sass, 1993, p. 320)

Après avoir répondu aux questions et récrit les cinq histoires, le patient doit indiquer ses priorités actuelles et futures à partir d'une liste d'énoncés, tels que : « je veux vivre le plus longtemps possible », « je veux mourir à l'hôpital », « je veux que mes valeurs soient prioritaires dans le choix des traitements que je recevrai », etc. Les réponses se font à l'aide d'une échelle de Likert à cinq niveaux.

Ensuite, le médecin ou l'infirmière évalue et résume les valeurs du patient. D'autres histoires peuvent être utilisées pour tester les réponses aux premières histoires, et pour vérifier ainsi s'il y a une constance dans les réponses ou s'il persiste de l'indécision. Ce genre d'évaluation est très utile à l'infirmière, au médecin et aux proches, notamment lorsque le patient devient inapte. On sait que la loi remet aux familles le choix des soins et des traitements pour la personne inapte, et que les proches éprouvent un grand stress à prendre des décisions qui peuvent concourir à précipiter la mort d'un des leurs. C'est le cas d'une abstention ou d'un arrêt de traitement de maintien des fonctions vitales, ou encore d'un refus de traitement qui pourrait prolonger la vie mais qui comporte des risques importants. Cette approche permet de mieux répartir les responsabilités à cet égard, en recentrant la décision sur les désirs et les volontés du patient.

La clarification des valeurs en santé communautaire

Selon Allender et Spradley (2005, p. 102-103), les valeurs clés de la pratique infirmière en santé communautaire concernent l'autodétermination, le bien-être et l'équité. Le tableau 8.1 indique les valeurs sous-jacentes à chacune des valeurs clés.

TABLEAU 8.1 Les valeurs clés dans la pratique en santé communautaire

Valeur clé	Valeurs sous-jacentes
Autodétermination	• Respecter le choix des clients • Protéger la vie privée • Assurer le consentement libre et éclairé • Protéger les personnes ayant une capacité réduite d'autodétermination
Bien-être	• Réduire ou prévenir les torts et apporter des bénéfices aux populations cibles • Mesurer l'efficacité des services infirmiers • Évaluer les coûts des services par rapport aux bénéfices réels des clients
Équité	• Être équitable dans l'allocation générale des ressources de santé (enjeux de macroallocation) • Être équitable dans le choix des populations qui pourront bénéficier des biens et des services de santé (enjeux de microallocation)

Source des données: Allender & Spradley (2005, p. 102).

Comme le remarquent à juste titre les auteures, les décisions prises en fonction d'une seule de ces valeurs clés génèrent souvent des conflits avec les autres valeurs clés. Ainsi, en privilégiant le bien-être de la population, on peut aller à l'encontre de ce que veut cette population ou de ce qui serait équitable qu'elle reçoive. Allender et Spradley proposent de jumeler la clarification des valeurs à un processus décisionnel éthique pour arriver à maximiser le bien-être de la population cible tout en respectant ses préférences.

La clarification des valeurs en santé publique

Dans son livre *Éthique et santé publique: enjeux, valeurs et normativité* (2003), écrit en collaboration avec Jocelyne Saint-Arnaud, Raymond Massé insiste sur la clarification des valeurs implicites et explicites liées à l'intervention en santé publique.

Ce sont les finalités de l'intervention en santé publique, soit la protection des populations contre les maladies et la promotion de la santé, qui orientent le choix des valeurs phares et des valeurs secondaires associées à l'intervention. Ces valeurs garantissent l'éthicité de l'intervention. Elles jouent un rôle de justification axiologique.

Le « tableau 2 » de Massé (*voir le tableau 8.2*) constitue un outil de mise à jour des valeurs implicites et explicites liées à l'intervention planifiée. Cet outil comprend une série de questions qui permettent de repérer les valeurs en cause à différentes étapes de l'élaboration d'une intervention en santé publique : définition du problème, entification du niveau et du site d'intervention, identification des stratégies d'intervention, et enfin, définition des méthodes et des critères d'évaluation de l'intervention. Le « tableau 4 » (*voir le tableau 8.3*) présente sur trois colonnes les justifications ou les finalités principales de la promotion de la santé dont découlent les valeurs phares et les valeurs secondaires associées aux valeurs phares. La liste des justifications (première colonne) n'est pas exhaustive. Les valeurs citées sont relatives, et chacun est invité à s'approprier le canevas proposé. Les valeurs phares sont des guides pour l'action. Elles peuvent être justifiées par de grands principes issus des théories éthiques et

TABLEAU 8.2 **Tableau 2 : L'identification des valeurs sous-jacentes à l'élaboration d'une stratégie d'intervention en santé publique***

Étapes d'élaboration d'une intervention	Exemples de questions facilitant la mise au jour des valeurs implicites et explicites
Définition du problème	• **Quels critères implicites et explicites ont conduit à définir tel état, comportement ou attitude comme étant un « problème » de santé ?** • Quelles sont les normes sanitaires par rapport auxquelles il y a « écart » de la norme? • Qui sont les acteurs sociaux qui ont piloté le processus de définition des états de santé « normaux » (épidémiologistes, représentants de la communauté, autorités de santé publique, autorités politiques) ? Et qui sont ceux qui ont défini les écarts acceptables des normes ? • Les considérations épidémiologiques (ex. : prévalence, incidence, impacts sur le système de santé) expliquent-elles à elles seules la définition de ce problème ? • Quel est le rôle joué par les considérations politiques ou économiques dans l'identification des priorités d'intervention ? • Quelles sont les valeurs sous-jacentes à ces considérations ?
Identification du niveau où se situe le problème et où se situera l'intervention	• Quels sont les motifs qui justifient le choix d'une intervention au niveau de l'individu, de la communauté, des entreprises, des politiques et réglementations ? • Quelles sont les valeurs sous-jacentes à ces motifs ?
Identification des stratégies d'intervention	• Quels sont les coûts et les bénéfices associés à chaque stratégie d'intervention ? • Les coûts sociaux et culturels ont-ils fait partie de cette analyse ?
Définition des méthodes et critères d'évaluation	• Pourquoi avoir retenu telle méthode d'évaluation (évaluation d'impact, du processus, de la mise en œuvre) ou telle stratégie d'évaluation (sommative ou constructive, évaluation participative ou externe)? • Pourquoi avoir retenu tels critères d'évaluation (nature des indicateurs et variables intermédiaires qui estimeront les impacts)? • Qui définira et de quelles façons seront définis les seuils de succès de l'intervention ? • Quels sont les acteurs qui seront invités à participer à cette évaluation ?

* Le titre est de l'auteure.

Source : Massé (2003, p. 59).

TABLEAU 8.3 Tableau 4: Justifications, valeurs phares et valeurs sous-jacentes aux interventions de promotion de la santé

Justifications des interventions par la santé publique	Valeurs phares	Valeurs sociales secondaires contenues dans les interventions
Justification des finalités des interventions		
Promouvoir la vie en santé et le bien-être	Respect de la vie en santé, bienfaisance	Santé, bien-être, longévité, qualité de vie, plaisir, bonheur, confort
Œuvrer pour le bien des individus	Bienfaisance	Souci de l'autre, compassion, empathie, sollicitude, altruisme, responsabilité envers l'autre
Promotion du bien commun	Bien commun, bienfaisance	Liens sociaux, solidarité communautaire, stabilité sociale, respect du contrat social
Responsabilité de l'État envers le citoyen, devoir de protection de la population	Bienfaisance, responsabilité paternaliste	Responsabilité, protection des vulnérables
Correction des inégalités sociales face à la santé, répartition juste des ressources, répartition équitable des fardeaux et des bénéfices des interventions	Justice	Égalité, équité, partage, justice sociale
Justification des limites des interventions		
Responsabilisation du citoyen envers la collectivité	Solidarité, responsabilité, bien commun	Solidarité, partage, charité, convivialité, mutualité, amour du prochain, fraternité, engagement, respect de l'autorité légitime, conformité, discipline personnelle
Minimisation ou élimination des torts faits aux individus	Non-malfaisance	Précaution, prévenance, respect de l'autre, prudence
Respect du droit à l'autodétermination	Autonomie	Autonomie, autodétermination
Respect de la vie privée et du droit à la confidentialité	Autonomie, vie privée	Vie privée, confidentialité, indépendance
Maximisation de l'unité morale, souci d'efficience et d'efficacité dans l'utilisation des ressources collectives	Utilité	Efficacité, productivité
Ne pas prendre de risques inutiles ou mal calculés	Précaution	Clairvoyance, précaution, sécurité
Principe épistémologique		
S'assurer de la pertinence épidémiologique et du bien-fondé scientifique d'une intervention	Incertitude	Précaution, prudence, respect de l'expertise, scientisme

Source: Massé (2003, p. 116-117).

TABLEAU 8.4 **Tableau 7: Une grille d'identification des valeurs sous-jacentes à une intervention de santé publique***

<table>
<tr><th>Étapes d'élaboration d'une intervention</th><th>Valeurs explicites et implicites de l'intervention</th><th>Valeurs présentant un potentiel de conflit avec la population cible</th><th>Valeurs en conflit ou incohérentes d'une composante à l'autre de l'intervention</th></tr>
<tr><td>Définition du problème</td><td>Promotion de la santé et du bien-être ; protection contre la maladie</td><td>Protection contre les torts et les méfaits de la marginalité versus protection contre le virus ; conformité à la norme définissant une sexualité responsable versus tolérance face à la déviance</td><td rowspan="4">Globalement, au niveau du site du problème, on responsabilise l'individu (le partenaire sexuel) face à une sexualité sécuritaire, mais au niveau du site et de la stratégie d'intervention on déresponsabilise l'individu (cas index) qui adopte les mêmes pratiques non sécuritaires.

On responsabilise une sexualité non sécuritaire chez des indivudus non informés et on déresponsabilise une sexualité non sécuritaire chez des individus parfaitement informés de leur état d'infection.</td></tr>
<tr><td>Identification du site du problème et du site de la solution</td><td>Responsabilisation des individus, autodétermination, discipline personnelle</td><td>Responsabilisation des individus face à une sexualité sécuritaire versus devoir de non-malfaisance chez le cas index ; responsabilité citoyenne du cas index versus discipline personnelle de tous les partenaires potentiels</td></tr>
<tr><td>Identification de la stratégie d'intervention</td><td>Respect de la vie privée, autodétermination, confidentialité, ne pas faire de tort, protection du bien commun, compassion, empathie</td><td>Responsabilité citoyenne du cas index versus discipline personnelle des partenaires ; confidentialité versus droit à la santé ; autodétermination chez les cas index versus devoir de non-malfaisance</td></tr>
<tr><td>Définition des méthodes et des critères d'évaluation</td><td>Utilité, efficacité</td><td>Efficacité de la protection du cas index versus efficacité de la prévention de la diffusion du virus</td></tr>
</table>

* Le titre est de l'auteure.

Source : Massé (2003, p. 202).

constituent un « ethos québécois » qui peut faire l'objet d'arbitrage, si ces valeurs sont conflictuelles ou si elles heurtent les valeurs d'autres communautés culturelles. Enfin, en appliquant les questions du « tableau 2 » et en s'inspirant des valeurs phares exposées dans le « tableau 4 », le « tableau 7 » (*voir le tableau 8.4*) présente une grille d'identification des valeurs dans une intervention de santé publique qui concerne la notification des partenaires sexuels de personnes porteuses du VIH. Dans ce tableau, les valeurs implicites et explicites de l'intervention, les valeurs qui ont un potentiel de conflit avec la population cible et celles qui sont en conflit sont mises en évidence en fonction des étapes de l'intervention. L'intervention se justifie par la promotion de la santé et la protection de la population. Les valeurs phares en cause sont notamment la bienfaisance, l'équité, la responsabilité, la solidarité, appuyant l'intervention de la santé publique, alors que l'autonomie, la confidentialité et le respect de la vie privée présentent un potentiel de conflit. Ce dernier se concrétise quand des personnes porteuses refusent toute notification. La première démarche consiste à responsabiliser l'individu porteur au regard de la transmission possible du virus. Mais le refus de la part du porteur de transmettre lui-même l'information concernant sa condition de santé met en opposition le bien-être populationnel et les intérêts du porteur. Lors de l'évaluation de l'intervention, les autorités en santé publique qui utilisent un programme de notification volontaire auront à considérer les torts causés aux partenaires qui ne seront pas informés, alors qu'un programme de notification obligatoire aura à considérer les torts causés aux individus porteurs. Ce modèle de mise à jour des valeurs sous-jacentes est applicable à toute intervention de santé publique.

Les conflits de valeurs

Dans l'exemple d'intervention qui vient d'être présenté, les conflits de valeurs surviennent entre des valeurs individuelles et des valeurs populationnelles. Dans le contexte communautaire et en santé publique s'ajoute souvent le système de valeurs du groupe cible ou de la communauté qui bénéficie de l'intervention. Pour des raisons culturelles, économiques ou sociales, certaines communautés ont des habitudes de vie, alimentaires ou autres, qui favorisent l'éclosion d'affections, tels le diabète, l'hypertension ou le cancer du poumon. Les habitudes, les traditions et les valeurs de ces groupes entrent en conflit avec des interventions de santé publique ou des interventions communautaires visant à instaurer des habitudes de vie qui favorisent une meilleure santé. Par ailleurs, certaines communautés refusent les valeurs sous-jacentes à des pratiques, comme la transplantation d'organes, qui utilisent des techniques de pointe pour prolonger la vie de plusieurs personnes.

Certaines croyances, par exemple sur les critères de mort cérébrale chez les Japonais, heurtent les pratiques occidentales en matière de prélèvement d'organes (Saint-Arnaud, 1994a). Dans certaines communautés, la religion est un obstacle à l'arrêt d'un traitement de maintien des fonctions vitales qui n'apporte plus les bénéfices escomptés. Comme on ne peut présumer *a priori* que les individus partagent les valeurs de leur communauté, une démarche de clarification des valeurs avec le patient est toujours appropriée. Les choix éclairés des patients ont toujours priorité sur les valeurs de leur communauté.

Les infirmières travaillent dans un contexte où s'affrontent des systèmes de valeurs et des intérêts différents, notamment leur propre système de valeurs, ceux des autres intervenants et celui de leur organisation (Corley, Minick, Elswick, & Jacobs, 2005; Rodney et coll., 2002; Storch, Rodney, Pauly, Brown, & Starzomski, 2002; Varcoe et coll., 2004). Les résultats d'études présentés dans le chapitre précédent pullulent d'exemples, notamment en fin de vie, où des systèmes de valeurs s'affrontent. Les systèmes de valeurs personnels, professionnels et institutionnels peuvent s'opposer entre eux, mais ils peuvent aussi entrer en conflit avec les systèmes de valeurs de certaines communautés.

En situation de crise, l'infirmière peut se heurter à des valeurs qu'elle ne partage pas nécessairement, provenant des décisions ou des positions du patient, de sa famille, d'autres professionnels, de l'institution, voire du Centre de santé et des services sociaux (CSSS), du ministère de la Santé et des Services sociaux (MSSS) ou du ministère des Finances, et finalement du gouvernement. Les systèmes de valeurs peuvent entrer en conflit particulièrement en période de crise ou de réforme, ou simplement dans un contexte où les ressources sont limitées. Dans cette dernière situation, les intervenants peuvent s'abstenir ou être amenés à accomplir des actes qui vont non seulement à l'encontre de leurs convictions profondes (qui concernent évidemment leurs valeurs personnelles), mais aussi à l'encontre des buts professionnels établis et des normes de bonne pratique de soin. Une telle situation conduit certaines personnes à la détresse morale, à des stratégies d'évitement ou de désengagement, allant même jusqu'à l'abandon de la profession, comme nous l'avons vu dans le chapitre précédent.

Pour illustrer la possibilité de conflit de valeurs dans la pratique de l'infirmière soignante, nous décrirons une situation dans laquelle une infirmière-chef demande à une jeune infirmière de faire des heures supplémentaires :

EXEMPLE

Amélie est une jeune infirmière qui travaille à l'urgence d'un grand hôpital montréalais pour enfants depuis six mois. Elle est mariée depuis trois ans et mère d'une petite fille de deux ans. Son conjoint est gardien de nuit dans une entreprise. La grand-mère garde la fillette pendant qu'Amélie travaille. Depuis environ une semaine, les infirmières de soir doivent travailler plus parce que l'une d'entre elles est gravement malade. Elles sont donc huit au lieu de neuf. Le vendredi soir vers 21 heures, alors que la salle d'attente est bondée et que l'on peut compter jusqu'à sept heures d'attente, l'infirmière-chef prévient toutes les infirmières qu'il manquera deux infirmières pour le quart de nuit et qu'elles seront quatre au lieu de six, comme le stipule la politique de l'institution, si aucune d'entre elles ne vient à la rescousse. L'infirmière-chef demande donc des volontaires parmi les huit infirmières, mais aucune ne répond à son appel. Parmi elles, deux ont fait un quart de travail de 16 heures, deux ont fait des heures supplémentaires au cours des 10 derniers jours et deux doivent travailler le lendemain matin, soit le samedi, pour prêter main-forte à leurs collègues. L'infirmière-chef se tourne donc vers les deux infirmières restantes, dont Amélie.

Amélie réfléchit à la situation et tente de départager ses valeurs. Elle pense d'abord qu'elle déteste travailler la nuit. Elle pense ensuite à sa mère, qui est âgée et à qui elle devra demander de rester pour la nuit. Elle pense à la fatigue accumulée, à la nécessité pour elle de prendre du repos pour refaire le plein d'énergie, à sa crainte de commettre des erreurs si elle accepte de prolonger son quart de travail. Elle pense aussi à son conjoint, qui se plaindra de son absence, de sa perpétuelle fatigue et de ses sautes d'humeur. Elle pense à ses collègues qui ont besoin d'aide et aux jeunes patients qui ne recevront pas des soins adéquats s'il manque deux infirmières pour le quart de nuit. Enfin, elle pense à son code de déontologie, qui lui interdit d'abandonner ses patients à moins d'une raison grave (OIIQ, 2005, art. 43) et qui l'oblige à « prendre les mesures raisonnables pour assurer la continuité des soins et des traitements » (art. 44.3), mais qui dit aussi à l'infirmière de ne pas exercer sa profession « dans la mesure où son état de santé y fait obstacle », quand elle n'est pas en possession de tous ses moyens (art. 54).

Tous ces points correspondent à des valeurs importantes pour Amélie, mais qui entrent en conflit. Si elle accorde la priorité à sa santé et à sa vie familiale, elle répondra non à l'infirmière-chef et se sentira coupable d'avoir refusé. Elle aura l'impression de laisser tomber ses collègues et de ne pas se soucier du bien-être des enfants, qui lui tient pourtant beaucoup à cœur. Si elle accorde la priorité à la collaboration avec ses collègues, au bien-être des enfants et des parents qui attendent une consultation, >

> elle acceptera de rester, mais elle aura l'impression de ne pas remplir ses responsabilités familiales et conjugales. Enfin, son code de déontologie souligne des obligations morales et légales, qui ne l'aident pas à faire un choix puisque certaines règles l'encouragent à rester au travail tandis que d'autres l'incitent à protéger sa santé.

Cette situation implique des valeurs de différents ordres dans la décision à prendre. Amélie doit faire un choix parmi toutes ces valeurs pour prendre une décision et agir en conséquence. Son choix indiquera aux autres ses priorités. Par ailleurs, on comprend que ce problème illustre un conflit entre des valeurs économiques prônées par les gestionnaires, et des valeurs liées au bien-être des soignants et des patients prônées par les professionnels de la santé. « Faire plus avec moins », telle est la devise associée à la « rationalisation des ressources », selon les termes des gestionnaires, et au « rationnement des ressources », selon les termes des autres parties en cause. La plupart des conflits entre les membres des équipes de soins, et entre les équipes de soins et les patients et leur famille peuvent habituellement se régler par une meilleure communication (Oberle & Hughes, 2000; Oberle & Tenove, 2000), mais le problème du manque d'infirmières et d'infirmières spécialisées ne peut être réglé par l'infirmière-chef et les infirmières soignantes seules. Des politiques gouvernementales, institutionnelles et syndicales, de même que des éléments contextuels sont en cause. Toutes les instances concernées devraient être parties prenantes des décisions visant à régler un problème tel que le manque d'effectif infirmier.

Quoi qu'il en soit, la clarification des valeurs personnelles, professionnelles, institutionnelles et communautaires constitue l'étape préliminaire de toute démarche en éthique de la santé. Non seulement ce processus permet-il à chaque intervenant de prendre conscience de son échelle de valeurs personnelle, mais il permet aussi de distinguer, d'évaluer et d'articuler les valeurs personnelles et les valeurs professionnelles. En outre, il permet de mesurer, s'il y a lieu, l'écart entre les valeurs personnelles et professionnelles, et les valeurs institutionnelles ou communautaires potentiellement conflictuelles. En ce sens, la compréhension des systèmes de valeurs peut entraîner une meilleure compréhension et une meilleure collaboration entre professionnels, et entre professionnels et gestionnaires, et, dans une certaine mesure, prévenir certains conflits.

Les limites de la clarification des valeurs

La clarification des valeurs apparaît comme une étape préliminaire à la réflexion et à la pratique éthique parce qu'elle incite à la connaissance de soi et favorise une cohérence entre les valeurs personnelles et l'action individuelle. La démarche de clarification des valeurs peut être étendue à autrui et aux institutions qui régulent les agirs et les comportements. Pour celui qui entreprend une telle démarche, les heurts et les conflits possibles peuvent être mieux évalués, voire anticipés. Toutefois, la base épistémologique et philosophique de la démarche est incompatible avec une hiérarchisation des valeurs extérieure à la conscience individuelle, et pourtant nécessaire à la prise de décision et à l'action qui impliquent d'autres individus. La clarification des valeurs concernant des actions communes peut être effectuée en groupe, tel que proposé par Uustal en pratique clinique ou par Massé en santé publique. Il est clair que les échanges effectués en groupe et visant à la clarification de valeurs communes en vue d'une intervention réduisent l'arbitraire de la démarche individuelle. Cependant, dans les faits, les valeurs prônées par les membres d'un groupe ne se distinguent pas de leurs intérêts, ni des intérêts des instances qu'ils représentent. Le terme *stakeholder*[7], qui apparaît de plus en plus dans les écrits en éthique, exprime bien comment les conflits de valeurs mettent aussi en présence des intérêts différents qui peuvent converger ou diverger. Il arrive que l'intérêt des individus ou des groupes coïncident avec l'intérêt du malade en pratique clinique ou l'intérêt commun en santé publique, mais ce n'est pas toujours le cas. Pour que des décisions éthiques émergent de ces démarches individuelles ou collectives, elles devront répondre non seulement à des conditions liées au respect des finalités du soin, mais encore à des conditions liées au contenu et à la méthode décisionnels qui préciseront des repères méthodologiques et éthiques. Ces repères garantiront à la décision prise une plus grande objectivité que les préférences et intérêts des individus et des groupes en cause.

7. Groupe d'intérêts.

Conclusion

D'un point de vue historique, la clarification des valeurs est liée à une tendance subjectiviste en morale qui n'est pas étrangère à une résistance aux grandes dictatures qui ont marqué le siècle dernier en Occident. Mettant l'accent sur la clarification des valeurs personnelles en vue de décisions librement choisies, cette approche est compatible avec le relativisme des valeurs. La prise de conscience de ses propres valeurs incite à la cohérence entre ses valeurs, ses attitudes et ses actions. En sciences infirmières, Uustal a proposé des outils pour aider l'infirmière à faire une réflexion sur elle-même, de manière à prendre conscience de ses propres valeurs et à en témoigner dans sa pratique. Les valeurs personnelles sont mises à jour non seulement dans la réflexion et l'introspection, mais aussi dans la confrontation avec les valeurs personnelles et professionnelles des autres personnes impliquées dans des décisions. À la suite de Jacques, la valeur a été définie comme ce qui fait l'objet d'une attitude d'adhésion ou de refus, ou encore d'un jugement critique. Les caractéristiques des valeurs personnelles, professionnelles et institutionnelles ont été précisées, de même que leur potentiel conflictuel. Des méthodes de clarification des valeurs ont été proposées en intervention clinique et en santé publique. Les avantages de la clarification des valeurs ont trait à une plus grande cohérence entre les valeurs, les attitudes et les comportements individuels, et entre les valeurs, les normes et les pratiques institutionnelles. À cause des intérêts des individus et des groupes en présence, la clarification des valeurs est un processus insuffisant pour favoriser des prises de décisions éthiques dans la pratique. Pour arriver à des décisions et à des interventions éthiques dans les situations complexes, d'autres conditions de l'ordre de la méthode et du contenu devront être appliquées. Autrement dit, outre les finalités des interventions de santé, des repères méthodologiques et éthiques sont nécessaires pour encadrer les processus décisionnels portant sur la résolution des problèmes et des enjeux éthiques complexes.

CHAPITRE 9

Des repères pour la réflexion et pour la résolution des problèmes et des dilemmes éthiques dans la pratique

Dans les problèmes, les dilemmes et les conflits éthiques, il y a nécessairement des valeurs qui s'affrontent. La clarification des valeurs constitue donc une étape préliminaire à la démarche de résolution des problèmes d'éthique. Cependant, comme en principe toutes les valeurs ont une égale importance et que l'on doit s'abstenir de porter un jugement sur leur moralité, rien dans la démarche de clarification des valeurs ne peut nous servir de guide pour les hiérarchiser, et arriver ainsi à prendre une décision et des mesures pour mettre celle-ci en application. Comment alors passer des valeurs aux normes et principes qui pourraient nous servir de guides dans la réflexion et dans la résolution des problèmes et des dilemmes éthiques complexes ? Des conditions d'ordre formel ou procédural seront présentées sous l'égide d'une éthique de la discussion selon Habermas (1992) ; des conditions d'ordre substantiel ou de l'ordre du contenu seront ensuite exposées. Enfin, une condition de l'ordre de la volonté apparaît aussi essentielle. Chacune de ces conditions est nécessaire mais insuffisante à elle seule. Les trois réunies nous apparaissent comme des conditions à la fois nécessaires et suffisantes pour articuler les problèmes d'éthique, les analyser et les résoudre.

Dans ce chapitre, nous allons d'abord définir et préciser les différences entre enjeux, problèmes et dilemmes éthiques à l'aide d'une histoire de cas. Puis, à partir des trois conditions énumérées plus haut, nous allons préciser le fondement des repères qui nous serviront de guides pour l'analyse et pour la résolution des problèmes et des dilemmes éthiques. Ces repères sont les normes juridiques et déontologiques, les théories et les principes éthiques, qui s'articulent dans une approche par principes dont nous montrons l'originalité au regard de l'approche classique.

Les enjeux, les problèmes et les dilemmes éthiques

Les enjeux éthiques

Les enjeux éthiques naissent des conflits de valeurs dans tous les domaines de l'activité humaine. Dans le domaine de la santé, les conflits naissent invariablement de l'écart entre les valeurs scientifiques promues par les sciences de la santé et les valeurs liées à l'expérience vécue. Dans un chapitre très éclairant sur la dichotomie entre ces deux cultures, Habermas (1973, p. 75-96) montre comment elles appartiennent à deux mondes différents, l'un basé sur l'expérimentation scientifiquement contrôlée, l'autre sur l'expérience vécue individuellement et socialement. C'est la technique qui ouvre une brèche scientifique dans le monde social.

> « Les informations strictement scientifiques ne peuvent pénétrer dans le monde vécu social que par le biais de leur mise en valeur technique, c'est-à-dire en tant que savoir technologique : et là elles servent à développer notre pouvoir de disposer techniquement des choses. Elles ne se situent donc pas sur le même plan que la conception que les groupes sociaux se font d'eux-mêmes et qui oriente leur action. C'est pourquoi, pour le savoir pratique de ces derniers […], le contenu

d'informations qui est celui des sciences ne peut avoir de pertinence directe et immédiate; ces informations ne peuvent revêtir de signification que par le détour des conséquences pratiques du progrès technique.» (*Ibid.,* p. 78-79)

L'utilisation des techniques médicales de pointe est au cœur de cet affrontement entre le monde scientifique et le monde social vécu[1]. Un bon exemple de cet écart entre valeurs scientifiques et valeurs sociales réside dans le développement des critères de mort cérébrale, qui a permis par la suite le prélèvement d'organes. Ces critères ont été développés pour attester de la mort de personnes maintenues en vie par des techniques, notamment par l'usage du respirateur. Ils concernent des critères d'ordre neurologique qui confirment l'atteinte irréversible et structurelle du cortex et du tronc cérébral. Contrairement aux critères de mort traditionnellement reconnus, arrêt des battements du cœur et de la respiration qui peuvent être perçus par tous, la mort cérébrale demeure insoupçonnée pour toute personne qui n'a pas accès au diagnostic. Quand la personne est-elle décédée ? Rien dans son état ne permet de le déceler: son corps est chaud, elle respire, et son cœur bat grâce à des machines. La personne ne semble pas morte. Pour ceux qui sont étrangers au monde médical, il est difficile de reconnaître que la personne est décédée. Même pour les professionnels de la santé, une confusion subsiste quant au statut du donneur, à savoir s'il est réellement mort (Cloutier, 1994). Quand les valeurs culturelles et religieuses s'imposent davantage que les valeurs d'ordre scientifique, comme ce fut le cas au Japon, les critères de mort cérébrale sont rejetés, et la population refuse le prélèvement d'organes sur des personnes en état de mort cérébrale (Saint-Arnaud, 1994a)[2].

La pratique infirmière est à la jonction du monde scientifique et technique, et du monde social vécu. D'une part, l'infirmière possède les connaissances scientifiques et techniques nécessaires pour intervenir de manière professionnelle et adéquate; d'autre part, elle entretient des relations de soin qui imposent une reconnaissance des valeurs des bénéficiaires et de leur famille, ce qui n'est pas sans soulever des enjeux éthiques importants. Ainsi, dans la situation suivante, l'infirmière est au cœur du conflit que suscite l'utilisation des techniques de maintien de la vie et les valeurs liées au respect des volontés du bénéficiaire.

1. L'exemple des faits personnels, familiaux et sociaux tirés de la vie de Tracy Latimer (que nous examinons au chapitre 10), comparés aux faits liés à l'évaluation de sa condition de santé, et à la multitude d'interventions chirurgicales et médicales qu'elle a dû subir et qu'elle aurait encore à subir, montre combien le monde scientifique et le vécu social constituent deux mondes différents porteurs de valeurs distinctes. Dans ce cas, l'opposition des valeurs devient particulièrement flagrante lorsque Robert Latimer doit décider s'il accepte ou s'il refuse une nouvelle intervention qui, selon lui, augmentera la douleur de sa fille sans améliorer sa qualité de vie, et qu'il choisit de mettre fin aux jours de Tracy. L'acte de Robert Latimer a soulevé des enjeux légaux et sociaux. Les enjeux égaux ont été discutés jusqu'en Cour suprême; les enjeux sociaux ont été soulevés, tant par ceux qui ont jugé la peine trop sévère que par ceux qui l'ont jugée appropriée, voire trop libérale, au nom de la protection des personnes handicapées.
2. Pour une étude approfondie de cette question, lire aussi Saint-Arnaud (1994c).

CAS

Monsieur Dupuis est un professeur de 62 ans à la retraite. Il est célibataire et n'a pas de famille. Il est admis à l'hôpital pour des indigestions et une importante perte de poids. À l'examen clinique, on soupçonne la présence d'une masse abdominale importante pour laquelle une laparotomie est prescrite. Au moment de l'examen, le chirurgien confirme la présence d'une masse et de lésions cancéreuses, qu'il décide d'enlever sur le champ. Il a aussi pratiqué une gastrojéjunostomie.

L'infirmière Gisèle Tremblay est assignée aux soins de ce patient après l'intervention chirurgicale. Quand il sort de l'inconscience, elle lui explique la raison d'être des tubes et des machines. Quand le médecin le visite par la suite, il lui explique que la laparotomie a indiqué la présence d'une masse accompagnée de lésions cancéreuses, que le chirurgien a décidé d'enlever sur-le-champ compte tenu du facteur temps, qui joue un rôle important dans le développement de cette forme de cancer. Le médecin ne donne pas d'information sur les complications possibles, ni sur le pronostic après une telle intervention. En présence de l'infirmière, il demande à monsieur Dupuis s'il a des questions à poser. Ce dernier répond qu'il n'en a pas.

Par la suite, monsieur Dupuis dit à Gisèle Tremblay qu'il n'aurait jamais accepté l'intervention s'il avait su qu'il pouvait se retrouver dans un tel état. Il déclare qu'il préfère une vie courte et de meilleure qualité.

Quelques jours plus tard, des complications surviennent. Monsieur Dupuis développe des infections, et sa plaie se rouvre ; il fait plusieurs pneumothorax et il est maintenu sous respirateur de manière permanente. Il est réanimé à la suite d'un arrêt cardiaque, et on pratique une trachéotomie. Il développe une bradycardie, et son pouls tombe à zéro quand on aspire ses sécrétions. Après toutes ces complications, monsieur Dupuis demande l'arrêt des traitements, mais l'équipe doute de son aptitude à prendre cette décision parce qu'il a de nombreuses périodes d'inconscience et de confusion. Malgré les nombreuses interventions techniques, il meurt quelques semaines plus tard. (Cas rédigé par J. Saint-Arnaud sur la base de faits réels[3].)

Dans ce cas, l'infirmière reçoit les confidences de monsieur Dupuis. Or, on se demande de quelle façon elle y donne suite, puisque les interventions de type curatif se poursuivent, alors qu'on peut s'interroger sur leur pertinence, notamment en ce qui a trait à la réanimation, et en dépit du fait que monsieur Dupuis lui ait confié qu'il préférait une vie plus courte, mais de meilleure qualité (ce qui témoigne de ses valeurs). On conçoit facilement que l'infirmière participe des cultures scientifique et sociale. D'une part, elle appartient à une unité qui sauve des vies, tout en imposant de lourds fardeaux techniques ; d'autre part, elle développe des liens de *caring* avec ses patients, et, comme nous l'avons vu, le *caring* implique une considération de l'autre selon son propre point de vue. Cette situation rappelle les résultats d'études de Sørlie, Kihlgren et Kihlgren (2004), ou ceux de Varcoe et de ses collègues (2004), que nous avons présentés dans le chapitre 7. Comme les auteures le soulignent, l'infirmière travaille dans l'entre-deux, c'est-à-dire ici entre les médecins, qui prescrivent l'usage des techniques, et le patient, qui peut avoir d'autres visées.

Dans le cas présenté, les enjeux éthiques concernent l'utilisation des techniques dans un contexte de prolongation de la vie. Mais les enjeux éthiques suscités par l'usage de la technologie peuvent être étudiés sous différents aspects et

3. Les noms sont fictifs.

dans différents contextes. Ils sont étudiés d'un point de vue philosophique par Ellul dans *Le système technicien* (1977), par Hottois dans *Le signe et la technique* (1984), et par Miquel et Ménard dans *Les ruses de la technique* (1988). Ils sont étudiés d'un point de vue sociologique par Rocher dans *La bioéthique comme processus de régulation sociale* (1989), et par Guy Giroux et ses collègues dans *La pratique sociale de l'éthique* (1997). Ils sont étudiés d'un point de vue théologique par Dominique Jacquemin dans *Bioéthique, médecine et souffrance* (2002) et d'un point de vue éthique par Jocelyne Saint-Arnaud dans *Enjeux éthiques et technologies biomédicales* (1999). Ces ouvrages sont utiles pour comprendre le sens donné à la technique dans le contexte sociopolitique du XXe siècle. Ils apportent une synthèse des écrits sur la question. Les cas y sont présentés à titre d'exemples et non dans le but de solutionner des problèmes éthiques qui sont vécus ou qui se posent au quotidien, et qui nécessitent des décisions.

Les problèmes éthiques

Le problème d'éthique est différent de l'enjeu éthique. L'enjeu éthique est un objet d'étude, de recherche, de débats, alors que le problème d'éthique exige un examen en vue d'une décision. Il est donc plus spécifique que l'enjeu, et il est lié à une décision à prendre, et à une action à entreprendre ou à ne pas entreprendre. Dans le domaine de la santé, le problème d'éthique a trait au sens de l'intervention. Concrètement, les professionnels de la santé se posent des questions telles que: Est-ce approprié d'agir dans ce sens? Pourquoi suis-je ou sommes-nous en train de poser cette action? Une réanimation est-elle éthiquement acceptable compte tenu du fait que nous n'avons plus rien à offrir à cette dame? Devons-nous procéder à une demande d'hébergement pour cette personne qui vit seule chez elle et qui refuse toute aide extérieure? Devons-nous diminuer les visites à ce bénéficiaire qui est très peu accueillant et qui refuse de suivre les directives de soins? À quel type de patients vais-je donner priorité si je n'arrive pas à répondre aux besoins de tous les malades dont j'ai la responsabilité? Est-ce que je dois aller de l'avant pour que les droits de ce patient apte soient respectés, alors que sa famille s'insurge pour que les traitements soient poursuivis? Dois-je dénoncer une collègue qui a violenté un bénéficiaire? Toutes ces interrogations questionnent le sens de l'intervention. Elles suscitent des enjeux éthiques qui devront être débattus. Mais le but dernier n'est pas le débat pour lui-même, mais plutôt la meilleure décision à prendre dans les circonstances. Au bout du compte, je pourrais choisir de ne pas agir, mais cette décision serait prise après analyse du problème, et non par négligence, routine ou laisser-faire.

Le questionnement éthique remet en cause le sens de l'intervention. Si l'on revient au cas de monsieur Dupuis se pose la question du sens des interventions curatives pour quelqu'un qui est en train de mourir et sur qui on s'acharne. L'infirmière qui doit participer à des interventions qui vont à l'encontre des valeurs de sa profession, ou qui ne peut appliquer les valeurs de la profession à cause de contraintes interprofessionnelles ou économiques, se sent frustrée; elle peut ressentir de la colère, voire de la détresse morale (Corley, Minick, Elswick, & Jacobs, 2005; Jameton, 1993; Lützen, Cronqvist, Magnusson, & Andersson, 2003; Rodney, 1988). C'est une indication de la présence d'un problème éthique. Pensons aux sentiments qu'éprouve Gisèle Tremblay si elle participe à une réanimation, alors que son intervention doit viser au bien-être du patient en répondant adéquatement à ses besoins, et en tenant compte du fait que ce dernier lui a confié qu'il préférait une vie plus courte et de meilleure qualité. Les buts professionnels de l'infirmière sont ceux que nous avons énumérés dans le chapitre 8. Nous avons précisé que la profession infirmière s'inscrit d'ores et déjà dans une visée éthique, parce que sa finalité première est le bien-être du bénéficiaire et que la pratique infirmière compétente s'inscrit dans cette visée. En cela, nous appuyons Bishop et Scudder (2001), pour qui le comportement éthique s'exprime dans l'intervention infirmière compétente. En cela, s'exprime aussi le jugement professionnel porteur de valeurs qui ne doivent pas être niées au profit des valeurs du bénéficiaire. Dans l'ordre des faits, le jugement professionnel est déjà présent quoique perfectible quand l'infirmière entre en relation avec son patient. Il ne s'agit pas non plus de nier les valeurs des patients. Mais il nous semble que l'infirmière a trop souvent tendance à mettre de côté les valeurs de sa profession pour faire place à celles du bénéficiaire et de sa famille. Le Code de déontologie des infirmières[4] stipule que les valeurs du patient doivent être prises en compte et non qu'elles doivent supplanter les valeurs infirmières. Rien n'est dit sur les valeurs de la famille. Pourtant, des familles s'ingèrent dans les soins en modifiant l'ajustement des solutés, en exigeant des soins jugés inappropriés par l'infirmière, ou en décidant pour un patient apte de ce qui est nécessaire ou utile pour lui sur le plan sanitaire. Autrefois, il existait un paternalisme éclairé qui présentait ses défauts, mais aujourd'hui, peut-être à cause des exigences du Code civil et des droits promus par les chartes (sujet que nous abordons dans le chapitre 10), de la formation en sciences infirmières, ou de l'intégration du patient et de sa famille dans les soins, il semble que nous soyons entrés dans une ère où prévaut une attitude inverse, dans laquelle les demandes et les préférences du patient et de sa famille deviennent primordiales. Ce faisant, les valeurs du patient et de sa famille tendent à s'imposer comme des absolus.

Le problème éthique se définit en rapport avec les buts de l'intervention, qui doit viser à court, à moyen ou à long terme au bien-être du bénéficiaire. Toutefois, selon le modèle comportemental adopté, le bien-être ou le meilleur intérêt est défini soit par l'infirmière et l'équipe de soins, soit par le patient et sa famille, soit par les deux entités, qui travaillent de concert pour prendre les meilleures décisions et pour définir les interventions les plus appropriées, compte tenu des caractéristiques de chaque cas, et des attentes du patient et de sa famille. Il est malheureux que l'on ait polarisé les valeurs et les droits du côté du bénéficiaire, et la définition du bien-être du côté des professionnels de la santé. Dans le modèle proposé et en accord avec l'éthique du *caring*, les deux entités travaillent ensemble dans des processus décisionnels qui s'échelonnent sur toute la durée du processus de soin. Le problème d'éthique survient quand la routine, l'indifférence, le manque de temps ou le manque de ressources, empêchent la relation équipe-infirmière–bénéficiaire-famille de s'établir correctement, entraînant des interventions inappropriées et de fausses attentes. L'infirmière joue un rôle de premier plan dans l'établissement des rapports humains. Il ne revient ni au bénéficiaire, ni à sa famille de dicter les soins et

4. Code de déontologie de l'Ordre des infirmières et infirmiers du Québec (OIIQ, 2005, art. 30) : « L'infirmière ou l'infirmier doit respecter, dans les limites de ce qui est généralement admis dans l'exercice de la profession, les valeurs et les convictions personnelles du client ». Le code de l'Association des infirmiers et infirmières du Canada (AIIC, 2002, p. 7) fait la promotion des valeurs infirmières relatives à la santé et à la relation de confiance à établir.

les traitements ; c'est à l'équipe qu'il incombe d'offrir non pas l'éventail de tous les moyens comme le ferait un bon technicien, mais plutôt de proposer des choix appropriés compte tenu des caractéristiques de chaque cas.

Dans le cas de monsieur Dupuis, les interventions curatives ont atteint leur limite et ont ajouté un fardeau supplémentaire aux douleurs et aux souffrances causées par les nombreuses atteintes. Pourquoi l'a-t-on réanimé ? Y a-t-il une réponse claire à cette question ? A-t-on répondu à son besoin ? Il ne faut pas détourner les techniques de leur but premier, qui est de permettre de recouvrer la santé ou du moins de l'améliorer. Quand la technique devient un but en soi, plutôt que de rester un moyen au service du bien-être de la personne, un problème d'éthique se pose. On peut décrire le problème comme un conflit de valeurs, par exemple les valeurs de l'infirmière Gisèle Tremblay pourraient s'opposer aux valeurs des autres membres de l'équipe, notamment à celles des médecins. Mais on peut aussi expliquer ce problème d'éthique comme un conflit entre les exigences morales générées par les principes éthiques. Les soins intensifs causent des torts au bénéficiaire, et ces torts ne sont acceptables qu'à la condition d'entrevoir un mieux-être à moyen ou à long terme, sinon à court terme. Une intervention devient insensée et contraire à l'éthique si l'on a la certitude qu'elle ne réussira pas et qu'on la pratique quand même. En plus des principes de bienfaisance et de non-malfaisance, l'équité est en cause, puisqu'elle implique de répondre adéquatement aux besoins du bénéficiaire. Répond-on adéquatement aux besoins de monsieur Dupuis en déployant tout l'arsenal technique pour prolonger sa vie ? Des soins palliatifs ne seraient-ils pas mieux indiqués ? De plus, monsieur Dupuis ne souhaitait pas que sa vie soit prolongée et il l'avait mentionné à son infirmière. Quelle suite a-t-elle donnée à ses échanges avec le patient ? Les principes de respect de l'autonomie de la personne et de *caring* sont donc aussi en cause dans ce cas. Une analyse plus approfondie de ce problème sera faite dans le chapitre 12.

À la suite de ces réflexions, on peut dire que le problème d'éthique se pose quand le sens de l'intervention qui vise au bien-être du bénéficiaire est menacé, voire nié, quand les interventions n'atteignent plus leurs buts et qu'on s'acharne à les multiplier, refusant de se rendre à l'évidence que le professionnel de la santé, nommément l'infirmière, en arrive par contrainte institutionnelle ou interdisciplinaire soit à ne pas pouvoir faire l'intervention qui serait conforme à ses compétences et à ses valeurs professionnelles, soit à participer à des interventions qu'il réprouve selon les mêmes critères. De plus, le problème d'éthique survient quand des normes ou des principes éthiques ne peuvent être respectés.

Les dilemmes éthiques

Le dilemme éthique est un type de problème dans lequel se présentent une ou plusieurs options d'intervention éthiquement acceptables, mais exclusives. L'infirmière doit faire un choix, mais les arguments éthiques à l'appui de chacune des options sont perçus comme étant d'égal poids et ne permettent pas de conclure qu'une option d'intervention est plus éthique qu'une autre. Une telle situation s'oppose à celle dans laquelle se trouve une infirmière qui commet une faute professionnelle. Dans un tel cas, par exemple l'infirmière qui vole un médicament ou qui est brutale envers un bénéficiaire, elle sait qu'elle agit mal. Dans le cas du dilemme éthique, la personne veut bien agir, mais elle ne sait pas quel cours d'action entreprendre pour agir de la meilleure façon. Pourtant, elle doit agir.

Deux cas de figure d'un dilemme éthique sont présentés dans l'encadré 9.1.

ENCADRÉ 9.1 Deux cas de figure d'un dilemme éthique

1. Il y a des arguments indiquant qu'une option est correcte (*right*) et il y a des arguments indiquant qu'au contraire, cette option n'est pas correcte (*wrong*) ; les arguments de part et d'autre sont d'égal poids et ne permettent pas de faire un choix.
2. Le choix doit se faire entre deux options ou plus qui sont toutes moralement acceptables. Une ou plusieurs normes obligent l'agent à choisir l'option *x*. Une ou plusieurs normes obligent l'agent à choisir l'option *y*, et ainsi de suite. Mais ces options s'excluent les unes les autres, c'est-à-dire que si l'une est choisie, les autres ne peuvent être appliquées. Si la personne choisit une option, elle ira à l'encontre des normes relatives aux autres options.

Source : Traduit de Beauchamp et Childress (2001, p. 10).

Dans l'exemple de Benner présenté dans le chapitre 5, l'infirmière faisait face à un dilemme avant de prendre la décision de ne pas réveiller son patient pour lui faire faire ses exercices respiratoires. D'une part, elle avait une ordonnance médicale indiquant qu'elle devait réveiller son patient ; d'autre part, elle avait l'intuition que, si elle le laissait dormir, il récupérerait mieux et aurait ensuite plus d'entrain pour participer à ses soins. On connaît la décision qu'elle a prise en se fiant sur son intuition, mais avant de la prendre, elle a pu considérer les arguments d'égal poids. Elle savait qu'en donnant priorité à l'une de ces options, elle irait à l'encontre des valeurs, des principes ou des règles appuyant l'autre option. Ainsi, si elle avait donné priorité au respect de l'autorité médicale, elle aurait eu le sentiment de ne pas agir au mieux pour favoriser une meilleure récupération d'ensemble, mais en ne réveillant pas le patient, elle se demande si elle ne nuira pas à sa récupération respiratoire. Dans les deux cas, les interventions visent au bien-être de la personne, et il n'y a pas d'évidence que l'une soit meilleure que l'autre du point de vue moral.

La recherche de repères ou de guides pour déterminer l'action moralement ou éthiquement bonne

Pour prendre des décisions rationnelles et agir de manière éthique, il faut nécessairement hiérarchiser les valeurs, mais la théorie de la clarification des valeurs ne nous permet pas de le faire. Comment passer de valeurs individuelles à des valeurs morales ou comment reconnaître les valeurs morales parmi les valeurs individuelles ? Il importe d'abord de distinguer les préférences des valeurs morales. Pour illustrer cela, nous reprenons l'exemple d'Amélie présenté dans le chapitre 8.

Les valeurs morales ou les préférences

La situation d'Amélie nous servira à définir et à distinguer différents types de valeurs. Amélie affirme une préférence en disant qu'elle déteste travailler de nuit. Par ailleurs, elle identifie des responsabilités professionnelles, familiales et conjugales.

La première valeur affirmée, c'est le fait qu'elle n'aime pas travailler de nuit. Il s'agit véritablement d'une préférence individuelle, au même titre que préférer les sushis aux sardines, le port du pantalon à la jupe, la pratique d'un sport à l'écoute d'un concert. Ces valeurs sont tout à fait personnelles et subjectives. Elles ne sont pas liées à des responsabilités, ni à d'autres types d'obligations morales. Les jugements exprimant des préférences sont des jugements de fait ; ils ne donnent pas d'indication sur la manière d'agir moralement ou éthiquement. Du fait qu'Amélie n'aime pas travailler la nuit, on ne peut déduire qu'elle ne *doit* pas travailler la nuit, le terme *devoir* faisant appel ici à une obligation ou, dans le cas présent, à une interdiction d'ordre moral. L'établissement d'une obligation morale à partir d'un jugement de fait correspond en philosophie à l'erreur naturaliste ou, en langage philosophique, au paralogisme naturaliste (*naturalistic fallacy*). Nous avons déjà abordé ce problème dans le chapitre 1.

La préférence individuelle ou ce qu'une personne désire n'implique pas que ce soit désirable pour tous. La préférence individuelle n'est pas une base rationnelle pour fonder la moralité des actions humaines, même si un grand nombre de personnes étaient d'avis qu'une telle action est désirable. Autrement dit, ce n'est pas parce qu'une personne n'aime pas travailler la nuit que nul n'aime travailler la nuit et que, moralement, personne ne devrait travailler la nuit. Le même principe s'applique aux normes sociales : le fait qu'un groupe vote majoritairement en faveur d'une règle ou d'une norme n'est pas une garantie que cette règle ou norme sera moralement acceptable. D'autres conditions devront être satisfaites pour cela, et c'est le rôle des théories éthiques d'apporter un fondement rationnel aux règles et aux normes à promouvoir.

Les autres valeurs invoquées par Amélie sont liées à des responsabilités professionnelles, familiales et conjugales qui, pour elle, peuvent correspondre à des obligations morales. On ne peut toutefois affirmer que ces valeurs correspondent réellement à des devoirs moraux ou à des obligations morales puisque la situation est décrite de manière à relater des faits : Amélie pense à sa mère, à sa santé, à celle des enfants en attente d'une consultation, elle mentionne qu'elle est fatiguée, etc. Si elle énumérait les valeurs auxquelles elle fait référence en utilisant le verbe *devoir*, par exemple « je *dois* penser à ma santé », « je *dois* tenir compte du bien-être des patients », nous aurions la certitude qu'elle réfléchit à toutes ces valeurs sous le mode d'obligations ou de devoirs à accomplir. Quoi qu'il en soit, si l'on suppose qu'elle perçoit dans les valeurs auxquelles elle réfléchit des obligations à agir selon un idéal personnel ou professionnel, sa conscience, son code de déontologie ou des principes moraux, alors nous ne sommes plus dans le domaine des faits et de la connaissance que nous en avons, ne serait-ce que la connaissance de soi au moyen de la clarification des valeurs, mais plutôt dans le domaine de l'action moralement bonne.

La structure de la théorie éthique classique

C'est le rôle des théories éthiques de fonder en raison l'existence de devoirs moraux ou le passage des valeurs et convictions morales à l'établissement de normes qui seraient valides pour tous. Traditionnellement, les théories morales sont fondées sur une ontologie ou une métaphysique. De ces théories qui manifestent des prétentions à connaître la vérité découlent de manière déductive des principes et des normes qui permettent de porter des jugements sur la moralité des faits. La figure 9.1 présente un schéma de la théorie morale classique.

FIGURE 9.1 La structure de la théorie éthique classique

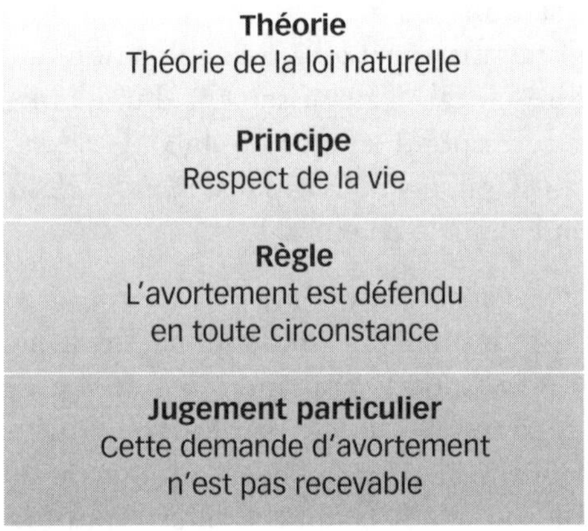

© Saint-Arnaud, J. (2008).

Dans cette figure, l'exemple de l'avortement illustre comment se fonde le jugement particulier dans une théorie éthique traditionnelle[5]. Le jugement particulier concerne toujours une situation concrète et unique, mais plus on monte dans l'échelle, plus les éléments sont abstraits, généraux et englobants. En fait, le jugement particulier porte sur une action singulière. Il est justifié par des règles ou des normes[6] qui portent sur un ensemble d'actions du même type qui, elles, sont justifiées par un ou des principes. Ces derniers sont justifiés par la théorie elle-même. On peut définir la théorie éthique classique comme un ensemble cohérent, c'est-à-dire logiquement articulé, de principes ou de normes[7].

Par exemple, dans la théorie de la loi naturelle, dans laquelle Thomas d'Aquin a voulu concilier la loi naturelle, telle qu'elle est définie dans la philosophie grecque, et le créationnisme de la religion chrétienne, Dieu est cause finale et efficiente de

5. Nous n'avons pas indiqué ici tous les principes et les normes inclus dans la théorie de la loi naturelle. Nous avons plutôt choisi une règle et un principe qui permettent de justifier le jugement particulier qui est ici lié à une demande d'avortement.

6. Les deux mots sont considérés comme des synonymes.

7. « La conception classique, devant tout jugement moral, pose la question " pourquoi ? " et s'efforce d'y répondre en la rattachant à une règle qui serait, elle, déduite d'un principe encore plus général, jusqu'à ce qu'on aboutisse à un principe considéré, pour l'une ou l'autre raison, comme incontestable et qui fournirait ainsi un fondement satisfaisant à la morale. » (Perelman, 1976, p. 87)

tout ce qui existe, et c'est en Lui que réside le fondement ultime de la théorie. En métaphysique ou en ontologie, le fondement réside dans l'essence des êtres, que l'on atteint par la connaissance d'ordre rationnel. Les théories éthiques traditionnelles ont la prétention d'atteindre la vérité et suivent en cela le modèle théologique dans lequel Dieu est garant de la cohérence et du contenu de la théorie. En prétendant à la vérité, non pas incarnée dans un Être suprême mais dans l'essence des choses, la philosophie, plus précisément l'ontologie et la métaphysique, et encore plus la théologie, proposent dans chacune de leurs théories une échelle de valeurs canonique[8].

La même structure peut s'appliquer à la plupart des théories éthiques. Ainsi, on aurait pu faire référence à une théorie des droits et arriver à un jugement particulier opposé à celui qui est indiqué dans la figure 9.1 et qui prend appui sur la théorie classique de la loi naturelle. En fait, on peut toujours critiquer une théorie éthique par une autre, donc de l'extérieur. En principe, la théorie ne peut être critiquée de l'intérieur, si elle est logiquement conçue, ce à quoi s'emploient les philosophes[9].

Notre but n'est pas ici de construire une nouvelle théorie éthique pour appuyer la démarche de réflexion et de résolution de problèmes éthiques en sciences de la santé, mais plutôt d'utiliser différentes théories qui apportent chacune des repères qui peuvent constituer des outils pour soutenir la démarche. En fait, nous distinguons, à la suite d'Aristote, raison théorique et raison pratique. Cette dernière ne vise pas à la connaissance des choses, mais plutôt à la sagesse dans les décisions et dans les actions à entreprendre. Ce qui paraît contradictoire d'un point de vue théorique peut être conciliable dans la pratique. Par exemple, des théories qui ont des assises théoriques différentes, voire opposées, peuvent se rejoindre dans leurs recommandations pratiques.

Les conditions nécessaires à des décisions et à des interventions éthiques

Les conditions d'ordre formel ou procédural

Au chapitre précédent, nous avons précisé que la clarification des valeurs effectuée en groupe apportait une certaine objectivité au processus d'examen des problèmes éthiques. Cependant, pour arriver à résoudre les conflits de valeurs des toutes sortes, démarche essentielle à une cohérence entre les valeurs et les pratiques, la discussion de groupe doit obéir à des conditions de l'ordre de la méthode et du

8. Dans l'optique de ce livre, nous laissons la religion au domaine des croyances personnelles et cherchons un fondement d'ordre rationnel qui pourrait faire consensus.

9. Il faut préciser par ailleurs que toutes les théories n'impliquent pas toujours des règles ou des normes ; certaines réfèrent directement à un ou plusieurs principes pour porter des jugements sur la moralité d'une action, sans passer par des règles. C'est le cas de l'utilitarisme appliqué à l'acte, qui juge les faits à partir du principe d'utilité : le plus grand bonheur pour le plus grand nombre, sans faire référence à aucune règle ou norme. Ajoutons aussi que toutes les théories n'ont pas été construites de manière déductive comme ce fut le cas pour les théories classiques. La théorie utilitariste de Mill (1979) s'appuie sur une base empirique, la sensation de plaisir et de peine, pour arriver de manière inductive à formuler le principe d'utilité cité plus haut.

contenu. L'éthique de la discussion a précisé des conditions d'ordre méthodologique pour arriver à formuler des normes valides, qui seront des outils pour sortir de l'impasse dans laquelle les conflits de valeurs confinent les individus.

L'éthique de la discussion

Des auteurs contemporains (Appel, 1994; Ferry, 1996; Habermas, 1991) ont vu dans l'éthique de la discussion une façon d'échapper à l'arbitraire des préférences et des intérêts individuels, et au caractère doctrinaire de la théorie éthique traditionnelle. Délaissant l'éthique de contenu, ils ont développé une éthique procédurale qui ambitionne de justifier des normes éthiques à partir d'une éthique de la discussion. En fondant la moralité sur une validité intersubjective, l'éthique de la discussion sort la morale du subjectivisme et de l'irrationalité où l'avaient confinée le développement scientifique et la relativité des valeurs. De ce fait, le paradigme de la philosophie moderne, représenté par un penseur solitaire en relation avec le monde extérieur qu'il veut comprendre et dominer, fait place à un nouveau paradigme basé sur la relation intersubjective que les humains entretiennent entre eux par le langage et leurs actions.

Selon Habermas (1984, p. 392), en utilisant le langage, les acteurs se situent toujours simultanément à trois niveaux de rationalité: celui de leur monde personnel ou subjectif, celui de la société ou du monde intersubjectif, et celui du monde objectif ou scientifique. Les énoncés formulés prétendent à la vérité dans le rapport au monde objectif, à la justesse dans le rapport intersubjectif et à l'authenticité dans le rapport à soi. Le monde intersubjectif devient le point où se rejoignent le monde objectif, objet de la connaissance scientifique, et le monde subjectif de la conscience de chacun. Cette approche est très pertinente pour les infirmières, qui, comme nous l'avons vu précédemment, sont parties prenantes du monde scientifique par leur formation, leur pratique et, dans certains cas, leur recherche, et du monde intersubjectif par la relation infirmière-bénéficiaire-équipe de soins.

Les normes morales ne prétendent pas à la vérité; elles ne sont ni vérifiables, ni falsifiables selon l'expression de Popper (1978), au moyen des méthodes développées pour vérifier les énoncés descriptifs qui relèvent du domaine scientifique. On ne parle pas de normes vraies, mais de normes justes, c'est-à-dire de normes impartiales parce qu'elles sont universalisables. Il s'agit de normes qui peuvent rencontrer l'adhésion de toutes les personnes concernées, parce qu'elles expriment un intérêt commun, et qu'elles satisfont aux principes de validité et d'argumentation proposés par Habermas pour attester de l'intérêt commun. Le principe de validité s'énonce ainsi:

> « seules peuvent prétendre à la validité les normes qui pourraient trouver l'accord de tous les concernés en tant qu'ils participent à une discussion pratique» (Habermas, 1992, p. 17).

Ces normes satisfont au principe d'argumentation selon lequel :

> « les conséquences et les effets secondaires qui, de manière prévisible, découlent d'une observation universelle de la norme dans l'intention de satisfaire les intérêts de tout un chacun doivent pouvoir être acceptés sans contraintes par tous » (*loc. cit.*)[10].

L'argumentation est le centre de la démarche sur laquelle s'appuie le consensus final qui légitime la norme. « C'est la procédure argumentative qui autorise le passage de l'intérêt exprimé à l'intérêt fondé, du fait au droit, c'est-à-dire la transformation des intérêts en normes. » (Ferry, 1996, p. 91) En principe, toutes les personnes concernées devraient participer à la discussion :

> « Dans les argumentations, les participants doivent partir du fait qu'en principe tous les concernés prennent part, libres et égaux, à une recherche coopérative de la vérité dans laquelle seule peut valoir la force sans contrainte du meilleur argument. » (Habermas, 1992, p. 19)[11]

Tous les arguments sont recevables, et ceux qui sont retenus sont ceux qui recueillent l'assentiment général, qui font consensus et sur lesquels des normes valides peuvent être formulées.

Les conditions d'un consensus éthique

En éthique de la discussion, les conditions associées à un consensus entre les parties garantissent le caractère éthique d'une décision. Dans un texte très éclairant sur le sujet, Luc Bégin (1995, p. 176-189) examine les conditions formelles ou procédurales d'une prise de décision éthique. Le terme *consensus,* souligne-t-il, peut désigner aussi bien la procédure décisionnelle que son résultat. Nous nous intéressons ici aux conditions de validité d'un consensus du point de vue du processus décisionnel. Voici ces trois conditions :

« 1) chacun doit avoir la possibilité de prendre une part active aux discussions (et, idéalement, chacun devra user de cette possibilité) ;
2) l'expression des dissensions doit pouvoir se faire sans contraintes ni empêchement ;
3) ni la bonne entente et la cohésion interne du groupe, ni l'objectif d'atteindre un consensus ne doivent être valorisés au point de chercher à éviter les débats ou à neutraliser rapidement – sans examen suffisant – les conflits pouvant surgir dans le groupe. » (Bégin, 1995, p. 185)

10. Ces principes s'inspirent à la fois de l'impératif catégorique kantien et du principe d'utilité, sur lesquels nous reviendrons dans le chapitre 12.

11. La vérité dont il est question ici n'est pas celle du monde scientifique, et Habermas précise plus loin que le concept de justesse est plus approprié que celui de vérité au regard des normes éthiques.

En fait, un processus décisionnel consensuel se fonde sur la discussion et l'argumentation de différentes options. Pour ce faire, toute personne doit se sentir libre d'apporter des objections qui alimenteront et enrichiront la discussion. Le véritable consensus survient quand tous les aspects du problème et les différentes options possibles sont examinés à fond et argumentés. En respectant les conditions énoncées, « le mode de décision possède une réelle valeur éthique » (*ibid.,* p. 186).

Ces conditions visent à éviter le faux consensus qui survient quand un membre ou certains membres du groupe monopolisent la discussion et imposent leur point de vue. Dans un tel cas, il n'y a pas de véritable accord sur l'option retenue; des membres sont « sans voix ». Cela s'expérimente dans certains comités d'éthique clinique, ou dans d'autres types de comités ou de réunions auxquels les infirmières ne sont pas invitées ou au cours desquels elles sont assujetties au silence. On ne peut s'empêcher de rattacher ces conditions aux craintes des infirmières gestionnaires, dont nous avons déjà parlé au chapitre 7, qui doivent à la fois défendre le point de vue des infirmières et satisfaire aux exigences économiques de la direction (Storch, Rodney, Pauly, Brown, & Starzomski, 2002). Elles craignent de ne pas en faire assez pour défendre la profession infirmière, ou d'en faire trop et d'être mises à l'écart des discussions par la suite.

Une autre menace au véritable consensus réside dans la pensée groupale. Ce phénomène se manifeste quand, pour sauver la cohésion dans le groupe ou pour gagner du temps, les membres se disent d'accord sans avoir procédé à un échange réfléchi.

Les limites de l'éthique de la discussion

Selon Habermas (1992), l'éthique de la discussion ne présume d'aucun contenu axiologique, c'est-à-dire que tous les arguments et toutes les valeurs qu'elle supporte sont admissibles à la discussion. Toute la procédure peut être rationnelle sans que le résultat soit valide du point de vue d'une éthique substantielle ou de contenu. Par ailleurs, comme cette éthique est basée sur les faits, nommément les arguments invoqués par chacun, la qualité des arguments quant à leur pertinence ou à leur valeur morale dépend des valeurs des personnes qui participent réellement au débat. On peut supposer que ces personnes ont clarifié leurs propres valeurs, et qu'elles souhaitent une cohérence entre leurs convictions, leurs attitudes et leurs comportements personnels, ou encore entre les valeurs promues par leur profession ou leur institution, et les règles et normes qui encadrent les pratiques. Toutefois, la cohérence n'est pas une garantie que les valeurs et les convictions de base sont moralement acceptables. Le nazisme avait établi une cohérence entre ses valeurs de base, d'une part, et ses lois, règles et normes institutionnelles et gouvernementales, d'autre part. Il n'en résultait pas pour autant que les valeurs promues et ce qui en découlait dans les pratiques, par exemple l'élimination de ceux qui n'étaient pas de race aryenne, étaient moralement acceptables. On pourrait argumenter que l'aspect démocratique de l'éthique de la discussion prévient l'imposition par la force d'une échelle de valeurs canonique. Mais tout dépend de l'application des règles d'égale liberté stipulées. Si les échanges sont monopolisés par des idéologues, des groupes de pression, des groupes ayant un plus grand pouvoir de s'affirmer ou si, pour toutes sortes de raisons, certaines personnes concernées ne prennent pas la parole pour faire valoir leur point, les conditions imposées par l'éthique de la discussion et exposées par Bégin (1995) ne seront pas satisfaites.

Autrement dit, si les règles de l'éthique de la discussion ne sont pas suivies, et on peut douter qu'elles le soient dans les faits, le résultat risque de rétablir ce qui était combattu à l'origine, c'est-à-dire servir l'intérêt du plus fort au lieu de l'intérêt commun. Là encore, on peut se demander si l'intérêt commun est bien servi par les personnes concernées qui prennent part à la discussion. L'accord sur les effets et les conséquences d'une norme appliquée universellement sert-il l'ensemble de la communauté ou l'intérêt de ceux qui prennent effectivement part à la discussion? Nous rappelons que des faits, on ne peut légitimement tirer des normes valides universellement, donc des normes morales selon Habermas (1991), et que le nombre de personnes concernées ne garantit pas l'universalité de la norme.

Comme la validité de la norme ne repose que sur la procédure, on suppose que toutes les consciences individuelles sont bien intentionnées ou disposées naturellement à bien agir, ou encore que les normes ne sont que des conventions sans fondement dans une éthique substantielle ou de contenu; dans une société démocratique, l'éthique se confondrait alors avec le politique. Dans le premier cas, l'éthique de la discussion ne saurait se suffire à elle-même; il faudrait une autre théorie, comme celle de la loi naturelle, pour la compléter. Dans le deuxième cas, les objections soulevées à propos de la clarification des valeurs s'appliquent. Ces limites ne signifient pas que nous rejetons complètement cette théorie. Nous lui reconnaissons le grand mérite d'avoir mis l'accent en éthique sur l'importance de l'intersubjectivité. Il est important de connaître l'éthique de la discussion dans le domaine de la santé, à cause de tous les enjeux éthiques qui peuvent être débattus entre les personnes concernées. Cependant, cette éthique ne peut être appliquée intégralement et sans adaptation, parce que certaines valeurs sont toujours présentes dans le modèle professionnel et dans les finalités du choix. Ces valeurs ne peuvent faire l'objet de débat, parce qu'elles constituent des devoirs à remplir faute de quoi le professionnalisme, qui est l'essence même de la profession, serait en contradiction avec lui-même.

Nous retenons donc de l'éthique de la discussion l'importance de l'intersubjectivité et de l'accord des personnes concernées pour adopter des normes ou tout simplement pour en arriver à une entente sur des pratiques qui feront consensus. Le processus décisionnel basé sur l'égale valeur des participants, au sens où toutes les personnes concernées doivent pouvoir s'exprimer et participer aux débats de manière égalitaire et sans pression, doit donc être favorisé pour résoudre tout problème ou dilemme éthique complexe. Cependant, nous croyons que cette discussion doit s'effectuer à la lumière de principes qui font consensus chez les professionnels de la santé.

Les conditions liées au contenu

Les philosophies actuelles n'ont plus la prétention de dire la vérité sur les choses[12]. Cette remise en question s'est faite par un double cheminement, celui instigué par Kant (1838-1839/1967), pour qui l'essence des choses demeure inconnaissable, et celui instigué auparavant par Hume (1751/1962), pour qui il n'existe que des

12. Elles ont cédé le pas sur ce point aux théories scientifiques, qui elles aussi ont eu la prétention de dire la vérité sur le monde.

impressions venues des perceptions que nous avons des choses. Le cheminement philosophique instigué par Kant donnera lieu au développement de la phénoménologie ou science des phénomènes, et celui instigué par Hume donnera lieu à l'empirisme et au positivisme. Aucune de ces philosophies ne prétend dire la vérité sur les choses. C'est plutôt la science qui a cette prétention, et encore, plusieurs philosophes des sciences (Kuhn, 1970; Popper, 1978) considèrent maintenant que les sciences apportent des modèles d'explication sur les choses, selon différents paradigmes ou explications satisfaisantes, plutôt qu'elles ne découvrent les lois de la nature.

Cependant, la démarche empiriste a cru pouvoir fonder des normes morales sur les faits, ce que nous avons récusé dans le chapitre 1. En fait, c'est Hume (1751/1962) qui a montré à l'aide de sa théorie des impressions et des associations que, de l'expérience sensible, on ne pouvait tirer des normes ou principes à portée nécessaire et universelle. Les casuistes Jonsen, Siegler et Winslade l'ont bien compris quand ils ont ajouté des références aux principes éthiques dans les trois dernières éditions de leur ouvrage *Clinical ethics* (1998, 2002, 2006). Somme toute, ni les théories classiques, ni les théories empiristes ou positivistes ne peuvent générer une morale applicable dans notre contexte actuel, les premières parce qu'elles se heurteraient aux valeurs contemporaines d'égale liberté mises de l'avant dans les sociétés démocratiques, les secondes parce qu'elles ne sauraient être fondées rationnellement. Il est manifeste que la clarification des valeurs ne permet pas de tirer des normes pour l'action, et que la théorie classique ou toute autre théorie éthique choisie de manière exclusive, même si elle était moins systématique et plus ouverte, nous contraindrait à nous référer à une seule échelle de valeurs; celle-ci deviendrait alors doctrinale et canonique, ce qui ne serait pas applicable dans notre monde, où règnent la relativité des valeurs et le scepticisme sur les fondements de la morale. Nous envisageons donc trois axes de développement pour une éthique de la santé qui ne veut ni être sans fondement d'ordres empirique et rationnel, puisque les deux sont également importants, ni donner prise aux critiques adressées à l'éthique discursive. Ces trois axes sont les suivants:

1) ancrer la réflexion dans la description et la connaissance des faits cliniques, scientifiques et relationnels, institutionnels, déontologiques et juridiques;
2) faire référence à divers types de théories pertinentes en éthique de la santé, qui ont traversé l'épreuve du temps et dont les assises rationnelles sont reconnues;
3) utiliser une approche par principes comme point d'ancrage d'une dialectique entre les faits et les interprétations des faits, d'une part, et les repères éthiques théoriques: normes, principes et théories, d'autre part.

La référence aux faits

Les faits d'ordre clinique (résultats d'examens physiques, tests, diagnostics, etc.) incluant les aspects psychosociaux et relationnels, c'est-à-dire tout ce qui touche les valeurs des bénéficiaires et leurs volontés par rapport aux buts poursuivis, devraient faire partie de l'évaluation initiale habituelle. Ces données sont d'autant plus utiles quand la situation présente un problème ou un dilemme éthique. La collecte et la description des faits doivent aussi s'effectuer en santé communautaire et en santé populationnelle. De plus en plus, la participation des populations et des communautés est sollicitée pour décrire leurs besoins et pour participer à l'élaboration de solutions qui seront partagées.

Il est aussi utile de connaître les politiques institutionnelles formelles et informelles. Parmi les politiques institutionnelles, tant à l'échelle locale que sociale, les lois et les normes déontologiques sont incontournables. Nul ne saurait ignorer la loi. Il est donc important pour les infirmières de savoir à quoi les obligent les lois et surtout leur code de déontologie. Même dans la démarche de réflexion, il est utile selon nous de connaître les normes juridiques et déontologiques non pas pour les suivre aveuglément, mais pour les appliquer avec jugement, et pour les distinguer des normes morales ou éthiques, et être mieux en mesure de faire des choix éclairés. À cet égard, nous ne partageons pas l'avis de Crowe et Durand (Durand, 1999), ni celui de Hamric et Reigle (2005), pour qui les normes juridiques ne devraient être consultées qu'en fin de parcours. Nous souhaitons au contraire que ces normes juridiques et déontologiques soient connues, de manière à pouvoir nous attarder à une véritable réflexion éthique qui, d'après nous, dépasse la simple application de règles et exige plutôt l'exercice du jugement.

Les liens entre l'éthique et la loi

L'éthique et la loi peuvent opérer séparément, de manière coextensive ou encore empiéter l'une sur l'autre (Kjervik, 1990, cité dans Rini, 2001). Idéalement, il semble que l'éthique ou la philosophie devraient informer le droit sur les nouveaux enjeux suscités par l'avancement de la science et des techniques. Cela s'est vérifié en France avec les lois dites de bioéthique, qui ont été influencées par les travaux du Comité consultatif national d'éthique (CCNE). Cela s'est vérifié aussi au Québec dans la réforme du Code civil qui a été amorcée au début des années 1970. Cette idée selon laquelle l'éthique précède et informe la loi est assez récente puisque, traditionnellement, ce sont plutôt les coutumes qui étaient sanctionnées par la loi. Maintenant, ce sont plutôt les lois qui changent les pratiques dans le domaine de la santé et qui imposent aux professionnels de la santé d'abandonner leur attitude paternaliste pour consulter les patients et obtenir leur consentement aux soins. Inversement, la jurisprudence suscite de nombreux débats sur les repères et normes éthiques qui pourraient être pertinents, et éclairer les échanges médiatisés ou non sur des questions comme l'aide médicale au suicide et l'euthanasie. Les rapports actuels entre la loi et l'éthique de la santé consistent principalement à se donner un éclairage mutuel.

La référence à plusieurs théories pertinentes en éthique de la santé

Plusieurs ouvrages en éthique de la santé en provenance des États-Unis mentionnent une liste importante de théories éthiques dans leurs premiers chapitres. Chaque théorie y est définie de manière générale. Cependant, dans la suite de ces ouvrages, aucun lien n'est établi entre les théories mentionnées et les jugements, normes ou principes qui seront utilisés pour analyser des situations critiques. C'est comme s'il était obligatoire de mentionner ces théories, mais que les liens qu'elles entretiennent avec les analyses effectuées étaient occultés ou inexistants.

Quant à nous, deux pistes ont guidé notre choix des théories pertinentes en éthique de la santé. La première piste est de nature pragmatique ; elle concerne la relation de soin et sa finalité : le bien-être du bénéficiaire. La seconde piste concerne le type de fondement empirique ou transcendant des valeurs privilégiées dans les théories proposées.

Voyons d'abord où nous mène la première piste. Dans l'acte de soin, il y a le professionnel de la santé, l'intervention elle-même et le bénéficiaire. Pour agir de manière éthique, le professionnel doit avoir la compétence nécessaire et posséder certaines qualités qui feront en sorte que l'acte et la relation de soin seront réussis ou viseront à l'être ; cela relève des théories de la vertu. Compte tenu que la finalité de l'acte de soin concerne le bien-être du bénéficiaire, qu'il s'agisse d'un individu, d'une famille, d'un groupe, d'une communauté ou de la population en général, il faut considérer les conséquences de l'intervention. À cet égard, les théories utilitaristes sont pertinentes à la réflexion. Comme la profession de soignant suppose toujours des rapports entre les individus, et entre les individus et les institutions, les théories de la justice sont pertinentes au domaine de la santé, particulièrement dans le contexte actuel, où les ressources sont limitées ; ces théories assurent un fondement éthique à l'équité entre les humains et à la justice des institutions. Enfin, comme l'exercice de la profession implique certaines obligations et responsabilités d'ordres professionnel et moral, il faut tenir compte des théories déontologiques et des théories du *caring* (*voir la figure 9.2*).

Selon la seconde piste, des théories sont choisies au regard de la finalité de l'acte de soin, ce sont les théories utilitaristes et l'éthique du *caring* ; d'autres théories sont choisies en fonction de leur fondement transcendant susceptible de générer des obligations morales, ce sont les théories déontologiques et les théories

FIGURE 9.2 L'acte de soin et les théories éthiques pertinentes

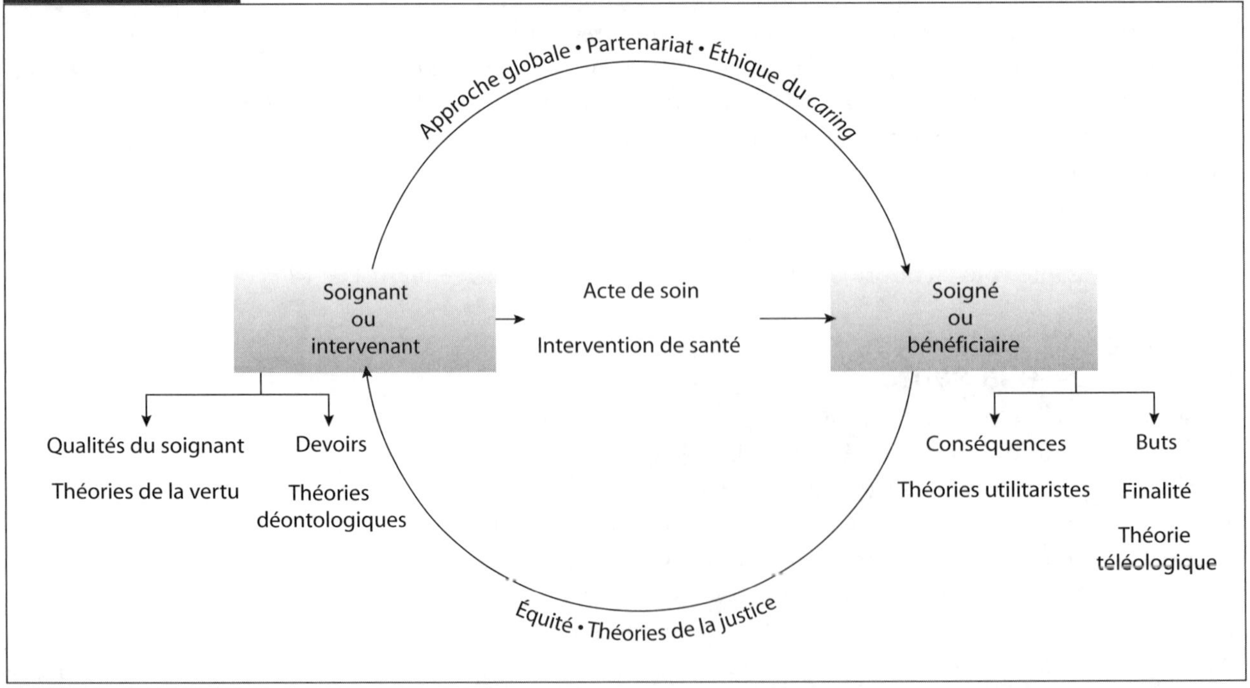

© Saint-Arnaud, J. (2008).

de la justice. Quant aux théories de la vertu, elles appartiennent à l'un ou l'autre fondement, selon qu'elles relèvent des théories traditionnelles ou des théories contemporaines.

Aucune des théories éthiques retenues n'est suffisante pour résoudre les problèmes d'éthique complexes qui surviennent dans la pratique infirmière. Chacune présente sa propre hiérarchisation des valeurs en fonction des postulats de base et de sa structure d'ensemble. Du point de vue de leur contenu, ces théories peuvent être incompatibles. Par exemple, pour les utilitaristes, c'est l'examen des conséquences de l'intervention pour toutes les personnes en cause qui doit servir de base à l'évaluation de la moralité de l'acte, alors que pour les déontologistes, certaines actions sont bonnes ou mauvaises en elles-mêmes, et ce, indépendamment de leurs conséquences. Cependant, ces théories sont complémentaires et se limitent les unes les autres. Par exemple, la relation de *caring* suppose une relation privilégiée avec le bénéficiaire, mais en prohibant les relations amicales, amoureuses, sexuelles ou intimes avec les bénéficiaires, le code de déontologie de l'OIIQ (2005, art. 38) limite la portée du principe de *caring*.

Le fait de pouvoir se référer à plusieurs théories évite une emprise trop grande de certaines théories sur d'autres, qui ferait en sorte que des éléments essentiels à la pratique éthique seraient négligés. Un respect exclusif, voire maladif, du code de déontologie pourrait faire en sorte que l'ouverture à l'autre et l'empathie relevant des théories de la vertu et de l'éthique du *caring* fassent place à un stress qui rendrait la relation de soin difficile.

Bien sûr, la connaissance de ces théories dans le détail n'est pas nécessaire à une bonne pratique du soin. Cependant, comme cet ouvrage est axé sur la prise de décision éthique, il est intéressant de connaître les éléments clés des théories retenues. Cela permet de reconnaître le type d'arguments utilisés dans une discussion, de les situer dans leur contexte d'origine et ainsi de pouvoir mieux évaluer leur portée et leurs limites. De cette façon, l'infirmière est mieux outillée pour prendre la place qui lui revient dans les équipes multidisciplinaires.

Une approche par principes revisitée

On sait que l'approche par principes a été critiquée par les tenants d'une théorie éthique unifiée de type traditionnel qui aurait fondé une hiérarchie entre les principes (Clouser & Gert, 1990 ; Toulmin, 1981) et par les tenants d'une casuistique centrée sur les faits (Arras, 1996 ; Montgomery-Hunter, 1996), incluant les tenants d'une éthique du *caring* (Bishop & Scudder, 2001 ; Noddings, 1984), qui jugent les règles et les principes trop abstraits et trop éloignés de la réalité pour servir de guides dans la pratique. Pour nous, l'approche par principes permet justement d'éviter l'approche doctrinaire consacrée par la référence à une seule théorie, et la relativité des valeurs qui condamne l'action et la décision sous-jacente à l'arbitraire des préférences individuelles.

La prétendue tyrannie des principes

Toulmin (1981) avait mis l'accent sur une prétendue tyrannie des principes en référence à une échelle de valeurs canonique. En fait, cela témoigne du fait que l'approche par principes a pris beaucoup d'ampleur dans les milieux d'enseignement et de santé états-uniens depuis le début des années 1990. Dans les milieux de santé, cette approche a des assises institutionnelles liées surtout aux comités d'éthique de la recherche, qui, depuis leur origine, tant aux États-Unis qu'au Canada, ont utilisé l'approche par principes de manière déductive pour en extraire des règles applicables à l'évaluation des projets de recherche. Quand on parle de comités d'éthique en milieux hospitaliers, les interlocuteurs font référence *ipso facto* aux comités d'éthique de la recherche. Ces comités ont un pouvoir prescriptif, comme nous l'avons vu dans le chapitre 3. Ils appliquent effectivement des normes éthiques issues des principes et des normes juridiques, mais, dans les faits, les normes juridiques donnent plus de poids à certains principes bioéthiques aux dépens des autres. En effet, comme les chartes, la loi et la jurisprudence imposent la pratique du consentement libre et éclairé, et le respect des droits individuels, l'examen éthique des principes à la lumière des faits peut facilement être biaisé par la perception correcte ou incorrecte des exigences légales (Saint-Arnaud, 2003a). Ces commentaires s'appliquent aussi bien à la clinique qu'à la recherche. On sait que dans les assises philosophiques de Beauchamp et Childress (2001)[13], aucun des principes (respect de l'autonomie, bienfaisance, non-malfaisance et justice) n'est prioritaire. Cependant, des auteurs comme Veatch (1981, 1998) et Englehardt (1986) ont donné priorité au principe déontologique de respect de l'autonomie de la personne sur le principe conséquentialiste de bienfaisance. En conséquence, le principe d'autonomie a gagné beaucoup d'attention à l'encontre de la compétence professionnelle associée au paternalisme (Jonsen, 1998, p. 330-331). De plus, dans le contexte jurisprudentiel états-unien, le principe d'autodétermination a pris une telle importance qu'il a donné lieu, dans les pratiques et les politiques informelles en matière de santé, à une hiérarchisation des valeurs qui place l'autonomie de la personne au-dessus de tout. Dans la pratique infirmière, le principe de respect de la personne mis de l'avant par le code de l'American Nurses Association (ANA) s'applique chaque fois que le patient décide pour lui-même (Wendler, 1999). Autrement dit, c'est au patient de décider, s'il accepte de le faire.

Dans notre approche, comme dans celle de Beauchamp et Childress (2001), aucun des principes n'est prioritaire au départ; ils doivent tous s'appliquer à moins que leurs exigences n'entrent en conflit, et, dans ce cas, c'est leur spécification, c'est-à-dire l'interprétation qu'on en fait dans la situation à l'étude, qui déterminera chaque fois quelle sera la hiérarchie à adopter entre les principes au regard de la décision à prendre.

---

13. Ce serait plutôt Englehardt (1986), dans son livre *The foundation of bioethics*, qui, tout en accordant une grande place aux principes bioéthiques et en les considérant en tension, donc non hiérarchisés, accorde une très grande place à la liberté individuelle dans l'accès aux soins aux dépens des exigences du principe de bienfaisance, qui militerait pour un accès universel aux soins de santé.

La distinction entre normes et principes

Il importe de distinguer clairement les principes des normes ou règles, ce que n'ont pas fait les critiques de l'approche, notamment Noddings (1984), et Bishop et Scudder (2001). La figure 9.3 à la page 169 montre bien que, de manière générale, les principes ont une portée beaucoup plus large que les règles dans l'ordre de l'action et qu'ils sont plus fondamentaux dans l'ordre de la raison. En fait, la règle ou la norme, qu'elle soit juridique ou morale, est catégorique : elle permet ou prohibe une action, et laisse peu de place à l'interprétation, contrairement au principe. Que l'on soit en morale ou en droit, les règles disent ce qui doit ou ne doit pas être fait de manière stricte, sans que le jugement ne soit exercé autrement que pour examiner si un fait est couvert par la norme. Devant le fait que Robert Latimer a mis fin à la vie de sa fille, le droit demande : Est-ce un homicide ? La réponse est oui ou non. La morale demande : Est-ce qu'il a enfreint la règle « Tu ne tueras point » ? La réponse est oui ou non. Dans un cas comme dans l'autre, il y a peu de place pour l'exercice du libre arbitre et de la créativité éthique.

Le consensus

Contrairement aux règles, les principes éthiques peuvent plus facilement faire consensus justement parce qu'ils sont plus généraux et laissent place à l'interprétation.

Bégin (1995) rejette tout recours à un consensus sur des valeurs qui serviraient de guide normatif. Les raisons invoquées sont la difficulté d'obtenir un consensus préalable sur des valeurs et la crainte qu'un tel présupposé ne freine l'appréciation ouverte, libre de préjugés et de tout jugement sur les valeurs des arguments apportés à la discussion. Nous répondons à cela qu'un accord sur de grands principes qui seraient le fruit de notre histoire professionnelle et sociale dans le domaine de l'éthique de la santé pourrait susciter un consensus. Par ailleurs, la discussion qui se déroule dans une rencontre multidisciplinaire, un comité d'éthique clinique ou autre, n'est jamais parfaitement libre, et il est préférable qu'un accord puisse se faire sur des principes reconnus, plutôt que sur des préférences ou des intérêts individuels ou corporatistes, ce qui ne limite pas le contenu de la discussion à des arguments qui n'entrent pas dans le champ d'application des principes. Autrement dit, ce n'est pas parce qu'un cadre de référence général est adopté pour traiter des problèmes d'éthique que des arguments extérieurs à ce cadre ne peuvent être soulevés et discutés.

Pour Beauchamp et Childress (2001), le consensus sur les valeurs mises de l'avant par les grands principes va de soi, puisqu'ils considèrent que ces principes appartiennent à la moralité commune et donc qu'ils sont universels. En fait, des objections ont été soulevées à l'effet que le respect de l'autonomie de la personne est un principe issu de la philosophie occidentale, ce qui n'est pas sans fondement. Cependant, un principe de respect de la personne pourrait avoir le même fondement philosophique que celui d'autonomie et être moins teinté de l'évolution des idées et des pratiques en Occident. Un séjour au Maroc dans le cadre d'un enseignement de l'éthique de la santé au cycle supérieur en sciences infirmières a montré que ce n'est pas nécessairement entre l'Orient et l'Occident que se pose le problème des valeurs communes, mais plutôt entre les grandes villes et les régions éloignées des centres urbains. Dans les régions éloignées, les valeurs associées au paternalisme et à la religion, couplées d'analphabétisme, sont encore très prégnantes, alors que dans les grandes villes, les valeurs d'égale liberté et d'autonomie occupent une plus grande place. Il sera intéressant de voir comment évolueront des pays comme la Chine, qui est arrivée à l'ère industrielle tardivement, mais qui est en train de révolutionner les rapports économiques entre l'Orient et l'Occident. Les valeurs évoluent-elles, comme le pensait Auguste Comte, selon un processus dans lequel la science fait place à la religion dans les rapports humains et, nous ajoutons, en donnant lieu à l'émergence des droits? Ou les valeurs évoluent-elles en fonction des rapports de production ou d'un autre paradigme? Ce n'est pas le lieu ici pour examiner ces questions. Quoi qu'il en soit, les principes de l'éthique de la santé sont susceptibles de recevoir un large consensus, alors que les façons de les interpréter varient selon les cultures. Il est donc beaucoup plus difficile de s'entendre sur des règles ou des normes que sur des principes. Si le principe de respect de l'autonomie était formulé en référence au respect, il recueillerait un large consensus, surtout si on ne lui adjoignait pas la règle du consentement libre et éclairé.

L'approche par principes, point charnière de la méthode

Méthodologiquement, l'approche par principes est pour nous le point charnière entre les repères éthiques fondés rationnellement dans les théories éthiques, d'une part, et tout ce qui relève des faits cliniques et scientifiques, qui sont du domaine empirique, d'autre part. Utilisant tant l'induction que la déduction, les deux pôles se rejoignent dans une confrontation dialectique qui utilise l'éthique de la discussion, en lui imposant un cadre de référence flexible à la jonction des approches empirique et rationnelle. Dans cette perspective, ce ne sont ni les circonstances propres à chaque cas qui sont déterminantes, comme dans la casuistique, ni les repères qui seraient appliqués déductivement comme dans certains rapports ou ouvrages du domaine du droit (Commission royale sur les nouvelles techniques de la reproduction, 1993)[14] ou dans certains ouvrages traditionnels en éthique de la santé (Thévenot, 1989)[15]. Au contraire, l'approche par principes s'inspire autant des deux sources en les dépassant toutes deux, dans ce que Beauchamp et Childress (2001) à la suite de John Rawls (1971) appellent un «équilibre réflexif» (*reflexive equilibrium*). La considération des faits, des normes et des autres repères éthiques permet une analyse éthique qui laisse une place importante au jugement personnel et à la créativité dans les décisions à prendre en vue d'une intervention qui sera partagée par le groupe. La décision apparaît alors comme une solution du juste milieu établie par la raison pratique, comme solution aux tensions et aux conflits.

---

14. Ce rapport, intitulé *Un virage à prendre en douceur: rapport final,* débute par l'énoncé d'un certain nombre de concepts dont les fondements ne sont pas précisés et qui servent, avec les résultats d'enquêtes, à préciser des normes. Ainsi, du principe d'égalité énoncé au départ, les auteurs déduiront que toutes les régions du Canada devront être pourvues de centres de fertilité ou encore que toutes les femmes, quels que soient leur état civil ou leur orientation sexuelle, doivent avoir accès aux techniques de fertilisation *in vitro.*

15. Dans son livre intitulé *La bioéthique,* Thévenot (1989) commence par énoncer les principes philosophiques et théologiques, qu'il nomme «principes de morale fondamentale», pour ensuite les appliquer aux problèmes éthiques du début et de la fin de vie, de manière déductive. Cette approche a l'avantage de clarifier les liens entre les jugements et les principes qui les justifient.

Les repères éthiques en éthique de la santé

Considérant que la clarification des valeurs ne permet pas une hiérarchisation des valeurs, que l'éthique de la discussion n'apporte qu'un cadre formel et qu'une seule théorie éthique s'avère insuffisante pour apporter les contenus et les repères nécessaires à une guidance en matière de conflits éthiques, nous présentons les repères suivants, qui reposent sur des valeurs qui ont été reconnues et, dans certains cas, institutionnalisées dans notre société et dans un grand nombre de sociétés (*voir la figure 9.3*). Ces valeurs ont trait au respect de la loi et des normes déontologiques, aux théories éthiques (théories de la vertu, théories déontologiques, théories utilitaristes, théories de la justice et éthique du *caring*) et aux principes (respect de l'autonomie des personnes, bienfaisance, justice et *caring*), qui feront l'objet des chapitres 10, 11 et 12.

FIGURE 9.3 **Des repères éthiques dans les processus décisionnels en éthique de la santé**

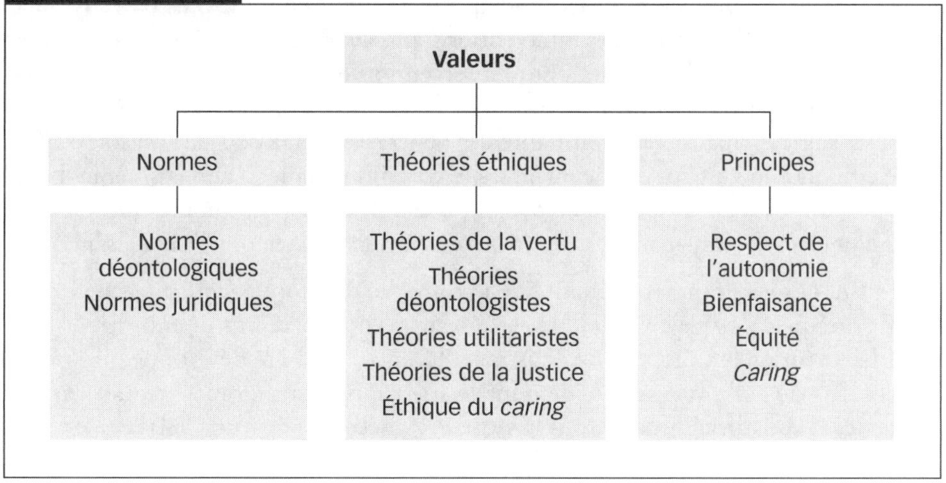

© Saint-Arnaud, J. (2008).

L'originalité de l'approche

L'originalité de notre approche concerne l'application réciproque des principes, c'est-à-dire que, pour nous, le respect de l'autonomie n'est pas réservé au bénéficiaire, alors que les principes de bienfaisance et de non-malfaisance seraient réservés aux professionnels. Les principes valent également pour tous. Cela signifie qu'il existe une autonomie professionnelle que le bénéficiaire doit respecter, comme il existe une autonomie du bénéficiaire dans la possibilité de refus de traitement que le professionnel doit respecter. Par ailleurs, l'évaluation des principes de bienfaisance et de non-malfaisance ne relève pas de la seule prérogative des professionnels de la santé. Les bénéficiaires et leur famille en font aussi usage quand ils évaluent les bénéfices d'une option de soin ou d'un traitement par rapport à une autre. Il y a donc une réciprocité dans l'application des principes, qui n'est pas claire chez Beauchamp et Childress (2001), et qui n'existe pas chez Englehardt (1986). Ce dernier est l'un de ceux qui ont stigmatisé l'opposition entre ces deux principes en faisant référence aux droits des bénéficiaires relativement au respect de l'autotomie de la personne, et en faisant référence aux options de soins et de traitements offertes par les professionnels de la santé relativement à l'application des principes de bienfaisance et de non-malfaisance. La réciprocité liée à l'application du principe de justice a trait aux rapports entre les professionnels et les bénéficiaires, mais aussi entre les professionnels et les institutions qui les concernent. Enfin, l'éthique du *caring* implique une réciprocité entre les professionnels et les bénéficiaires, qui fait en sorte que les deux parties sont également importantes dans la relation de soin.

Une autre originalité de la méthode présentée dans ce livre, par rapport à l'approche de Beauchamp et Childress (2001), concerne la réunion des principes de bienfaisance et de non-malfaisance pour une évaluation clinique, communautaire ou populationnelle plus efficace des options à envisager. Nous sommes d'avis que toute intervention de santé comporte des inconvénients, des effets secondaires ou pervers, voire des torts. Dans le domaine des interventions cliniques, la chose est connue depuis des temps immémoriaux. Le cas de monsieur Dupuis l'illustre aussi. En santé publique et en santé communautaire, la possibilité de causer du tort n'a pas été reconnue d'emblée. Cependant, on se questionne de plus en plus sur la légitimité éthique d'imposer des interventions qui favorisent la santé du groupe, tout en causant des torts à l'individu. Toute intervention dans ce domaine comporte des torts éventuels, et il est difficile de justifier des torts causés à des individus présumés sains, sans une évaluation concomitante des bénéfices attendus. Que l'on soit en pratique clinique, en santé publique ou en santé communautaire, il faut évaluer les bénéfices par rapport aux risques ou aux torts possibles. C'est pourquoi les principes de bienfaisance et de non-malfaisance sont réunis en un seul, celui de bienfaisance.

Enfin, la plus grande originalité de l'approche développée ici concerne l'ajout d'un principe de *caring*. Cet ajout est rendu nécessaire compte tenu que la plupart des théories auxquelles nous faisons référence[16] ont été développées selon un fondement de l'éthique qui réside dans le sujet moral autonome, et que, dans ce contexte, il est difficile de définir les qualités nécessaires à une relation de soin éthique. De plus, aucun des principes cités par Beauchamp et Childress (2001) n'implique un recours au sens des responsabilités présent dans les normes déontologiques, mais absent de la discussion mettant en jeu les principes éthiques. Bien sûr, nous le soulignons, la bonne volonté, qui selon nous relève des théories de la vertu, est nécessaire à l'application des principes d'éthique, non pas sous le mode impératif, mais plutôt sous le mode hypothétique. En clair, si je veux agir éthiquement, je dois considérer les exigences des différents principes dans les processus décisionnels concernant les décisions et les interventions à mettre en place. Toutefois, les théories de la vertu ne concernent que les qualités de la personne et non les processus décisionnels à mettre en place en cas de conflits, de problèmes ou de dilemmes éthiques. En revanche, le *caring*, qui concerne directement la relation de soin, peut conjuguer les repères tant empiriques qu'éthiques pour faire la synthèse des éléments apportés sur le plan argumentaire par les professionnels et les bénéficiaires en cause (individus, groupes, communautés et populations). De plus, l'éthique du *caring*, telle que nous l'avons définie dans le chapitre 5, signifie

16. L'utilitarisme fait exception, mais son fondement empiriste ne saurait constituer une obligation morale de responsabilité personnelle.

pour le professionnel la mise en place des conditions d'une relation de soin qui favorisent une communication franche et efficace entre les personnes impliquées.

La bonne volonté

Plusieurs écrits en éthique de la santé insistent sur la nécessité de mettre en place un environnement éthique, ce qui implique des pratiques et des normes institutionnelles qui respectent les normes et principes éthiques. De fait, les pratiques et les normes de gestion devraient pouvoir respecter et appliquer les principes d'éthique à tous les niveaux décisionnels. Il n'existe pas des principes et normes éthiques pour l'intervention directe et d'autres pour la gestion. Nous savons qu'il existe des barrières à la pratique éthique, les objectifs économiques étant probablement les plus grands freins à la mise en place d'un environnement éthique dans tous les milieux de santé. Cependant, le laisser-faire ne règle pas les choses à quelque niveau décisionnel que ce soit. La volonté de changer les choses s'impose donc comme une condition nécessaire et primordiale. Sans elle, les autres conditions exposées quant à la forme et au contenu ne peuvent s'appliquer.

Conclusion

Après avoir montré les différences entre enjeux, problèmes et dilemmes éthiques, des conditions de l'ordre de la méthode et du contenu ont été présentées. L'éthique de la discussion a permis de définir des conditions formelles nécessaires à l'établissement des normes éthiques. Quant au contenu, trois types de repères s'articulent dans une approche par principe revisitée : normes juridiques et déontologiques, théories et principes éthiques. Entre un situationnisme ou l'approche par clarification des valeurs, qui laissent l'individu libre de se référer à ses propres repères pour juger de la moralité ou de l'éthicité d'une décision ou d'une action, et le légalisme, qui réfère à une règle pour agir moralement, l'approche par principes apparaît comme un juste milieu. C'est l'approche par principes qui arrive à concilier ce qui provient des faits et ce qui provient des théories éthiques pertinentes en proposant un cadre flexible pouvant faire consensus et servir de balise à la discussion des options qui présentent des conflits, des problèmes ou des dilemmes éthiques. Dans l'approche par principes, il y a de la place pour le libre arbitre au sens où les règles existent et sont connues, mais elles ne dicteront pas nécessairement la conduite, soit parce qu'elles ne s'appliquent pas, soit parce que plus d'une règle s'applique et qu'elles donnent des indications qui vont dans des directions opposées, comme nous l'avons déjà souligné pour certaines règles du code de déontologie de l'OIIQ à propos des heures supplémentaires (chapitre 8), soit parce que volontairement on préférera contourner une règle pour respecter plutôt les exigences des principes. À la suite de Kohlberg, nous sommes d'avis qu'une action basée uniquement sur l'application de normes juridiques ou déontologiques repose sur une base conventionnelle. En revanche, l'approche par principes permet de dépasser les stades conventionnels de la conscience pour réfléchir par soi-même aux situations complexes, tout en tenant compte des faits, des normes institutionnelles et des principes éthiques.

CHAPITRE 10

Les normes déontologiques et juridiques

Comme l'écrivent Blondeau et Hébert (2002), le rôle des associations professionnelles consiste à promouvoir les valeurs et les principes prioritaires d'une profession. Or, comme nous l'avons vu dans le chapitre 8, ces valeurs sont liées à la finalité et aux buts poursuivis, notamment le bien-être du bénéficiaire, qu'il s'agisse d'un individu, d'une famille, d'un groupe, d'une communauté ou de la population. Dans le présent chapitre, nous examinons les normes déontologiques et juridiques non pas d'un point de vue philosophique, moral ou éthique comme nous l'avons fait dans les chapitres 1 et 2, mais plutôt du point de vue de leur légalité. Plusieurs écrits en éthique omettent de considérer les normes légales, préférant traiter des aspects éthiques en vase clos. Tel n'est cependant pas l'objectif de ce livre, qui montre plutôt une ouverture sur les différentes disciplines susceptibles d'avoir un impact sur les décisions prises dans le domaine de la santé. Pour intégrer l'éthique dans les pratiques, il faut distinguer nettement les normes légales des normes morales ou éthiques, notamment pour éviter que le droit ne prenne toute la place et qu'il ne dicte toutes les décisions qui comportent des enjeux éthiques.

Dans les lignes qui suivent, nous précisons en quoi consiste la tâche infirmière selon la loi, et nous examinons comment les normes professionnelles et déontologiques régissent les comportements en imposant des sanctions aux infirmières autorisées, donc membres d'un ordre professionnel, qui transgressent les standards professionnels et les règles définies dans le Code des professions et dans leur code de déontologie. Des lignes directrices insistent sur l'importance et les qualités d'une bonne documentation de la pratique infirmière dans les notes au dossier du patient. Nous nous intéressons ensuite aux obligations liées à l'application du Code civil, en précisant les conditions légales d'un consentement libre et éclairé, précédées d'une définition de l'aptitude à consentir à des soins ou des traitements, ou à les refuser, et suivies de cas de jurisprudence liés au refus de traitement maintenant les fonctions vitales et entraînant la mort du patient. Finalement, à la lumière de cas jurisprudentiels pertinents, nous examinons d'autres exigences relevant du Code criminel et des chartes.

Les normes professionnelles et déontologiques

Il ne faut pas confondre ici l'usage du mot *déontologie.* Ce terme vient du grec *deon,* qui signifie « devoir ». Quand on parle de théories déontologiques, il s'agit des théories éthiques pour lesquelles l'essence de la moralité réside dans des devoirs ou des obligations morales à remplir. À l'origine, les codes de déontologie faisaient référence à des devoirs moraux que le professionnel devait remplir. C'est toujours à cette signification que le code de déontologie de l'Association des infirmières et infirmiers du Canada (AIIC, 2002) fait référence. Mais aujourd'hui, de nombreux codes de déontologie ont une portée légale. Ainsi, le Code de déontologie des infirmières et infirmiers du Québec (Ordre des infirmières et infirmiers du Québec [OIIQ], 2005[1]) a une portée légale depuis son annexion au Code des professions en 1973. À cause de cela, sa facture est devenue beaucoup plus juridique

1. R.Q. c. I-8, r.4.1.

que morale. Toutefois, il ne faut pas oublier l'origine morale des codes à portée légale. Les codes de déontologie encadrent les pratiques et, comme le Serment d'Hippocrate dans l'Antiquité, stipulent des règles de pratique qui distinguent le professionnel du profane. Chaque profession a développé un savoir et des compétences qui lui sont propres ; les règles de pratique imposées sont garantes d'un lien de confiance qui peut s'établir grâce à elles entre un professionnel et un profane qui n'est pas en mesure d'évaluer par lui-même les connaissances et les pratiques professionnelles dont il est le bénéficiaire.

La responsabilité professionnelle

En tant que professionnelle en titre, l'infirmière québécoise est soumise au Code des professions[2] et à la Loi sur les infirmières et les infirmiers du Québec[3]. L'article 36 de la Loi sur les infirmières et infirmiers permet à l'infirmière en titre d'accomplir les tâches suivantes à titre exclusif :

> Identifier les besoins de santé des personnes, contribuer aux méthodes de diagnostic, prodiguer et contrôler les soins infirmiers qui requièrent la promotion de la santé, la prévention de la maladie, le traitement et la réadaptation, et prodiguer des soins selon une ordonnance médicale.

Plus précisément, sa tâche est circonscrite de la manière suivante :

> « 1) évaluer la condition physique et mentale d'une personne symptomatique ;
> 2) exercer une surveillance clinique de la condition des personnes dont l'état de santé présente des risques, incluant le monitorage et les ajustements du plan thérapeutique infirmier ;
> 3) initier des mesures diagnostiques et thérapeutiques, selon une ordonnance ;
> 4) initier des mesures diagnostiques à des fins de dépistage dans le cadre d'une activité découlant de l'application de la Loi sur la santé publique (L.R.Q., chap. S-2.2) ;
> 5) effectuer des examens et des tests diagnostiques invasifs, selon une ordonnance ;
> 6) effectuer et ajuster les traitements médicaux, selon une ordonnance ;
> 7) déterminer le plan de traitement relié aux plaies et aux altérations de la peau et des téguments, et prodiguer les soins et les traitements qui s'y rattachent ;
> 8) appliquer des techniques invasives ;
> 9) contribuer au suivi de la grossesse, à la pratique des accouchements et au suivi postnatal ;
> 10) effectuer le suivi infirmier des personnes présentant des problèmes de santé complexes ;
> 11) administrer et ajuster des médicaments ou d'autres substances, lorsqu'ils font l'objet d'une ordonnance ;
> 12) procéder à la vaccination dans le cadre d'une activité découlant de l'application de la Loi sur la santé publique ;
> 13) mélanger des substances en vue de compléter la préparation d'un médicament, selon une ordonnance ;
> 14) décider de l'utilisation des mesures de contention. »[4]

---

2. L.R.Q., chap. C-26.
3. L.R.Q., chap. I-8.
4. 2002, chap. 33, art. 12.

À cette définition de tâches s'ajoutent des actes réservés à la pratique infirmière avancée depuis l'entrée en vigueur de la « Loi 90 » modifiant le Code des professions, et d'autres dispositions législatives dans le domaine de la santé. Les infirmières qui ont complété une maîtrise en pratique avancée, option praticienne peuvent :

«1) prescrire des examens diagnostiques ;
2) utiliser des techniques diagnostiques invasives ou présentant des risques de préjudice ;
3) prescrire des médicaments et d'autres substances ;
4) prescrire des traitements médicaux ;
5) utiliser des techniques ou appliquer des traitements médicaux invasifs ou présentant des risques de préjudice. »[5]

En tant que professionnelle, l'infirmière a le privilège d'exercer sa profession, mais elle doit respecter les règles stipulées dans le Code des professions et les règles strictes qui sont décrites dans son code de déontologie. Ces règles stipulent des obligations et des interdictions auxquelles l'infirmière doit se soumettre. Voici quelques exemples d'obligations tirées du code de déontologie des infirmières et infirmiers du Québec (OIIQ, 2005) :

- « L'infirmière ou l'infirmier doit dénoncer tout incident ou accident qui résulte de son intervention ou de son omission (art. 12) ;
- L'infirmière ou l'infirmier doit sauvegarder en tout temps son indépendance professionnelle. Il doit notamment exercer sa profession avec objectivité et faire abstraction de toute intervention d'un tiers qui pourrait influer sur l'exécution de ses obligations professionnelles au préjudice du client (art. 21) ;
- L'infirmière ou l'infirmier doit chercher à établir et maintenir une relation de confiance avec son client (art. 28) ;
- L'infirmière ou l'infirmier doit respecter les règles prévues au Code des professions relativement au secret qu'il doit préserver quant aux renseignements de nature confidentielle qui viennent à sa connaissance dans l'exercice de sa profession et des cas où il peut être relevé de ce secret. (art. 31) »

Voici quelques exemples d'interdictions tirés du même code :

- « L'infirmière ou l'infirmier ne peut poser un acte ou avoir un comportement qui va à l'encontre de ce qui est généralement admis dans l'exercice de la profession (art. 3) ;
- Dans le cadre de soins et traitements prodigués à un client, l'infirmière ou l'infirmier ne peut utiliser ou dispenser des produits ou des méthodes susceptibles de nuire à la santé ou des traitements miracles. L'infirmière ou l'infirmier ne peut non plus consulter une personne qui utilise ou dispense de tels produits, méthodes ou traitements miracles, ni collaborer avec cette personne, ni lui envoyer son client (art. 4) ;
- L'infirmière ou l'infirmier doit refuser ou cesser de collaborer à toute activité de recherche dont les risques pour la santé des sujets lui semblent hors de proportion par rapport aux avantages que ceux-ci pourraient retirer de la recherche ou par rapport aux avantages que la prestation de soins usuels pourrait leur procurer, le cas échéant (art. 7.3) ;

5. 2002, chap. 33, art. 2.12.

- L'infirmière ou l'infirmier ne peut s'approprier des médicaments ou autres substances, notamment des stupéfiants, une préparation narcotique ou anesthésique ou tout autre bien appartenant à une personne avec laquelle il est en rapport dans l'exercice de sa profession. (art. 13) »

Ces règles que toute infirmière ou tout infirmier devrait connaître concernent la responsabilité professionnelle. Elles visent à protéger le public et à assurer un service professionnel de qualité. En raison de son appartenance à un ordre professionnel et de la portée légale de son code de déontologie, l'infirmière qui en transgresse les règles s'expose à des sanctions. Lorsqu'une faute professionnelle est reconnue par un comité disciplinaire à la suite d'une enquête du syndic, les sanctions peuvent aller de la simple réprimande à la radiation, selon la gravité du manquement.

Par ailleurs, la Loi sur les services de santé et les services sociaux[6] permet aux bénéficiaires insatisfaits de porter plainte dans tous les établissements. Le commissaire local aux plaintes et à la qualité n'a qu'un pouvoir de recommandation, mais les instances disciplinaires de l'établissement peuvent décider d'activer le processus disciplinaire interne. Ces procédures auprès de l'Ordre des infirmières et infirmiers du Québec (OIIQ) ou de l'établissement ne constituent pas des moyens de compensation pour le plaignant. Pour cela, ce sont des poursuites au civil ou des recours en fonction du droit administratif qui doivent être entrepris par la victime d'un acte fautif posé par une infirmière.

La responsabilité civile

Pour qu'un acte fautif soit sanctionné à la suite d'une plainte au civil, il faut qu'il y ait eu un préjudice et qu'un lien de causalité puisse être établi entre les deux. Dans l'erreur de médication relatée plus bas, un lien de causalité a été établi entre la mort du patient et l'adrénaline injectée au lieu de l'anesthésique prescrit. En fait, les objectifs du droit civil visent essentiellement à compenser les dommages subis, alors que la punition des responsables relève du droit criminel (Blondeau & Hébert, 2002).

Les standards professionnels à une époque donnée et le comportement qu'aurait une infirmière « raisonnablement prudente » placée dans les mêmes circonstances constituent des repères pour juger d'une éventuelle faute. Des experts seront appelés à témoigner devant le tribunal pour en juger. Ils devront donner leur avis sur la conformité ou la non-conformité du comportement de l'infirmière avec les standards de pratique admis. Ils auront aussi à se prononcer, à la demande du tribunal, sur la gravité du préjudice, sur son inévitabilité, et sur le lien de causalité entre la faute et le préjudice.

L'infirmière n'est habituellement tenue qu'à une obligation de moyen et non de résultat. Autrement dit, elle doit intervenir correctement, mais elle n'est pas tenue responsable si l'intervention ne donne pas les résultats prévus. Si une infirmière apporte à un patient un médicament provenant d'une ordonnance médicale erronée, elle ne sera pas tenue responsable des ennuis de santé qui en résulteront pour le patient, sauf s'il s'agit d'une erreur flagrante que toute infirmière œuvrant dans le

6. L.R.Q., chap. S-4.2.

domaine en cause aurait pu déceler, ce qui relève des moyens[7]. Si, par ailleurs, elle n'est pas attentive et donne le mauvais médicament au patient, elle peut être tenue responsable des préjudices causés au patient, comme dans le cas suivant relaté par Keatings et Smith (2000) :

CAS

Dans le cas *Bugden* c. *Harbour View Hospital*[8], survenu en 1947 en Nouvelle-Écosse, un homme se présente à l'urgence d'un hôpital avec une luxation à un pouce, et le médecin veut réduire la luxation. Pour atténuer la douleur de la manœuvre, il a besoin d'un anesthésique local. Il demande à l'infirmière A d'aller chercher de la novocaïne. Celle-ci s'adresse à l'infirmière B, qui lui remet un flacon étiqueté, mais aucune des deux infirmières ne vérifie l'étiquette. L'infirmière A rapporte le flacon au médecin, qui fait une première injection. Voyant le peu d'effet anesthésiant, il fait une deuxième injection. Au total, le patient reçoit 4 ml du médicament. Constatant que le patient se porte mal, l'infirmière appelle le médecin, qui effectue une intervention non précisée. Le patient meurt 30 minutes plus tard. Il s'est avéré que le flacon contenait en fait de l'adrénaline, ce qui a causé une insuffisance cardiaque fatale. (p. 168-170)

Dans cette affaire, les deux infirmières ont été tenues responsables de négligence professionnelle. La Cour a noté qu'il était impossible qu'une infirmière compétente ne fasse pas la différence entre l'anesthésiant demandé par le médecin et un stimulant cardiaque, et qu'elle ne soit pas consciente du danger d'une telle méprise. L'erreur de l'infirmière B ne décharge pas l'infirmière A de ses responsabilités. Dans ce cas, les infirmières et l'hôpital ont été tenus responsables de la mort du patient. Quant au médecin, il n'avait pas à superviser les infirmières, qui étaient des employées de l'hôpital et non les siennes. Le médecin n'a pas été tenu responsable[9].

Il y a des exceptions à la règle liée à l'obligation de moyen et non de résultat quand il s'agit d'actes purement techniques. Par exemple, le décompte des compresses utilisées et retirées durant une intervention chirurgicale en salle d'opération constitue un acte pour lequel une infirmière peut être tenue responsable devant les tribunaux[10].

---

7. En fait, l'article 17 du Code de déontologie des infirmières et infirmiers du Québec (OIIQ, 2005) impose à l'infirmière de tenir compte des limites de ses connaissances. Cependant, selon Me Gary Mullins, (échange de courriel, le 8 mars 2008) s'il s'agit d'une erreur grossière ou manifeste que toute infirmière du domaine pourrait facilement déceler, l'infirmière qui a donné le médicament pourrait en être tenue responsable. Cela pourrait se produire « lorsque des doses sont données en rafale (multiplication de prescripteurs ou prescripteur incompétent) ou en superposition, et que l'infirmière ne consulte pas le dossier ». Ces cas sont rares.
8. [1947] 2 D.R.L. 338 (N.S. S.C.).
9. Bien qu'il s'agisse d'une décision de *Common Law,* les règles énoncées dans cette affaire sont similaires à celles du droit civil.
10. À cet effet, Blondeau et Hébert (2002, p. 152-153) citent l'affaire Thomassin : *Hôpital de Chicoutimi et Dr Alain Battikha* c. *Édouard Thomassin* (Cour d'appel, greffe de Québec, 200-09-00521-903, 11 août 1997) pour montrer l'imputabilité des infirmières comme membres à part entière d'une équipe de soins et non simplement comme subalternes des médecins. Dans cette affaire qui impliquait un calcul erroné des compresses retirées lors d'une opération chirurgicale pour une ablation de la vésicule, la Cour d'appel a statué que le personnel infirmier était tenu à une obligation de résultat.

Selon Blondeau et Hébert (2002, p. 154), il est rare que des infirmières soient tenues personnellement responsables dans des recours civils. Habituellement, c'est l'employeur qui est poursuivi et qui est tenu responsable pour ses employés lorsque la faute a été commise dans l'exercice de leurs fonctions. Toutefois, la responsabilité de l'employeur n'élimine pas pour autant le fait que chaque personne demeure responsable de ses actes. Bien que les poursuites soient intentées plus souvent contre des médecins, rien n'empêche une personne de poursuivre conjointement une infirmière et un établissement de santé. Certaines tâches relèvent directement de l'infirmière. Par exemple le suivi et la surveillance sont des tâches pour lesquelles l'infirmière est imputable. Le cas suivant, relaté par Keatings et Smith (2000), montre jusqu'où peut aller l'imputabilité de l'infirmière au regard de sa responsabilité en matière de surveillance:

CAS

Un bébé de huit mois est amené à l'hôpital parce qu'il souffre de vomissements et de diarrhée. À son arrivée, son pouls est à 120, et sa respiration à 24. Il est vu par le médecin de l'urgence et par un pédiatre, qui prescrit une intraveineuse, un test d'hémoglobine et une mesure des électrolytes. La condition de l'enfant continue à se détériorer. L'infirmière soignante qui en a la surveillance note que son rythme cardiaque est rendu à 164 et sa respiration à 64, quatre ou cinq heures après son admission. Elle en parle à sa superviseure et appelle le médecin à son domicile durant la nuit. Elle l'informe de la condition de l'enfant: pouls, respiration, et résultats des tests d'hémoglobine et d'électrolytes sont anormaux. Le niveau de gaz carbonique est à 10,9 au lieu de 22 à 32. Le médecin répond: «C'est bien, continuez de faire ce que vous faites.» L'infirmière n'est pas rassurée; elle revient voir sa superviseure, qui lui dit: «Tu n'es pas le médecin. Peu importe ce qu'il a dit, c'est correct. Ne t'inquiète pas.» L'infirmière note tous les résultats au dossier. Elle note aussi les échanges qu'elle a eus avec sa superviseure et le médecin de garde, de même que l'heure à laquelle ces échanges ont eu lieu. Le bébé meurt de déshydratation à 6 h le lendemain matin. (p. 285-287)

Dans ce cas, qui a fait l'objet d'une enquête du coroner en Ontario, il est indiqué que l'infirmière superviseure aurait dû aider l'infirmière soignante à obtenir un soutien médical approprié. Le médecin de garde aurait pu être rappelé, et, s'il avait fait la même réponse qu'au premier appel, un autre médecin aurait dû être contacté. Le manque de responsabilité de la superviseure ne diminue pas l'imputabilité de l'infirmière soignante, ni le fait que le médecin ne lui a pas donné d'autres indications que de continuer à surveiller l'enfant.

Au cours de l'enquête, le médecin a nié avoir été informé des signes vitaux et des résultats du test des électrolytes. Il a invoqué une très grande fatigue. Il n'y avait aucun témoin quand l'infirmière lui a téléphoné. Le coroner a reproché à l'établissement de santé l'absence de politique interne pour joindre un autre médecin. Il a mentionné qu'il aurait fallu faire un relevé des ingestions plus souvent et plus systématiquement, notamment avant de quitter l'urgence et à l'arrivée dans le service de pédiatrie. Le jury n'a pas retenu les raisons invoquées par le médecin dans ce cas, et il a été considéré comme négligent. Une plainte a été portée au Collège des médecins de l'Ontario, et le médecin a encouru une peine disciplinaire.

Une faute professionnelle peut théoriquement entraîner trois types de sanctions: disciplinaire, civile et criminelle. D'abord, l'infirmière qui contrevient à son code de déontologie peut être traduite devant le comité de discipline de son ordre professionnel et être condamnée à une ou plusieurs sanctions prévues au Code des professions. Puis, si une action est intentée devant un tribunal civil et que l'infirmière est reconnue coupable, ce qui implique un lien de causalité entre la faute et le dommage, elle pourrait être condamnée à verser une somme en compensation des dommages subis. Enfin, si la faute reprochée constitue une infraction à une loi criminelle, l'infirmière pourrait être traduite devant un tribunal criminel et, si elle est déclarée coupable, elle pourrait se voir imposée une sentence prévue par la loi. Pour illustrer ceci, Blondeau et Hébert (2002, p. 155) donnent l'exemple d'une infirmière qui vole des médicaments dans un centre hospitalier. Elle pourrait faire l'objet d'une sanction disciplinaire, par exemple d'une suspension, être poursuivie au civil par l'établissement pour les pertes subies et devoir rembourser en totalité ou en partie ce qu'elle a volé, et recevoir une sentence pour ses manquements au Code criminel, qui prohibe le vol. Cependant, de tels cas sont extrêmement rares, puisque les manquements au Code civil sont plutôt considérés dans les faits comme des fautes civiles, l'établissement comme employeur étant responsable et assuré pour les fautes de ses employés. Il peut arriver que l'employeur demande à son employée de rembourser les frais qui excéderaient les sommes allouées par ses propres assurances[11]. Les infirmières et infirmiers sont tenus par le Bureau de l'Ordre d'avoir des assurances d'au moins 500 000 $ (Keatings & Smith, 2000, p. 113).

En plus des manquements aux règles liées aux bonnes pratiques définies dans leur code de déontologie, les infirmières peuvent être tenues responsables de manquements liés à la confidentialité, au consentement libre et éclairé quand elles en sont responsables, à la dénonciation d'accidents ou d'incidents dont elles ont eu connaissance, sans nécessairement en être les auteures. Dans tous les cas, il doit y avoir préjudice pour qu'un recours soit intenté au civil[12]. Cependant, dans le cas d'une faute disciplinaire, il n'est pas nécessaire de prouver l'existence d'un préjudice, puisque le plaignant n'obtiendra pas de compensation. Il suffit de prouver, selon l'évaluation des probabilités, que la faute reprochée a bel et bien été commise par l'infirmière, ce qui constitue un acte dérogatoire à l'honneur et à la dignité de la profession, et qui nécessite l'application d'une sanction disciplinaire.

Les notes d'observation dans la pratique infirmière

Pour se protéger, l'infirmière doit respecter les standards de la profession, utiliser une méthode de documentation, notamment celle qui existe dans le milieu (*checklist* ou documentation des événements qui dévient de ce qui est normalement admis dans les circonstances), et suivre les politiques du service ou de l'établissement ; tous ces éléments font partie des standards légalement acceptables que le juge ou le coroner peuvent consulter (*ibid.,* p. 287). Cependant, une bonne documentation des soins dans les notes au dossier des patients constitue souvent la seule preuve que des soins infirmiers ont effectivement été donnés (*loc. cit.*). De plus, les notes d'évolution représentent un outil essentiel à un suivi efficace.

11. Conversation téléphonique avec Me Hélène d'Anjou, de l'OIIQ, le 14 mars 2008.
12. Le préjudice ou dommage causé, qui peut être de nature corporelle, morale ou matérielle, doit découler directement de l'acte fautif et être démontré tel.

Dans une enquête du coroner au Québec (Ministère de la Santé et des Services sociaux [MSSS], 2006) portant sur 12 décès liés à l'usage des analgésiques opioïdes entre 1995 et 2006, le manque de surveillance et de suivi a été signalé dans 8 cas sur 12. Outre les erreurs concernant les prescriptions médicales, le coroner remarque que :

- l'évaluation de la douleur n'a pas été faite de manière systématique avant de procéder à l'analgésie ;
- la mise en place ou la poursuite de l'analgésie a été effectuée sur une base subjective ;
- aucun protocole de surveillance n'a été appliqué (sauf dans un cas); il n'y avait pas de protocole d'intervention en cas de dépression respiratoire ;
- dans presque tous les cas, l'évaluation de la douleur et de la sédation n'a pas été effectuée avec des outils de mesure ;
- il n'y a pas eu de suivi des signes vitaux, ni de mesure de saturométrie ;
- dans la majorité des cas, la dépression est survenue avec des doses thérapeutiques.

Toutes ces remarques ont été énoncées après une enquête qui a tenu compte de la documentation au dossier et notamment des notes infirmières. Même si des mesures sont prises pour effectuer un meilleur suivi, si aucune note n'en témoigne, ces mesures ou ces interventions ne peuvent être prises en compte. L'écrit a toujours plus de poids que les dires, surtout s'il s'est écoulé une période de temps assez longue entre le moment du témoignage et le moment où les événements se sont produits.

Dans l'affaire *Meyer* c. *Gordon*, qui s'est rendue à la Cour suprême en Colombie-Britannique, les notes des infirmières ont été rejetées par le juge. Résumons le cas tel qu'il a été présenté par Keatings et Smith (2000) :

CAS

Il s'agit d'une dame qui accouche d'un deuxième enfant. Elle est admise à l'hôpital vers 11 h 30. La première infirmière qui l'examine, l'infirmière W, ne l'interroge pas sur son passé obstétrical. Si elle l'avait fait, la surveillance infirmière aurait été accrue, car la dame avait accouché d'un premier enfant en quatre heures. À son arrivée, cette infirmière fait un premier examen de la dame et note qu'elle est aux premiers stades du travail. Elle n'indique pas la position exacte du bébé, se contentant d'indiquer « au milieu » (*mid*), et ne note pas la durée des contractions. Elle indique une dilatation à trois centimètres sans préciser le degré d'effacement du col. Une deuxième infirmière l'aide à faire l'examen. Malgré cela, aucune des deux ne perçoit un risque dans le fait que la patiente est couchée sur le dos, alors que, compte tenu de son état, elle aurait dû être couchée sur le côté. La Cour a indiqué que cette position a pu contribuer à la détresse fœtale qui est survenue à la naissance. Le rythme du cœur fœtal est vérifié à 11 h 50 et à 12 h. Cependant, ces informations ont été notées plus tard, après que l'accouchement a été complété. La Cour a noté que les deux infirmières ont apporté des modifications au dossier quelques heures après l'accouchement pour que le dossier paraisse plus complet. À midi, le médecin traitant a prescrit du Démérol et du Gravol pour diminuer la douleur et la nausée. Le Démérol a eu un effet sédatif non seulement sur la mère, mais aussi sur le bébé, ce qui a pu concourir à la détresse fœtale. Le médecin n'a pas dit à l'infirmière de faire un examen vaginal avant de donner l'injection de

Démérol, ce qui aurait été conforme aux normes de la pratique. Le bébé est né à 12h32. La parturiente est restée seule et sans soins durant ce temps même si son mari a appelé les infirmières à deux reprises pour leur dire que l'accouchement était en cours. Les infirmières ont considéré que le mari était trop nerveux. Quand une troisième infirmière, l'infirmière T, est arrivée dans la chambre, la tête du bébé était sortie. Une grande quantité de méconium obstruait son nez et sa bouche, mais l'infirmière M, qui aidait sa collègue, n'avait pas dans sa trousse d'urgence une poire à succion, qui lui aurait permis d'aspirer rapidement le méconium. Le bébé était flasque et inerte; il ne respirait pas. Un certain laps de temps s'est écoulé avant que le bébé soit emmené en réanimation, où les manœuvres appropriées ont été effectuées. De plus, le temps qu'il a fallu pour aspirer le méconium et réanimer le bébé a contribué à la détresse fœtale et au dommage cérébral qui en a résulté. (p. 288-290)

Dans cette affaire, le médecin a été tenu responsable dans une proportion de 25 % pour avoir omis de dire à l'infirmière de faire un examen vaginal avant de donner l'injection de Démérol. L'hôpital a été tenu responsable dans une proportion de 75 % à cause de la négligence des infirmières.

Pourquoi le juge a-t-il rejeté les notes des infirmières dans l'établissement de la preuve? Elles étaient imprécises et incomplètes, notamment en ce qui a trait au passé obstétrical de la patiente, à la position du fœtus, à la durée des contractions et au degré d'effacement du col. Elles avaient été modifiées après coup pour les rendre plus complètes. Le juge ne pouvait donc pas s'y fier pour avoir un compte rendu de ce qui s'était réellement passé.

La mauvaise qualité des notes fait en sorte que le juge n'a pu leur accorder de l'importance. Il faut savoir qu'en cas de plainte retenue, qu'il s'agisse d'une enquête du coroner ou d'une procédure civile, les notes et la documentation liées au dossier en cause sont réquisitionnées pour faire l'étude des faits, et du contexte dans lequel sont survenues les blessures ou les atteintes. S'il n'y a pas de notes, les événements reprochés sont d'autant plus suspects. Le tableau 10.1 indique comment tenir une documentation adéquate.

TABLEAU 10.1 **Un guide pour tenir une documentation adéquate**

Inscrire au moment de l'événement	Inscrire les notes sur-le-champ ou le moins longtemps possible après que l'événement s'est produit. S'il s'agit d'une entrée tardive, il faut le mentionner. Ex.: 8 h 10, le patient a vomi; inscrit à 9 h à cause d'une réponse à un appel d'urgence. Signature. Une entrée tardive vaut mieux que pas d'entrée du tout.
Inscrire uniquement vos propres actions	Ces notes vous serviront lors d'un témoignage en justice. Il faut prendre des précautions lorsqu'on entre des données sur ordinateur pour que chaque infirmière utilise son code d'accès et son mot de passe.
Inscrire en ordre chronologique	Il faut respecter l'ordre chronologique dans les entrées, sinon cela risque d'entraîner des conséquences graves dans le suivi, notamment celui de la médication.

>

> **TABLEAU 10.1** Un guide pour tenir une documentation adéquate (*suite*)

Inscrire clairement et précisément	Les entrées doivent être claires, concises, factuelles et les plus objectives possibles. Des notes trop subjectives créent des problèmes pour les soins et sont peu utiles devant le tribunal.
Faire des entrées régulièrement	Faire des entrées régulièrement, sinon le continuum est interrompu et les soins peuvent en souffrir. Un trou dans les notes serait suspect aux yeux des tribunaux.
Inscrire les modifications clairement	Tout changement, correction ou retrait de notes doit être documenté soigneusement, daté (incluant l'heure) et initialisé par la personne qui fait la modification. Aucune tentative ne devrait être faite après coup pour rendre les notes plus complètes.
Inscrire avec précision	Les termes vagues sont à proscrire. Les notes doivent être précises et compréhensibles. Les milieux imposent souvent un délai pour l'inscription de l'évaluation initiale après l'admission. Les évaluations imprécises et incomplètes peuvent affecter les soins et soulever des questions en cas de poursuites judiciaires. Il n'est pas très utile d'écrire «Le patient a eu une bonne journée.» Au lieu d'écrire «Le patient a eu une douleur thoracique», il est préférable d'écrire «Le patient a eu une douleur thoracique irradiant le bras gauche pendant 10 minutes, qui a disparu au repos.» Devant les tribunaux, les notes imprécises ne valent rien.
Remplir des rapports d'incidents	Si un patient tombe, ou s'il survient une erreur dans l'administration de la médication, il est important de documenter le fait. S'il survient un incident ou un accident, le professionnel de la santé est légalement tenu de le rapporter*.
Inscrire lisiblement	Les entrées doivent être lisibles, compte tenu de la vitesse à laquelle elles sont souvent consultées.

* Au Québec, cette obligation est reprise dans le Code de déontologie des infirmières et infirmiers (OIIQ, 2005, art. 12), et dans la Loi sur les services de santé et les services sociaux.
Source des données: Keatings & Smith, (2000, p. 291-295).

La loi et les décisions de traitements

Il faut d'abord distinguer le droit civil et le droit criminel:

> « Le droit civil concerne des règles et principes légaux qui gèrent les relations, les droits et les obligations entre les individus, les corporations et autres institutions. Le droit criminel concerne principalement les relations entre l'individu et l'État et des infractions aux lois criminelles [c'est-à-dire au Code criminel].» [Traduction libre] (Keatings et Smith, 2000, p. 65)

Au Québec, le Code civil codifie les principes et les règles qui gèrent les rapports entre les citoyens. Dans les autres provinces, il n'existe pas un tel code. C'est plutôt la *Common Law* qui, sous le mode de la jurisprudence et du précédent, gère les rapports entre les citoyens.

Dans cette section ne seront pas recensées toutes les normes susceptibles de s'appliquer dans des situations de santé qui pourraient présenter des problèmes légaux. À cet égard, nous référons le lecteur à l'excellent ouvrage de Keatings et Smith intitulé *Ethical & legal issues in Canadian nursing* (1995, 2000). Seront plutôt retenus les normes civiles et certains cas de jurisprudence qui portent sur des enjeux éthiques suscités par le consentement aux soins et le refus de traitements, principalement le refus de traitements qui maintiennent les fonctions vitales et dont le retrait entraîne la mort. Ces normes constituent des repères importants dans un très grand nombre d'enjeux éthiques, comme le montre le résultat d'une enquête menée auprès des étudiants de la Faculté des sciences infirmières de l'Université de Montréal dont nous avons traité dans le chapitre 7. Les définitions de l'aptitude et de l'inaptitude sont des préalables à l'étude du consentement aux soins. Nous traiterons aussi de certains articles du Code criminel et des cas de jurisprudence qui sont en cause dans le débat portant sur la légalisation de l'euthanasie et de l'aide au suicide. Enfin, nous reviendrons brièvement sur certains articles des chartes et sur leur interprétation dans le domaine de la santé.

L'aptitude et l'inaptitude à consentir à un traitement ou à le refuser

Il est important pour l'infirmière de distinguer l'aptitude de l'inaptitude, et l'inaptitude de l'incapacité légale. Ces distinctions sont importantes relativement à la participation aux processus décisionnels et à la prise de décision, notamment en ce qui a trait au consentement ou au refus de soins. Le mot *soins* désigne ici tout type d'intervention (Code civil du Québec [C.c.Q.], art. 11[13]), qu'il s'agisse de soins ou de traitements curatifs ou palliatifs, de réadaptation ou de prévention, de tests diagnostiques, de prises de médicaments, de transfert ou d'hébergement.

L'aptitude ou l'inaptitude d'un patient relève d'une évaluation clinique. D'un point de vue clinique, Pellegrino et Thomasma (1988) ont donné des indicateurs pour évaluer l'aptitude des patients :

« ▪ la capacité de recevoir, de comprendre, de retenir et de répéter l'information ;
- la capacité de percevoir la relation entre l'information reçue et la situation clinique ;
- la capacité d'intégrer et d'ordonner l'information reçue selon une perception réaliste ;
- la capacité de choisir une option, de donner des raisons convaincantes et, d'une certaine façon, de persévérer dans ce choix ;
- la capacité de communiquer son choix aux autres de manière non équivoque. » [Traduction libre] (p. 149)

Les patients qui ne répondent pas positivement à l'un de ces critères sont jugés cliniquement inaptes.

Une personne est inapte de fait quand son état physique ou psychique l'empêche d'exercer son autonomie et de prendre part aux décisions de soins. L'inaptitude de fait se distingue de l'incapacité au sens juridique du terme. Une personne est incapable d'un point de vue juridique quand elle est âgée de moins de 14 ans ou qu'elle est placée sous un régime de protection. Dans un tel cas, c'est le tuteur, le curateur ou le mandataire (en autant que le mandat ait été homologué) qui doit être consulté

---

13. « Nul ne peut être soumis sans son consentement à des soins, quelle qu'en soit la nature, qu'il s'agisse d'examens, de prélèvements, de traitements ou de toute autre intervention. » (C.c.Q., art. 11)

pour toute décision de soins. Dans le cas d'un mineur de moins de 14 ans, c'est le titulaire de l'autorité parentale ou le tuteur qui est habilité par la loi à prendre des décisions de santé pour l'enfant (C.c.Q., art. 14)[14].

Si la personne majeure est inapte et qu'elle n'est pas placée sous un régime de protection, le consentement est donné par le conjoint, qu'il soit marié ou en union libre, par un proche parent ou par une personne « qui démontre pour le majeur un intérêt particulier » (C.c.Q., art. 15). Il arrive que l'infirmière se demande à qui accorder la priorité dans des décisions où il n'y a pas de consensus au sein des familles. S'il y a un représentant légal, c'est sa décision qui prévaut. S'il n'y a pas de représentant légal, l'ordre des personnes à consulter est indiqué dans l'article 15. Ainsi, on consultera le conjoint actuel du majeur inapte avant de consulter une autre personne, et un proche avant de consulter une personne qui a un intérêt pour le majeur inapte. Un tel ordre de priorité peut devenir une source de problèmes éthiques si la famille est divisée sur la solution à privilégier.

Comment s'établit l'inaptitude? Le Code civil ne donne aucune indication pour juger de l'aptitude des patients à consentir, mais la jurisprudence a donné des indications à ce sujet. Selon ce qu'il est convenu d'appeler les « critères de Nouvelle-Écosse », une personne est apte si la réponse aux questions suivantes est positive :

« ▪ elle comprend sa maladie ou son état ;
- elle comprend la nature et le but du traitement ;
- elle comprend les risques associés à ce traitement ;
- elle comprend les risques à encourir si elle ne reçoit pas ce traitement ;
- son état n'entrave pas, de manière générale, son jugement. » (*Mot de la Curatrice publique*, 1995, p. 1)

Il est clair qu'une personne plongée dans un coma végétatif persistant est inapte. On a souvent tendance à penser qu'une personne atteinte d'une déficience ou d'un trouble mental est inapte, mais ce n'est pas nécessairement le cas. En fait, une personne peut être inapte temporairement, lors d'une crise de schizophrénie par exemple, et redevenir apte par la suite. Ce sont donc les critères mentionnés plus haut qui servent de guides pour juger de l'aptitude d'une personne à un moment donné. Il faut éviter de juger une personne inapte parce qu'elle refuserait un traitement de maintien des fonctions vitales, comme s'il était insensé d'accepter la mort. Le recours au psychiatre pour évaluer l'aptitude tient plus au fait d'éliminer la présence d'une dépression majeure chez une personne qui refuse un traitement de maintien des fonctions vitales qu'au recours à un spécialiste des maladies mentales pour évaluer l'aptitude. Tout professionnel peut utiliser les critères mentionnés dans le cadre de ses responsabilités professionnelles. Légalement, une évaluation médicale et une évaluation psychosociale sont nécessaires pour se prononcer sur un état d'inaptitude qui conduirait à un régime de protection, mais elles ne sont pas nécessaires pour évaluer l'aptitude à consentir à des soins ou à les refuser.

14. Il est à noter cependant que pour consentir à participer à une recherche, la personne doit avoir au moins 18 ans (C.c.Q., art. 21).

Le consentement aux soins de santé

La personne apte a droit[15] au refus de traitement. Ce droit est reconnu tant par le droit civil (C.c.Q., art 11) que par la *Common Law*. Il est basé sur les principes d'inviolabilité, d'intégrité et d'autodétermination de la personne[16]. Le Code criminel réprime les atteintes à la vie et à la sécurité de la personne, alors que le Code civil affirme qu'une personne, à moins de consentir ou d'être en urgence, est par défaut en état de refus de soins ou de traitements.

Dans la pratique, le consentement à des soins (ou le refus de soins) doit être libre et éclairé, ce qui impose des conditions à la pratique infirmière et à tout soignant. Le consentement ou le refus doivent avoir été faits en toute connaissance de cause et sans pressions indues (Baudouin & Parizeau, 1987). Dans les écrits, le consentement aux soins de santé a surtout été interprété en fonction du traitement médical. Il impose au médecin d'informer son patient de son diagnostic et de son pronostic, en indiquant quels sont les traitements appropriés compte tenu des particularités de son cas, et quels sont les avantages et les risques de chacun. Le médecin devrait pouvoir donner des indications sur le traitement qu'il privilégie et sur les raisons qui appuient le choix de cette option[17]. Le choix revient ensuite au patient, qui juge en fonction de ses valeurs et de ses attentes. Il est clair que ce qui vaut pour le médecin vaut aussi pour tout professionnel de la santé, compte tenu de ses compétences et de ses responsabilités professionnelles. Le Code de déontologie des infirmières et infirmiers du Québec (OIIQ, 2005) stipule à l'article 41 :

> « Lorsque l'obligation d'obtenir un consentement libre et éclairé incombe à l'infirmière ou à l'infirmier, ce dernier doit fournir au client toutes les informations requises. »

---

15. Le mot *droit* réfère ici à un droit légalement reconnu et non à un droit de nature philosophique.
16. Ces principes, quoique d'une manière différente et pour des motifs différents, sont endossés aussi par le Code criminel, pour lequel l'intervention chirurgicale est une voie de fait, sauf si elle est conforme à l'article 45, c'est-à-dire si elle est pratiquée selon les règles de l'art et qu'elle constitue une intervention raisonnable compte tenu de l'état de santé de la personne. « Toute personne est à couvert de responsabilité criminelle lorsqu'elle pratique sur une autre, pour le bien de cette dernière, une opération chirurgicale a) si l'opération est pratiquée avec des soins et une habileté raisonnables et b) s'il est raisonnable de pratiquer l'opération, étant donné l'état de santé de la personne au moment de l'opération et toutes les autres circonstances de l'espèce. » (L.R.Q., 1985, chap. C-46, art. 45)

    Les chartes québécoise et canadienne réaffirment aussi les principes d'autodétermination, d'intégrité et d'inviolabilité. Selon l'article 7 de la Charte canadienne des droits et libertés, « Chacun a droit à la vie, à la liberté et à la sécurité de sa personne ; il ne peut être porté atteinte à ce droit qu'en conformité avec les principes de justice fondamentale. » (Loi constitutionnelle de 1982 édictée comme l'annexe B de la *Loi de 1982 sur le Canada,* 1982, chap. 11 [R.-U.]) Selon l'article 1 de la Charte québécoise des droits et libertés de la personne, « Tout être humain a droit à la vie, ainsi qu'à la sûreté, à l'intégrité et à la liberté de sa personne. » (L.R.Q., chap. C-12, art. 1)
17. Certains praticiens préfèrent énumérer tous les traitements possibles, même ceux qu'ils jugent inappropriés sans indiquer quel serait leur choix et pourquoi, laissant au patient le fardeau de la décision. Cela nous semble nier leur compétence professionnelle et cause un grand stress au patient et à ses proches quand ces décisions impliquent des décisions d'arrêt de traitements qui maintiennent les fonctions vitales.

L'infirmière est donc tenue de fournir l'information appropriée au patient quand lui est conférée la tâche d'obtenir son consentement à un traitement médical, et elle est aussi tenue de lui fournir une information adéquate pour les soins infirmiers qu'elle prodigue. Cela s'applique à l'infirmière soignante et à l'infirmière praticienne. Une étude (Aveyard, 2004) menée auprès d'infirmières de deux hôpitaux universitaires en Angleterre concernant leur comportement à l'égard des patients qui refusent des soins indique que les infirmières donnent de l'information jusqu'à ce que les patients acceptent les interventions. Les infirmières insistent beaucoup pour obtenir l'accord des patients, mais on se questionne sur la liberté de choix des patients, d'autant plus que les résultats de cette étude montrent qu'en l'absence de consentement, les infirmières administrent quand même le soin ou le traitement. Ces résultats nous amènent à la deuxième condition nécessaire pour que le consentement soit juridiquement valide.

Le consentement doit non seulement être éclairé, mais il doit aussi être libre de pressions indues (Baudouin & Parizeau, 1987). Les pressions indues peuvent s'exercer dans la manière dont l'information est donnée. En effet, s'il n'y a pas de place pour les questions, si l'on accélère le processus faute de temps, si la personne n'a pas le temps de réfléchir à sa décision ou si on lui laisse entendre qu'elle n'a pas le choix, il y a là des pressions qui, compte tenu de la gravité de la décision à prendre, peuvent être jugées indues. Par exemple, s'il s'agit d'une décision portant sur une intervention chirurgicale à hauts risques, il est logique qu'on prenne le temps de réfléchir avant de prendre une décision. Les pressions indues peuvent venir des membres de l'équipe de soins, mais elles peuvent aussi venir des proches. Dans les décisions concernant la vie et la mort, il arrive que des proches, parce qu'ils sont incapables d'accepter la mort d'un être cher, s'opposent à un arrêt des traitements qui maintiennent la vie et exercent des pressions pour poursuivre les traitements. Dans l'affaire Krausz, qui a fait l'objet d'une enquête du coroner au Québec[18], les deux fils du patient refusaient l'arrêt des soins intensifs, notamment le débranchement du respirateur, alors qu'il n'y avait aucun espoir d'amélioration et que les atteintes de monsieur Krausz, pour lesquelles tous les traitements possibles avaient été tentés, le conduisaient à une mort certaine. Il faut toujours se souvenir qu'en droit comme en éthique, ce sont les volontés du patient apte à prendre part aux décisions qui priment sur les volontés de toute autre personne. Il faut donc être vigilant et il appartient à l'infirmière en tant qu'« avocate »[19] du patient de promouvoir les volontés de celui-ci auprès de l'équipe de soins et de sa famille. Nous reviendrons sur ce point dans le chapitre 11.

Il y a une vingtaine d'années, certains avocats recommandaient aux médecins d'écrire le moins d'information possible au dossier. Aujourd'hui, c'est le message inverse qui est lancé. Il faut décrire le plus clairement possible tous les échanges avec le patient apte, ou avec son représentant légal ou les proches en cas d'inaptitude, qui ont trait aux décisions de soins, au consentement ou au refus de soins. Ces remarques s'appliquent aussi aux infirmières. Ces notes visent avant tout à assurer un suivi efficace et à donner des soins de qualité. Elles sont aussi une protection en cas de poursuite.

---

18. *Report on the Inquest into the death of Herman Krausz*, dossier n° 97345, opinion n° A-125446, 1999.
19. Il est question ici du rôle d'*advocacy* que l'on reconnaît de plus en plus à l'infirmière ; les guillemets visent à éviter toute confusion avec l'avocat de profession.

Les exceptions au consentement libre et éclairé

Il y a cependant des exceptions à l'obtention du consentement libre et éclairé. En cas d'urgence, le consentement n'est pas juridiquement obligatoire, quand la vie de la personne soignée est en danger et que le consentement ne peut être obtenu en temps utile (C.c.Q., art. 13). Cette exception trouve son fondement rationnel dans l'impossibilité d'obtenir à temps le consentement de la personne ou de son représentant. Cependant, il ne suffit pas d'apposer le qualificatif d'*urgence* pour être exempté de l'obligation d'obtenir le consentement. Il faut nécessairement se trouver dans une situation où le temps ne permet pas d'informer le patient pour obtenir son consentement. Ainsi, même en situation d'urgence, lorsque le temps permet d'informer le patient et d'obtenir un consentement valide, l'obligation demeure.

Il existe aussi des circonstances où le médecin peut considérer que le fait pour un patient d'être pleinement informé entraînerait des risques pour sa santé. C'est ce que l'on appelle le « privilège thérapeutique du médecin ». Ainsi, si la connaissance d'un diagnostic et d'un pronostic sévères risquait d'augmenter les troubles cardiaques d'un patient ou de le plonger dans une grave crise comme une psychose, alors le médecin n'est pas tenu de lui donner une information complète. Dans un tel cas,il revient au médecin de décider si le diagnostic et le pronostic seront divulgués, et à quel moment. Il arrive parfois que des personnes aptes à participer aux décisions de soins ne veulent pas être informées, ou qu'elles s'en remettent au médecin traitant ou à un proche pour prendre une décision. Ces choix doivent être respectés au nom du principe d'autodétermination en droit et du principe de respect de l'autonomie en éthique. Par ailleurs, le consentement n'est jamais donné une fois pour toutes. Les patients peuvent revenir sur leur décision, même si un formulaire de consentement a été signé. Cela s'applique aussi au refus.

Le refus de traitement de maintien des fonctions vitales de la part de la personne apte

Le refus de soin ou de traitement de la part de la personne apte est valide en tout temps et quelles que soient les circonstances, pourvu que les conditions associées à l'information donnée et à la liberté de choix soient respectées. Si ces conditions sont remplies, le refus peut s'appliquer à tout soin ou traitement, qu'il soit commencé ou non, incluant des traitements de maintien des fonctions vitales, tels que la réanimation, la dialyse, l'utilisation du respirateur, une chirurgie cardiaque, une greffe d'organes, l'alimentation parentérale, la gastrotomie, ou tout soin ou traitement dont le refus ou l'arrêt entraînera la mort dans un court laps de temps, c'est-à-dire en quelques heures ou en quelques jours.

À cet égard, deux cas qui ont fait l'objet de décisions judiciaires au Québec peuvent être cités. Il s'agit du cas de *Nancy B.* c. *Hôtel-Dieu de Québec*[20] et du cas *Manoir de la Pointe Bleue* c. *Corbeil*[21].

20. [1992], R.J.Q. 361 (C.S.).
21. [1992], R.J.Q. 712 (C.S.).

CAS

Nancy B., une jeune femme de 25 ans atteinte de la maladie de Guillain-Barré, était hospitalisée à l'Hôtel-Dieu de Québec depuis deux ans et demi quand elle s'est adressée à la Cour pour obtenir de l'Hôpital et du médecin qui la traitait de ne pas lui administrer des traitements sans son consentement et de cesser ceux qu'elle recevait. Depuis son entrée à l'hôpital, elle était intubée et avait été placée sous respirateur. Ce traitement était essentiel à sa survie, puisque les muscles de la respiration étaient atrophiés. Ses bras et ses jambes étaient paralysés, mais ses facultés intellectuelles étaient intactes. Un an après son hospitalisation, l'irréversibilité de son état avait été confirmée. Il était clair qu'elle ne pourrait pas respirer par elle-même. À partir de ce moment, Nancy B. avait commencé à penser à un arrêt de traitements. Entre 1991 et 1992, elle avait entrepris deux grèves de la faim. Trois médecins ont témoigné en Cour du fait que, dans son cas, la maladie était incurable et qu'elle pourrait vivre encore longtemps si elle bénéficiait d'un soutien respiratoire. Mais Nancy B. avait la ferme intention de renoncer à tout traitement, et son médecin traitant pensait qu'elle ne changerait pas d'idée. Le psychiatre l'avait rencontrée à cinq reprises au cours des cinq mois précédant le jugement du tribunal et le matin même où la Cour examinait la demande. Ce psychiatre a attesté la santé mentale de la jeune femme, affirmant qu'elle était en mesure de prendre des décisions et d'en mesurer la portée. Une travailleuse sociale et une infirmière ont été appelées à la barre des témoins. L'une a témoigné qu'elle n'avait pas réussi à convaincre la jeune femme de changer d'idée et que celle-ci persistait dans son désir d'arrêter tout traitement; l'autre a affirmé que la patiente souffrait beaucoup. Aucune des deux ne croyait que la jeune femme changerait d'idée. Puis la mère de Nancy B., qui la visitait tous les jours à l'hôpital, a dit qu'elle et sa famille la soutenaient dans sa décision[22].

Pour prendre sa décision, le juge s'est référé aux articles 18, 19 et 19.1 du Code civil de l'époque, ce qui correspond aux articles 1, 10 et 11 du Code civil actuel[23]. Il s'est référé aussi à l'arrêt *Couture-Jacquet* c. *The Montreal Children's Hospital*[24], dans lequel le juge Chevalier mentionnait que, dans le cas du majeur inapte, le législateur avait « voulu lui laisser l'autorité finale d'accepter ou de refuser un traitement médical ». Dans le cas de Nancy B., le juge Dufour réitère l'importance du consentement libre et éclairé, et insiste sur le devoir d'information du médecin. À cet égard, il fait référence à quatre articles du Code de déontologie des médecins liés à la protection de la santé et du bien-être des patients, au fait que le médecin ne doit pas porter atteinte à la liberté de choix de son patient, à l'obligation d'obtenir une autorisation libre et éclairée avant de procéder à une investigation ou à un traitement, et finalement aux explications nécessaires portant sur la nature, le but et les conséquences de l'intervention. Il se pose la question de savoir si l'article 19.1, l'équivalent de l'actuel article 11, confère un droit absolu. Pour répondre à cette question, il se réfère donc à la jurisprudence, à l'arrêt Couture-Jacquet, et à des écrits, notamment au livre de Pauline Lesage-Jarjoura, *La cessation de traitement* (1990), ainsi qu'à une conférence de Me Jean-Louis Baudouin, pour conclure que ce droit n'est pas absolu puisqu'il possède des limites : l'individu ne peut « disposer de son corps d'une façon qui aurait pour effet de mettre en péril la vie ou la santé des autres », et la loi peut imposer des limites au droit de libre disposition, par exemple une personne ne peut autoriser le prélèvement d'un organe non susceptible de régénération.

---

22. Jugement de la Cour supérieure du Québec n° 200-05-003232-910, p. 5.
23. « Tout être humain possède la personnalité juridique ; il a la pleine jouissance des droits civils » [1991, chap. 64, art. 1] ; « Toute personne est inviolable et a droit à son intégrité. Sauf dans les cas prévus par la loi, nul ne peut lui porter atteinte sans son consentement libre et éclairé » [1991, chap. 64, art. 10] ; pour l'article 11, voir la note 13 du présent chapitre.
24. [1986] R.J.Q. 1221 (C.S.).

L'utilisation d'un respirateur peut-elle être considérée comme un traitement ? Le juge Dufour répond oui, au même titre que les autres techniques de soutien de la vie, telles l'alimentation et l'hydratation artificielles. Il en conclut que Nancy B. a répondu aux conditions du refus libre et éclairé. Ensuite, il examine les articles du Code criminel qui sont pertinents à l'étude de la cause, non sans avoir souligné que les progrès de la médecine moderne permettent de maintenir en vie des personnes qui autrement seraient mortes depuis longtemps. Il fait intervenir le Code criminel ici parce que la demande de Nancy B. de cesser ses traitements ne peut s'effectuer sans l'intervention d'un tiers. Il se réfère au jugement dans la cause américaine de Claire Conroy[25], où l'on mentionne qu'un arrêt de traitement n'est pas l'équivalent d'un suicide, puisque ce n'est pas l'arrêt de traitement qui est la cause de la mort, mais plutôt la maladie elle-même. Il examine le cas à la lumière de l'article 217 du Code criminel, qui dit : « Quiconque entreprend d'accomplir un acte est légalement tenu de l'accomplir si une omission de le faire met ou peut mettre la vie humaine en danger. » À ce propos, le juge cite le document de travail numéro 28 de la Commission de réforme du droit du Canada (1983), qui dit que l'article 217 ne doit pas être interprété dans le sens d'imposer un acharnement thérapeutique, ce qui mènerait à l'absurde. Le juge fait référence aussi à l'article 45 cité plus haut dans une note et à l'article 219 : « (1) Est coupable de négligence criminelle quiconque : a) soit en faisant quelque chose ; b) soit en omettant de faire quelque chose qu'il est de son devoir d'accomplir, montre une insouciance déréglée ou téméraire à l'égard de la vie ou de la sécurité d'autrui. (2) Pour l'application du présent article "devoir" désigne une obligation imposée par la loi. » L'article 45 protège le médecin qui intervient avec une habileté raisonnable ; l'article 219 condamne celui qui intervient avec une insouciance déréglée. Or, selon le juge Dufour, accéder à la demande de Nancy B. ne constitue pas pour le médecin une insouciance déréglée, le juge établit clairement que le médecin qui interviendra pour accéder à la demande de Nancy B. ne se rend pas coupable d'homicide ou d'aide au suicide.

Il permettra donc au médecin traitant de cesser le traitement de soutien respiratoire au moment où Nancy B. le voudra, après avoir vérifié de nouveau son consentement avant toute intervention.

Le jugement a été présenté dans le détail pour que les lecteurs aient une idée claire non seulement de l'application en jurisprudence du droit au consentement libre et éclairé, et à son corollaire le droit au refus libre et éclairé, mais aussi aux raisons qui ont motivé le jugement et qui font que, dans le droit canadien et québécois, l'arrêt d'un traitement de maintien de la vie peut être effectué à la demande du patient, pourvu que le refus soit libre et éclairé. De plus, il ne s'agit pas d'un suicide ; le décès est considéré comme l'issue de la maladie qui suit son cours. Celui qui procède à l'arrêt de traitement dans ces conditions ne peut être accusé d'homicide ou d'aide au suicide. Il faut retenir aussi que tous les intervenants ont été appelés devant le tribunal et que toute demande d'arrêt d'un traitement de maintien de la vie ou, ce qui revient au même, de maintien des fonctions vitales, doit être examinée en profondeur afin de s'assurer qu'il s'agit véritablement d'une décision libre et éclairée. À ce propos, l'infirmière a un rôle important à jouer, compte tenu de sa situation privilégiée pour connaître le patient, ses valeurs, sa détermination et pour en témoigner auprès de l'équipe, particulièrement auprès du médecin traitant. Le cas de *Nancy B.* c. *Hôtel-Dieu de Québec* a fait jurisprudence,

25. *In Re Conroy,* 486 A. 2d. 1209 (N.J. 1985).

et il n'est plus nécessaire d'aller devant les tribunaux pour autoriser un arrêt de traitement de maintien des fonctions vitales (TMFV) pourvu que les conditions d'un refus libre et éclairé soient respectées.

CAS

Dans le cas du *Manoir de la Pointe Bleue* c. *Corbeil*, le centre d'hébergement Manoir de la Pointe Bleue demande au juge de rendre un jugement déclaratoire stipulant qu'il est tenu de respecter les volontés de monsieur Corbeil, qui refuse de s'alimenter et de recevoir des soins. Monsieur Corbeil, quadriplégique à la suite d'un accident de véhicule tout-terrain survenu deux ans auparavant, a 35 ans. Les médecins lui ont confirmé que sa condition est irréversible. Il refuse la réadaptation et entreprend une grève de la faim dans l'intention de mourir. Non seulement refuse-t-il de s'alimenter, mais il refuse aussi d'être transféré dans un centre hospitalier de soins prolongés. Le centre d'hébergement où il réside veut être dégagé de toute responsabilité advenant son décès. Monsieur Corbeil est apte à décider pour lui-même et il a désigné son épouse comme mandataire. Son mandat stipule qu'il veut que l'on respecte son droit de choisir la mort. Il refuse toute intervention visant à prolonger sa vie. Il ne veut pas être hydraté, mais il veut être soulagé de ses douleurs[26].

Pour rendre son jugement, le juge Gontran Rouleau a eu recours à l'article 19.1 du Code civil de l'époque, qui correspond à l'article 11 du Code civil actuel. Il a examiné l'application des articles 217 et 219 du Code criminel, et il a étudié la jurisprudence au Canada et aux États-Unis, notamment le cas de Nancy B. Il a aussi consulté les écrits, notamment le document 28 de la Commission de réforme du droit du Canada. Il a conclu que le centre d'hébergement devait respecter les volontés de monsieur Corbeil et que sa seule obligation légale était de lui offrir trois repas par jour. Cela ne saurait constituer une euthanasie active ou une aide au suicide, mais forcer le bénéficiaire à s'alimenter constituerait des voies de fait selon le Code criminel.

Dans ce jugement, on mentionne que pour le tribunal, le médecin traitant et le centre d'hébergement, la question n'est pas de savoir si la décision de monsieur Corbeil est raisonnable, mais « si la personne a suffisamment de conscience, d'équilibre et de lucidité pour prendre une décision », même s'ils ne la partagent pas (p. 719). On mentionne aussi que seule la personne en cause peut juger de sa qualité de vie, puisqu'il s'agit d'une « évaluation trop subjective et personnelle » (*loc. cit.*) pour que d'autres le fassent.

> « Le Tribunal n'a pas à se substituer à la personne compétente à décider, c'est-à-dire l'intimé, apte et capable de choisir les limites de sa qualité de vie [...] Le Tribunal jouit souvent de discrétion dans l'accomplissement de sa lourde tâche mais, en l'espèce, il ne peut contrer la volonté de l'intimé, pas plus qu'il ne pourrait ordonner à un malade de se soumettre à des traitements de chimiothérapie, de radiothérapie ou de dialyse. » (p. 725)

Dans l'esprit de ce jugement, c'est le respect de la volonté du patient apte qui prime sur toute autre considération. Il ne s'agit plus ici de l'arrêt ou de l'abstention d'un traitement de maintien de la vie, ni de laisser la maladie suivre son cours.

26. [1992], R.J.Q. 712 (C.S.).

Monsieur Corbeil est handicapé. Il n'est pas maintenu en vie par des machines et il a décidé de se laisser mourir de faim ou d'inanition. Le jugement stipule que le centre d'hébergement ne sera pas tenu légalement responsable de sa mort si monsieur Corbeil a refusé les trois repas par jour que le centre d'hébergement est tenu de lui offrir. Ici, les volontés de la personne apte priment sur le respect de la vie. Selon Mullins (2002), la thèse voulant que le respect des volontés de la personne apte soit considéré comme un absolu en droit civil, thèse d'abord défendue par Paul-André Crépeau (1974), rallie aujourd'hui la majorité des juristes[27].

Le mandat et les volontés anticipées

Le patient apte peut exprimer ses volontés oralement ou par écrit en prévision de son inaptitude. Depuis 1986, il existe un document nommé *testament biologique* distribué par la Fondation Responsable jusqu'à la fin. Dans ce document, une personne peut exprimer ses volontés concernant des traitements de fin de vie: le refus d'une prolongation de la vie par des médicaments, par des techniques ou autres mesures artificielles et disproportionnées, et une demande de soulagement de la douleur, même si le processus de mort en est accéléré. Ce document est daté et signé par la personne lucide en prévision de son inaptitude et contresigné par deux témoins. La personne indique qu'elle dégage ses soignants de toute responsabilité morale à l'égard de ces décisions, mais qu'ils devront se sentir moralement responsables de suivre les directives mentionnées dans le document et qu'ils pourront en discuter avec les témoins.

D'autres moyens existent aussi pour exprimer ses volontés en prévision de son inaptitude. Dans les provinces soumises à la *Common Law*, c'est le *Durable Power of Attorney* qui permet à la personne apte de nommer une personne qui la représentera, si elle devient inapte, et qui prendra les décisions de traitement en son nom. Au Québec, c'est le mandat en prévision de l'inaptitude qui joue ce rôle depuis 1986. La personne apte nomme un mandataire, à qui elle donne des indications sur ses volontés concernant les traitements de fin de vie. Le mandat est différent du testament biologique ou testament de fin de vie[28] en ce qu'il instaure un régime de protection, au

27. Dans les années 1970, le juge Mayrand (1975) donnait priorité à la protection de la vie à l'encontre des volontés de l'individu quand la vie de la personne est en jeu. Il s'appuyait surtout sur les lois pénales, donc sur le Code criminel. Selon Mullins (2002, p. 108, note 3) : « Il est logique que la défense de la volonté de l'individu se soit surtout fondée sur l'analyse du droit civil et que la protection de la vie se soit fondée sur celle du droit pénal. [L'on y lisait] respectivement la tendance centrale au consensualisme contractuel du droit civil et la tendance centrale à la protection de l'individu du droit pénal. Ce qui est remarquable toutefois, c'est que malgré l'option évidente pour l'existence du droit de refus, nous n'ayons pas encore fourni de théorie satisfaisante pour expliquer la différence réelle entre le fondement du respect du droit de refuser des soins en droit civil et celui de l'interdiction de l'aide au suicide en droit pénal, par exemple. La distinction est particulièrement mince dans l'affaire *Manoir de la Pointe Bleue* c. *Corbeil* qui se contente d'affirmer que l'un n'est pas l'autre, sans pour autant motiver cette distinction sinon par le fait que le législateur n'a pas pu se contredire. Il faut ajouter ici qu'il s'agit de deux législateurs distincts, le Parlement fédéral et l'Assemblée nationale provinciale et que la concordance entre les deux est loin d'être acquise. »

28. Il ne faut pas confondre le testament biologique (*living will*) états-unien et le testament biologique québécois. Dans de nombreux États américains, le testament biologique a été légalisé par le *Natural Death Act*. Depuis 1991, une loi (le *Patient Self Determination Act*) oblige les hôpitaux à rédiger des politiques écrites sur les directives anticipées et les professionnels de la santé à informer les patients de leur possibilité de rédiger un testament biologique. À ce sujet, lire Saint-Arnaud (1999, p. 74-75).

même titre que la curatelle ou la tutelle. Il n'entre en vigueur que si la personne devient inapte, ce qui doit être attesté du point de vue médical et psychosocial, et s'il est homologué par le tribunal à la demande du mandataire. Pour que le mandataire puisse consentir à des soins ou les refuser, un mandat doit stipuler clairement que le mandataire est habilité à prendre des décisions de soins pour le mandant[29] et non uniquement à gérer ses biens (Ménard, 2002). Quand ces conditions sont remplies, les professionnels de la santé sont légalement tenus de consulter le mandataire et de l'inclure dans les décisions liées aux processus décisionnels de fin de vie[30]. Selon l'article 15 du Code civil du Québec, le mandataire a préséance sur le conjoint, de même que sur les autres personnes habilitées à exercer un consentement substitué.

Le mandataire a des droits en matière de soins médicaux. Il a le droit de consulter le dossier médical du mandant, d'avoir l'aide d'un professionnel de la santé pour ce faire et d'autoriser une tierce personne à avoir un tel accès. Il est habilité à consentir à un prélèvement d'organes ou de tissus, et à une autopsie ; il peut aussi consentir au don d'organes dans les limites prévues par la loi[31]. Lorsque le mandant présente un danger pour lui-même ou pour les autres à cause de son état mental, le mandataire peut autoriser un agent de la paix à conduire le mandant à l'hôpital sans autorisation du tribunal. De plus, le mandataire doit être informé d'une décision médicale de garde préventive pour le mandant, de la prolongation d'une garde préventive, d'une demande de révision de la décision et de la fin d'une telle garde. La mandataire consent à la garde en établissement pour le mandant, pourvu que ce dernier ne s'y oppose pas. Sinon, une autorisation du Tribunal est nécessaire. Le mandataire peut demander une autorisation de la Cour du Québec pour un examen psychiatrique. Si c'est une autre personne qui le demande, le mandataire doit obtenir copie de la demande et de la décision du Tribunal qui s'ensuivra. Il a aussi le droit d'obtenir copie des évaluations psychiatriques requises à cet effet. C'est aussi le mandataire qui consent aux soins requis et non requis[32] par l'état de santé, et à l'expérimentation pour le mandant. Dans ce dernier cas, le majeur inapte ne peut être soumis à une expérimentation qui représente un risque sérieux ou à laquelle il s'oppose, s'il en a compris la nature et les conséquences. Le rôle le plus connu du mandataire consiste à transmettre les volontés du mandant concernant des traitements de fin de vie. Pour cela, il doit tenir compte non seulement de ce qui est stipulé dans le mandat, mais aussi de toutes les volontés qui auraient été exprimées verbalement ou par écrit antérieurement à l'inaptitude (Ménard, 2002). Donc, si le mandant a rédigé un testament biologique, qu'il a parlé à une infirmière ou à d'autres personnes, le mandataire doit en tenir compte.

---

29. « Les soins incluent [...] les soins médicaux, en plus de la garde et de la sécurité de la personne » (Ménard, 2002, p. 133)

30. Pour une discussion sur le testament biologique, lire Mullins (2002), et Mullins, Genest et Arcand (1991), et sur le mandat, lire Ménard (2002).

31. Dans l'article 19, alinéa 2 du Code civil, il est stipulé que « ... [un majeur inapte] ne peut aliéner une partie de son corps que si celle-ci est susceptible de régénération et qu'il n'en résulte pas un risque sérieux pour sa santé avec le consentement du titulaire de l'autorité parentale, du mandataire, tuteur ou curateur, et l'autorisation du tribunal ».

32. Les soins non requis ont trait par exemple à la vaccination, à des interventions de nature esthétique, à la contraception, etc.

Parce qu'il n'y a pas de législation qui encadre le testament biologique, le mandat a une portée juridique plus large. Toutefois, le mandat qui n'est pas homologué et le testament biologique ont une portée juridique dans le contexte de la loi sur le consentement, en tant que l'un et l'autre constituent des manifestations écrites des volontés de la personne apte (Ménard, 2002; Mullins, 2002). Il est néanmoins recommandé d'éviter les termes flous, susceptibles de multiples interprétations et d'indiquer, en les nommant par leur nom, les interventions refusées: réanimation, intubation, chimiothérapie, etc. Il importe aussi que les indications mentionnées au testament biologique ou au mandat soient discutées avec le médecin traitant, que ces discussions et leur résultat fassent l'objet de notes au dossier et, enfin, que les soignants en tiennent compte dans les décisions de fin de vie.

L'arrêt d'un traitement de maintien de la vie pour un patient inapte

Le patient apte peut refuser tout traitement à la condition que son refus soit libre et éclairé. Cette condition doit être prise au sérieux et appliquée à chaque situation. Ne pas investiguer les raisons pour lesquelles un patient demande un arrêt de traitement irait à l'encontre d'une véritable relation de *caring*. En fait, du point de vue des soins, mais aussi des principes de bienfaisance et de non-malfaisance, il faut s'assurer que la décision n'est pas basée sur des facteurs qui pourraient être modifiés. Autrement dit, si une amélioration de la santé ou des soins de tout ordre, incluant des soins d'ordre psychosocial, peuvent modifier la décision d'arrêt de traitement maintenant la vie, alors il faut intervenir dans ce sens. Cependant, la plupart du temps, tout a été tenté quand on arrive à considérer un arrêt des traitements de maintien de la vie.

Quand le patient est apte, il peut refuser un traitement pour quelque raison que ce soit, pourvu que les conditions d'un refus libre et éclairé soient remplies. Toutefois, quand le patient est inapte, le représentant légal ou les proches qui participent aux décisions de soins sont soumis à des conditions supplémentaires. En fait, ils ne peuvent, selon le Code civil, prendre une décision qui va à l'encontre de l'intérêt du patient. Ils doivent donc prendre leur décision en oubliant leur propre intérêt pour juger selon le point de vue du patient, c'est-à-dire pour choisir ce que lui-même aurait choisi, s'il avait été apte à le faire. Le Code civil stipule que:

> « Celui qui consent à des soins pour autrui ou qui les refuse est tenu d'agir dans le seul intérêt de cette personne en tenant compte, dans la mesure du possible, des volontés que cette dernière a pu manifester.
>
> S'il exprime un consentement, il doit s'assurer que les soins seront bénéfiques, malgré la gravité et la permanence de certains de leurs effets, [...] que les risques présentés ne sont pas hors de proportion avec le bienfait qu'on en espère. » (C.c.Q., art. 12)

Autrement dit, la personne doit prendre une décision qui favorise le bien-être du malade, et les soins doivent être proportionnés aux bénéfices qu'on en espère. Quand les traitements n'apportent plus de bénéfices et deviennent un fardeau, c'est une indication qu'ils peuvent légalement être cessés. L'influence des écrits théologiques et philosophiques est claire ici. On reconnaît le principe de proportionnalité défini dans les années 1970 par la théologie catholique. Nous y reviendrons dans le chapitre 12.

Le refus anticipé de transfusion sanguine pour des raisons religieuses

Le consentement aux soins n'est pas légalement requis en situation d'urgence, si le patient est inapte ou si l'on ne peut obtenir en temps utile un consentement valable de son représentant. Cependant, la Cour d'appel de l'Ontario a reconnu un refus de traitement anticipé pour des motifs religieux dans l'arrêt *Malette* c. *Shulman*[33] :

CAS

Dans ce cas, madame Malette est amenée à l'urgence inconsciente à la suite d'un accident de motocyclette. Elle a de graves blessures à la tête et au visage, et saigne abondamment. Le docteur Shulman décide de lui donner des transfusions sanguines pour lui sauver la vie, même si une infirmière lui a remis une carte signée de la main de la femme sur laquelle on pouvait lire :

« Comme témoin de Jéhovah ayant de fermes convictions religieuses, je demande qu'aucune transfusion sanguine ou produit sanguin ne me soit administré, quelles que soient les circonstances. Je comprends complètement les implications de cette requête, mais je suis absolument décidée à obéir au commandement de la Bible : "Abstenez-vous [...] du sang." (Actes 15, 28–29). Cependant, je n'ai aucune objection religieuse à utiliser des moyens non sanguins, tel que Dextran, Haemaccel [*sic*], PVP, Ringer's Lactate, ou une solution saline. » [Traduction libre] (Keatings & Smith, 2000, p. 188)

De plus, la fille de madame Malette est venue confirmer que sa mère ne voulait pas de transfusion sanguine. Le docteur Shulman a pris la responsabilité de faire une transfusion sanguine à l'encontre des volontés de la dame. Par la suite, madame Malette a poursuivi le docteur Shulman pour l'avoir traitée sans son consentement. Pour sa défense, le médecin a dit qu'il ne savait pas si madame Malette était toujours du même avis, si elle était encore adepte de cette religion et si elle était vraiment informée de tous les risques qu'elle encourait en refusant toute transfusion sanguine. Ses arguments ont été rejetés par la Cour provinciale et par la Cour suprême, et il a été tenu responsable pour ne pas avoir respecté les volontés de cette personne.

Le droit d'un patient de refuser un traitement, même de façon anticipée, l'a emporté sur l'opinion médicale concernant ce qui est le plus bénéfique pour la personne.

Par ailleurs, on peut se demander ce qu'une infirmière aurait dû faire dans les mêmes circonstances, puisque habituellement c'est l'infirmière qui installe une transfusion sanguine. Si une infirmière avait rempli la prescription médicale, aurait-elle été tenue responsable au même titre que le médecin ? Keatings et Smith

33. [1990] 72 O.R. (2d) 417 (C.A.).

(2000, p. 188) répondent affirmativement à cette question. Les deux personnes sont également responsables et elles doivent respecter les volontés du patient.

Certaines normes du Code criminel touchant l'intervention de santé

Il y a quelques articles du Code criminel[34] qui pourraient théoriquement être invoqués dans des poursuites criminelles contre des infirmières. Ce sont les articles 216, 217 et 219.

L'article 216 s'énonce comme suit :

> « Quiconque entreprend d'administrer un traitement chirurgical ou médical à une autre personne ou d'accomplir un autre acte légitime qui peut mettre en danger la vie d'une autre personne est, sauf dans les cas de nécessité, légalement tenu d'apporter, en ce faisant, une connaissance, une habileté et des soins raisonnables. »

Dans un cas traité par la Cour de Colombie-Britannique[35], des sages-femmes ont été reconnues coupables de négligence criminelle causant la mort d'un bébé et causant des torts corporels à la mère. Elles avaient un devoir légal d'avoir et d'user d'une habileté raisonnable, d'attention et de connaissances en pratiquant l'accouchement, même si elles n'avaient pas eu de formation à titre de sages-femmes (Keatings & Smith, 2000, p. 171). Ce jugement pourrait *a fortiori* s'appliquer à des professionnelles, telles des infirmières, qui auraient eu une formation, mais qui causeraient du tort en n'appliquant pas les règles de l'art.

L'article 219 définit la négligence criminelle comme suit :

> « (1) Est coupable de négligence criminelle quiconque :
> a) soit en faisant quelque chose ;
> b) soit en omettant de faire quelque chose qu'il est de son devoir d'accomplir, montre une insouciance déréglée ou téméraire à l'égard de la vie ou de la sécurité d'autrui.
>
> (2) Pour l'application du présent article, « devoir » désigne une obligation imposée par la loi. »

Quant à l'article 217, il définit l'obligation légale d'une personne qui s'engage à accomplir un acte ou à faire une intervention. Il s'énonce comme suit :

> « Quiconque entreprend d'accomplir un acte est légalement tenu de l'accomplir si une omission de le faire met ou peut mettre la vie humaine en danger. »

34. L.R., 1985, chap. C-46.

35. R c. Sullivan et Lemay [1986], 31 CCC (3d) 62 ; 55 Cr (3d) 48 (B.C. Co. Ct.).

Dans le cas *Bugden* c. *Harbour View Hospital* cité et commenté dans le présent chapitre, les infirmières ont été trouvées coupables de négligence criminelle.

Ces deux derniers articles ont été scrutés par les tribunaux dans les cas de *Nancy B.* c. *Hôtel-Dieu de Québec* et de *Manoir de la Pointe Bleue* c. *Corbeil,* et les juges n'ont pas retenu qu'ils s'appliquaient dans le cas d'un refus de traitement par une personne apte. Dans l'examen des cas d'euthanasie, les juges font référence à ces articles.

L'euthanasie

Le Code criminel ne condamne pas nommément l'euthanasie, mais dans le cas de Robert Latimer[36], qui a mis fin à la vie de sa fille atteinte de paralysie cérébrale, le juge a considéré la faute comme un meurtre au second degré, ce qui signifie que la compassion n'a pas été prise en considération. Il s'agit là d'un cas pathétique. La jeune fille de 12 ans, atteinte de paralysie cérébrale, est complètement dépendante de ses parents depuis sa naissance. Elle a déjà subi plusieurs interventions chirurgicales, notamment pour corriger une scoliose, et elle doit subir une autre opération chirurgicale, à la hanche cette fois. Refusant une intervention qu'il juge agressive et qui augmentera les souffrances de sa fille, monsieur Latimer décide de mettre fin à la vie de Tracy. Il l'intoxique avec du monoxyde de carbone, après l'avoir installée sur la banquette arrière de son véhicule. Accusé de meurtre, il n'a jamais dit qu'il regrettait son acte. Pour lui, sa fille était souffrante, et c'est par compassion qu'il a agi.

Voyons quelles étaient les conditions de vie de cette jeune fille et de sa famille. Nous citons ici textuellement les faits rapportés par le jugement de la Cour suprême avant la mort de la jeune fille :

CAS

« ■ L'appelant, Robert Latimer, est un agriculteur de Wilkie (Saskatchewan). Sa fille de 12 ans Tracy, souffre d'une paralysie cérébrale grave. Elle est quadriplégique et son état physique la rend immobile. Elle est clouée au lit la plupart du temps. Son état, qui est permanent, résulte d'une altération neurologique survenue à la naissance. Tracy aurait la capacité mentale d'un bébé de quatre mois et elle ne peut communiquer qu'au moyen d'expressions du visage, de rires et de pleurs. Elle dépend entièrement des autres pour prendre soin d'elle. Elle fait des convulsions malgré ses médicaments. On croit qu'elle souffre énormément, et sa douleur ne peut pas être soulagée par les médicaments étant donné que les analgésiques sont incompatibles avec les médicaments contre l'épilepsie et qu'elle a de la difficulté à avaler. Tracy a cinq à six crises d'épilepsie par jour. Elle doit être nourrie à la cuillère, et son manque d'éléments nutritifs lui fait perdre du poids.

- Des éléments de preuve démontrent que Tracy aurait pu être nourrie à l'aide d'une sonde positionnée dans son estomac, ce qui aurait amélioré son alimentation et sa santé et aurait également pu permettre l'administration d'analgésiques plus efficaces. Les Latimer ont rejeté cette option, car ils considéraient que cette technique d'alimentation était envahissante et constituait la première étape vers le maintien artificiel de la vie de Tracy.

---

36. R. c. Latimer, [2001] 1 R.C.S. 3.

- Tracy a une déficience grave, mais n'est pas en phase terminale. Ses médecins prévoient qu'elle devra subir de nombreuses chirurgies. Ses problèmes respiratoires se sont aggravés, mais elle n'en est pas aux derniers moments de sa vie.
- Tracy affectionne la musique ainsi que les feux de camp et elle aime être avec sa famille et aller au cirque. Elle se plaît à écouter de la musique à une radio qu'elle peut utiliser en appuyant sur un bouton spécial. Tracy peut apparemment reconnaître les membres de sa famille et elle manifeste de la joie lorsqu'elle les voit. Elle aime également être bercée doucement par ses parents.
- Tracy a subi de nombreuses interventions chirurgicales au cours de sa brève existence. On l'a opérée en 1990 pour équilibrer la musculature de sa ceinture pelvienne, puis en 1992 pour corriger la courbure anormale de son dos.
- Comme la plupart des enfants atteints de quadriplégie avancée et de paralysie cérébrale, Tracy a une scoliose – courbure et rotation anormales du dos – pour laquelle on a dû pratiquer une opération pour implanter des tiges métalliques destinées à soutenir sa colonne vertébrale. Même si l'opération a été couronnée de succès, d'autres problèmes se sont développés dans la hanche droite de Tracy, qui s'est disloquée et lui cause une douleur considérable.
- Tracy doit subir, le 19 novembre 1993, une autre opération chirurgicale, qui devrait régler son problème de hanche disloquée et, espère-t-on, calmer sa douleur constante. L'opération comporte l'enlèvement de la partie supérieure de l'os de la cuisse, ce qui ferait que le bas de sa jambe serait lâche, n'étant tenu en place que par le muscle et la chair. La période de récupération prévue est d'un an.
- On dit aux Latimer que cette opération sera douloureuse, et les médecins en cause indiquent qu'il faudra procéder à d'autres opérations pour alléger la douleur provenant de diverses articulations du corps de Tracy. Selon la femme de l'appelant, Laura Latimer, toute autre intervention chirurgicale est perçue comme étant de la mutilation. Robert Latimer estime donc que la vie de sa fille ne vaut pas la peine d'être vécue.
- Au cours des semaines précédant la mort de Tracy, les Latimer examinent la possibilité de la placer dans un foyer collectif de North Battleford. Elle y a vécu de juillet à octobre 1993, peu avant sa mort, alors que sa mère était enceinte. Les Latimer demandent en octobre que Tracy soit placée dans ce foyer, mais ils décident par la suite qu'ils ne désirent pas à ce moment-là l'y placer de façon permanente.
- Le 12 octobre 1993, après avoir appris que les médecins veulent effectuer cette opération supplémentaire, l'appelant décide d'enlever la vie à sa fille. Le dimanche 24 octobre 1993, alors que sa femme et ses autres enfants sont à l'église, Robert Latimer emmène Tracy dans sa camionnette, l'assoit dans la cabine et insère dans la cabine un boyau lié au tuyau d'échappement de la camionnette. Elle meurt d'intoxication au monoxyde de carbone. » (p. 7-8)

Ce n'est pas notre intention de reprendre ici l'analyse des tribunaux des diverses instances. Robert Latimer a été reconnu coupable par trois instances de meurtre au second degré ; la peine d'emprisonnement à vie a été commuée en une peine minimale de 10 ans d'emprisonnement pour un tel crime. À la fin de février 2008, il a obtenu une libération conditionnelle.

Les faits ont été relatés ici pour montrer comment la médecine s'est acharnée sur cette enfant depuis sa naissance. Les interventions lui causent de plus en plus de douleur sans arriver à la soulager. Les tribunaux ne s'ingèrent pas dans le domaine des compétences médicales. Cependant, il est clair selon les faits relatés que cette enfant souffre sans pouvoir être soulagée, puisqu'il y a incompatibilité entre sa médication antiépileptique et une médication antidouleur, et que ses parents souffrent aussi de la voir ainsi. Une intervention supplémentaire ajouterait à cette souffrance. La décision de Robert Latimer de mettre fin à la vie de sa fille est une décision extrême qui contrevient sans nul doute au Code criminel. La Cour suprême a jugé que « tuer quelqu'un – dans le but de mettre fin à la douleur produite par un état de santé physique ou mental qui peut être traité par des soins médicaux – n'est pas une réaction proportionnée au mal que constitue une douleur qui ne met pas la vie en danger et qui résulte de cet état de santé » (p. 3). De cet argument, on retient l'idée que la jeune fille peut être traitée par des interventions chirurgicales supplémentaires qui pourraient la soulager, ce à quoi les parents n'adhèrent pas. En fait, les parents croient que plus on interviendra, plus leur fille sera mutilée. L'opération prévue rendra sa jambe flasque sans vraiment la soulager. On peut se demander si Laura et Robert Latimer n'auraient pas dû refuser l'intervention chirurgicale, comme ils avaient refusé la gastrotomie. Mais en même temps, on ne peut s'empêcher de réfléchir à tous les moyens et techniques dont dispose la médecine moderne pour prolonger la vie et de penser que dans certains cas, plus on intervient, plus on cause de la souffrance. On ne peut s'empêcher non plus de constater que l'État, qui juge Robert Latimer par l'intermédiaire de la Cour suprême, offre très peu de soutien, pour ne pas dire aucun soutien, aux parents qui ont soin d'un enfant handicapé à domicile. Dans le cas des Latimer, le soin d'une enfant de 12 ans qui ne peut rien faire par elle-même représente une charge constante très lourde et pratiquement surhumaine.

L'aide au suicide

Le cas de Sue Rodriguez a défrayé les manchettes au début des années 1990. Cette dame atteinte de la maladie de Lou Gehrig voulait bénéficier d'une aide au suicide pendant qu'elle était encore capable de mettre fin à ses jours elle-même. Appuyée par le député Sven Robinson du Nouveau Parti démocratique, elle a présenté une requête devant les tribunaux pour faire invalider l'article 241b du Code criminel, qui se lit comme suit :

> « Est coupable d'un acte criminel et passible d'un emprisonnement maximal de quatorze ans quiconque, selon le cas :
> a) conseille à une personne de se donner la mort ;
> b) aide ou encourage quelqu'un à se donner la mort, que le suicide s'ensuive ou non. »

Madame Rodriguez, une femme de 42 ans atteinte de sclérose latérale amyotrophique dont l'espérance de vie est de 2 à 14 mois, demande qu'« un médecin soit autorisé par les tribunaux à mettre en place des moyens technologiques (*sic*) qu'elle pourrait utiliser, quand elle perdra la capacité de jouir de la vie, pour se donner elle-même la mort au moment qu'elle choisirait »

(*Rodriguez* c. *Colombie-Britannique*)[37]. La plaignante demande que l'article 241b soit invalidé pour atteinte aux droits garantis par les articles 7, 12 et 15 paragraphe 1 de la Charte canadienne des droits et libertés.

Les juges de la majorité ont rejeté la demande d'invalidation de l'article 241b et mis de l'avant les points suivants :

« 1) le caractère sacré de la vie, " sous réserve d'exceptions restreintes dans le cas où les notions d'autonomie personnelle et de dignité [...] " (p. 3) ;

2) le maintien des distinctions entre les formes passives et actives d'interventions dans le processus de la mort ;

3) le consensus social pour le respect de la vie, à preuve l'interdiction de la peine capitale ;

4) l'intérêt de l'État dans la protection des personnes vulnérables ;

5) la demanderesse n'est pas " soumise par l'État à une forme quelconque de peine ou de traitement cruel ou inusité " (p. 3) (les articles 5 et 12 de la Charte ne seraient pas applicables) et la prohibition imposée par l'État ne peut être considérée comme un traitement au sens de l'article 12 ;

6) la demanderesse n'est pas victime de discrimination ; l'article 15 ne s'applique donc pas ;

7) une réponse à un objectif législatif réel et urgent (l'article 1 s'applique[38]) et la proportionnalité est respectée ;

8) une prohibition absolue est le meilleur moyen de protéger efficacement la vie des personnes vulnérables de la société. »

Pour répondre à l'objection selon laquelle l'aide au suicide ne devrait pas être pénalisée, parce que la tentative de suicide ne l'est plus, les juges arguent que la tentative de suicide a été dépénalisée non pas pour reconnaître une acceptation sociale du phénomène, mais plutôt pour reconnaître « que le droit criminel n'était pas un moyen efficace et approprié de traiter la question des tentatives de suicide » (Association des hôpitaux du Québec [AHQ], 1993, p. 1). Il est à remarquer que, selon le tribunal, l'article 241b ne peut être déclaré inconstitutionnel parce qu'il ne viole aucun des droits fondamentaux prévus aux articles 7, 12 et 15 de la Charte des droits et libertés, notamment parce que madame Rodriguez n'est pas soumise à un traitement cruel, inusité ou discriminatoire, qui serait imposé par l'État par l'intermédiaire de ses institutions. Et même si les articles 7, 12 et 15 de la Charte des droits et libertés étaient violés par l'article 241b, l'article 1 de la Charte, c'est-à-dire la clause nonobstant, s'appliquerait. Autrement dit, pour les juges majoritaires, l'article 241b peut paraître discriminatoire dans le cas de madame Rodriguez, mais, selon eux, ce n'est pas un motif raisonnable pour l'invalider. En effet, dans la majorité des cas, il est souhaitable d'interdire l'aide au suicide, afin de protéger les personnes vulnérables.

37. [1993] 3 R.C.S. 519.

38. « [...] en vertu de l'article de la Charte, un tribunal peut maintenir la validité d'une disposition " dont la justification puisse se démontrer dans le cadre d'une société libre et démocratique ". » (Roy, Williams, Dickens, & Baudouin, 1995, p. 69)

Les juges de la minorité ont mis de l'avant les points suivants portant sur l'article 241b, qui :

« 1) crée une inégalité puisqu'il empêche des personnes physiquement incapables de se suicider, alors que le reste de la population peut le faire ;
2) brime l'autonomie et l'autodétermination, principes importants dans notre droit ;
3) entraîne une discrimination (l'article 15 du paragraphe 1 s'applique) ;
4) ne satisfait pas au critère de proportionnalité (l'article 1 ne s'applique pas) ;
5) les personnes vulnérables sont protégées, mais l'article a une portée excessive ;
6) une prohibition absolue ne tient pas compte de l'individu et des circonstances ;
7) aucune raison pour refuser à des personnes handicapées et en fin de vie l'aide d'une tierce personne pour mettre fin à leurs jours ;
8) ce choix devrait être assujetti à certaines conditions ; si ces conditions sont appliquées, l'article 7 de la Charte peut être utilisé pour apporter les modifications et l'article 15 paragraphe 1 de la Charte peut être également utilisé pour accorder le même redressement aux malades handicapés en phase terminale. » (p. 5 et 7)

Sue Rodriguez souhaite avoir une aide médicale pour mettre fin à ses jours, avant de ne plus être capable de le faire elle-même. Elle craint que les nombreuses détériorations liées à sa maladie n'entraînent un choc, la suffocation ou une pneumonie d'aspiration causant la mort. Elle souhaite donc mettre fin elle-même à ses jours quand elle le jugera bon. Nous avons mis de l'avant les arguments des juges de la majorité et ceux des juges de la minorité. Le point tournant de leurs arguments semble résider dans l'absence ou non de discrimination selon certains articles de la Charte canadienne et plus précisément dans l'application large ou restreinte des articles qui ont été invoqués par la demanderesse. Les juges de la majorité interprètent les articles de la Charte en rapport avec des règles institutionnelles fédérales qui pourraient intervenir dans le traitement égalitaire des personnes auxquelles ces règles s'appliquent. Les juges de la minorité les interprètent de manière très large en fonction de l'accès au suicide pour tous. Sans entrer dans un débat éthique sur le sujet, remarquons que les principes d'autodétermination et d'autonomie ne sont pas les seuls qui doivent être considérés puisque des tiers sont impliqués dans la proposition d'invalidation de l'article 241b. Il faut aussi considérer le bien-être de la population avec ou sans amendement de l'article en question. Des études poussées doivent donc être effectuées pour privilégier la solution qui apporte le plus d'avantages et qui cause le moins de torts à l'ensemble de la population. Pour le moment, il nous semble que les juges de la majorité ont été plus axés sur les principes de bienfaisance et de non-malfaisance appliqués à l'ensemble de la population, ce qui ne présume pas nécessairement que la position des juges de la majorité est celle qui devrait être retenue dans l'avenir.

Un projet de loi, le projet C-407, a été déposé en première lecture le 15 juin 2005 par la députée bloquiste Francine Lalonde. Il a été abandonné à l'automne 2006 à la suite du changement de gouvernement et redéposé en avril 2008. Il vise à modifier le Code criminel, de manière à :

permettre à quiconque, sous réserve de certaines conditions, d'aider une personne en fin de vie ou atteinte d'une maladie débilitante à mourir dignement quand elle en exprime le désir libre et éclairé »[39].

Voici les conditions stipulées dans le projet de loi pour une personne qui veut bénéficier d'une telle aide :

- avoir au moins dix-huit ans ;
- continuer, après avoir essayé divers traitements disponibles, à éprouver des douleurs physiques ou mentales aiguës « sans perspective de soulagement » ou être en phase terminale ;
- être compétente et avoir remis deux demandes séparées par au moins 10 jours ;
- manifester clairement son désir libre et informé de mourir ;
- avoir désigné, devant deux témoins indépendants, une personne pour agir en son nom si elle n'est plus lucide.

La personne aidante doit satisfaire aux conditions suivantes :

- être un médecin ou être assistée d'un médecin ;
- avoir reçu confirmation du diagnostic par au moins deux médecins indépendants si elle n'est pas médecin ;
- être assistée d'une équipe soignante ou en faire partie ;
- respecter les volontés de la personne qui veut mourir ;
- remettre au coroner copie des diagnostics.

Ce projet de loi propose la dépénalisation de l'aide au suicide assortie de conditions, dont celle selon laquelle la personne aidante serait un médecin ou une personne assistée d'un médecin. Cette condition concerne directement les infirmières. Si le projet de loi est accepté, elles seront directement impliquées dans son application, soit à titre de personnes qui assistent le médecin, soit à titre de membres de l'équipe soignante. Dans le cadre de ce chapitre, il n'y a pas lieu d'entrer dans une analyse sur la pertinence éthique de dépénaliser l'aide au suicide, mais nous conseillons des lectures à cet effet[40]. Il serait important que les infirmières prennent connaissance de ce projet de loi, qu'elles y réfléchissent et qu'elles participent au débat social sur le sujet.

Les soins de santé et les chartes

Comme nous l'avons vu dans le chapitre 1, la Charte canadienne des droits et libertés énonce un certain nombre de droits jugés primordiaux qui peuvent être utilisés pour juger de l'adéquation de la loi ou de cas qui n'ont pas de réponse dans la loi. On a vu précédemment comment la demande de Sue Rodriguez a été examinée, notamment à la lumière de certains articles de la Charte canadienne des droits et libertés. Il arrive que le Code criminel soit modifié à la lumière des principes énoncés dans la

---

39. Projet de loi C-407: *Loi modifiant le Code criminel (droit de mourir dignement)*.

40. Saint-Arnaud (1994b), Saint-Arnaud (1999, p. 116-129) et le numéro spécial de la revue *Frontières* portant sur l'aide au suicide (vol. 8, n° 1, 1995).

Charte. Ainsi, dans le cas Morgentaler[41], la Cour suprême a statué que la limite imposée par le Code criminel à l'avortement, à l'effet notamment que les demandes ne devaient être autorisées par un comité d'avortement thérapeutique et approuvées qu'en autant que la grossesse mettait en danger la vie ou la santé de la mère, enfreignait le droit des femmes à la liberté et à la sécurité de leur personne (Roy, Williams, Dickens, & Baudouin, 1995, p. 215-216). C'est l'article 7 de la Charte canadienne des droits et libertés qui a été invoqué pour invalider l'article 251 du Code criminel et pour reconnaître aux femmes la liberté de choix dans les décisions qui ont trait à leur corps. Le cas *Daigle* c. *Tremblay*[42], qui a été porté en Cour suprême, dans lequel le père du bébé à naître refusait à son ancienne conjointe le droit de se faire avorter, a confirmé le droit de la future mère à décider seule d'un avortement ou non.

Conclusion

Dans ce chapitre, nous avons examiné la responsabilité professionnelle et civile des infirmières. En tant que membres d'un ordre professionnel, les infirmières qui transgressent les règles stipulées dans le Code des professions et dans leur code de déontologie s'exposent à des sanctions disciplinaires. De plus, elles s'exposent à des sanctions au civil, si une action en justice est intentée contre elles. Plus rarement, des sanctions criminelles peuvent aussi résulter d'une infraction aux normes criminelles. Il est donc important pour les infirmières et infirmiers de bien connaître leur code de déontologie et d'en respecter les règles, qui sont l'expression des valeurs professionnelles et des indicateurs de pratiques compétentes. Il importe aussi de prendre le temps d'écrire des notes au dossier de façon claire et compréhensible. Le consentement libre et éclairé, d'abord réservé au traitement médical, s'étend de plus en plus à l'ensemble des soins et, par le fait même, à la pratique infirmière. Les infirmières ont donc intérêt à comprendre la distinction entre l'aptitude et l'inaptitude, qui relève d'une évaluation clinique, et la distinction entre l'inaptitude et l'incapacité juridique au regard du consentement ou du refus libre et éclairé. Nous avons tenu à rendre des textes de lois accessibles aux infirmières et à détailler certains cas de jurisprudence pour rendre plus compréhensible la manière dont la loi et les tribunaux s'articulent dans certaines situations problématiques touchant la santé. Une telle approche est éclairante pour comprendre comment les fautes professionnelles sont traitées juridiquement, mais aussi pour comprendre les grands débats de société, telles la dépénalisation de l'aide au suicide et l'euthanasie, auxquels les infirmières sont appelées à participer.

41. R. c. [1988], 1 R.C.S. 30.
42. [1989], 59 D.L.R. (4th) 609.

CHAPITRE 11

Les théories éthiques

Les théories éthiques sont essentielles pour exposer le fondement rationnel des principes qui vont encadrer la réflexion et favoriser la résolution des conflits, des problèmes et des dilemmes éthiques. Le terme *théories*, emprunté aux sciences, indique ici un fondement rationnel qui, par son développement logique vérifiable, peut se réclamer d'une objectivité[1]. Notre approche philosophique se rattache à une éthique rationaliste plutôt qu'à une éthique subjectiviste, tel l'intuitionnisme, par exemple.

Non seulement les théories apportent-elles un fondement ou une justification pour l'utilisation des principes, mais elles apportent aussi des arguments qui permettent aux infirmières et aux autres professionnels de la santé de défendre les valeurs promues par les principes éthiques. Les arguments sont essentiels à une éthique de la discussion, qui peut être expérimentée dans les rencontres et au sein des comités traitant des problèmes d'éthique. Dans ce chapitre, nous nous intéressons au contenu des arguments, plutôt qu'à leur forme, comme c'est le cas dans la démarche consensuelle. Selon Fowler (1989a, p. 987), l'éthique est interpellée par trois types de problèmes : l'incertitude morale, les dilemmes moraux et la détresse morale. Dans la pratique, l'incertitude morale est liée à une insécurité concernant, soit la nature du problème éthique, soit les règles et principes qui seraient pertinents pour résoudre ce type de problème (Jameton, 1984). La réflexion et la résolution des dilemmes, des problèmes ou des conflits éthiques sont liées aux objectifs de ce livre, qui se veut un guide dans ce domaine. Quant à la détresse morale, nous pensons que le fait d'acquérir des connaissances en éthique, de développer des outils, de s'exercer à la discussion et d'apporter des arguments fondés en raison permettra aux infirmières de s'affirmer et de participer à une modification de leur environnement de travail, ce qui devrait favoriser une meilleure harmonisation entre les valeurs promues par la profession et la pratique professionnelle.

Dans le chapitre 9, nous avons précisé les bases sur lesquelles les théories éthiques pertinentes en éthique des soins ont été choisies. Nous sommes partis d'une base empirique, à savoir la relation de soin et ses constituantes : soignant, intervention, soigné (*voir la figure 9.2*). La relation de soin étant la base de toute entreprise de santé, la gestion et l'administration des services devraient selon l'éthique pouvoir respecter les valeurs professionnelles et éthiques promues dans cette relation, notamment le bien-être du bénéficiaire. Cinq ensembles de théories ont été retenues : les théories de la vertu, l'éthique du *caring*, l'utilitarisme, les théories déontologiques et les théories de la justice. Deux de ces ensembles sont d'origine empirique : l'éthique du *caring* et l'utilitarisme ; deux sont inspirés de sources transcendantales : les théories déontologiques et les théories de la justice. Quant aux théories de la vertu, elles s'inspirent des deux sources à la fois, soit de l'empirisme dans leur version contemporaine et de l'ontologie (source transcendantale) dans leur version classique. Nous n'avons pas l'ambition de créer une nouvelle théorie, ni de fondre ces théories en une seule. Pour nous, ces cinq ensembles sont d'égale importance, et, quand il n'y a pas de conflit ou de problème éthique, ces théories n'entrent pas en compétition, parce qu'elles traitent des enjeux éthiques sous des angles différents. Les théories de la vertu mettent l'accent sur les qualités

1. Entre la subjectivité pure que l'on retrouve dans les préférences individuelles et l'objectivité pure que l'on retrouve dans les mathématiques, il y a différents degrés d'objectivité. Le raisonnement logique s'apparente au raisonnement mathématique.

de la personne, l'utilitarisme sur les conséquences de l'action pour toutes les personnes concernées, les théories déontologiques sur l'obligation morale, les théories de la justice sur l'équité dans la prestation des soins, et l'éthique du *caring* sur la relation de soin elle-même et sur la responsabilité professionnelle visant à établir une bonne communication et à agir pour le bien-être de la personne.

Les théories de la vertu

Les théories classiques

Chez Aristote, il y a une nette distinction que nous retenons entre la raison spéculative, qui vise à la connaissance des essences, et la raison pratique, qui vise à l'action. La métaphysique relève de la raison spéculative, alors que la morale relève de la raison pratique. Les deux n'obéissent pas aux mêmes règles. Quelqu'un qui acquiert une expertise dans la connaissance des essences n'acquiert pas nécessairement de l'habileté dans la résolution des problèmes concrets, qui sont toujours particuliers et contingents. La fin de la médecine est la santé, mais « apparemment, ce n'est pas la Santé que considère le médecin, mais la santé de l'homme et peut-être même plutôt la santé de tel homme, de tel individu qu'il soigne » (I, 6, 1097 a 10). De nos jours, la Santé est objet de science, tandis que la santé est objet de soin. Les deux obéissent à des règles différentes qui font que la personne ayant le plus de connaissances n'est pas nécessairement la meilleure soignante.

Pour atteindre la connaissance des essences, il faut procéder par abstraction. Pour savoir comment agir, il faut de l'expérience. Il y a donc deux sortes de sagesse : la sagesse spéculative et la sagesse pratique. Cette dernière part des opinions qui semblent avoir un fondement raisonnable, le sens commun intervient ici, pour remonter aux grands principes qui ont trait aux fins humaines et au bonheur, qui est l'unité des fins humaines (Aubenque, 1969). Pour ce faire, c'est-à-dire pour savoir quoi faire dans une situation particulière, au regard de la fin humaine qu'est le bonheur, il n'existe ni technique, ni science ; c'est l'expérience et la culture de la vertu qui donnent des indications là-dessus. Si l'on se fie à Aristote, qui n'est pas le dernier venu puisque son œuvre a traversé le temps, il est normal que les nouvelles infirmières ne sachent pas trop comment s'orienter au regard des défis éthiques, puisque leurs connaissances scientifiques et techniques ne peuvent pas les aider dans ce domaine. Selon Aristote, les sages, c'est-à-dire ceux qui ont acquis l'expérience et pratiqué la vertu, savent voir et prévoir ce qui est bon pour eux-mêmes et pour les autres, d'où l'importance d'avoir des mentors dans les milieux de soins pour guider les nouvelles infirmières dans leur pratique.

Chez les Grecs, le Cosmos est hiérarchisé en fonction des êtres qui le composent. Chaque espèce a une fin qui est aussi son bien propre. L'homme, par son intelligence (ou âme intellective), domine l'univers des plantes, qui ont une âme végétative, et celui des animaux, qui ont une âme sensitive. Mais chaque espèce réalise sa fin, qui consiste pour la fleur à s'épanouir, pour l'animal à suivre son instinct pour se nourrir, se reproduire, etc. La fin de l'être humain est le bonheur. « Comme le bonheur est toujours en avant de nous-même, désiré plutôt que possédé, il est impossible de le décrire et difficile de le définir. » (Aubenque, 1969, p. 671) Cependant, l'exercice des vertus morales apporte un soutien à l'exercice de la raison pratique orientée vers sa fin qu'est le bonheur. La vertu morale « est une disposition acquise de la volonté, consistant dans un juste milieu relatif à nous, lequel est déterminé par la droite règle et tel que le déterminerait l'homme prudent » (*ibid.*, p. 674). La vertu est une habitude qui se cultive, elle n'est ni innée, ni le produit de la connaissance qui relève de la raison spéculative. Il ne suffit pas de connaître le bien pour savoir comment le réaliser ; les émotions et les plaisirs sensibles associés aux passions peuvent nous en détourner. Ce qui enclenche l'action, c'est le désir. Mais les désirs qui proviennent de l'émotion peuvent obscurcir les indications véhiculées par la raison. Par exemple, l'émotion et les sentiments en général seront plus interpellés par l'immédiat, ce qui plaît aux sens, alors que la raison sera plus encline à considérer les conséquences de l'action à plus long terme. Il faut donc se méfier des mauvaises habitudes qui sont associées, chez Aristote, à des passions trop souvent assouvies. Ainsi, les abus d'alcool et d'autres substances font en sorte que « la claire conscience de ce qui est à faire » (*loc. cit.*) est obscurcie et éloigne de la fin humaine, rabaissant l'humain au rang de l'animal, qui ne possède pas une âme rationnelle, mais plutôt une âme sensitive. De là l'importance de cultiver de bonnes habitudes.

Chez Aristote, la raison pratique est celle qui arrive à déterminer le juste milieu ; c'est là que se tient la vertu (*in medio stat virtus*). Trop de nourriture ou pas assez nuit à la santé ; l'excès ou l'insuffisance d'exercices détruit la vigueur. Cependant, le juste milieu est propre à chacun. Pour donner un exemple, Aristote mentionne que le juste milieu en matière de diète ne saurait être le même pour un athlète et pour un homme qui ne s'entraîne pas. Il revient à chacun de déterminer le juste milieu par rapport à lui-même. Quand il est trop difficile de repérer le juste milieu par rapport à soi, car les choses vers lesquelles nous sommes le plus portés émotionnellement nous procurent des plaisirs éphémères, il faut choisir le moindre mal. Le bonheur collectif, qui consiste en l'autosuffisance de la Cité, passe avant le bonheur individuel. Mais pour Aristote, il n'y a pas de conflit entre les deux, « les intérêts de la Cité et du citoyen sont pleinement d'accord » (Voilquin dans Aristote, -50/1965, p. 10).

Cette approche morale du juste milieu peut être appliquée en éthique sociale. Par exemple, quand on arrive à déterminer les deux extrêmes, l'excès et le défaut, il est possible de préciser une position mitoyenne qui serait le juste milieu par rapport à une situation concrète. Ainsi, entre les fondamentalistes religieux pour qui la vie doit être respectée de manière absolue et qui confèrent des droits au fœtus avant même qu'il n'existe vraiment, c'est-à-dire dès l'union du sperme et de l'ovule, et ceux qui estiment, en accord avec le Code criminel, que seul le bébé déjà né a des droits, et non le fœtus ou l'embryon, il existe une solution mitoyenne qui s'évalue à partir des étapes significatives du développement du fœtus. Ainsi, on peut établir une solution du juste milieu de la façon suivante : pendant le premier trimestre de la grossesse, la future mère décide seule d'un avortement ou non ; pendant le deuxième trimestre, elle décide en collaboration avec son médecin ; et pendant le troisième trimestre, seules des raisons très graves, la santé de la mère ou celle de l'enfant peuvent justifier un avortement. Cette solution représente un juste milieu, parce qu'elle donne la priorité aux droits de la mère en début de grossesse et aux droits du fœtus en fin de grossesse.

La théologie thomiste reprend la théorie de la vertu d'Aristote et la concilie avec le créationnisme de la religion chrétienne. La théorie de la loi naturelle, déjà présente dans la hiérarchisation des êtres en vue d'une fin chez les Grecs et inscrite dans tout être humain, devient la face humaine de la loi éternelle, qui elle-même représente le plan de Dieu pour l'Univers. Le plan divin est inscrit dans l'Univers et dans tous les êtres qui en font partie. L'être humain a été créé bon. Dieu a inscrit en lui une tendance à faire le bien et à éviter le mal. Cette tendance s'exprime dans les préceptes de la loi naturelle : conservation de l'être, conservation de l'espèce, inclinations à connaître Dieu et à vivre en société (Aquin, Q. 94, art. 2). Comme chez Aristote, les passions et les convoitises peuvent faire dévier la raison de sa tendance naturelle à faire le bien. La vertu consiste donc à cultiver volontairement ce penchant naturel à faire le bien. C'est une habitude qui s'acquiert dans la pratique. Elle soutient l'être humain dans son cheminement vers sa fin dernière, qui est sa réunion avec Dieu dans la contemplation.

Dans la religion catholique, qui est associée à la théologie thomiste, l'âme humaine devient la conscience. L'être humain est un être déchu par la faute originelle. Il possède toujours en lui les préceptes de la loi naturelle, mais ils sont obscurcis par la Chute. Pour agir bien et mériter la vie éternelle, il a un guide qui est la Parole de Dieu transmise par le Christ et les Évangiles. La vertu est associée à l'imitation de Jésus-Christ et des saints, à l'effort volontaire pour ressembler à Dieu, à la fin dernière qui est la contemplation de Dieu ; une telle ascèse se retrouve, selon différentes modalités, dans la plupart des religions. Les religions sont révélées, on y adhère par conviction. En sus de leur base théologique, dont les postulats reposent sur la croyance en un Être supérieur, elles sont constituées d'une doctrine qui impose des règles de conduite. De ce point de vue, la pratique de la vertu est associée au respect des règles de la morale religieuse. Toutefois, cette conception de la vertu a un effet pervers : elle a tendance à transférer aux êtres humains eux-mêmes les caractéristiques des actes qui sont fonction d'un respect ou d'un non-respect des règles. Les vertueux sont ceux qui suivent les règles et ils seront récompensés ; les non-vertueux sont ceux qui ne suivent pas les règles et ils seront punis. De là, il n'y a qu'un pas à franchir pour en arriver à une vision mythique qui divise les humains en bons et en méchants.

Les théories contemporaines

Des contemporains comme Hauerwas (1977) et MacIntyre (1984) pensent que la moralité ne peut être définie dans le cadre d'un système clos formé de principes et de règles. Ils rejettent toute base transcendante et universelle comme fondement de la morale, et définissent la moralité, pour le premier, à la lumière des traditions morales communes, et, pour le second, à la lumière des récits et des mythes qui nous ont façonnés socialement. Pour MacIntyre (1984), l'étude de l'évolution du concept de vertu à travers les âges montre qu'elle est liée à des pratiques sociales en fonction desquelles elle se définit. Ces pratiques sociales (enseignement, soin, politique, etc.) impliquent des standards d'excellence, l'obéissance à des règles et la production de biens.

« Entrer dans une pratique, c'est accepter de se soumettre à ces standards [...] C'est soumettre son attitude, ses choix, ses préférences et ses goûts aux standards qui définissent actuellement et partialement la pratique. » [Traduction libre] (MacIntyre, 1984, p. 190)

Une personne ne peut être initiée à une pratique sans accepter de se soumettre aux meilleurs standards développés à ce moment. Les standards développés pour remplir les fins de la pratique évacuent du jugement les analyses subjectives et empreintes d'émotions. La vertu est donc une qualité humaine acquise qui nous permet de réaliser des biens internes et externes, internes relativement à la performance personnelle visant à l'excellence et à la réalisation de soi, et externes relativement à la production de biens sociaux. On aura compris que la définition de la pratique sociale et de la vertu chez MacIntyre (1984) s'applique parfaitement à la pratique du soin infirmier. La bonne pratique suppose qu'il faut se conformer aux contraintes et aux standards d'excellence de sa profession, et se soumettre aux valeurs promues par la profession à l'encontre des préférences et des choix individuels.

Les pratiques ne sauraient survivre sans les institutions et sans les vertus de courage, de justice et de véracité communes à tous les temps, selon MacIntyre (1984, p. 194). Les institutions ne sauraient résister à la corruption. Cette conception, selon laquelle la vertu a un impact sur la production des biens sociaux, est inspirée d'Aristote et tranche sur la plupart des modèles contemporains, qui sont plutôt centrés sur l'individu. Cependant, elle rejoint certaines caractéristiques de la profession infirmière et la position de certains auteurs en éthique des soins (Brody, 1988; Pellegrino, 1995) pour qui la bonne pratique dans le domaine de la santé est liée aux traditions et aux idéaux professionnels.

Si une théorie éthique est invoquée en sciences infirmières, c'est bien l'éthique de la vertu, et ce, à plus d'un titre. Déjà, les premiers écrits sur l'éthique de la profession infirmière insistaient sur les qualités de l'infirmière liées à la charité, au dévouement, à l'honnêteté, à la pureté et à la loyauté envers les médecins et les institutions. Ces vertus étaient empreintes de l'influence religieuse. On peut en trouver des traces dans les premières versions du Serment de Nightingale. Plusieurs auteurs en sciences infirmières (Tschudin, 2006; Watson, 1985) considèrent que l'éthique de la vertu constitue un repère éthique de première importance. Les 10 facteurs caratifs de Watson (1985, p. 9-10) indiquent des dispositions et des interventions de l'infirmière qui permettent de mettre en place la philosophie et les interventions de *caring*. Plusieurs de ces facteurs reposent sur les qualités que l'infirmière doit développer et qui relèvent de l'éthique de la vertu. Nous en donnons ici deux exemples. Ainsi, le premier des 10 facteurs concerne la formation d'un système de valeurs humanistes et altruistes. Dans l'opérationnalisation de cet élément, on peut lire que le *caring* doit être fondé « sur un ensemble de valeurs humaines universelles: la bonté, la responsabilité (*concern*) et l'amour de soi et des autres » [traduction libre] (*ibid.*, p. 10). Le développement naturel d'un système de valeurs humanistes est facilité chez l'étudiante infirmière par l'exemple de l'infirmière formatrice, qui lui sert de modèle. Les valeurs humanistes et altruistes sont liées à l'engagement et à la satisfaction de recevoir par l'intermédiaire du don (*ibid.*, p. 11). Le troisième facteur concerne la culture de la sensibilité à soi et aux autres. Watson indique que chacun a un très riche potentiel à développer. Ce potentiel se développe notamment dans la relation de *caring*, qui, en favorisant l'expression des sentiments, apporte un fondement au sentiment d'empathie. L'honnêteté face à soi-même promeut l'authenticité et la sensibilité à l'égard des autres. L'empathie se définit comme l'habileté à entrer dans l'intimité (*private world*) et les sentiments de l'autre, et à témoigner de sa compréhension (*ibid.*, p. 28).

Des auteurs contemporains en sciences infirmières (Brody, 1988; Smith & Godfrey, 2002) considèrent que l'éthique de la vertu est complémentaire des théories déontologiques et utilitaristes. Cependant, Armstrong (2006) a développé une éthique de la vertu autosuffisante, qui sert de guide pour la pratique infirmière. Selon lui, la vertu se définit par des traits de caractère qu'il est bon pour tout un chacun de posséder. Contrairement aux critiques, il croit que l'éthique de la vertu peut s'appliquer aux processus décisionnels, et ce, sur trois plans: la perception des éléments moraux pertinents (*morally relevant features*) ou dont on doit tenir compte dans une situation donnée, la sensibilité aux besoins du bénéficiaire, et l'imagination qui permet d'envisager la situation selon le point de vue du bénéficiaire et ainsi lui témoigner de l'empathie. Il applique aussi sa théorie à la relation de soin. Selon les enjeux moraux propres à la situation, l'infirmière devra mettre en pratique un large spectre de vertus, notamment la compassion (incluant la bonté et la bienveillance), le courage, le respect, la patience, la tolérance, la justice, la véracité et l'honnêteté.

Pour Brody (1988), le *caring* est la vertu centrale des soins infirmiers selon trois perspectives: comme attribut, comme action qui en découle et comme obligation liée à la fonction. La première perspective concerne des qualités, des dispositions ou encore des intentions de bien agir. La deuxième perspective concerne l'exercice de la bonne disposition ou de l'intention, et, enfin, la troisième perspective recoupe la première et rejoint la théorie de MacIntyre (1984) en tant que mise en application des standards d'excellence de la profession. L'originalité de cette approche réside dans la conception de l'éthique de la vertu selon un continuum qui va de l'intention à l'action au lieu de confiner la vertu à une caractéristique de l'agent moral.

Selon les tenants de cette approche, les caractéristiques personnelles du professionnel de la santé influencent, voire déterminent, sa conduite. Un élément subjectif interne, la conscience ou un idéal, apporte un standard normatif pour l'action. L'éthique de la vertu fournit un cadre et des principes de conduite pour guider l'infirmière dans sa pratique (Armstrong, 2006). Les vertus, telles que la fidélité, la confiance, la compassion et le *caring,* prédisposent l'infirmière à agir dans les meilleurs intérêts du patient (Miller, 2006, p. 473). Plusieurs auteurs soulignent l'importance du mentorat, comme nous l'avons vu dans le chapitre 7. Parmi les qualités du mentor, citons la compassion, l'amabilité, l'empathie, la sagesse et le respect des autres (*ibid.,* p. 477).

Dans les publications de la revue *Nursing Ethics* entre 1994 et 2003, c'est l'approche par principes qui a surtout été mentionnée comme cadre de référence en éthique (Tschudin, 2006). Cependant, une nette tendance se dégage actuellement dans les écrits en éthique des sciences infirmières en faveur de l'éthique de la vertu comme théorie et cadre de référence en éthique, tant dans le domaine de la recherche sur la pratique éthique que dans les analyses conceptuelles en sciences infirmières. L'éthique de la vertu s'y présente au sens d'être une bonne infirmière et donc d'agir bien (Fagerström, 2006; Tschudin, 2006), au sens aristotélicien du terme lié à l'expérience pratique et à la finalité des soins (Gallagher, 2007; Smith & Godfrey, 2002) ou encore au sens de MacIntyre lié à la compétence et à l'excellence dans la pratique (Bishop & Scudder, 2001; Brody, 1988). Ces conceptions de l'éthique de la vertu sont souvent citées comme référence méthodologique pour évaluer les résultats d'études empiriques en éthique, ou comme référence théorique dans des articles ou des ouvrages portant sur l'éthique de la santé. Plusieurs études récentes investiguent empiriquement ce que signifie « être une bonne infirmière » (Fagerström, 2006 ; Juthberg, Eriksson, Norberg, & Sundin, 2007 ; Miller 2006 ; Smith & Godfrey, 2002 ; Sørlie, Jannson, & Norberg, 2003), ce qu'implique l'intégrité (Laabs, 2007 ; Miller, 2006), le respect (Gallagher, 2007) ou le fait d'être digne de confiance, vraie, transparente ou authentique (Sellman, 2006 ; Sørlie et coll. 2003).

L'éthique de la vertu en sciences infirmières insiste sur les qualités de l'agent et sur ses motivations à bien agir, mettant l'accent sur les buts de l'acte de soin et sur la volonté d'agir en fonction de ces buts. Selon Blasi (1984, p. 130), l'ultime source de la vertu réside dans la bonne volonté, qui est au cœur de ce qu'est une personne morale. Il apparaît clair que l'acquisition de vertus telles la compassion, la patience, la véracité et autres implique la volonté de bien agir. En ce sens, l'éthique de la vertu apparaît essentielle à l'acte de soin. Cependant, nous sommes d'avis qu'il s'agit d'une éthique qui émane du professionnel de la santé et qui lui donne des outils pour travailler sur lui-même, ce qui favorise de bonnes relations de soin. Pour nous, les théories de la vertu ne couvrent pas tous les éléments essentiels à une éthique de la santé. Nous sommes plutôt d'avis que, comme ces théories insistent beaucoup sur les qualités personnelles, il est facile pour les infirmières de se rendre responsables de tout ce qui ne va pas dans la relation de soin, même de ce qui est attribuable à l'environnement de travail. Nous pensons donc qu'il est bon pour l'infirmière de développer des vertus qui favorisent la relation de soin, mais qu'elle ne doit pas en faire un absolu, et qu'il est pertinent de limiter la portée des théories de la vertu, comme de toute autre théorie, par l'apport d'autres théories tout aussi pertinentes. Ces dernières apportent des outils complémentaires favorisant une bonne pratique, notamment pour la résolution des conflits, des problèmes et des dilemmes éthiques, ce dans quoi n'excellent pas les théories de la vertu, qui remettent au soignant le fardeau entier de la moralité de l'acte de soin.

Les théories déontologistes

Selon les théories déontologiques, certains actes sont bons ou mauvais en eux-mêmes. Tromper une personne en lui donnant un placebo, en répondant faussement à une demande, en trahissant une confidence, ne pas donner suite à une demande pour laquelle on avait accepté d'effectuer un suivi, mettre fin à la vie d'une personne à son insu ou à sa demande sont des actes qui sont réprouvés par les théories déontologiques. Les fondements des théories déontologiques sont variables : la croyance religieuse, la raison chez Kant, l'intuition chez Ross, un contrat de nature hypothétique chez Rawls. Ces théories peuvent être monistes et s'articuler autour d'un seul principe (l'amour, le respect des autres, l'impératif catégorique), ou pluralistes et s'articuler autour de plusieurs principes comme dans la théorie des devoirs *prima facie* de Ross, que nous définirons plus en détail.

La règle d'or

La règle d'or « Ne fais pas aux autres ce que tu ne veux pas qu'on te fasse » connaît plusieurs versions, dont la plus ancienne proviendrait d'une œuvre littéraire de la Mésopotamie (Volant, 1985). Dans la Bible, on en trouve deux versions ; l'une dans le livre de Tobie : « Ce que tu n'aimes pas, ne le fais pas à personne » (Tb 4, 15) ; et l'autre dans Matthieu (7, 12) : « Ainsi tout ce que vous voulez que les hommes fassent pour vous faites-le vous-même pour eux. » On la trouve aussi dans les grandes religions orientales, notamment le bouddhisme (Volant, 1985). Plusieurs philosophes l'ont repris, notamment Mill, Lavelle et Kierkegaard.

L'impératif catégorique kantien

En éthique de la santé, on s'intéresse à la philosophie kantienne principalement pour deux raisons. D'une part, l'impératif catégorique, dans sa première version, apporte un outil d'ordre rationnel qui peut être utilisé pour réduire l'arbitraire de la décision personnelle ou de l'éthique de la discussion. D'autre part, dans sa deuxième version, il apporte un fondement rationnel au respect de l'autonomie de la personne.

En présentant son impératif catégorique, Kant a voulu pallier certains effets pervers de la règle d'or qui justifient le fait de ne pas être bienveillant envers les autres en ne l'étant pas envers soi-même, ou d'être dur envers les autres en l'étant envers soi-même. En fait, Kant a voulu fonder la morale sur une base rationnelle indépendamment de toute croyance religieuse. C'est l'idée d'universalisation de la maxime ou de l'option d'action qui lui permet de fonder rationnellement la moralité. Nous reprenons ici les deux versions de l'impératif catégorique présentées dans le chapitre 1 et nous les analysons plus à fond:

> « Agis uniquement d'après une maxime qui fait que tu peux vouloir en même temps qu'elle devienne une loi universelle. » (Kant, 1785/1988, p. 52)

Autrement dit, si je peux penser que tous les humains pourraient faire la même chose sans contradiction, alors l'action est moralement bonne. Le suicide est une action moralement mauvaise pour Kant, non parce que la religion l'interdit, mais parce que si tous les êtres humains se suicidaient, le genre humain s'autodétruirait, et il y aurait contraction entre l'idée de suicide et l'idée de l'existence du genre humain. L'impératif est dit catégorique parce qu'il génère une obligation morale absolue, qui ne souffre aucune exception. La bonne volonté concerne le choix d'une maxime ou d'une option d'action universalisable sans contradiction, ou, dit autrement, la volonté est bonne lorsque les règles pratiques qu'elle s'impose librement peuvent être élevées au rang de règles universelles.

Pour illustrer l'application de l'impératif catégorique, nous avons donné l'exemple de la promesse dans le chapitre 1. On peut faire le même exercice avec les obligations morales de protection de la vie et de franchise. Si toute personne pensait pouvoir attenter à sa propre vie ou à celle des autres, une telle maxime d'action serait moralement inacceptable, parce que son universalisation contredirait l'idée même du genre humain. Quant au mensonge, si en parlant, nous pensons mentir pour protéger nos intérêts, une telle maxime ne serait pas universalisable, puisque tous les discours de tous les individus seraient suspectés de mensonge. Si tous les discours étaient mensongers, le discours perdrait toute crédibilité et n'aurait plus de sens.

Le principe d'universalisation est utilisé en éthique appliquée pour garantir une certaine objectivité à la démarche personnelle. Pour ce faire, l'individu universalise sa maxime, c'est-à-dire l'option d'action ou d'intervention qu'il souhaite mettre en application. Il se pose donc la question suivante : Est-ce que toute personne placée dans les mêmes circonstances pourrait agir de cette façon sans qu'il y ait contradiction ? Si la réponse est positive, l'action est moralement acceptable ; si la réponse est négative, l'action n'est pas moralement acceptable. Kant croit que toute personne peut distinguer une option d'action qui pourrait faire l'objet d'une règle universelle de celle qui ne le pourrait pas (note de Picavet dans Kant, 1838-1839/1966). Prenons l'exemple d'une personne démente qui reçoit un traitement d'hémodialyse trois fois par semaine, qui manifeste son aversion pour l'intervention en arrachant ses tubes et qui doit être attachée au fauteuil pour que l'intervention puisse se poursuivre. Si l'on se demande s'il est moralement acceptable de cesser ce traitement, la réponse sera positive. Il serait en effet contradictoire de penser que le traitement pourrait être poursuivi si toutes les personnes inscrites en hémodialyse répondaient aux mêmes caractéristiques que celles du cas cité. La raison finale aurait trait aux buts des traitements et à la finalité des soins, mais aussi au respect de l'autonomie de la personne. Appliqué aux valeurs professionnelles qui font l'objet d'un consensus, l'impératif catégorique indique celles qui font l'objet d'un devoir moral. Ainsi, la bienfaisance est universalisable sans qu'il y ait contradiction. Elle représente un devoir moral essentiel à l'exercice de la profession. Sans elle, la profession serait en contradiction avec elle-même.

La deuxième formulation de l'impératif catégorique, que nous rappelons ici, a pris beaucoup d'importance en éthique de la santé :

> « Agis de telle sorte que tu traites l'humanité, aussi bien dans ta personne que dans la personne d'autrui toujours en même temps comme une fin, jamais simplement comme moyen. » (Kant, 1785/1988, p. 62)

C'est sur cette formulation de l'impératif catégorique que se fonde le respect que tout être humain doit avoir envers lui-même et envers toute autre personne. Comme tout être humain est habilité à se donner sa propre loi morale, selon la première formulation de l'impératif catégorique, qui est en fait un principe d'universalisation, toute personne est une fin en soi. Cela signifie que la personne peut se donner les moyens de savoir comment agir pour agir moralement sans recourir à une divinité. On se souviendra que c'est Dieu qui garantissait le fondement ultime de la moralité dans la théorie classique de la loi naturelle et dans la théorie de la vertu selon Thomas d'Aquin ; par conséquent, c'est parce que Dieu a créé l'homme bon que ce dernier a en lui les préceptes de la loi naturelle, et une inclination à faire le bien et à éviter le mal. En plaçant le fondement de la moralité dans la structure de la raison transcendantale, Kant fait de l'humain un être qui peut lui-même déterminer sa moralité. Alors que la fin dernière de l'humain était en Dieu dans la théorie morale traditionnelle, la fin de l'homme étant en lui dans la théorie kantienne, l'être humain devient sa propre fin. Comme il est lui-même sa propre fin, et que c'est là que réside sa dignité d'être humain, il ne peut servir de simple moyen pour une fin autre que lui-même. C'est ce qui fait de lui un être digne de respect.

Kant a écrit à une époque où dans les faits les êtres humains n'étaient pas considérés égaux entre eux, à une époque où l'esclavage sévissait et se justifiait par le fait que des êtres humains étaient considérés inférieurs, ayant un statut proche de celui de l'animal. Il ne faut pas oublier que, dans la philosophie transcendantale kantienne, ce qui est valide pour l'être humain autonome est valide pour tout le genre humain, même si certains individus ne sont pas en mesure d'exercer leur autonomie. Tout être humain est donc digne de respect, même s'il est comateux, inapte, gâteux, etc., pour la seule et unique raison qu'il fait partie du genre humain. Toute personne, en vertu de son humanité ou de sa nature d'être rationnel, a droit au respect des autres et d'elle-même. De la deuxième formulation de l'impératif catégorique découlent des devoirs parfaits (ne pas tuer, ne pas mentir et tenir sa promesse) et des devoirs imparfaits (le développement de ses capacités et la bienfaisance envers soi et les autres[2]).

Les devoirs parfaits concernent des actions qui sont strictement défendues. Ces actions sont intrinsèquement mauvaises et ne souffrent aucune exception. Le meurtre, le mensonge et la rupture d'une promesse dénotent un manque de respect flagrant envers l'autre. Selon Kant, la personne a des devoirs parfaits envers elle-même. Elle doit se respecter et ne pas s'utiliser comme simple moyen pour une fin autre qu'elle-même. Elle ne doit donc pas se suicider, ni diminuer volontairement ses capacités rationnelles par des abus d'alcool ou d'autres substances. Les droits fondamentaux sont les corrélats des devoirs parfaits : le droit de ne pas être tué si l'on est innocent, le droit à la vérité et le droit aux promesses tenues. Dans le système kantien, les devoirs parfaits ne sont pas hiérarchisés entre eux. Ainsi, il n'est pas permis de mentir pour sauver la vie de quelqu'un qui est innocent. De plus, les devoirs parfaits ont toujours priorité sur les devoirs imparfaits. Ainsi, il est interdit de mentir, même si le mensonge contribue au bien-être de quelqu'un.

Appliquée à l'éthique de la santé[3], l'éthique kantienne donne des indications claires selon lesquelles il ne faut pas mentir au bénéficiaire, ni le tromper en utilisant un placebo par exemple, ni attenter à sa vie en pratiquant l'euthanasie. Il faut aussi respecter ses engagements en tant que professionnel de la santé, notamment intervenir pour le bien-être de la personne et ne pas trahir une confidence. Rappelons que ces devoirs sont réciproques et qu'ils s'appliquent aussi aux bénéficiaires, qui doivent

2. Les devoirs imparfaits requièrent la promotion de certains buts, qui sont au nombre de deux : le développement ou le perfectionnement personnel, et le bonheur ou le bien-être des autres. Le respect de soi implique le développement de ses capacités comme être rationnel. Le sens de ce devoir est large, chacun étant en mesure de savoir quel talent cultiver. Mais une personne n'est pas libre d'abandonner son développement personnel. De même pour le devoir de bienfaisance envers les autres, qui implique de prévenir le mal ou le tort qui pourraient survenir, de soulager quelqu'un d'un mal qui l'afflige et de faire du bien. Il ne requiert pas d'actes particuliers. Les individus sont donc libres du choix des actions à poser pour favoriser le bien-être et le bonheur d'autrui.

3. C'est nous qui faisons cette application qui ne se trouve pas chez Kant.

être francs, qui doivent respecter les indications de soins et éviter la violence envers le personnel.

La théorie kantienne a été critiquée. Certains prétendent que le caractère obligatoire des devoirs parfaits empêche, dans certains cas, de poser des actions moralement bonnes du point de vue du sens commun. Par exemple, mentir pour éviter qu'un immigrant ne soit déporté dans son pays d'origine avec le risque d'y être torturé, ou même tué, semble moralement acceptable. Et que faire si deux devoirs parfaits entrent en conflit ? Supposons qu'un patient parle à une infirmière d'un sujet délicat, de son intention de se suicider par exemple, et qu'à sa demande, l'infirmière promet de ne pas en parler. Que répondra-t-elle au frère de ce patient qui lui demande s'il a discuté de suicide avec elle ? Si elle répond oui, elle trahit sa promesse et si elle répond non, elle ment. Elle ne peut donc pas respecter simultanément les deux devoirs parfaits. Kant ne s'est pas intéressé à ce type de problème. Cependant, la philosophie kantienne définit la dignité de la personne et par là apporte un fondement philosophique au respect de la personne. Sachant que l'être humain ne peut être traité simplement comme un moyen, tout ce qui peut favoriser l'information, la participation du bénéficiaire aux processus décisionnels concernant ses soins et ses traitements, et la pratique du consentement libre et éclairé, que ce soit en pratique clinique ou en recherche, s'en trouve justifié.

Les devoirs *prima facie*

En réponse aux problèmes liés aux conflits de devoirs chez Kant, Ross, dans *The right and the good* (1930), a proposé une déontologie pluraliste qui a reçu beaucoup de considération de la part des personnes en éthique. Pour Ross (1930), aucun devoir ne peut être considéré comme un absolu. Il existe de multiples devoirs qui sont issus de nos relations morales significatives : ils sont contraignants dans la mesure où des considérations morales plus déterminantes n'entrent pas en jeu. Ces devoirs sont dits *prima facie,* c'est-à-dire que chacun d'eux est contraignant, mais peut être contourné, si un devoir encore plus contraignant entre en ligne de compte. Ce sont les circonstances propres à chaque cas qui détermineront quels seront les devoirs les plus contraignants.

Selon cette théorie, il existe sept catégories de devoirs : les devoirs de fidélité, de réparation, de gratitude, de bienveillance, de non-malfaisance, de justice et d'amélioration de soi. Ces devoirs n'ont pas un fondement unique. Les devoirs de réparation, de gratitude et de fidélité proviennent d'actes passés. En donnant sa parole, une personne se crée un devoir de la respecter ; en causant du tort à une autre personne, elle se crée un devoir de réparation. Si une personne rend service à une autre, un devoir de gratitude se crée. Le devoir de bienveillance repose sur le fait que des personnes sont démunies. Celui de non-malfaisance existe en fonction du fait que la condition des autres personnes peut empirer. Le devoir de justice est lié au fait que les bénéfices offerts aux humains et les fardeaux qui leur sont imposés ne sont pas toujours fonction du mérite. Enfin, le devoir d'amélioration de soi existe parce qu'il est effectivement possible d'améliorer sa condition.

Les devoirs *prima facie* de Ross ont une base empirique, et il est difficile de les considérer comme des obligations sans s'en remettre à la conscience individuelle.

Autrement dit, le fait de considérer des sentiments comme des devoirs relève de chacun, et il est difficile de fonder une théorie des devoirs sur une telle base, même si les devoirs sont considérés comme étant *prima facie.* En effet, il est difficile de soutenir que ces devoirs sont valides pour tous, alors que la base pour les justifier est de nature empirique. Les arguments sont les mêmes que ceux qui ont été invoqués dans le cas d'Amélie, présenté dans le chapitre 8, qui préfère travailler le jour plutôt que le soir ou la nuit.

On comprend cependant que la théorie des devoirs *prima facie* correspond souvent au contexte de la santé où surviennent de nombreux conflits de valeurs ou des conflits de devoirs. Dans l'exemple cité plus haut où un bénéficiaire s'est confié à une infirmière, le devoir de fidélité est en conflit avec le devoir de bienveillance, et l'infirmière pourrait donner priorité au devoir de bienveillance sur celui de fidélité, qui impliquerait de tenir sa promesse. Il est cependant difficile de croire que seules les circonstances seraient en cause dans son choix. Elle pourrait juger en effet que la vie est plus importante que la promesse faite, que son devoir d'infirmière concerne avant tout la bienveillance (*benevolence*)[4]. Le même exercice peut être fait avec l'exemple de Benner, analysé par Bishop et Scudder, à propos du bénéficiaire que l'infirmière ne réveille pas pour ses exercices respiratoires. L'infirmière pourrait considérer qu'elle a un devoir de respecter la prescription médicale et le devoir de choisir l'intervention qui apportera le plus de bien-être au bénéficiaire.

La théorie de Ross permet de structurer les dilemmes éthiques qui se présentent dans la pratique quotidienne, mais elle n'est pas un guide efficace pour régler les conflits. De ce point de vue, cette théorie rejoint les théories de la vertu, qui indiquent des dispositions à acquérir. Cependant, ces dispositions se sont pas toujours de bons indicateurs de l'action morale à accomplir parce qu'elles ne sont pas conçues pour régler les conflits et que les repères qu'elles apportent sont importants, mais incomplets.

L'utilitarisme

Les théories utilitaristes sont des théories d'après lesquelles la moralité d'une action ou d'une règle s'évalue à partir des conséquences qu'elles génèrent pour toutes les personnes qui en seront affectées. On distingue l'utilitarisme appliqué à l'acte, qui s'identifie à l'utilitarisme classique, et l'utilitarisme appliqué à la règle.

L'utilitarisme appliqué à l'acte

L'utilitarisme classique est issu des philosophes Bentham et Mill, des auteurs de la fin du XVIIe siècle et de la première moitié du XVIIIe siècle. Ces philosophes prônent un utilitarisme appliqué à l'acte, qui présente un seul principe: le plus grand bonheur

4. Nous avons beaucoup de réticence à utiliser le mot *bienveillance* même s'il traduit bien le mot anglais *benevolence* utilisé par Ross. Selon nous, le mot *beneficience,* en français *bienfaisance,* serait plus approprié pour désigner un devoir de bien agir. Le mot *bienveillance* manifeste plutôt une bonne disposition, une intention de bien agir.

pour le plus grand nombre. Pour agir moralement selon cette théorie, il faut agir de façon à produire le plus de bonheurs ou d'avantages possibles, pour toutes les personnes qui, de près ou de loin, seront affectées par cette action, tout en minimisant les inconvénients ou les torts possibles. Autrement dit, le principe prescrit qu'en toutes circonstances, les avantages retirés par toutes les personnes affectées par l'action, incluant celle qui fait l'action, doivent être supérieurs aux désavantages possibles. Un bon exemple de l'application de l'utilitarisme serait de placer une personne âgée dans un centre d'hébergement, parce que l'ensemble des personnes qui seront affectées par cette intervention en tireront plus d'avantages que de torts. En clair, la décision doit viser à satisfaire le plus grand nombre de personnes concernées. Selon cette théorie, le bénéficiaire n'a pas plus voix au chapitre que les autres personnes qui seront affectées par la décision. Même s'il ne partage pas l'avis du reste de la famille, sa voix ne compte pas plus que celles des autres. Dans l'utilitarisme, la solution retenue doit produire plus d'avantages, pour le plus grand nombre de personnes, que toute autre solution envisageable. « Les utilitaristes rendent explicite et systématique ce qui est implicite dans les décisions éthiques quotidiennes. » [Traduction libre] (Beauchamp & Childress, 2001, p. 341) Il ne s'agit pas pour une personne de maximiser ses intérêts personnels, ce qui serait de l'égoïsme éthique. L'utilitarisme considère que si la majorité des personnes concernées est satisfaite d'une action, l'intérêt général est bien servi.

La première théorie utilitariste appliquée à l'acte a vu le jour sous la plume de Bentham (1748/1970). Cet auteur y présente un calcul des bonheurs pour toutes les personnes concernées par les conséquences d'une action. Chaque bonheur compte pour un, et aucun n'est supérieur à un autre. L'auteur utilitariste le plus connu, Mill (1863/1988), a établi une échelle des bonheurs, en accordant une valeur plus grande aux bonheurs rattachés à l'intelligence et aux sentiments moraux qu'aux bonheurs liés à la sensation. Pour ces auteurs, seul le principe d'utilité compte, et c'est en fonction de ce principe que tout doit être évalué, y compris la justice. D'autres auteurs, tel Moore (1903/1998), soutiennent qu'il existe des valeurs autres que l'utilité, en fonction desquelles la moralité doit être évaluée. Ils ajoutent l'amitié, la connaissance et le courage. La somme des plus grands biens ou bénéfices doit être évaluée selon toutes les valeurs intrinsèques produites par l'action.

Ces tendances n'ont pas prévalu, et, de nos jours, les avantages et les torts sont mesurés en fonction des préférences de chacun. Ainsi, maximiser l'utilité d'une personne, c'est lui procurer ce qu'elle a choisi ou ce qu'elle choisirait parmi toutes les possibilités qui s'offrent à elle. L'évaluation de l'utilité s'effectue en fonction de la satisfaction des désirs de chacun. Si chaque individu choisit ce qu'il juge être le plus utile pour lui, l'utilité sociale s'en trouve maximisée. L'utilité sociale s'identifie alors à la somme des intérêts de chacun.

Un problème majeur se pose ici : les désirs de chacun sont-ils toujours compatibles avec l'intérêt commun ? Et quelles sont les préférences qui seraient inacceptables de ce point de vue ? Il faudrait établir une liste des préférences acceptables, ce qui s'avère impossible sans saper la base même de l'évaluation, qui ne repose justement sur aucune autre valeur que les préférences. Les utilitaristes répondent à cela que l'expérience permet de distinguer ce qui, dans les préférences individuelles, va à l'encontre de l'intérêt général.

Si l'on accepte que les préférences individuelles qui vont à l'encontre de l'intérêt général peuvent être identifiées, l'utilitarisme apporte une méthode pour effectuer des choix moraux. Il s'agit d'évaluer au meilleur de notre connaissance les conséquences résultant de plusieurs actions possibles. Pour effectuer ce calcul, il faut déterminer les coefficients positifs et négatifs des valeurs produites dans la vie de toutes les personnes affectées, les coefficients étant évalués par rapport aux préférences de toutes ces personnes. Une fois ce calcul effectué, il existe une obligation morale de choisir l'action qui maximise la somme des biens intrinsèques des personnes affectées et qui minimise la somme des maux intrinsèques qu'elles subiraient. Pour effectuer ces calculs, le sens commun et un examen attentif de la situation devraient suffire.

L'utilitarisme appliqué à l'acte est souvent considéré comme l'application d'une évaluation de type scientifique. Il a été critiqué parce que, dans certains cas, l'intuition et le sens commun ne retiendraient pas la solution utilitariste. Une infirmière qui provoquerait la mort d'un patient par euthanasie à la demande de la famille pourrait considérer que cette action est moralement acceptable, d'un point de vue utilitariste, si tous les membres de la famille le souhaitaient, que le patient soit d'accord ou non, et qu'un lit serait ainsi libéré pour une personne qui pourrait y être traitée et récupérer par la suite. Mais, au contraire, s'il survenait des effets négatifs qui surpassaient les avantages procurés aux personnes concernées, par exemple si un des membres de l'équipe dénonçait l'intervention, exigeait une enquête du coroner, ameutait les médias, et s'il en résultait des conséquences néfastes pour la réputation de l'équipe, de l'unité ou de l'hôpital, et que cela suscite la méfiance du public, les torts seraient alors supérieurs aux bénéfices. Dans un tel cas, l'intervention serait moralement mauvaise, selon l'utilitarisme appliqué à l'acte. Or, il répugne au sens commun et aux déontologistes de considérer qu'une même action peut être moralement bonne et moralement mauvaise selon les circonstances.

L'utilitarisme appliqué à la règle

Par ailleurs, il existe un utilitarisme qui est appliqué à la règle plutôt qu'à l'acte. Ce sont alors les règles qui sont évaluées à l'aulne du principe d'utilité, sans considérer les actes qui pourraient résulter de l'application de la règle. Pour les tenants de cette approche, les règles occupent une position centrale en morale. Elles sont choisies parce que, si elles sont généralement observées, elles maximisent l'utilité sociale d'une meilleure façon que toute autre règle et d'une meilleure façon que s'il n'y avait pas de règle du tout. Pour les partisans de cette approche, l'acte qui est moralement bon est posé en conformité avec la règle. Certains utilitaristes considèrent des codes entiers et des systèmes de règles plutôt que chacune des règles prise individuellement. Parmi eux, Hume, un philosophe écossais du XVIIe siècle, et Brandt, un philosophe américain contemporain. Selon leur approche, c'est le système de règles entier qui est évalué en fonction de ses conséquences. Dans cette optique, il vaut mieux maximiser l'utilité sociale selon un système de règles intégré, plutôt que selon chacune des règles. Comme c'est le système qui doit être évalué et qui doit maximiser l'utilité, aucune des règles prises individuellement n'est moralement inadéquate.

L'utilitarisme appliqué à la règle prête moins le flanc à la critique que l'utilitarisme appliqué à l'acte. Cependant, les tenants de l'utilitarisme appliqué à l'acte rejettent l'utilitarisme appliqué à la règle parce que, selon eux, les règles ne sont pas valides en toutes circonstances et comportent toujours des exceptions, si bien que les règles ne peuvent générer d'obligation morale. Ils les considèrent donc comme des *rules of thumb*. Les tenants de l'utilitarisme appliqué à la règle rétorquent que ce n'est pas parce qu'il existe des exceptions que la règle est invalidée, et que ceux qui n'évaluent que les conséquences de l'acte trahissent le principe d'utilité en négligeant d'évaluer les conséquences des règles sur l'utilité sociale.

Quoi qu'il en soit, nous apprécierions tous que nos politiciens soient des utilitaristes, et qu'ils adoptent des règles et des lois qui maximisent l'utilité sociale. Quand il s'agit d'établir des priorités, nous souhaiterions que ce soit les règles qui soient évaluées en fonction du principe d'utilité. Dans le domaine de la santé, il est clair que l'utilitarisme s'applique davantage en santé publique, où c'est l'ensemble de la population qui est en cause. Quand il s'agit d'une intervention, évidemment ce sont les conséquences de l'action qui doivent être évaluées. Un problème de taille se pose cependant dans toute évaluation utilitariste. Il tient au fait que les conséquences ne sont jamais toutes connues à l'avance, c'est-à-dire avant de poser un acte, de faire une expérimentation ou d'appliquer une règle. S'il fallait toujours mettre en place la règle, l'intervention ou l'expérimentation pour en connaître les conséquences, faire une évaluation, et décider de les poursuivre et de les cesser en fonction des résultats de l'évaluation, le principe de précaution, qui relève de la prudence et des théories de la vertu, ne serait jamais appliqué, et des conséquences néfastes pour tous en résulteraient. La prudence, au contraire, nous indique de nous abstenir en cas de doute. Parfois, la prudence demande de s'abstenir quand il n'est pas clairement établi qu'une intervention sera bénéfique, mais si l'on doit toujours mettre en place la mesure pour l'évaluer, les mesures de précaution, qui relèvent des théories de la vertu, ne s'appliqueraient jamais. Par ailleurs, l'utilitarisme tient compte des préférences sans tenir compte des droits individuels. Alors, si l'on se fiait à l'utilitarisme en éthique clinique, la décision du bénéficiaire n'aurait pas plus de poids que les préférences familiales ou les décisions de l'équipe traitante. Il nous semble cependant qu'en éthique clinique les droits individuels relativement au refus de traitement doivent primer sur les préférences des personnes concernées.

Les théories de la justice

Dans cette section, nous présentons la conception traditionnelle de la justice selon la formule « à chacun son dû », puis nous présentons les conceptions libérales et néolibérales de la justice pour proposer une définition de l'équité qui sera appliquée à un principe de l'éthique de la santé dans le prochain chapitre.

La justice basée sur le mérite

Chez les Grecs, l'être humain est avant tout un être de Cité. Dans la mesure où il remplit sa fonction, il contribue au bien de l'ensemble, ce qui passe avant le bien de l'individu. En comparant les citoyens aux matelots sur un navire (Pol. 1276 b 20 – 3 b), Aristote, reprenant en cela Platon, montre que pour le bien de l'ensemble chacun doit remplir sa fonction, ce en quoi consiste la vertu civique. Cependant, Aristote va plus loin. Il spécifie une justice commutative qui préside aux échanges entre citoyens et une justice distributive qui sert au partage des honneurs et des biens de l'État. Alors que la première est égalitaire, la seconde est proportionnelle au mérite, qui correspond lui-même à un attribut de classe. Vertu civique, et vertu éthique ou mérite coïncident chez les dirigeants, mais pour les autres groupes, ils ne possèdent de mérite que ce qui est nécessaire à leur fonction. En tant qu'ils prennent part aux suffrages et aux assemblées, les citoyens sont égaux entre eux, mais ils ne constituent qu'un dixième de la population. En tant que certains doivent diriger, d'autres obéir, ils ne possèdent pas autant de mérite. Chez Aristote, les aristocrates possèdent le mérite en totalité, les autres n'en possèdent que ce qui est essentiel pour remplir leur fonction (Pol. I, 13, 1260 a 15–20). L'esclave n'en a aucun, c'est un outil inanimé (Eth. Nic. VIII, 13, 1161 b).

Selon la justice distributive, telle qu'elle est définie dans le livre V de l'*Éthique à Nicomaque* (1965), les biens et les honneurs de l'État doivent être distribués en fonction du mérite. Les personnes de même mérite recevront le même traitement, les autres recevront un traitement proportionnel à leur mérite. Pour l'ensemble de la population, il s'agit d'une égalité proportionnelle. Ainsi, chez les Grecs, la justice consiste à traiter également les égaux, c'est-à-dire les personnes de même mérite, le mérite dépendant non pas de l'effort fourni, mais de qualités intrinsèques de l'individu, qui sont aussi des caractéristiques de classe. Pour ceux qui ne sont pas citoyens, c'est-à-dire les métèques, les femmes, les enfants et les esclaves, il n'y a pas d'égalité politique. Les philosophies platonicienne et aristotélicienne ont justifié la hiérarchie sociale et politique en la fondant philosophiquement sur la nature, plus précisément sur l'essence des choses. «Dans la nature, les hommes ne sont pas égaux, la justice est la reconnaissance de cet état de fait» [traduction libre] a écrit Lakoff (1964, p. 15) à propos des Lois de Platon, mais cette constatation s'applique à la conception traditionnelle de la justice. Dans la loi naturelle, il existe une hiérarchie des êtres, et la justice consiste à rendre à chacun son dû en fonction de cette hiérarchie. Ce n'est que très graduellement qu'une égalité des droits a fait son chemin dans l'histoire de l'Occident.

La justice et les droits

Tant que les sociétés sont holistes et non individualistes, la hiérarchie prime l'égalité entre les hommes (Dumont, 1977). La considération d'une égalité morale des hommes entre eux est venue de la religion. En Occident, c'est le christianisme qui, au Moyen Âge, a introduit l'idée de personne morale. Du point de vue de l'inclination naturelle à la vertu, tous les êtres humains sont égaux. Mais cette égalité ne se traduit pas dans l'institution. C'est l'avènement du protestantisme qui a ouvert une brèche dans l'inégalité institutionnelle en contestant l'autorité du pape et en proclamant une égalité de tous les chrétiens dans leur capacité d'interpréter la Bible, ce qui allait à l'encontre des privilèges du clergé en cette matière. Tant que le pouvoir du pape sur le clergé et ses ouailles, qui est semblable à celui du roi sur ses sujets, n'est pas remis en question, un renversement des valeurs de la hiérarchie inégalitaire vers une égale liberté pour tous est impossible.

Selon Griffin-Collart (1977), ce sont Pufendorf et Hobbes qui ont effectué un véritable renversement des valeurs au regard d'un fondement politique égalitaire. Cependant, c'est John Locke qui imagina un état de nature où, en l'absence d'un État institué, les êtres humains vivent dans un état de parfaite égalité et liberté (Lakoff, 1964)[5]. L'état de parfaite liberté est décrit comme celui dans lequel les hommes « règlent leurs actions et disposent de leurs biens et personnes comme ils l'entendent, dans les limites de la loi naturelle, sans demander d'autorisation, ni dépendre d'aucune autre volonté humaine » (Locke, 1953, p.63). L'état d'égalité implique que « tout pouvoir et toute juridiction sont réciproques, personne n'en ayant plus qu'un autre » (*loc. cit*). On doit à Locke un principe d'égalité qui servira d'assise à l'égalité des personnes morales et aux droits fondamentaux :

Tous les êtres humains ont une égale valeur. Nul ne saurait être traité en inférieur sous prétexte d'avoirs, de connaissances ou d'expertises supérieurs.

Dans la théorie classique des droits, il existe trois droits fondamentaux : les droits à la vie, à la liberté et à la propriété. Ils sont considérés comme inaliénables et absolus.

Les hommes sont égaux par nature selon Hobbes et Locke ; ils sont égaux en raison selon Kant. Ce sont les pouvoirs politiques et les institutions publiques qui sont responsables de l'inégalité entre les hommes. C'est dans cette perspective que des philosophes, tels Rousseau et plus tard Rawls, vont s'efforcer de déterminer les conditions d'une égalité institutionnelle entre les hommes en précisant les conditions d'un pacte social originaire qui établirait des rapports justes entre les humains.

En créant la société civile, « chacun se soumet nécessairement aux conditions qu'ils imposent aux autres [...] le pacte social établit entre les citoyens une telle égalité qu'ils s'engagent tous sous les mêmes conditions et doivent jouir des mêmes droits » (Rousseau, 1762/1971, p. 528). Par ce moyen, Rousseau étend donc à tous les citoyens l'égalité des droits qui était réservée à une élite vertueuse ou savante dans l'Antiquité et au Moyen Âge. Ce fondement contractuel des droits allait ouvrir la voie à la conception contemporaine des droits fondamentaux.

C'est la liberté égale pour tous qui est au cœur des théories de la justice contemporaine. « S'il existe des droits fondamentaux, il s'ensuit qu'il y a au moins un droit naturel, le droit égal pour tous d'être libre. » [Traduction libre] (Hart, 1955, p. 175) Ceci signifie que tout individu a le droit d'agir sans subir la coercition d'autrui dans la mesure où il n'entrave pas la liberté d'agir d'autrui, et réciproquement. Selon cette conception des droits fondamentaux, chacun est considéré comme une monade individuelle qui bénéficie d'une liberté, en autant qu'elle n'entrave pas la liberté des autres. Les chartes, comme nous l'avons vu dans les chapitres 1 et 10, sont fortement axées sur la non-discrimination. Dans ce contexte, les droits sont devenus, depuis les révolutions états-unienne et française, des moyens de revendication.

5. Chez Hobbes, écrit Lakoff (1964, p. 77), « les hommes sont naturellement égaux sous deux rapports : ils sont conduits par la même passion pour leur glorification personnelle et dans la poursuite de ce but, ils sont munis grossièrement parlant de mêmes capacités » [traduction libre].

Dans les sociétés néolibérales, les droits s'expriment par une égalité devant la loi, c'est-à-dire une même loi pour tous[6], par une application impartiale de la règle de droit et par l'égalité d'accès à des services publics, telles la santé ou l'éducation, instaurant ainsi des conditions d'égalité des chances. Ces mesures sont essentielles à des rapports égalitaires entre les citoyens, elles ne modifient cependant pas les inégalités de base (revenus, pouvoirs, richesse). Pour cela, les conceptions de la justice issues des droits ont été vivement critiquées. Alors que Kohlberg fait du principe des droits égaux l'expression achevée de la moralité, certains auteurs y voient un concept vague et sans contenu précis (Hart, 1955 ; Lucas, 1980 ; Vlastos, 1962), dont la portée est plutôt négative, notamment en matière de non-discrimination. Karl Marx (1968, 1973) y voit l'expression d'une égalité formelle qui ne change pas l'inégalité des conditions dans les faits. Il considère que les déclarations des droits se présentent faussement comme concernant tous les hommes. Dans les faits, selon lui, seule la bourgeoisie a profité de l'égalité des droits qu'elle revendiquait pour tous.

La justice dans l'égalisation des conditions et dans la répartition équitable des ressources

Selon Marx, le socialisme est la tâche de la philosophie et répond aux besoins des plus démunis. Il veut réunir l'individu et le citoyen, qui sont deux entités séparées dans l'État capitaliste :

> « Représentons enfin une réunion d'hommes libres travaillant avec des moyens de production communs et dépensant, d'après un plan concerté, leurs nombreuses forces individuelles comme une seule et même force de travail. » (Marx, 1970, p. 152)

En libérant le travail de l'aliénation où le confine le capitalisme, en faisant en sorte que le travailleur se réapproprie les moyens de production et les produits de son travail, Marx pense pouvoir réaliser une société sans classes, sans État, sans argent, et c'est là que résiderait l'égalité réelle. Il s'agirait d'un état utopique où la justice n'aurait plus sa raison d'être.

Dans la perspective néolibérale, on parle plutôt de justice compensatoire pour ceux qui sont moins bien pourvus par la nature et par leur environnement. « Une règle de redistribution peut être dite égalitaire si elle égalise ou au moins réduit la différence entre les avoirs initiaux » [traduction libre] (Oppenheim, 1970, p. 149), ce que ne peut pas faire le principe d'égalité des chances, qui s'exprime dans l'égalité d'accès à l'enseignement ou à des soins de santé. L'égalité des conditions vise à réduire l'écart entre les classes sociales. Cela s'exprime par une homogénéisation des classes sociales qui s'opère par une redistribution des richesses, tout en maintenant des conditions d'égalité des chances. Appliqué à la santé, le principe d'Oppenheim impose de réduire l'écart entre la santé des riches et celle des plus démunis. L'égalité d'accès aux soins doit être maintenue, mais elle ne suffit pas à modifier les rapports inégalitaires au sein de la population.

6. Avant la Révolution française, il y avait un tribunal pour les nobles et un pour le commun.

Ainsi, les principes de justice chez Rawls (1971) font la promotion de droits égaux pour tous, tout en privilégiant un principe de différence, qui vise à faire profiter les plus démunis des bénéfices acquis par les mieux nantis. Rawls s'inspire de Locke, de Rousseau et de Kant pour formuler ses principes de justice. Il critique l'utilitarisme pour avoir confondu la justice avec ce qui est bénéfique pour chacun, pour avoir fait de l'intérêt commun la somme des intérêts particuliers, et enfin pour n'avoir aucune considération pour les droits humains. Pour Rawls, la justice ne saurait découler de l'utilité, les principes de justice qu'il formule pour la société sont fondamentaux. Ils vont déterminer la structure de base de la société juste[7]. Les principes de justice sont les suivants :

« ▪ chaque personne doit avoir un droit égal au système total le plus étendu de libertés de base égales pour tous, compatible avec un même système de libertés pour tous ;
▪ les inégalités sociales et économiques doivent être organisées de façon à ce que, à la fois :
a) elles apportent aux plus démunis les plus grands bénéfices ;
b) elles soient attachées à des fonctions et à des positions ouvertes à tous, conformément à une équitable égalité des chances. » [Traduction libre] (Rawls, 1971, p. 302)

Il y a un ordre prioritaire ou lexical à respecter entre les principes. Le premier principe doit avoir préséance sur le principe de différence (a), et le principe de différence sur celui d'égalité des chances (b).

En fait, le premier principe légitime l'importance des droits égaux dans toutes les normes institutionnelles. Il exprime une liberté égale pour tous au sens où les membres de la société sont assurés de pouvoir réaliser leur projet de vie, en autant que ce dernier soit compatible avec les principes de justice. Selon le premier principe, les libertés fondamentales sont égales ; ce qui varie dans le système social, ce sont les pouvoirs, les revenus et les richesses. Le deuxième principe se divise en deux. La première partie indique que les biens sociaux premiers (droits, libertés, possibilités offertes, revenus et richesse) doivent être distribués également à moins qu'une distribution inégale soit à l'avantage du plus démuni (Rawls, 1971, p. 303). D'après cette partie du deuxième principe, les biens sociaux essentiels variables, c'est-à-dire les biens et les pouvoirs, doivent être distribués de telle sorte que le plus démuni puisse en bénéficier. Enfin, la deuxième partie du deuxième principe affirme l'importance du respect par les institutions de l'égalité des chances dans l'offre d'emplois et de fonctions

7. Les principes de justice proviennent d'un accord originel entre des hommes qui ont un projet de coopération sociale. Ces hommes sont placés sous un voile d'ignorance, c'est-à-dire qu'ils ont des connaissances générales, mais ne connaissent pas leur statut social, ni les qualités personnelles dont ils pourraient user pour promouvoir leur intérêt personnel. Dans cette position originelle, ils vont déterminer des principes de justice qui seront à l'avantage de tous, incluant les plus démunis, et qui détermineront les caractéristiques de base des institutions.

considérant que les libertés individuelles sont respectées et que les bénéfices des mieux nantis profitent aux plus démunis[8].

On comprend que la théorie rawlsienne de la justice n'est pas qu'une affaire de droits égaux, au sens où le principe de différence favorise les plus démunis. Cependant, un petit avantage pour les plus démunis peut justifier de grands avantages pour les mieux nantis. En ce sens, le principe de différence ne répond pas au principe d'égalité d'Oppenheimer. Il ne permet pas de réduire l'écart entre les classes. Cependant, Rawls a prévu dans la branche institutionnelle des transferts d'assurer un minimum social garantissant un certain niveau de bien-être et répondant au critère du besoin.

Une autre théorie des droits intègre une réponse aux besoins qui favorise le plus démuni. C'est celle d'Alan Gewirth (1982), qui s'inspire de la philosophie kantienne et du principe d'universalisation pour fonder des droits à un minimum de liberté et de bien-être pour tous. Pour agir, tout être humain a besoin d'un minimum de liberté et de bien-être. Il s'agit là de conditions génériques de l'action qui doivent être assurées à tout agent moral sous peine de contradiction. Ces droits génèrent des devoirs d'intervention en vue d'assurer ce minimum vital aux plus démunis.

Les théories de la justice et l'éthique de la santé

Dans le domaine de la santé, l'égalité des droits est aussi importante que l'attribution des soins et des traitements en fonction du besoin. Les deux ensemble constituent pour nous les critères de l'équité. L'égalité des droits assure un traitement semblable des êtres humains et répond au critère de justice formelle, qui se définit comme suit :

> « principe d'action selon lequel les êtres d'une même catégorie essentielle doivent être traités de la même façon » (Perelman, 1972, p. 26).

Quand la catégorie essentielle concerne le genre humain, le principe de justice formelle se traduit par :

- une égale considération et un égal respect envers tous les êtres humains ;
- des conditions d'égalité des chances pour tous, ce qui se concrétise, dans le domaine de la santé, par une égalité d'accès aux services de santé.

8. Cette théorie a été critiquée par les philosophes de toutes allégeances. On n'a qu'à lire Simone Goyard-Fabre (1994) pour s'en convaincre. Des auteurs critiquent Rawls pour son déontologisme d'inspiration kantienne, d'autres le critiquent pour sa conception libérale individualiste qui privilégie une liberté et des droits égaux. Les communautaristes critiquent son absence de considération de l'histoire et des traditions des communautés, et d'autres encore croient que les principes rawlsiens ne peuvent s'appliquer que dans un État minimal. Cependant, en tant que synthèse entre le néolibéralisme et la social-démocratie, il nous semble qu'il y a, dans la théorie de Rawls (1971), l'expression de valeurs partagées par les sociétés occidentales et un fondement transcendant, en autant que le contrat originaire et les conditions qui y sont associées fondent des principes justes, en tant qu'impartiaux dans leurs règles et structures institutionnelles, tout en étant compensatoires pour les inégalités de fait.

La détermination du critère servant de base au traitement semblable relève de la justice matérielle. Ce sont les théories de la justice qui permettent de préciser quels sont les critères pertinents pour la distribution des ressources en fonction des fins poursuivies. Si le libéralisme favorise le libre choix, l'utilitarisme l'utilité sociale, le communautarisme les valeurs et les initiatives communautaires, l'égalitarisme veut répondre aux besoins. Ces approches sont à la fois éthiques et politiques. Du point de vue de l'égalitarisme, il faut distinguer une égalité libérale, celle de Rawls (1971)[9], qui se résume à réduire l'écart entre les mieux nantis et les plus démunis par une égalité d'accès aux biens sociaux de base et l'application du principe de différence, d'une part, et par une égalité marxienne qui vise à une égalisation des conditions par une redistribution, d'autre part. Du point de vue de la santé, il faut compenser pour les inégalités sanitaires sociales et naturelles en fonction des besoins.

Par ailleurs, le besoin comme critère d'attribution des soins et des services assure une égalisation des conditions de santé à partir d'une intervention de type compensatoire. De nombreux auteurs (Beauchamp & Childress, 2001 ; Daniels, 2003 ; Elster, 1992 ; Saint-Arnaud, 1997b ; Schneider-Bunner, 1997 ; Veatch, 2003) reconnaissent la pertinence de baser l'allocation des ressources en santé sur le critère du besoin. Les besoins sont ressentis et décrits par les bénéficiaires, et évalués par les professionnels de la santé en fonction des buts thérapeutiques ou palliatifs, en clinique, et des buts préventifs ou promotionnels, en santé publique.

En clinique, les besoins sont évalués à partir des tests, des examens, des évaluations et des observations effectués. Virginia Henderson (1994) a montré combien il est important en soins infirmiers de répondre aux besoins à partir d'une observation minutieuse et continue des réactions du malade. Elle définit les soins infirmiers de base en lien avec 14 besoins fondamentaux[10]. Le rôle de l'infirmière consiste à aider le malade à satisfaire ses besoins de base ou à lui procurer les moyens pour qu'il arrive à les satisfaire sans aide (Henderson, 1994, p. 67). S'inspirant de Maslow, Watson (1985, p. 110) présente une hiérarchie des besoins sous forme de pyramide. À la base se trouvent les besoins d'ordre biophysique, incluant l'alimentation, l'hydratation et la ventilation ; viennent ensuite les besoins d'ordre psychophysique, qui incluent l'activité, l'inactivité et la sexualité ; puis les besoins d'ordre psychosocial, incluant l'accomplissement et l'affiliation ; et enfin le niveau de réalisation de soi, qui constitue la finalité des soins infirmiers selon la théorie de Watson (*voir la figure 11.1*).

---

9. Sur l'interprétation de la philosophie rawlsienne des principes de justice liés aux droits aux soins de santé, lire *Les théories de la justice* de Kymlicka (1999).

10. 1) Respirer normalement ; 2) boire et manger de façon appropriée ; 3) éliminer ; 4) se mouvoir et se maintenir dans la position souhaitée ; 5) dormir et se reposer ; 6) choisir les vêtements appropriés – s'habiller et se déshabiller ; 7) maintenir la température de son corps dans les limites de la normale en utilisant des vêtements appropriés ou en modifiant l'environnement ; 8) garder son corps propre et soigné, et protéger ses téguments ; 9) éviter les dangers et ne pas nuire à autrui ; 10) communiquer avec les autres en exprimant ses émotions, ses besoins, ses peurs ou ses opinions ; 11) pratiquer sa religion selon ses croyances ; 12) s'occuper de façon à se sentir utile ; 13) jouer ou avoir des loisirs ; 14) apprendre, découvrir ou satisfaire sa curiosité, ce qui conduit au développement normal et à la santé, et utiliser les ressources de santé disponibles. (Henderson, 1994, p. 67)

FIGURE 11.1 **La hiérarchie des besoins selon Watson**

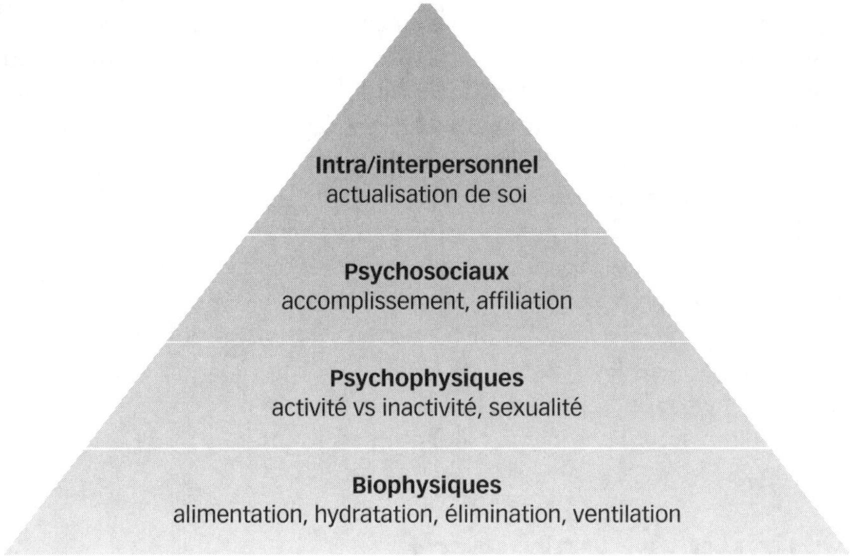

Source: Lussier et St-Jacques (1993, p. 12).

Comme l'indiquent Lussier et St-Jacques (1993), l'infirmière aide le bénéficiaire à satisfaire ses besoins en commençant par les besoins de base. Elle doit cependant donner priorité à ceux que le bénéficiaire a identifiés et elle doit considérer qu'un problème lié à la satisfaction d'un besoin entraîne des problèmes liés à la gratification des autres besoins.

En santé publique, l'évaluation des besoins s'effectue à partir des taux de mortalité et de morbidité, ainsi que des déterminants de la santé. L'évaluation des besoins par les professionnels de la santé permet d'objectiver la perception qu'en ont les bénéficiaires, et de distinguer ainsi clairement les besoins des préférences et des désirs individuels, qui, comme nous l'avons vu, sont du domaine de l'arbitraire et de la subjectivité. Utiliser le critère du besoin pour répartir les soins et les biens de santé, c'est utiliser un critère égalitaire compensatoire. Il est égalitaire parce que tous et chacun ont des besoins, et compensatoire parce que certains individus ont des besoins plus grands. Les besoins plus grands sont évalués en fonction de l'urgence d'intervenir, faute de quoi la qualité de vie future, voire la vie, est menacée. On doit se souvenir que la liste d'attente constitue une procédure égalitaire au sens de la justice formelle, c'est-à-dire qu'elle est impartiale, mais elle n'est pas équitable, parce qu'elle ne fait pas de différence entre les besoins. Autrement dit, le premier sur la liste n'est pas nécessairement celui dont le problème de santé est le plus urgent à traiter. D'où l'importance d'établir des critères pour reconnaître les cas les plus urgents, afin d'éviter les conséquences graves que peuvent entraîner les délais d'intervention. Pour être équitable, il faut à la fois établir des conditions d'impartialité et répondre en premier aux besoins les plus urgents.

Contrairement au critère du besoin, le mérite n'est pas un critère de distribution égalitaire. Il évalue et attribue les soins et les traitements en fonction des qualités et des actions individuelles de la personne (Lucas, 1980 ; Saint-Arnaud, 1987), comme c'est le cas dans les théories de la vertu auxquelles le mérite peut être associé. Il s'exprime selon la formule « À chacun son dû » déjà utilisée dans l'Antiquité grecque en fonction de certaines qualités individuelles qui correspondaient à des qualités de classes. Aujourd'hui, le mérite est plutôt associé à des actions volontaires qui attirent l'approbation ou le blâme (Lucas, 1980). Chez les différents auteurs qui ont traité de cette question, l'approbation ou le blâme sont essentiels à la définition du mérite. En attribuant à la population une part de responsabilité dans sa santé, la santé publique, depuis le rapport Lalonde en 1974, insiste sur les efforts que l'individu doit fournir pour être en bonne santé : avoir un régime équilibré, faire de l'exercice, éviter les abus d'alcool et de tabac. Il n'y a pas de problème éthique à promouvoir la santé, mais les attitudes de blâme ou d'appréciation qui en découlent peuvent entraîner de la culpabilité chez les personnes qui ne suivent pas ces règles informelles ou rassurer faussement celles qui les suivent.

L'éthique du *caring* et les théories du *caring*

L'éthique du *caring*

Nous n'avons pas l'intention de reprendre ici en détail ce qui a été exposé dans le chapitre 5. Nous allons cependant résumer en quoi consiste l'éthique du *caring* pour Noddings (1984) et pour Bishop et Scudder (2001).

Pour Noddings, l'origine du comportement éthique est dans la réponse aux besoins qui s'exprime dans la relation de soin. Le modèle originaire est celui du rapport de la mère à l'enfant. L'intervention devient éthique quand elle n'est plus instinctive, mais entretenue par un idéal, ce que l'on retrouve aussi chez Watson (1985). La moralité de l'intervention réside dans la réponse adéquate aux besoins perçus et dans la réponse positive de la personne qui reçoit le soin, ce qui manifeste qu'une autonomie est accordée au soigné. La réponse à la souffrance de l'autre appelle une réponse positive de sa part, ce qui confère une place également importante et une réciprocité aux personnes qui constituent les deux pôles de la relation de soin. Je prends soin des autres, et ils prennent soin de moi. Il s'agit d'un soutien mutuel. L'infirmière doit établir un climat de confiance et de soutien dans lequel le soigné sait qu'il reçoit de l'attention, ce qui encourage le soignant à maintenir son attitude. Le soignant considère le soigné de son propre point de vue ou « comme s'il était dans sa peau », selon l'expression de Henderson (1994, p. 77). Chacun grandit dans cette relation en s'apportant un soutien mutuel. Cependant, la responsabilité de mettre en place une relation de *caring* revient à l'infirmière. Une fois la relation établie, l'infirmière a aussi la responsabilité de la maintenir.

Pour Bishop et Scudder, c'est une erreur de séparer l'éthique de la pratique du soin. Le soin s'inscrit d'emblée dans le champ de la moralité puisqu'il vise au bien-être du bénéficiaire. L'éthique est liée au sentiment de bien agir, c'est-à-dire d'agir en fonction du bien-être de la personne. Éthique et technique sont indissociables. Agir avec compétence, c'est agir de manière éthique. Le soin est de nature holiste et concerne le soigné comme une fin en soi. On reconnaît ici l'influence de la philosophie kantienne. La pratique infirmière morale concerne un soin holiste, efficace, attentif aux particularités de la situation, répondant aux besoins du bénéficiaire et visant à l'amélioration de son bien-être. Il s'exerce selon le point de vue du patient, d'une part, et selon l'expérience et les connaissances de l'infirmière, d'autre part. L'intervention infirmière réunit les dimensions personnelles, personnalisées et professionnelles du soin, imposant une intégration des autres professionnels, et non l'inverse.

Noddings apporte à l'éthique du *caring* le fondement de la relation de soin et l'obligation morale pour l'infirmière de mettre en place une telle relation. Bishop et Scudder mettent en évidence les liens ténus entre éthique et pratique du soin, en insistant sur la finalité du soin, qui vise au bien-être du bénéficiaire dans l'expérience du corps vécu, la « présence vivide » et la coprésence à l'autre.

La relation infirmière-bénéficiaire

L'essence de la profession infirmière réside dans la relation de soin. L'examen de différents modèles présentés en éthique de la santé nous permettra d'expliciter les liens qui existent entre l'éthique du *caring,* telle qu'elle est définie par Noddings (1984) et par Bishop et Scudder (2001), et certains modèles relationnels infirmière-bénéficiaire pour mettre en évidence un modèle relationnel respectueux de l'éthique du *caring,* celui d'un partenariat dans le soin. Nous présenterons d'abord trois modèles proposés par Shery Smith (1986), puis nous présenterons notre propre modèle.

Smith (1986) présente les modèles de la mère de substitution (*surrogate mother*), de la technicienne et de la clinicienne contractuelle en s'inspirant des modèles paternaliste, techniciste et contractualiste définis par Veatch (1972) à propos de la relation médecin-patient[11].

La mère de substitution

Dans le modèle de la mère de substitution, la première responsabilité de l'infirmière concerne son engagement envers son patient, tel qu'il est défini dans les codes de déontologie. Elle est la protectrice du patient quand sa sécurité et ses soins sont menacés par les interventions d'autres personnes. Elle agit dans le meilleur intérêt du patient. C'est elle qui détermine ce qu'est le bon soin pour lui, et elle agit en son nom pour défendre ses intérêts. Dans ce modèle de relation, le patient est la personne malade, souffrante et dépendante qui a besoin de quelqu'un pour prendre les décisions à sa place. Smith (1986) cite Aroskar (1980), pour qui l'hôpital est conçu selon le modèle familial. L'infirmière représente la mère, le médecin le père, et les malades les enfants. Comme la mère dans la famille, le rôle de l'infirmière consiste à répondre aux besoins de tous, des patients aux médecins. Le modèle type est celui de la relation de la mère à l'enfant, qui a traditionnellement eu comme conséquence

11. Caper s'est aussi inspirée de ces modèles pour définir l'éthique du *caring.*

de toujours agir selon ce que l'on perçoit être dans l'intérêt du patient. Cette attitude a été associée au paternalisme, que Gadow (1980) définit comme :

> « la croyance selon laquelle, pour le bien de l'individu lui-même, les décisions doivent être prises par ceux qui sont les plus compétents pour connaître ce qu'est leur meilleur intérêt » [traduction libre] (p. 83).

Elle ajoute qu'actuellement le paternalisme limite le droit à la liberté des individus dans leur meilleur intérêt. En fait, cette interprétation simplifie la relation entre l'infirmière et le patient, en mettant tous les droits du côté du patient et toutes les responsabilités du côté de l'infirmière. Le patient est celui qui subit, d'où l'appellation *patient.* Veatch (1972) associe ce modèle à celui du prêtre.

La technicienne

À l'opposé du modèle traditionnel, le modèle technique est issu de l'ingénierie. Dans ce modèle, la profession infirmière est conçue comme une technique clinique. L'infirmière prodigue un soin basé sur une approche scientifique en tenant compte des données probantes. L'engagement de l'infirmière consiste à apporter le meilleur soin possible pour répondre aux besoins du client au meilleur de ses connaissances :

> « L'infirmière s'engage à une application objective, libre de jugement, sans interférences de la connaissance et des habiletés infirmières dans le traitement des patients. » [Traduction libre] (Smith, 1980, p. 180)

L'infirmière doit respecter les valeurs et les croyances du client, et être équitable envers lui, tout en s'exemptant d'imposer ses propres valeurs ou de porter des jugements de valeur en prodiguant des soins.

L'infirmière doit être neutre d'un point de vue éthique. Elle donne un soin compétent, c'est-à-dire un soin qui tient compte des développements scientifiques et techniques, sans jugement de valeur, en réponse aux besoins du client, conçus d'un point de vue biologique. L'infirmière y répond de manière factuelle et objective. Le patient n'est pas perçu comme vulnérable, ni diminué par la maladie. Il peut prendre les décisions qui affectent sa santé ; c'est lui qui détermine en quoi consistent ses besoins et où se trouve son meilleur intérêt.

Dans ce modèle, l'infirmière est technicienne, et le client reçoit une aide technique. Elle n'intervient pas dans les processus décisionnels liés aux soins et à la santé du client. Elle doit cependant lui fournir toute l'information et les conseils techniques dont il a besoin pour qu'il prenne lui-même les décisions qui s'imposent, sans égard au caractère insensé que ces décisions ou ces demandes peuvent revêtir. Dans ce modèle, les valeurs et jugements de l'infirmière ne sont pas pertinents. Si la responsabilité de défendre les intérêts du client incombait à l'infirmière, elle les défendrait, tels qu'il les aurait lui-même déterminés et formulés. Selon nous, le rôle d'« avocate » du client apparaît peu compatible avec la définition du rôle de l'infirmière en tant que technicienne, et avec la définition du client comme étant celui qui est capable d'agir et de faire lui-même la promotion de son meilleur intérêt.

L'infirmière comme clinicienne contractante

Dans le troisième modèle, influencé par le droit, la relation entre l'infirmière et le patient s'établit sur une base contractuelle. Selon ce modèle, il existe une entente entre l'infirmière et le patient sur des soins spécifiques que le patient accepte de recevoir et que l'infirmière s'engage à donner. Le patient a le droit de contrôler ce qui sera fait à son corps, de même que le rôle que l'infirmière jouera. Il pourrait désirer une relation de type paternaliste, par exemple. Mais, contrairement à ce qui est présenté dans le premier modèle, c'est lui qui l'aura choisi. Le meilleur intérêt du patient selon ce modèle est déterminé par le consentement donné ou l'entente tacite, qui est à la base de la relation entre l'infirmière et le patient. Dans cette approche, le droit à l'autodétermination du patient est primordial. Ce droit contrôle le cours du traitement et déterminera la responsabilité infirmière.

L'infirmière n'est plus tenue à la neutralité éthique. Comme la relation est basée sur une entente, l'infirmière peut refuser de participer à certaines interventions si elles vont à l'encontre de ses propres valeurs. De ce point de vue, l'autodétermination est considérée comme le droit humain le plus fondamental et le meilleur bien que l'infirmière puisse procurer à ses patients. L'infirmière a une obligation d'agir dans le meilleur intérêt des patients, mais ce n'est pas elle qui définit en quoi il consiste :

> « [Elle doit] aider les patients à déterminer ce qu'est leur meilleur intérêt et à voir clair dans ce qu'ils veulent faire. » [Traduction libre] (Gadow, 1980, p. 85)

Pour Gadow (1980), l'essence de l'intervention infirmière est le rôle existentiel d'« avocate » du patient. Selon elle, l'infirmière aide le patient à définir ce que signifie pour lui la santé, la maladie, la souffrance ou la mort. Pour Brock (1980), qui définit la relation du professionnel de la santé comme une entente contractuelle sur laquelle repose ce modèle, et pour Gadow, pour qui l'essence du *nursing* réside dans le rôle existentiel d'« avocate » du patient, le droit à l'autodétermination est inviolable, c'est-à-dire absolu. Ce droit doit être prioritaire dans l'échelle des valeurs qui soutient le système de santé, et la relation entre l'infirmière et le patient.

Un examen critique des trois modèles

Il est clair que le premier modèle, celui de la mère de substitution, correspond à la manière traditionnelle de concevoir et d'établir la relation entre l'infirmière et le patient, qui existait bien avant les développements scientifiques et la reconnaissance de droits humains fondamentaux. Il met de l'avant les compétences disciplinaires et les valeurs humaines sous-jacentes. On peut le qualifier de paternaliste ; certains ajoutent qu'il s'agit d'un paternalisme éclairé. Le deuxième modèle, celui qui correspond à l'approche technique et objective, valorise essentiellement les développements scientifiques et techniques ; ce modèle isole les valeurs des faits objectifs, incluant les faits scientifiques, les résultats de tests et l'examen physique. Seuls ces derniers comptent pour l'infirmière ; les valeurs en cause sont celles que le patient invoque. Dans ce modèle, la science n'est pas porteuse de valeurs ; elle est neutre du point de vue des valeurs, ce qui est fortement contesté par plusieurs auteurs. Le patient est celui qui a des droits et qui veut les exercer. Enfin, le troisième modèle, celui de la clinicienne contractante, repose sur l'entente contractuelle qui devrait normalement reconnaître l'autodétermination des deux parties. Ce n'est pourtant pas le cas; c'est le patient qui détermine les responsabilités de l'infirmière et, dans le cas d'une personne inapte, ce sont les proches ou le représentant légal qui déterminent les responsabilités de l'infirmière, comme celles des autres professionnels de la santé. Selon ces modèles, différentes appellations peuvent désigner celui qui reçoit les soins. La première est *patient*: il subit; la deuxième est *client*: il reçoit, voire achète des services, c'est un consommateur; la troisième serait *contractant*: l'infirmière conclut une entente de soins, mais c'est le contractant qui dirige les opérations; l'infirmière devient la représentante du bénéficiaire. Alors que le premier modèle correspond au modèle du prêtre, le second à l'ingénieur, et le troisième au contractant, le modèle infirmier, selon nous, comporte certains aspects des trois modèles précédents, auxquels s'ajoutent des caractéristiques propres à la discipline infirmière comme éléments de base.

Précisons que les trois modèles suggérés ne font pas de distinction entre les valeurs personnelles et les valeurs professionnelles. Il y a un consensus selon lequel l'infirmière ne doit pas faire intervenir ses valeurs personnelles dans sa pratique professionnelle. Par exemple, ce n'est pas parce qu'elle désapprouve la méthode contraceptive d'un couple qu'elle doit leur offrir un counselling incomplet ou de moins bonne qualité. Cependant, en tant que professionnelle de la santé, l'infirmière valorise des moyens et des buts qui sont porteurs de valeurs qu'elle ne peut renier au profit du respect inconditionnel des volontés du bénéficiaire. Il faut comprendre que, dans les deuxième et troisième modèles, l'autodétermination du bénéficiaire est inconditionnelle. Or, cette position, qui correspond en morale à une obligation absolue, peut mener à la négation des valeurs professionnelles et faire en sorte qu'au lieu d'exercer la compétence et l'habileté professionnelles sans limites, comme dans le modèle de la mère de substitution, on arrive en privilégiant l'autodétermination du bénéficiaire à inverser le lieu du pouvoir au point de soumettre la pratique professionnelle au bon vouloir des patients et de leur famille. Nous avons déjà noté que, selon le second modèle, l'infirmière est amenée à répondre à des demandes insensées. Cette conséquence existe aussi dans le troisième modèle, à la différence que l'infirmière peut refuser d'agir à l'encontre de ses valeurs personnelles.

Dans les écrits, on trouve différentes manières d'exercer l'*advocacy*. Dans le texte de S. Smith (1986), l'*advocacy* s'exerce surtout dans le troisième modèle, celui de l'infirmière clinicienne contractante, alors que l'infirmière est pour ainsi dire mandatée par le patient pour le représenter. Dans un quatrième modèle, celui du partenariat, l'infirmière peut intervenir auprès du patient, de l'équipe de soins et des proches pour promouvoir les volontés du patient. Elle le fait peut-être pour respecter les droits du patient, mais surtout pour promouvoir son bien-être. Si l'on reprend le cas cité par M. Smith (1993) de la dame âgée qui a besoin d'une nouvelle prothèse, ce n'est pas pour respecter le droit de la dame à l'autodétermination que l'infirmière entreprend des démarches auprès du médecin traitant et du spécialiste en prothèses. C'est plutôt parce qu'elle a perçu que cette patiente a une capacité de récupération et une grande détermination à améliorer sa condition pour pouvoir retourner chez elle et s'occuper de ses petits-enfants. Bien sûr, l'infirmière n'est pas insensible au désir de la dame, qui veut retourner chez elle plutôt qu'en hébergement, mais il ne s'agit là que d'un facteur parmi d'autres, le plus important étant le bien-être de la dame, qui s'efforce de faire ses exercices malgré une prothèse mal ajustée. Dans ce modèle, la compétence infirmière n'est pas niée au profit des désirs des patients, et le droit à l'autodétermination n'est pas un absolu, mais un facteur dans les prises de décision et dans les interventions de l'infirmière.

Revenons au cas de monsieur Dupuis et de son infirmière, Gisèle Tremblay, présenté dans le chapitre 9. Sans être dans la peau de l'infirmière, on peut se demander s'il n'est pas légitime de penser que le fait de participer à une réanimation qu'elle désapprouve peut lui causer un problème de conscience[12]. Si elle agit selon le modèle traditionnel, c'est-à-dire comme une mère de substitution, elle pense que ce n'est pas une bonne chose de réanimer ce patient puisque sa condition de santé continue de se détériorer et qu'une réanimation n'inversera pas la situation, tout en lui apportant plus de douleur. Si elle agit selon le modèle de la technicienne, elle n'approuvera pas la réanimation à cause du droit à l'autodétermination ; si le patient avait été consulté, il aurait refusé l'intervention, compte tenu de son désir de vivre une vie plus courte mais de meilleure qualité. Si elle agit selon le modèle contractuel, elle pense aussi que le droit à l'autodétermination de monsieur Dupuis est brimé, mais elle peut refuser de participer à la réanimation ; une autre infirmière interviendra. Enfin, si elle avait agi selon le modèle du partenariat promu par le *caring*, elle aurait discuté à l'avance avec monsieur Dupuis de ses volontés concernant une éventuelle réanimation, elle aurait fait des démarches auprès de l'équipe de soins, surtout du médecin traitant, pour faire inscrire au dossier une ordonnance de non-réanimation (ONR), et la réanimation n'aurait pas eu lieu.

Des études (Jezewski, 1996 ; Ouimet-Perrin & McGhee, 2008 ; Perreault, 2007) montrent que les infirmières considèrent que leur rôle principal dans les processus décisionnels concernant la réanimation est un rôle d'*advocacy*. Elles sont motivées par l'espoir d'éviter des souffrances inutiles aux personnes en fin de vie en transmettant à l'équipe de soins les volontés des patients. Il ne s'agit pas là de paternalisme, parce que la démarche de ces infirmières suppose qu'elles connaissent les volontés des patients et qu'elles en font la promotion. Cependant, leur but premier est de veiller au bien-être des patients. En fait, qu'un patient soit parfaitement libre de toutes contraintes et en pleine possession de tous ses moyens constitue une situation idéale qui ne se concrétise pas souvent dans la réalité de l'institution hospitalière. On reconnaîtra qu'une personne comme monsieur Dupuis, qui se meurt d'un cancer, qui n'a pas de famille et dont la vie est continuellement menacée par des épisodes aigus, est une personne vulnérable au regard des possibilités offertes par les techniques de maintien des fonctions vitales et des pouvoirs des professionnels de la santé.

12. La conscience est souvent perçue comme une faculté qui indiquerait ce qu'il est bien ou mal de faire. Mais dans les faits, ce n'est pas une faculté, c'est plutôt un jugement que la personne porte après mûre réflexion sur ce qui est moralement obligatoire, bien ou mal, bon ou mauvais de faire. De pratiquer des actes jugés moralement mauvais (par exemple participer à une euthanasie) ou ne pas pouvoir pratiquer des actes jugés moralement bons, voire moralement obligatoires (par exemple quand les infirmières disent qu'elles manquent de temps pour offrir un soin de qualité à tous les bénéficaires dont elles ont la charge) est considéré comme une atteinte à l'intégrité morale.

L'infirmière est bien placée, compte tenu de sa relation privilégiée avec le patient, pour exercer un rôle d'*advocacy* (Curtin, 1979 ; Gadow, 1980). Pour y arriver, elle établit une relation de soin qui favorise le dialogue et la confiance mutuelle, elle aide le patient à clarifier ses valeurs, et à prendre des décisions de soins et de traitements conformes à ses valeurs (Mallik, 1997). Ce n'est pas l'infirmière qui définit en quoi consiste le bien-être du patient, mais elle appuie celui-ci dans sa démarche, pour qu'il le fasse lui-même à la lumière de leurs échanges. De cette façon, elle fait la promotion de l'autodétermination du bénéficiaire tout en favorisant son bien-être. Comme le dit Noddings, la démarche vient de l'infirmière et elle se développe sur la base d'une entente. Cette entente n'est pas contractuelle parce que, dans un contrat, les partenaires ne peuvent se retirer de l'entente une fois qu'elle est conclue, à moins de faire face à des pénalités. Dans la relation infirmière-bénéficiaire, l'infirmière met en place les conditions d'un dialogue qui s'instaure dans l'acte de soin lui-même, au cours de l'application d'une technique par exemple. Si la réponse ne vient pas, l'infirmière pourra difficilement faire valoir les volontés du patient auprès de l'équipe de soins. Ce type d'*advocacy* est incompatible avec le rôle paternaliste de l'infirmière comme mère de substitution, avec la neutralité du rôle de l'infirmière comme technicienne, avec le rôle de contractant qui mise uniquement sur le droit à l'autodétermination en assurant à l'infirmière un droit de retrait. En fait, on peut dire que l'*advocacy* dont il est question ici s'appuie sur une éthique du soin issue de Noddings, de Benner, de Bishop et Scudder. Elle est de nature proactive, comme l'ont qualifiée Vaartio et Leino-Kilpi (2005). Loin de maintenir le patient dans une attitude passive (Lamb, 2004), elle l'habilite à mieux se connaître et à mieux exercer son autonomie, ce qui fait référence à ce que l'on nomme l'autonomisation (*empowerment*). Dans ce modèle, les pouvoirs sont partagés, et les valeurs professionnelles de l'infirmière ne sont pas niées.

L'infirmière et le bénéficiaire : partenaires dans le soin

Il semble que chacun des modèles peut s'appliquer à un moment ou à un autre dans la pratique. Ainsi, en cas d'inaptitude ou de vulnérabilité du patient, le premier modèle s'applique. Du modèle technique on retient l'importance de la compétence – puisque, comme nous l'avons déjà dit, l'intervention non compétente n'est pas éthique –, et l'importance de tenir ses connaissances à jour. Bien pratiquer une technique constitue une habileté essentielle à la relation de soin. Le troisième modèle est plus respectueux des personnes, mais il ne garantit l'autodétermination de l'infirmière que de manière négative, en lui permettant de refuser de faire une intervention qui irait à l'encontre de ses propres valeurs. En fait, c'est le patient ou le client qui mène la barque, mais l'infirmière peut exercer un droit de refus.

Une telle situation se présente dans le contexte états-unien, réputé pour donner priorité au principe d'autodétermination[13]. Mais il semble y avoir des

---

13. Le troisième modèle, soutenu par Brock, provient de la pratique de la bioéthique et du droit américains, quoique la priorité donnée à l'autodétermination n'est pas présente chez les théoriciens Beauchamp et Childress.

réserves à ce propos dans quelques ouvrages états-uniens. Ainsi, pour Hamric et Reigle (2005, p. 407), le fait de consulter les bénéficiaires et les familles dans des processus décisionnels ouverts ne signifie pas nécessairement qu'il faut agir selon leur interprétation de la situation. Pour Allender et Spradley (2005, p. 100), il y a deux restrictions au respect de l'autodétermination : 1) les objectifs des individus ne doivent pas aller à l'encontre de l'intérêt public ou de l'intérêt d'autres personnes dans la société, et 2) la décision d'une personne ne doit pas aller à l'encontre de ses propres valeurs et de son bien-être.

Quoi qu'il en soit, le système de santé canadien, et particulièrement le système sanitaire et juridique québécois n'ont jamais consacré à ce point le respect de l'autodétermination de la personne. En fait, ce qui est souhaitable, c'est que les services et les soins offerts soient clairement expliqués au patient, qui a un droit de refus, mais qui n'a pas le droit d'exiger des soins et des traitements qui ne seraient pas justifiés du point de vue des professionnels et qui les obligeraient à aller à l'encontre des valeurs prônées par leur profession. Dans ce quatrième modèle, ce n'est pas l'infirmière qui a un droit de refus, c'est le patient, qui peut refuser le service et les soins offerts, s'ils ne lui conviennent pas.

En tant que partenaires dans le soin, l'infirmière et le bénéficiaire sont essentiellement dans un processus de construction de soi qui est dynamique, holiste, unique (Newman, 2003), qui se nourrit et qui se reflète dans les interactions de la personne avec les autres. Les différents rôles sociaux que nous tenons dans notre vie influencent et modèlent notre être et la conception que nous avons de nous-même (*self-concept*). Le développement psychosocial approprié requiert de l'individu qu'il synthétise en lui-même ce que lui apportent ses relations avec les autres. Ce processus est dynamique ; il n'est jamais terminé. Dans la relation infirmière-bénéficiaire, chacun est modifié dans et par la relation elle-même. Cette construction de soi est holiste, c'est-à-dire qu'elle unifie les différents apports intérieurs et extérieurs en un tout cohérent qui est plus que la somme de ses parties, comme l'ont précisé en sciences infirmières les théories de l'être humain unitaire de Martha Rogers, de Rosemarie Rizzo-Parse et de Margaret Newman. Quand se produit un désordre, une atteinte, une maladie, c'est l'ensemble de l'être qui s'en ressent. Par exemple, une atteinte à l'image corporelle affecte l'ensemble de la personne, et celle-ci n'intervient plus de la même façon avec les autres. La douleur intense affecte l'ensemble de la personne au point de couper tout rapport social dans les cas extrêmes. La douleur morale entraîne des problèmes physiques et vice versa. Si la douleur est la rupture d'un équilibre, la relation infirmière-bénéficiaire peut aider à la reconstruction d'un nouvel équilibre (Rohmer, 2000).

Un tel partenariat peut inclure le malade, sa famille et les membres de l'équipe de soins. La base de ce partenariat repose « sur un échange mutuel dans une relation égalitaire entre tous les acteurs » (Lefebvre & Levert, 2005, p. 83). L'équipe de soins utilise son expertise pour aider le malade et sa famille en partant des connaissances et des perceptions que ceux-ci ont de la situation et de l'atteinte. Le but consiste à partir de leurs compétences pour les amener à trouver des solutions par eux-mêmes. Toutes ces personnes, y compris les membres de l'équipe de soins, éprouvent de la souffrance, et cheminent dans un processus de deuil et de résilience qui les transforme et leur permet de découvrir de nouvelles forces.

La construction de soi est unique en ce sens qu'aucune personne n'interagit, ne perçoit et n'intègre le rapport avec les autres de la même façon, ce qui explique que chaque individu est unique. De là l'importance de bien comprendre la situation particulière de soins, de même que le soigné dans ses caractéristiques personnelles. Dans l'exemple de la dame qui a besoin d'une nouvelle prothèse, l'infirmière a pris le temps d'observer ; de dialoguer avec la dame ; d'évaluer ses caractéristiques personnelles (comme sa détermination), les valeurs importantes pour elle (retourner à la maison pour prendre soin de ses petits-enfants) et les buts qu'elle vise (pouvoir marcher de nouveau) ; d'encourager ses efforts ; de suivre son évolution ; et, enfin, d'intervenir en sa faveur auprès des autres professionnels. Ce faisant, l'infirmière a renforcé ses propres motivations et ses valeurs professionnelles, notamment les finalités du soin, ce qui l'a confortée dans ses démarches, dans l'amour de sa profession et dans son estime de soi. Il y a donc un échange mutuel qui permet à chacun de se construire et d'évoluer dans son développement personnel. La communication et l'acquisition d'outils et de moyens pour faire la promotion de son propre bien-être (*empowerment*) sont à la base de cette relation. L'éthique du *caring* impose aussi l'obligation morale pour le soignant de mettre en place les conditions favorables à la relation de *caring* conçue comme un partenariat soignant-soigné, telle que nous venons de la décrire. Ces conditions relèvent de la responsabilité de l'infirmière, et permettent au soignant et au soigné de devenir des partenaires dans le soin.

Conclusion

Dans ce chapitre, nous avons présenté différentes théories éthiques qui sont pertinentes en éthique des soins. Les théories ont été choisies en fonction des composantes de l'acte de soin, et elles mettent en évidence des repères éthiques essentiels à la décision et à la pratique éthique; chacune comporte des forces et des limites. Les théories de la vertu insistent sur les qualités morales de l'agent. Ces qualités peuvent être nombreuses, comme on le voit dans certaines approches en sciences infirmières (Armstrong, Watson). Toutefois, une qualité semble fondamentale: la motivation à bien agir, qui préside à l'acquisition d'attitudes et de comportements favorisant la décision et la pratique éthiques. Les limites de ces théories tiennent au fait qu'elles ne sont pas les meilleurs guides pour prendre des décisions qui comportent de nombreux enjeux éthiques. Les théories déontologiques impliquent l'existence de devoirs moraux dont certains sont considérés comme des absolus: ne pas tuer un innocent, ne pas mentir et tenir sa promesse. D'autres sont considérés comme étant *prima facie,* c'est-à-dire qu'ils obligent moralement le soignant, mais, en cas de conflits entre les exigences qu'ils génèrent, ils pourront être surpassés l'un par l'autre ou les uns par les autres. C'est ce type d'obligation que génère l'approche par principes de Beauchamp et Childress, et celle que nous proposons dans le prochain chapitre. Ajoutons que la théorie déontologique kantienne apporte un fondement rationnel au respect qui est dû à tout être humain. L'approche par principes a été conçue pour donner un cadre flexible à la réflexion et à la résolution des conflits et des problèmes éthiques dans la pratique, mais elle ne concerne pas les qualités morales des personnes impliquées, et c'est là une de ses limites. Les théories utilitaristes définissent la moralité d'une action à partir des conséquences qu'elle entraîne chez toutes les personnes concernées. Ces théories sont pertinentes quand il s'agit de déterminer des politiques de santé publique, mais, en éthique clinique, elles se heurtent aux droits individuels, qui accordent une importance plus grande aux préférences de la personne directement concernée, c'est-à-dire le malade. Les théories de la justice imposent des conditions d'égale liberté et d'impartialité dans les rapports entre les humains. Plus précisément, elles stipulent que les biens de santé doivent être attribués en fonction du besoin et non en fonction de caractéristiques qui ne seraient pas pertinentes aux fins du soin ou du traitement. Les conditions de justice formelle qui garantissent l'impartialité et la condition de justice matérielle (l'attribution en fonction du besoin) constituent les conditions d'équité dans les relations de soin. Enfin, l'éthique du *caring* impose l'obligation pour le soignant de mettre en place les conditions d'une relation de soin dans laquelle soignant et soigné seront des partenaires.

Ces théories ont des points de convergence. Certains devoirs correspondent aussi à des vertus: le respect de l'autonomie correspond au respect, la bienfaisance correspond à la bienveillance, l'équité peut être un devoir ou une vertu. La différence réside dans le fondement philosophique et dans la signification pratique qu'on leur accorde. Le bien-être individuel et collectif est considéré dans toutes les théories: au moyen de la bienveillance dans les théories de la vertu, au moyen de la bienfaisance dans l'approche par principes, au moyen du *caring* dans l'éthique du *caring,* par le recours au critère du besoin dans les théories de la justice et enfin au moyen des préférences individuelles dans les théories utilitaristes.

CHAPITRE 12

Les principes d'éthique de la santé

Alors que les théories éthiques nous ont permis de mettre en évidence la base rationnelle de grands principes et règles éthiques pertinents dans toute action humaine, le présent chapitre analyse les principes généraux de toute intervention en santé. Ces principes ne font pas partie d'une théorie unitaire et, dans l'esprit de l'auteure, ils fournissent un cadre de référence flexible pour la réflexion et pour la résolution des problèmes et des dilemmes éthiques dans le domaine de la santé. Dans cette perspective, comme ils se présentent à la jonction de plusieurs théories nécessaires à considérer, sans que chacune soit suffisante en elle-même, les principes issus de leur convergence peuvent être considérés comme des devoirs *prima facie*, c'est-à-dire des obligations morales qui ne sont pas absolues, si les exigences qu'elles génèrent entrent en conflit. D'un point de vue simplement descriptif, ces principes peuvent aussi être considérés comme des valeurs phares faisant consensus chez les professionnels de la santé.

Dans ce chapitre, nous exposerons d'abord notre conception d'une approche par principes en sciences de la santé, puis nous expliquerons ce à quoi engagent ces principes pour une pratique éthique. Enfin, nous expliquerons comment non seulement cette approche par principes est compatible avec la plupart des théories éthiques, mais de quelle manière, en plus, elle soutient leurs bases.

L'approche par principes en sciences de la santé

De nombreux auteurs en sciences infirmières (Allender & Spradley, 2005; Case, 2003; Fry, 2000; Hamric & Reigle, 2005; Hewitt-Taylor, 2003; Kass, 2001; Yeo & Moorhouse, 1996), réfèrent à l'approche par principes, tant en pratique clinique qu'en santé publique ou en santé communautaire. Par ailleurs, des critiques ont été adressées à cette approche, par des auteurs en éthique et en sciences infirmières, parce qu'ils la jugeaient trop abstraite, déductive, non centrée sur la situation concrète et s'identifiant à une éthique médicale. Nous avons répondu à ces objections dans le chapitre 4, en montrant notamment que l'approche que nous retenons nécessite une combinaison d'induction et de déduction, dans un mouvement de va et vient entre les faits et les repères éthiques. De ce point de vue, le contexte et les faits pertinents sont aussi importants que les repères éthiques pour réfléchir et solutionner le problème ou le dilemme éthique en cause. De plus, le principe de *caring,* ajouté aux autres principes, impose de tenir compte de la situation concrète et impose d'établir des relations de partenariat entre les partis. Ici, nous voulons plutôt répondre aux auteurs cités en éthique du *caring,* notamment Noddings, Bishop et Scudder, et à ceux qui considèrent comme irréconciliables éthique du *caring* et éthique de la justice et des droits.

L'éthique du *caring* et l'éthique de la justice

Bishop et Scudder (2001) objectent constamment qu'en situation de prise de décision, les infirmières ne font pas référence à des principes. Il est vrai que, dans les situations qui ne posent pas de problèmes éthiques, personne ne fait référence directement aux principes éthiques pour prendre une décision. Toutefois, certaines valeurs liées aux principes sont inconsciemment présentes dans les décisions de soins et d'interventions de santé, notamment toutes les valeurs liées à la finalité du soin[1]. Lorsque les infirmières se heurtent à une situation éthiquement difficile, quand se pose un problème ou un dilemme éthique, elles ressentent le besoin de clarifier leurs valeurs, donc de les rendre conscientes et de chercher des repères pour les guider dans la résolution du problème. Évidemment, les choses se présentent ainsi dans une pratique réflexive qui utilise une méthode rationnelle de résolution des problèmes éthiques. Si c'est la routine ou la politique informelle des unités de pratique qui n'ont pas intégré la dimension éthique qui apportent la solution, il y a de fortes chances pour que le stress, les frustrations, voire la détresse morale, soient au rendez-vous.

L'éthique du soin (*care*) et l'éthique de la justice liées aux stades de développement de Kohlberg ont soulevé un vif débat. Certains, comme Gilligan, Noddings, Bishop et Scudder, estiment que l'éthique du *caring* est incompatible avec une éthique de la justice jugée abstraite, associée à une éthique déductive et à l'éthique médicale. Pour Botes (2000), dans l'éthique de la justice, la décision éthique est prise en référence à des règles et à des principes universels ; elle est impartiale et vérifiable de manière à être équitable pour tous. L'éthique du soin implique des décisions éthiques basées sur un engagement, des relations harmonieuses et une réponse aux besoins des autres en tenant compte de la situation concrète. Botes (2000) analyse les deux éthiques en comparant leurs attributs (*voir le tableau 12.1*).

TABLEAU 12.1 Une comparaison entre l'éthique de la justice et l'éthique du soin

Éthique de la justice	Éthique du soin
Équité et égalité	Soin
Processus décisionnel fiable et vérifiable basé sur des règles et principes universels	Engagement, empathie et maintien de relations harmonieuses
Autonomie, objectivité et impartialité	Nature holiste, contextuelle et centrée sur le besoin
Rationalité positiviste	Rationalité communicative étendue

Source : Élaboré à partir du texte de Botes (2000, p. 1072).

Botes définit le soin en termes d'engagement, d'empathie et de maintien de relations harmonieuses. Cette définition correspond *grosso modo* à celle du *caring*, et la comparaison effectuée par Botes est juste. Précisons cependant que le terme *positiviste* qualifiant le type de rationalité en cause dans l'éthique de la justice

1. Dans l'exemple décrit par Benner, commenté par Bishop et Scudder (2001) et présenté dans le chapitre 5, où une infirmière décide de laisser dormir le patient plutôt que de procéder à une séance de kinésithérapie respiratoire, toutes les valeurs liées aux principes sont présentes sans être formellement nommées.

pourrait se justifier à partir des travaux de Kohlberg, qui sont de nature empirique; mais l'application des principes et des règles liés à l'éthique de la justice s'effectue de manière déductive. Par ailleurs, l'objectivité dont il est question dans l'application des règles et principes universels n'est pas celle des sciences. Le processus est plus objectif que ne l'est le recours à la subjectivité, aux sentiments et à l'émotion pour juger de la justice d'une intervention.

Botes compare les deux éthiques pour montrer qu'elles s'opposent sur trois points: sur le type de rationalité en cause, sur une approche réductionniste comparativement à une approche holiste et finalement sur l'universalité par opposition à la mise en contexte. Elle cite notamment E. H. Loewy (1996) pour montrer que la solution n'est pas de rejeter l'une ou l'autre de ces éthiques, mais plutôt de les considérer comme complémentaires et de combiner les deux, ce qui ne va pas à l'encontre de la position de Kohlberg, qui pense que la justice a besoin d'être complétée par le *caring,* ni à celle de Gilligan, pour qui les deux éthiques sont inextricablement liées (Botes, 2000). L'opposition entre les deux types de rationalité est résolue par un recours au consensus. À l'encontre du réductionnisme de l'éthique de la justice, Botes retient le holisme de l'éthique du *caring,* qui permet une étude des phénomènes moraux[2] et sociaux en cause selon de multiples perspectives. Finalement, les principes et les règles morales doivent être interprétés en fonction du contexte.

De cette analyse, nous retenons les points suivants:

- la complémentarité des approches;
- l'importance d'une approche multidimensionnelle et multifactorielle;
- l'interprétation contextuelle des principes.

Pour nous, l'éthique de la justice, telle qu'elle est définie par Kohlberg, et l'éthique du *caring,* telle qu'elle est définie par Gilligan, Noddings, et Bishop et Scudder, sont complémentaires en ce que les principes sont aussi importants que le contexte dans l'analyse des problèmes et des dilemmes éthiques. De plus, nous ajoutons une importante raison à celles que Botes a invoquées. En effet, en définissant l'équité comme une combinaison de la justice formelle et d'une justice matérielle basée sur le besoin, nous joignons les exigences de la justice formelle, et celles des théories du *caring* et des théories en sciences infirmières qui se fondent sur le besoin. Nous reconnaissons que la justice conçue uniquement en termes d'égalité des droits prête le flanc aux critiques tant de la part des philosophes que des infirmières. Toutefois, l'égalité des droits n'est pas qu'un concept abstrait. Elle se traduit dans les faits par des règles légales et institutionnelles qui apportent une procédure impartiale dans le traitement des individus, et des groupes ou communautés qui forment la population. Cependant, comme l'impartialité n'est pas suffisante, le critère du besoin qui est utilisé dans toutes les approches de soin, mais plus spécifiquement chez Henderson (1994) et chez Watson (1985), permet de réconcilier l'éthique de la justice et l'éthique du *caring.*

2. Les phénomènes moraux ne sauraient être analysés selon de multiples perspectives si c'est l'éthique du *caring* qui est l'unique référence.

Par ailleurs, nous ne voulons pas restreindre l'éthique de la santé à deux types de théories. Comme nous l'avons montré dans le chapitre précédent, trois autres ensembles de théories sont pertinents en éthique de la santé pour faire référence au fondement rationnel des principes qui serviront de charnière dans l'analyse des problèmes et des dilemmes éthiques se posant dans la pratique. En effet, l'interprétation des principes constitue le lieu de l'analyse, le point de rencontre entre la description des faits pertinents ou ce qui vient du contexte, et les repères fournis par les théories éthiques.

Les principes d'éthique de la santé

Les professions de la santé ne sont pas éthiquement neutres en ce qu'elles visent au bien-être des bénéficiaires. Ceci n'est pas une prérogative des soins infirmiers. Cependant, comme les soins infirmiers sont une profession de la santé, ils ont la même finalité. D'emblée, les techniques et les moyens développés pour assurer une amélioration de l'état de santé individuel et collectif visent cette finalité, et se situent dans le créneau des principes de bienfaisance et de non-malfaisance. L'établissement d'un partenariat soigné-soignant suppose une égale liberté des partenaires et un engagement réciproque, comme nous l'avons vu précédemment. Ces valeurs d'égale liberté sont sous-jacentes aux principes de respect de l'autonomie de la personne, de justice formelle et d'éthique du *caring*. Les principes de respect de l'autonomie de la personne, de bienfaisance, d'équité et de *caring* que nous présentons ici peuvent être considérés comme universels et transcendants dans le domaine des soins de santé. Ils peuvent aussi être considérés comme consensuels ou comme pouvant faire consensus auprès des professionnels de la santé. Enfin, ils peuvent être considérés comme des devoirs *prima facie*. De ce dernier point de vue, les exigences qu'ils génèrent ne correspondent pas à des obligations morales absolues, c'est-à-dire que tout professionnel a le devoir de les respecter, mais s'ils entrent en conflit, c'est l'examen minutieux du contexte illuminant la signification des principes, et vice versa, qui déterminera lequel ou lesquels des principes auront priorité.

L'approche par principes classique

Quand un problème spécifique se pose, il n'y a pas de solution toute faite. Il y a des obligations morales incontournables qui correspondent aux devoirs parfaits de Kant : ne pas tuer un innocent, ne pas mentir et tenir sa promesse. Ces devoirs pourraient être hiérarchisés de telle sorte que la protection de la vie ait priorité quand deux devoirs parfaits sont en conflit. Cependant, considérer la protection de la vie comme un absolu relance le débat sur le caractère sacré de la vie. Il faudrait donc préciser clairement que la protection de la vie n'oblige pas à utiliser tous les moyens possibles pour prolonger une vie humaine réduite à sa plus simple expression, c'est-à-dire réduite à un niveau strictement biologique ou physiologique par des moyens techniques de maintien des fonctions vitales, alors qu'il n'y a aucun espoir d'amélioration de la condition de santé.

Le tableau 12.2 donne des indications sur les valeurs clés en éthique de la santé. Il synthétise dans une perspective globale les principes, les devoirs, les règles et les vertus à considérer quand un problème ou un dilemme éthique se pose, ou quand on veut intégrer les valeurs éthiques à la pratique afin de prévenir de tels problèmes

TABLEAU 12.2 **Les principes d'éthique de la santé**

Principes	Devoirs *prima facie*	Règles	Vertus
Respect de l'autonomie de la personne	Mettre en place les conditions d'un processus décisionnel consensuel	Consentement libre et éclairé Confidentialité des données personnelles	Véracité Respect
Bienfaisance	Minimiser les torts et maximiser les bénéfices	Choix de l'option qui apporte le plus de bénéfices pour les moindres torts en considérant le court, le moyen et le long terme	Compétence Bienveillance Compassion
Équité	Appliquer le critère de justice formelle Attribuer les biens de santé en fonction du besoin	Impartialité Réponse aux besoins sanitaires sans discrimination	Équité Discernement
Caring	Mettre en place les conditions de relations de soin harmonieuses et efficaces Répondre aux besoins selon une approche globale S'engager à assumer ses responsabilités	Partenariat entre l'équipe de soins ou de santé publique et le bénéficiaire	Empathie Respect Véracité

© Saint-Arnaud, J. (2008).

ou dilemmes. La mise en place de règles institutionnelles qui favorise un environnement de travail éthique est l'un des moyens d'atteindre cet objectif.

Les principes sont des repères conçus pour répondre aux enjeux éthiques contemporains en éthique de la santé. Ils sont issus du sens commun, de l'étude de situations concrètes problématiques et de l'apport des théories éthiques. Une lecture de *Principles of biomedical ethics* de Beauchamp et Childress (2001), que nous adaptons au domaine de la santé en général, notamment en y incluant un principe de *caring* issu des sciences infirmières, nous convainc de l'importance des écrits contemporains et des grandes traditions en éthique dans l'analyse des problématiques qui se posent dans les décisions éthiquement difficiles. Nous sommes d'avis que chaque situation est singulière. Cependant, toute formalisation, incluant la théorisation effectuée en sciences infirmières, nécessite une certaine distanciation des faits concrets. Cette distanciation est nécessaire pour effectuer toute réflexion sur les faits. Les indications formulées dans le tableau 12.2 ne doivent pas être considérées comme des critères absolus, mais plutôt comme des repères à utiliser dans les situations décisionnelles difficiles, ou pour la mise en place de pratiques et de politiques institutionnelles qui intègrent la dimension éthique.

D'aucuns seront étonnés de l'absence de références aux valeurs culturelles dans ce tableau. Pour nous, les valeurs culturelles sont importantes pour offrir un soin adapté, mais les valeurs éthiques conçues comme des repères d'ordre rationnel, tout comme les valeurs scientifiques, nous amènent au-delà des valeurs culturelles et elles ne peuvent être considérées sur un pied d'égalité avec ces dernières. Les principes et les devoirs *prima facie* présentés dans ce tableau sont généraux. Ils dépassent les particularismes culturels. Des règles comme celles de l'impartialité, de la réponse aux besoins, du choix de l'option qui apporte le plus de bénéfices et les moindres torts, de la confidentialité des données personnelles sont universelles. Cela réside soit dans leur fondement consensuel ou transcendant, soit dans leur fondement empirique universalisé dans la pratique du soin.

Il y a cependant des règles qui ne répondent ni à un fondement transcendant ni à des valeurs consensuelles universelles. C'est le cas du consentement libre et éclairé, et du partenariat bénéficiaire-équipe de soins, qui sont des règles liées à l'évolution du contexte occidental, voire nord-américain, de l'éthique de la santé. La mise en place des conditions d'un processus décisionnel consensuel ou l'engagement à remplir ses responsabilités correspondent à des obligations morales *prima facie,* valides pour tous. Mais la pratique du consentement libre et éclairé est issue de la bioéthique, qui a voulu par ce moyen protéger l'individu des risques et des torts potentiels liés à la recherche et à la pratique clinique. Quant au partenariat dans le soin, il est issu des nouvelles pratiques en soins infirmiers. Les rôles d'infirmière clinicienne et d'infirmière pivot ont notamment présidé au développement de ce modèle de soin. Les origines contextuelles des règles du consentement libre et éclairé, et du partenariat dans le soin font en sorte que ces règles ne peuvent s'appliquer d'emblée dans un contexte qui n'a pas connu la même évolution que les pays dont elles sont issues, et qui n'aurait aucun lien avec la pratique clinique ou la recherche, telles qu'elles existent dans les pays occidentaux. Ces indications ne signifient pas que ces règles sont optionnelles dans le contexte qui les a vu naître. Le consentement libre et éclairé est inscrit dans la loi et promu par la bioéthique ; le partenariat est promu par les normes de bonnes pratiques et les codes de déontologie. Dans les deux cas, les valeurs d'égale liberté sont sous-jacentes à ces pratiques.

Les vertus que l'on retrouve dans la quatrième colonne du tableau 12.2 expriment les qualités morales de l'agent qui applique les règles mentionnées dans la troisième colonne. Pour mettre en pratique un processus décisionnel consensuel et appliquer les conditions d'un consentement libre et éclairé, il importe de donner de l'information juste et complète, de répondre aux questions de manière adéquate et de s'assurer que l'information a été comprise, ce qui a trait à la véracité ; il importe aussi de manifester du respect envers le bénéficiaire, notamment en n'exerçant aucune pression indue pour orienter sa décision dans le sens souhaité et en respectant sa décision, même si elle n'est pas partagée. Pour choisir l'option qui apporte le plus de bénéfices et cause les moindres torts, la compétence est essentielle. La compétence se cultive par une mise à jour continue des connaissances qui ont trait aux aspects biopsychosociaux, éthiques et spirituels du soin. La démarche exige aussi de la bienveillance et de la compassion, particulièrement dans les situations de fin de vie qui sont sans espoir. La mise en place de pratiques et de règles équitables implique une qualité d'équité, ce qui nécessite du discernement. Enfin, la mise en place d'un partenariat implique aussi du respect et de la véracité, ce qui rejoint les qualités liées aux règles mettant en application le respect de l'autonomie de la personne. À cela s'ajoute l'empathie, qui est considérée comme une qualité essentielle à toute approche de soin. En fait, de nombreuses autres vertus pourraient être énoncées pour favoriser le respect des obligations morales et l'application des règles dans la pratique du soin. Citons la fidélité, la fiabilité, la compassion et l'intégrité. D'autres vertus pourraient encore s'ajouter pour la personne qui vise l'excellence morale, par exemple le dévouement, la générosité, la bonté ou l'amour, qui sont développés par des êtres d'exception. Dans le tableau 12.2, nous nous sommes limités ici aux vertus liées au processus décisionnel éthique.

L'égale importance morale des principes

Comme chez Beauchamp et Childress (2001), les principes présentés ici ne sont pas hiérarchisés. Ils ont tous une importance morale égale, et aucun d'entre eux n'est prioritaire *a priori* (c'est-à-dire indépendamment de l'expérience concrète). Dans la pratique courante, il n'y a généralement pas de problème à respecter les exigences de tous les principes. Dans tous les cas, les principes doivent être spécifiés, c'est-à-dire qu'il faut partir des faits pour savoir comment interpréter les exigences des principes dans les situations concrètes, qui sont toujours singulières. Autrement dit, le contexte et les personnes en cause déterminent ce que signifient respecter l'autonomie, agir dans le sens du bien-être de la personne ou du bénéficiaire, être équitable et établir des conditions de partenariat dans le soin. Les principes donnent des orientations générales, mais il revient à ceux qui participent aux décisions et aux interventions de soins de préciser comment ils seront interprétés dans les faits.

Il existe toutefois des situations difficiles où des conflits entre les exigences des normes et principes éthiques, incluant les normes déontologiques et juridiques, se manifestent. De telles situations sont surtout discutées devant les tribunaux ou dans les comités d'éthique clinique. Par exemple, dans le cas *Malette* c. *Shulman,* relaté dans le chapitre 10, le docteur Shulman jugeait que le bien-être de madame Malette primait sur son refus de transfusion. Madame Malette pour sa part était prête à sacrifier sa vie pour respecter ses convictions religieuses. Du point de vue du professionnel de la santé, les exigences du principe de bienfaisance liées à la finalité des soins surpassaient celles du principe de respect de l'autonomie. Ce cas était compliqué parce que madame Malette était inconsciente à la suite d'un accident de moto et que ses volontés avaient été exprimées de manière anticipée. Selon l'approche par principes, avant spécification, rien n'indiquait au médecin lequel des principes de respect de l'autonomie ou de bienfaisance devait avoir priorité. Devant une opposition entre les exigences des principes, une analyse plus approfondie des exigences de chacun des principes, compte tenu des circonstances, est nécessaire pour déterminer l'option qui représente le choix le plus éthique. Dans le cas de monsieur Dupuis, cité dans le chapitre 9, il y avait une opposition entre ce qu'il souhaitait et les interventions de l'équipe de soins. On a posé le problème sous forme de dilemme pour l'infirmière qui savait que monsieur Dupuis ne souhaitait pas être réanimé. Selon son code de déontologie, les théories de soins et le principe de *caring,* l'infirmière devait développer une relation de confiance avec le bénéficiaire, établir un partenariat avec monsieur Dupuis, qui s'était confié à elle, et faire valoir ses volontés auprès de l'équipe de soins. Les interventions qui ont été faites par la suite n'allaient-elles pas à l'encontre des engagements de l'infirmière? Ces interventions respectaient-elles les principes de respect de l'autonomie de la personne, de bienfaisance, d'équité et de *caring,* sachant qu'elles n'étaient probablement pas souhaitées par monsieur Dupuis (respect de l'autonomie de la personne), qu'elles lui causaient plus de torts que de bénéfices (bienfaisance, *caring*), qu'elles ne répondaient pas à son besoin de manière équitable (équité) et en partenariat (*caring*)?

Dans le cas de madame Malette comme dans celui de monsieur Dupuis, il fallait intervenir rapidement. On disposait de peu de temps pour faire une étude approfondie des exigences des principes. Le docteur Shulman a donné priorité à la vie de madame Malette, selon son interprétation du principe de bienfaisance, alors que madame Malette refusait une intervention qui allait à l'encontre de ses croyances. Dans le cas de monsieur Dupuis, on a procédé à la réanimation en urgence, mais on aurait pu le consulter et discuter avec lui avant l'événement, alors qu'il était encore apte à participer aux décisions de soins le concernant. L'équipe de soins, incluant l'infirmière Tremblay, aurait pu examiner les options d'interventions, et décider d'un plan de soins et de traitements pour l'avenir, en partenariat avec monsieur Dupuis.

Quand le temps le permet, les conflits entre les exigences des principes, ce qui est l'essence même du dilemme éthique, peuvent et doivent faire l'objet d'une discussion avec les personnes concernées, afin de spécifier les principes à la lumière des circonstances propres à chaque cas. À la suite de la spécification, quand les conflits subsistent, il faut tenter d'équilibrer les exigences générées par les principes. Si l'on n'y parvient pas, il faut se résoudre à donner priorité aux exigences d'un principe ou de plusieurs principes sur les autres.

Dans les cas discutés, la spécification exige de préciser à quoi correspondent, dans les faits, les volontés de la personne et ce qui la motive, d'expliquer les options de traitements ou d'interventions en fonction d'une amélioration du bien-être de l'individu (du groupe ou de la population si le problème ou le dilemme éthique se manifeste en santé publique), et de vérifier la compréhension du bénéficiaire, de même que ses attentes au regard des options de soins ou d'interventions. Ces éléments sont en interaction, et varient selon l'évolution de l'état de santé et la perception du bénéficiaire. Il s'agit d'un processus décisionnel complexe qui devrait s'appliquer en continu durant tout l'épisode de soins ou d'interventions, et non en situation de crise.

En cas de conflit, on tentera d'effectuer un équilibrage des principes, c'est-à-dire que les options de soins seront modifiées en fonction des attentes du bénéficiaire, ou le bénéficiaire modifiera ses positions et ses volontés au regard des interventions ou des soins offerts. Si madame Malette avait été consciente, peut-être aurait-elle accepté la transfusion, ou un substitut. Dans ce cas, le problème tenait au fait qu'elle était inconsciente ; nous y reviendrons dans la section portant sur le consentement substitué. Dans le cas de monsieur Dupuis, peut-être aurait-il refusé la réanimation, sans nécessairement s'opposer à d'autres types de manœuvres, ou l'inverse, et peut-être que l'équipe aurait accepté ses volontés, si elles avaient été le fruit d'une juste compréhension de la situation. Ces solutions auraient été des façons d'équilibrer les exigences des principes sans en enfreindre aucun. Si aucune de ces solutions n'avait été retenue, il aurait fallu donner priorité soit au respect de l'autonomie de la personne, soit au devoir de bienfaisance, et dans le cas de madame Malette, cela signifiait recevoir une transfusion en fonction de l'évaluation des exigences du principe de bienfaisance effectuée par le médecin. Dans le cas de monsieur Dupuis, il semble que l'équipe qui a poursuivi les traitements n'a respecté aucun des principes éthiques ; nous y reviendrons dans l'interprétation des principes de bienfaisance et de non-malfaisance.

Pour justifier moralement qu'un devoir *prima facie* soit enfreint par un autre, les conditions suivantes doivent s'appliquer:

1) la finalité du soin, qui est de viser au bien-être de la personne, n'a pas été trahie;
2) la spécification des exigences des principes au regard de la situation concrète a été effectuée;
3) l'équilibrage des exigences des principes a été tenté sans succès;
4) aucune autre solution éthiquement préférable n'est envisageable;
5) les conséquences négatives de ce choix sont minimisées.

La première condition vise à éviter que la solution retenue n'aille à l'encontre de la finalité du soin (viser au bien-être du bénéficiaire) et des valeurs professionnelles en cause, parce que cela équivaudrait à nier l'essence même de la relation de soin et cautionnerait une pratique non professionnelle. La deuxième condition vise à éviter une application simpliste et déductive des principes. En effet, la spécification, qui est une démarche dialectique allant des faits aux exigences des principes, et inversement des principes aux faits, évite d'arriver à une solution avant d'avoir effectué une analyse approfondie de la situation complexe. La troisième condition vise à éviter de considérer les oppositions comme fixes, immuables et irrémédiables; le processus décisionnel se déroule pendant une certaine période de temps au cours de laquelle des changements peuvent survenir au fur et à mesure de l'évolution de la maladie: les options de soins et de traitements s'ajustent, les perceptions et les buts poursuivis se modifient de part et d'autre, et sont en interrelation. Bref, l'équilibrage des principes en fonction de la situation et des échanges entretenus tout au long de l'épisode de soin doit avoir été tenté avant de se résoudre à enfreindre une ou plusieurs des exigences morales liées aux principes. La quatrième condition oblige à suivre toutes les étapes du processus décisionnel sans laisser échapper une option qui permettrait de respecter les exigences de tous les principes. Enfin, comme un ou plusieurs principes ne seront pas respectés, il faut compenser par des soins appropriés les impacts négatifs liés au choix de l'intervention.

Dans le cas où la seule solution éthiquement acceptable consiste à donner priorité à un ou des principes sur les autres en ayant rempli les conditions énumérées ci-dessus, il s'agit d'une solution du moindre mal, puisque tous les devoirs *prima facie* ou les exigences générées par les principes ne pourront être remplis.

Le respect de l'autonomie

Pour fonder rationnellement le respect de la personne, nous nous sommes référés à la philosophie kantienne dans le chapitre précédent. C'est la capacité des êtres humains à se donner leur propre loi morale, en utilisant l'impératif catégorique, qui fonde rationnellement l'obligation morale de respecter les autres êtres humains. Cette valeur de respect est présente aussi dans les théories de la vertu, dans les théories et l'éthique du *caring*, et dans certaines théories des droits fondamentaux. Dans les rapports entre humains, le respect se traduit par la politesse, par l'écoute, par le fait de tenir compte du point de vue de l'autre, de ses valeurs et des buts qu'il poursuit, par l'absence de violence, d'atteinte à la vie et à l'intégrité de la personne. La personne rationnelle a la capacité de se fixer des buts et de déterminer les moyens pour atteindre ses buts à court, à moyen et à long terme. En cela résident son autonomie, au sens moral du terme, et sa liberté. Ces valeurs ne sont pas absolues au sens où il y a toujours certaines contingences qui réduisent les capacités de choix, mais les êtres humains n'étant pas des machines, ils ont la capacité d'agir rationnellement, c'est-à-dire de développer des moyens en vue d'une fin qu'ils se fixent.

Dans le domaine de la bioéthique, le respect de la personne fait référence au principe de respect de l'autonomie de la personne et, dans le domaine du droit, au principe d'autodétermination. Ces deux principes s'expriment notamment par la règle du consentement libre et éclairé. Cette règle est présente dans la loi, dans les traités de bioéthique et dans les codes de déontologie. Elle concerne tant la pratique clinique que la recherche, et même la santé publique. Comme il s'agit d'une règle institutionnelle, elle oblige le professionnel de la santé à fournir au bénéficiaire toute information pertinente à une prise de décision éclairée, à répondre à des questions, à laisser du temps de réflexion et à s'exempter de pressions indues. Dans les faits, le consentement se concrétise par un droit de refus à tout type d'intervention effectuée par un professionnel de la santé, et non par un droit d'exiger des services ou des interventions qui ne répondraient pas adéquatement aux besoins, les besoins, rappelons-le, étant ressentis par les bénéficiaires, mais évalués par les professionnels de la santé.

En éthique clinique, une des façons de respecter l'autonomie individuelle réside dans l'application de la règle du consentement libre et éclairé. Dans la pratique, le consentement libre et éclairé est souvent confondu avec une information vite faite et la signature d'un formulaire de consentement. Dans le cas d'un refus de traitement libre et éclairé, la signature d'un formulaire à cet effet protège l'équipe de soins d'éventuelles poursuites judiciaires. Cependant, si l'on revient à la philosophie qui fonde la règle morale et légale du consentement, ce dernier est celui d'une personne rationnelle, capable de participer au processus décisionnel, d'exprimer ses préférences en matière de soins et de traitements, et, pourrait-on ajouter en tenant compte de la perspective du *caring*, de devenir un partenaire dans l'intervention de soin.

Le respect de l'autonomie de la personne implique de respecter la décision de la personne apte à participer aux décisions de soins la concernant (*voir le chapitre 10 pour une définition de l'aptitude*), de connaître son point de vue et d'en tenir compte dans les soins prodigués. La reconnaissance des valeurs du bénéficiaire est importante, particulièrement quand il s'agit de traitements de fin de vie compte tenu de tous les moyens techniques dont on dispose pour prolonger la vie. Le bénéficiaire peut faire connaître son point de vue de différentes manières. Nous avons défini le testament biologique et le mandat dans le chapitre 10. Il est toujours préférable d'avoir des écrits portant sur les volontés de fin de vie. Cependant, les patients utilisent peu ces moyens et, le plus souvent, ils se confient à leurs proches à ce sujet. Il arrive aussi qu'ils se confient aux médecins et aux infirmières. Quand la situation se présente, il est important de donner suite à ces indications, de les inscrire au dossier, d'en discuter pour bien les comprendre et d'en tenir compte le moment venu. L'énumération qui suit résume les obligations liées à l'application du principe de respect de la personne dans la pratique clinique :

- Donner des explications justes, claires (utiliser un langage que la personne comprend et les mots appropriés) et complètes (aspects biopsychosociaux), basées sur des données probantes et sur l'expérience clinique, en fonction du cas;
- Vérifier la compréhension du bénéficiaire en posant des questions, en lui faisant expliquer l'information dans ses mots. Il ne suffit pas de dire: «Avez-vous compris?»;
- Considérer le consentement comme un processus continu qui comprend de l'information à donner, mais aussi une exploration des valeurs du patient et des buts qu'il s'est fixés relativement à ses soins et à ses traitements;
- À cause de sa formation et de son rôle professionnel, il est facile pour le praticien d'influencer le bénéficiaire, soit en lui présentant les choses sous un angle très positif en évitant de parler des problèmes qui peuvent survenir, des inconvénients que le traitement cause dans la vie quotidienne, etc., soit en évaluant sa qualité de vie de son propre point de vue et en faisant des choix à sa place;
- Face à une famille qui impose des décisions qui ne sont pas les mêmes que celles du patient apte et de l'équipe de soins, et qui va jusqu'à menacer d'intenter des poursuites, l'équipe, particulièrement l'infirmière dans son rôle d'«avocate» du patient, doit promouvoir les volontés de ce dernier. Il est important de noter au dossier tous les échanges avec le patient et de favoriser un consensus sur les décisions de soins et de traitements;
- Différents moyens favorisent le consensus: organiser des réunions multidisciplinaires où le patient et les proches sont présents, laisser du temps de réflexion, demander l'avis des experts externes, du comité d'éthique clinique;
- Si ces moyens échouent, l'équipe doit être prête à aller devant les tribunaux pour que les volontés du patient apte soient respectées.

Sur ce dernier point, bien des familles se sentent très fortes quand elles brandissent la menace de poursuites et qu'elles obtiennent ainsi ce qu'elles veulent. Quand les processus d'éthique ont été suivis en accord avec l'éthique et la loi, que les échanges ont été clairement documentés au dossier (*voir le chapitre 10*) et, nous ajoutons, quand l'équipe a agi en fonction d'une philosophie commune, la menace de poursuites ne devrait pas influer sur les décisions à prendre. Si les équipes indiquent aux familles qu'elles sont prêtes à aller en cour s'il le faut, les menaces de poursuites diminueront.

Dans le cas où le bénéficiaire est inapte, le Code civil mentionne qui devra participer aux décisions de soins (*voir le chapitre 10*). S'il y a un représentant légal (tuteur, curateur ou mandataire), il doit nécessairement être consulté, et c'est lui qui doit participer aux décisions de soins et de traitements. Sinon, c'est d'abord le conjoint, un proche parent ou quelqu'un qui démontre un intérêt pour le bénéficiaire qui participera à ces décisions. Les conditions d'un consentement libre et éclairé énoncées dans le cas du bénéficiaire qui est apte s'appliquent aussi au représentant légal ou aux proches en cas d'inaptitude du bénéficiaire. Mais alors que le bénéficiaire apte peut refuser tout soin ou traitement, même sans motifs valables, pourvu que les conditions concernant l'information et la liberté de choix soient respectées, il n'en va pas de même pour un représentant légal ou un proche. Ces derniers ne peuvent prendre une décision qui ne respecte pas les volontés énoncées par le malade, alors qu'il était apte; ils ne peuvent pas non plus prendre une décision qui irait à l'encontre de son meilleur intérêt. Un représentant ne peut refuser que la douleur du bénéficiaire soit soulagée, ni exiger des traitements jugés inappropriés par l'équipe de soins.

La confidentialité

La confidentialité est une règle qui existe depuis les temps les plus reculés. Déjà présente dans le Serment d'Hippocrate, la règle de la confidentialité semble avoir une application universelle dans le domaine de la santé. Il est clair que l'information sur l'état de santé des malades doit demeurer confidentielle et ne pas faire l'objet de commérages dans les ascenseurs ou à la cafétéria; ces données doivent être protégées en tout lieu et en tout temps. En principe, seule l'autorisation de la personne concernée peut permettre la transmission de renseignements confidentiels. Cependant, dans la perspective de cet ouvrage et en accord avec les normes déontologiques, le respect de la confidentialité n'est plus conçu comme une obligation morale absolue. Il existe des exceptions à la règle de la confidentialité, notamment pour des raisons qui ont trait au bien-être des personnes en cause ou encore qui mettent en danger la vie d'autres personnes.

Des cas de cour aux États-Unis et au Canada ont indiqué que, du point de vue de la loi, il y a des situations dans lesquelles la confidentialité peut être enfreinte, quand la vie d'une personne est menacée. Dans le cas *Tarasoff* c. *Regents of the University of California*[3], le juge Trobiner a blâmé un psychologue et son supérieur pour avoir maintenu confidentielles des indications selon lesquelles un de leurs patients, P. Poddard, menaçait de tuer son ancienne petite amie. Dans son jugement, le juge mentionne que les psychologues auraient dû prendre des mesures pour protéger la vie de la jeune Tatiana, sachant qu'elle était menacée de mort d'après des entretiens que le thérapeute avait eus avec monsieur Poddard. Pour le juge, les psychologues avaient le devoir de prendre des mesures, telles qu'avertir (*duty to warn*) la jeune fille ou des proches de la menace qui pesait sur elle (même si elle n'était pas leur cliente), prévenir la police, ou d'autres mesures. Les thérapeutes avaient effectivement prévenu les services de sécurité, qui avaient exercé une surveillance pendant un mois, après quoi ils avaient jugé que l'homme n'était plus dangereux et ils avaient cessé toute surveillance.

Dans le cas *Smith* c. *Jones*[4] au Canada, l'accusé a reconnu sa culpabilité à une accusation d'agression sexuelle à l'endroit d'une prostituée. Sur les conseils de son avocat, qui lui avait garanti le respect du secret professionnel, il avait consulté un psychiatre. Lors de la consultation, l'accusé avait expliqué dans le détail son plan « pour enlever, violer et tuer des prostituées ». Le psychiatre prévint l'avocat qu'il s'agissait d'un individu dangereux et qu'il commettrait d'autres crimes s'il ne recevait pas un traitement approprié. Par la suite, le psychiatre a appris que « ses inquiétudes au sujet de l'accusé ne seraient pas prises en compte à l'audience de détermination de la peine ». C'est alors qu'il intenta une action en justice pour obtenir un jugement indiquant qu'il avait le droit de divulguer des renseignements personnels, qui normalement auraient été protégés par le secret professionnel, pour des raisons de sécurité publique. En première instance, le juge donna raison au psychiatre, stipulant qu'il avait effectivement une obligation de divulguer des renseignements qui montraient que la sécurité publique était menacée. En deuxième instance, le juge statua plutôt qu'il pouvait le faire, mais que ce n'était pas une

---

3. [1976], 551 p.2d 334.
4. [1999], 1 R.C.S. 455.

obligation. Finalement, la Cour suprême entérina la décision de la Cour d'appel. Ce cas était particulièrement compliqué parce qu'il concernait le secret professionnel du médecin, mais aussi celui de l'avocat.

Selon ce jugement, les exceptions au respect de la confidentialité sont liées à des atteintes potentielles à la sécurité publique qui correspondent aux critères suivants:

1) une personne ou un groupe de personnes identifiable sont clairement exposées à un danger;
2) le danger auquel ces personnes sont exposées est grave, c'est-à-dire qu'elles risquent d'être gravement blessées ou d'être tuées;
3) le danger auquel ces personnes sont exposées est imminent.

Ces conditions ont été intégrées au Code des professions[5] de la manière suivante:

> « Le professionnel peut en outre communiquer un renseignement protégé par le secret professionnel, en vue de prévenir un acte de violence, dont un suicide, lorsqu'il a un motif raisonnable de croire qu'un danger imminent de mort ou de blessures graves menace une personne ou un groupe de personnes identifiable. Toutefois, le professionnel ne peut alors communiquer ce renseignement qu'à la ou aux personnes exposées à ce danger, à leur représentant ou aux personnes susceptibles de leur porter secours. Le professionnel ne peut communiquer que les renseignements nécessaires aux fins poursuivies par la communication. » (art. 60.4)

Elles ont été intégrées aussi aux codes de déontologie de l'Ordre des infirmières et infirmiers du Québec (OIIQ, 2005, art. 31 et 31.1) et de l'Association des infirmières et infirmiers du Canada (AIIC, 2002, section E, art. 5, 6 et 7). Ces exceptions au respect de la confidentialité ont pour but d'éviter notamment des suicides par manque d'un suivi adéquat causé par un refus de divulguer des renseignements de santé confidentiels. Le cas s'était présenté pour un jeune homme dans la vingtaine qui avait été hospitalisé pour des problèmes de santé mentale. À sa sortie de l'hôpital, il avait refusé que des renseignements sur son état de santé soient divulgués. Ces renseignements auraient été nécessaires aux parents et aux infirmières du centre local de services communautaires (CLSC) pour effectuer un suivi adéquat. Le jeune homme finit par se tuer en sautant par la fenêtre de sa chambre. Des exceptions au respect de la confidentialité se justifient aussi dans le cas d'une menace à la santé, voire à la vie, d'autrui. La notification aux partenaires des personnes atteintes du sida, quand la personne atteinte ne le fait pas d'elle-même, constitue aussi une exception à la règle de confidentialité.

D'un point de vue éthique, ces exceptions au respect de la confidentialité nous indiquent que la règle de la confidentialité ne doit pas être considérée comme un absolu. De plus, les exceptions admises concernent des exigences liées aux principes de bienfaisance et de non-malfaisance, puisqu'elles veulent prévenir des torts

5. L.R.Q., chap. C-26.

importants, c'est-à-dire des blessures graves ou la mort de la personne dont les renseignements confidentiels pourraient être divulgués en vue de meilleurs soins, ou encore de tierces personnes qui risquent de mourir ou de contracter une maladie grave. Cela signifie que dans des cas exceptionnels, le principe de bienfaisance supplante le respect de l'autonomie de la personne.

Encore ici, nous avons un exemple de la limite que les autres principes posent au principe de respect de l'autonomie de la personne. Quand la vie d'autres personnes est en jeu à cause d'un respect absolu de la règle de confidentialité, il s'agit d'une justification éthique suffisante pour donner priorité au principe de bienfaisance. Cependant, les conditions énoncées précédemment pour pouvoir légitimement enfreindre un principe valent aussi pour les règles qui en découlent. La minimisation des torts est clairement exprimée dans les codes de déontologie de l'OIIQ et de l'AIIC. Il s'agit d'indiquer clairement au bénéficiaire à qui sera divulguée l'information et dans quel but.

Le respect de l'autonomie de la personne en santé communautaire et en santé publique

En santé communautaire et en santé publique, le principe de respect de l'autonomie et l'obligation de mettre en place les conditions d'un processus décisionnel consensuel impliquent d'intégrer le groupe ou la population dans les processus décisionnels qui vont donner lieu à des interventions de prévention de la maladie, de protection et d'amélioration de la santé du groupe et, éventuellement, de l'ensemble de la population. Alors que, dans le passé, l'intervention était surtout basée sur l'expertise, on reconnaît maintenant l'importance d'une participation active de la communauté, non seulement dans la définition du besoin, mais aussi dans la manière d'y répondre. Une communauté qui participe aux processus de décision et d'intervention présente les caractéristiques suivantes :

« - elle collabore à l'identification des problèmes et des besoins ;
- elle peut participer à l'élaboration d'un consensus sur les buts et l'établissement des priorités ;
- elle peut donner son accord sur les moyens et les façons d'atteindre les buts ;
- elle peut collaborer aux actions nécessaires à l'atteinte des buts. » [Traduction libre] (Cottrel, cité par Silva, Fletcher & Sorrell, 2004, p. 147)

En fait, la communauté, en tant que bénéficiaire de l'intervention infirmière, est respectée dans la mesure où elle est partie prenante des décisions et des interventions la concernant. En participant à la définition du problème, à l'élaboration de solutions et à la mise en place des moyens, la communauté devient une composante essentielle des conditions de réalisation d'un changement qui est fonction du problème à régler et du but à atteindre. Il ne s'agit pas là d'une participation passive comme l'était traditionnellement la participation communautaire, alors que la communauté n'était qu'une source de données et accueillait l'intervention, mais bien d'une réelle participation au changement souhaité impliquant un partage de pouvoir entre les parties en cause. Cette façon de faire est le propre de l'approche écologique en santé publique et d'une approche d'autonomisation (*empowerment*) du groupe en santé communautaire ; elle se rapproche de la philosophie communautarienne (Taylor [C.], 1998), qui fait une large place à l'initiative locale dans la résolution des problèmes sociaux et qui manifeste des liens avec l'éthique du *caring*, pour ce qui concerne l'autonomisation.

Toutes les règles éthiques et juridiques développées pour l'éthique clinique doivent, *a priori*, être respectées en santé publique et communautaire (American Public Health Association, 2002). Cependant, elles peuvent être difficiles à appliquer et même entrer en conflit avec les buts poursuivis dans ce secteur, notamment lorsqu'il est question de protection de la santé, alors que des mesures sont imposées d'autorité et renforcées par des lois.

Pour illustrer cette difficulté d'application, des auteurs signalent que la règle du consentement libre et éclairé a été développée pour le milieu hospitalier et qu'elle n'est pas nécessairement adaptée aux services communautaires (Blustein, 1998 ; Hardwig, 1990 ; Moody, 1992). Selon le modèle bioéthique du consentement libre et éclairé, la famille est exclue du processus décisionnel dans le cas d'un patient apte, alors qu'elle est appelée à participer directement ou indirectement aux soins, spécialement quand les services ont lieu à l'extérieur de l'hôpital. Pour Hardwig (1990), la décision familiale devrait primer la décision du patient apte et la décision médicale ; selon lui, on devrait arriver à un consensus dans lequel l'autonomie de la personne apte s'harmoniserait avec les intérêts des parties en cause. Allant dans le même sens, mais utilisant une approche communautarienne, Blustein (1998) reconnaît que la décision doit être celle du patient apte, mais que la famille est bien placée pour faire valoir le respect de l'autonomie du patient vulnérable et pour appuyer celui-ci dans l'exercice de son autonomie. Pour ce faire, la famille devrait donc prendre part aux décisions relatives aux traitements et aux soins, même dans le cas où le patient est apte à participer aux décisions. En fait, même dans les hôpitaux, les familles participent aux décisions concernant la personne apte. Ce qui importe, c'est que la personne apte qui vit dans sa famille puisse être consultée dans le cadre d'un entretien individuel quant à ses volontés en ce qui a trait à des soins ou à des interventions la concernant, qu'elle soit clairement et prioritairement informée des options de soins ou d'interventions qui s'offrent à elle, et qu'on tienne compte de ses volontés dans l'élaboration d'un plan d'intervention. Son droit de refus, reconnu par la loi, est toujours valide, quel que soit le lieu où est pratiquée l'intervention.

Plusieurs dilemmes éthiques peuvent survenir quand les exigences morales liées au respect de l'autonomie de la personne, notamment à l'application des règles du consentement libre et éclairé, et du respect de la confidentialité du dossier, entrent en conflit avec des objectifs de la santé publique et de la santé communautaire. À cet égard, la notification des risques effectuée auprès des partenaires de personnes atteintes du sida constitue un dossier controversé, puisque les exigences morales relevant du respect de l'autonomie de la personne atteinte, notamment la confidentialité des renseignements personnels contenus dans les dossiers, et les exigences morales liées à la protection de la santé publique entrent en conflit. Dans un projet pilote québécois réalisé il y a quelques années, les partenaires de la personne atteinte étaient informés par une infirmière de la santé publique qu'ils avaient été en contact avec une personne atteinte du sida, et il leur était suggéré de subir des tests (Massé, 2003, p. 190-207). Le nom de la personne atteinte n'était pas divulgué, ce qui se traduisait par des enjeux psychologiques et matrimoniaux importants. De manière générale, l'individu contacté voulait connaître le nom de la personne qui l'avait placé dans une situation à risque, mais les intervenants respectaient la confidentialité des dossiers. Il y avait de fortes réticences de la part des médecins à transgresser la confidentialité d'un dossier pour protéger la santé de personnes avec qui ils n'avaient pas de liens thérapeutiques. Il y avait aussi de fortes oppositions venant des personnes atteintes du sida, arguant que c'était la responsabilité de chacun de se protéger et qu'elles étaient déjà suffisamment pénalisées socialement à cause de cette maladie. Effectivement, quand la confidentialité était trahie, des conséquences discriminatoires pour la personne atteinte pouvaient s'ensuivre: perte d'emploi, difficulté de s'assurer, impossibilité d'emprunter de l'argent aux banques, mise à l'écart, difficulté d'obtenir des soins. Ces torts potentiels étaient importants, et les individus atteints ne pouvaient pas tirer d'avantages personnels d'une telle divulgation. Compte tenu de la haute probabilité que des torts s'ensuivent pour les personnes atteintes, il n'est pas étonnant de constater que des intervenants ne voulaient pas d'un programme de notification. Ils craignaient de briser des couples et que les personnes atteintes décident de ne pas se faire soigner de peur que leurs proches en soient avertis. Les milieux communautaires, dont les interventions sont davantage axées sur les aspects sociaux de la maladie, refusaient complètement un programme de notification; certains intervenants soutenaient que seuls les médecins étaient autorisés à transgresser la règle de la confidentialité présente dans les codes de déontologie. Même quand la personne atteinte souhaitait que la notification se fasse, il est arrivé que des intervenants des milieux communautaires l'en aient dissuadée, craignant pour elle des poursuites devant les tribunaux. En fait, aucune procédure n'avait été mise en place pour effectuer une notification, quand des personnes atteintes étaient d'accord pour que ce soit fait. Les opinions étaient tellement polarisées qu'il était impossible pour les intervenants d'arriver à une entente quant à une marche à suivre dans ce domaine.

La bienfaisance

Certains auteurs, dont Beauchamp et Childress (2001), traitent séparément des principes de non-malfaisance et de bienfaisance, arguant qu'en les fusionnant en un seul principe, comme le fait Frankena (1973), on obscurcit les obligations morales qui relèvent de chacun des deux principes. Nous sommes d'avis qu'il est préférable de réunir les deux sous l'égide du principe de bienfaisance, parce que nous croyons que tous les types d'interventions comportent des torts, ne seraient-ils que minimaux[6], et que conformément à la pratique, l'intervention choisie doit être celle qui

6. Donner une injection comporte un inconfort pour le soigné, convaincre une personne âgée de prendre son bain comporte des inconvénients, etc.

apporte le plus de bénéfices pour les moindres torts au bénéficiaire, qu'il s'agisse d'un individu, d'un groupe, d'une communauté, ou de l'ensemble de la population. C'est la compétence des professionnels de la santé qui s'exerce ici. Par exemple, l'opioïde choisi pour soulager la douleur sera celui qui sera le plus efficace compte tenu du type de douleur et qui comportera le moins d'effets secondaires. Si les effets secondaires deviennent plus incommodants que la douleur elle-même, alors non seulement l'intervention n'atteint pas son but, mais elle ajoute à la douleur, et il faudra penser à changer la médication.

La compétence apparaît comme un préalable au respect des principes éthiques, et elle est directement impliquée dans l'application des principes de bienfaisance et de non-malfaisance. La bienfaisance implique de bien agir, alors que la vertu de bienveillance concerne une disposition à bien agir. Nous retenons la signification du principe selon Kant :

- prévenir le mal ou le tort qui pourrait arriver à quelqu'un ;
- soulager quelqu'un du mal qui l'afflige ;
- faire du bien à quelqu'un.

Ainsi, l'intervention choisie doit être celle qui apporte le plus de bénéfices ou de bien-être pour les moindres torts à moyen et à long terme, sinon à court terme. Il est moralement acceptable que le traitement ou le soin entraîne temporairement plus de torts que de bienfaits, s'il y a un espoir d'amélioration à moyen ou à long terme. Faire une intervention en sachant qu'elle n'a aucune chance de succès à court, à moyen ou à long terme constitue une mauvaise pratique. Ainsi, pratiquer une réanimation de routine, alors que toutes les personnes impliquées pensent que c'est peine perdue, constitue une mauvaise pratique.

La compétence suppose une mise à jour des connaissances, une pratique qui tient compte des résultats probants, de l'expérience et du jugement clinique. Toute pratique est à la fois science et art. Ces deux composantes réunies sont les meilleures garanties d'une pratique quotidienne éthique.

Le principe de bienfaisance et la fin de vie

Quand une évaluation de l'état de santé indique qu'un traitement ou un soin ne doit pas être offert, il n'y a pas d'obligation morale à offrir ce traitement. Quand les traitements eux-mêmes entraînent plus de torts que de bénéfices, il est temps de les cesser. La principale difficulté de la pratique actuelle concerne les décisions d'arrêt de traitement. À notre époque, les développements scientifiques et techniques permettent de prolonger des vies. Ainsi, tous les traitements de soins intensifs, la réanimation, les chirurgies cardiaques et autres moyens techniques soutenant la fonction cardiaque, les transplantations d'organes, la dialyse rénale, l'alimentation parentérale, la chimiothérapie, les médicaments de toutes sortes permettent de prolonger la vie. L'utilisation de tous ces moyens est devenue routinière, et tant les professionnels de la santé que les bénéficiaires ont tendance à oublier que ces techniques offrent un sursis. Ce sursis peut correspondre à de nombreuses années. C'est le cas notamment de personnes qui bénéficient de la dialyse rénale ou d'un stimulateur cardiaque. Toutefois, quand la personne arrive en fin de vie, notamment s'il y a une atteinte multisystémique, la question de l'arrêt de traitement se pose. La décision est difficile à prendre pour tout le monde : les professionnels de la santé, le bénéficiaire et la famille. L'arrêt d'un traitement de maintien des fonctions vitales (TMFV) entraînera la mort du patient. Les humains sont donc placés dans la situation difficile, voire inhumaine, de décider du moment de leur mort, de celle d'un proche ou d'un bénéficiaire. Les proches vivent un grand stress quand ils doivent prendre des décisions de soins et de traitements destinés à la personne inapte (Caron, Griffith, & Arcand, 2005). Ils peuvent avoir l'impression qu'ils sont les seuls à porter le poids de la décision d'arrêt des traitements (Ducharme, Lévesque, Lachance, Legault, & Préville, 2005) ou croire qu'ils causent la mort du patient en autorisant l'arrêt d'un traitement de maintien de la vie (Hiltunen, Medich, Chase, Peterson, & Forroy, 1999 ; Way, Back, & Curtis, 2001).

De telles prises de décisions n'existaient pas avant l'avènement des techniques de prolongation de la vie, et les repères éthiques traditionnels ne sont pas d'un grand secours pour guider les décisions en cette matière. Ne pas prendre de décision et laisser les choses aller n'est pas une solution éthiquement acceptable. Poursuivre les traitements n'est pas non plus éthiquement acceptable quand les torts causés par le traitement surpassent les bénéfices ou quand l'état de santé de la personne est tellement détérioré qu'aucun traitement ne pourrait l'améliorer. En fait, la prise de décision nécessite alors un changement de paradigme ; il faut remplacer les traitements curatifs par des soins de confort. Si une telle décision n'est pas prise, la poursuite des interventions curatives devient déraisonnable, et on peut alors parler d'acharnement thérapeutique.

L'intervention déraisonnable, ou acharnement thérapeutique, concerne toute intervention visant à prolonger la vie d'une personne au stade terminal, en coma végétatif persistant ou à un stade avancé d'une maladie dégénérative, sans espoir d'amélioration de l'état de santé global à court, à moyen ou à long terme.

L'acharnement thérapeutique est fortement dénoncé par les infirmières, mais elles ne sont pas à l'abri de ce type d'interventions quand elles insistent pour l'installation d'une alimentation parentérale ou encore d'une hydratation, alors que la personne est en fin de vie. Les familles plus que les cliniciens souhaitent que tout soit fait pour prolonger la vie du patient (Tilden, Tolle, Nelson, & Fields, 2001). Leurs désirs se fondent sur des raisonnements fautifs, des attentes irréalistes, des facteurs psychologiques comme le déni ou la culpabilité (Truog, Brett, & Frader, 1992), et des valeurs religieuses (Paris & Poorman, 1997).

La fin de vie n'est pas liée à l'âge, mais à la condition de santé de la personne adulte, de l'enfant ou du bébé. On sait qu'aujourd'hui il est possible de faire vivre des bébés nés à 22 semaines de gestation, alors qu'il y a quelques années le seuil de viabilité était de 28 semaines. On sait aussi qu'on pratique des réanimations de routine sur des bébés très prématurés ou lourdement handicapés, autant que sur tout autre bébé naissant. Des écrits recensés par l'Academy of Pediatrics en janvier 2006 indiquent que de 30 à 35 % des bébés nés à 23 semaines et que de 25 à 30 % des bébés nés à 24 semaines de gestation ont des séquelles graves (Kaempf, 2006). Dans la pratique, on consulte les parents pour cesser un traitement de maintien des fonctions vitales, mais les parents sont sous le choc, et souvent incapables de demander un arrêt de traitement ou de refuser un traitement. Concernant les arguments statistiques, il semble que même s'il n'y avait que 1 % de chances de réussite, les proches s'accrocheraient quand même en pensant que leur enfant pourrait faire partie de ce 1 %. Or, on sait que les données cliniques sont de meilleurs guides que les statistiques pour évaluer les bénéfices et les torts liés à un traitement. Les infirmières au chevet des malades sont souvent les mieux placées pour évaluer les torts causés par un traitement dans une approche globale.

L'ordre des fins

Quand est-il approprié éthiquement de cesser un traitement ou un soin qui maintient les fonctions vitales ? Différentes balises éthico-cliniques existent déjà. Il y a d'abord les buts de l'intervention de soin qui représentent la finalité des soins et les valeurs professionnelles :

- soulager les symptômes ;
- restaurer une fonction ou maintenir une fonction compromise ;
- sauvegarder ou prolonger la vie ;
- informer, former et conseiller les patients sur leur condition de santé et leur pronostic ;
- informer, former et conseiller les communautés et les populations sur leur condition de santé, et sur des moyens de prévention et de protection pertinents ;
- soulager la douleur physique, morale et psychologique. (Saint-Arnaud, 2002, p. 4)

Quand le soignant a la conviction que ces buts ne peuvent plus être atteints et que seul le maintien des fonctions vitales peut être assuré par des techniques, réduisant ainsi l'humain à ses fonctions biologiques non autonomes, sans aucun espoir d'amélioration de l'état de santé global, alors la question de la pertinence du traitement se pose. Jonsen, Siegler et Winslade (1986) distinguent trois types d'atteintes au regard des buts de l'intervention de soin : les atteintes aiguës, les atteintes chroniques et les atteintes terminales. Dans les atteintes aiguës pour lesquelles il existe un traitement efficace, les buts thérapeutiques sont tous atteints quand le diagnostic et le traitement ont été effectués à temps et de manière adéquate. Ainsi, une personne atteinte d'une méningite diagnostiquée à temps et traitée de manière adéquate guérira complètement. Selon Funck-Brentano (1990), l'antibiothérapie représente le modèle de traitement de toute maladie infectieuse. Dans le cas de maladies aiguës incurables ou de maladies chroniques dégénératives, les buts ne sont pas tous atteints. Quand la maladie est sous contrôle, ils consistent à retarder la progression de la maladie, à soulager les symptômes et à pallier les fonctions compromises. Quand les atteintes prennent le dessus, que les interventions curatives et palliatives ont atteint leurs limites, et que de moins en moins de buts sont atteints, la question de l'arrêt des traitements de maintien des fonctions vitales se pose. Quand le traitement lui-même devient un fardeau plus lourd que la maladie et qu'il n'y a aucun espoir d'amélioration, il faut songer à limiter l'intervention curative ou palliative, cette dernière concernant ici non pas les soins de confort, mais l'utilisation de techniques qui remplacent des fonctions vitales, comme le respirateur, l'alimentation parentérale ou la dialyse rénale. Ces situations se présentent dans le traitement des maladies terminales et dans le cas d'atteintes aiguës chez des personnes qui sont rendues dans les derniers stades de maladies dégénératives. Dans ces cas, il est inutile d'ajouter au fardeau de la maladie elle-même ; il faut plutôt donner des soins de confort. Il ne s'agit pas de ne rien faire, comme l'ont prétendu des partisans d'une décriminalisation de l'euthanasie (Fletcher, 1954a ; Rachels, 1986), alléguant que laisser mourir quelqu'un sans rien faire équivaut moralement à hâter la mort et à pratiquer l'euthanasie. Nous reviendrons sur cette question.

L'utilisation de tous les moyens thérapeutiques possibles, incluant la réanimation, quand la personne est déjà engagée dans le processus de la mort constitue des interventions déraisonnables qui entretiennent de faux espoirs et qui privent les personnes en fin de vie de soins de confort. Pourquoi offrir une réanimation, voire une chirurgie, à une personne qui est en fin de vie ? De nombreux auteurs (Loewy, 2004 ; Quill & Byock, 2000 ; Way et coll., 2001 ; Weissman, 2004) et certaines associations[7] considèrent que le médecin doit s'abstenir de présenter des options qu'il juge inappropriées d'un point de vue médical et qu'il doit indiquer le traitement qu'il favorise quand plusieurs options sont médicalement appropriées.

Bien que le concept de futilité soit considéré par certaines associations états-uniennes[8] comme un critère d'arrêt de traitement, ce critère prend plusieurs significations selon les repères auxquels on se réfère. Selon une première signification, une intervention est inutile si elle n'atteint pas l'effet voulu, et ce, même si elle est maintenue ou répétée (Hansen-Flaschen, 1991 ; Schneiderman, Jecker, & Jonsen, 1990), par exemple ne pas pouvoir rétablir le rythme cardiaque en pratiquant une réanimation. Jecker et Schneiderman (1995) mentionnent qu'un traitement est inutile quand il n'a pas réussi dans les 100 derniers cas. Ceux qui se réfèrent aux statistiques considèrent un traitement futile quand il ne réussit pas dans des proportions allant de 1 à 10 % (Crimmins, 1993). Cependant, on ne sait jamais si l'individu sous traitement fera partie du 10 % des personnes pour qui le traitement sera efficace, ou s'il sera parmi les 90 % pour qui le traitement sera inutile.

D'un point de vue éthique, il est préférable de tenter un traitement et d'en évaluer les résultats plutôt que de ne pas administrer le traitement sous prétexte que statistiquement les chances de réussite sont minces. En fait, le jugement clinique de l'infirmière et du médecin est un meilleur guide que les statistiques pour déterminer si un traitement doit être offert ou non, et s'il doit être interrompu ou non. Poursuivre un traitement qui n'offre aucune chance de réussite serait une mauvaise décision et contreviendrait à l'intégrité professionnelle.

Une autre façon d'évaluer la futilité ou l'inutilité d'un traitement concerne l'état de santé global de la personne et sa qualité de vie. De ce point de vue, il s'agit de ne pas prolonger la fin de vie inutilement quand les torts causés par les traitements sont supérieurs aux bénéfices. La qualité de la survie compte plus que le nombre de jours, de semaines ou de mois de prolongation. Ainsi, les malades qui sont au stade terminal d'une atteinte multisystémique, aux derniers stades d'une maladie neurologique dégénérative ou dans un coma végétatif persistant devraient pouvoir bénéficier de soins de confort. Les traitements agressifs qui ajoutent au fardeau de la

7. Association médicale canadienne, Association des infirmières et infirmiers du Canada et Association des hôpitaux canadiens (1995).

8. Il s'agit de l'American College of Chest Physicians, de la Society of Critical Care et de l'American Thoracic Society.

maladie devraient être évités. Même les traitements qui ne sont pas agressifs, mais qui prolongent le temps de l'agonie, ne sont pas recommandés. Ainsi, un antibiotique, un soluté ou d'autres interventions qui prolongent la vie sans apporter un plus grand confort ne sont pas éthiquement appropriés. Il faut donc considérer l'état de santé global de la personne quand il s'agit d'évaluer si un traitement est approprié en fin de vie. Un traitement qui a un effet local et limité sans améliorer l'état de santé global ni le confort de la personne n'est pas éthiquement approprié, comme dans le cas suivant, analysé par Slomka (1992) :

CAS

Un homme de 66 ans, semi-comateux, était atteint de sepsis, d'emphysème et d'une tachycardie ventriculaire potentiellement mortelle, pour laquelle un défibrillateur automatique avait été implanté. Il était placé sous respirateur, et un sevrage du respirateur avait été tenté sans succès. Il était nourri par alimentation parentérale. Avec le consentement de la famille, une ordonnance de non-réanimation (ONR) a été inscrite au dossier. Le médecin voulait traiter une infection fongique aux poumons avec de l'amphotéricine B. Il a donc organisé une rencontre avec l'épouse et les trois enfants du patient, qui ont refusé le traitement antifongique à cause du pronostic pauvre et des effets secondaires de la médication : troubles du sommeil, raideurs, fièvre et malaise général, et aussi parce qu'ils croyaient respecter ainsi les volontés du malade. Par la suite, on a cessé l'utilisation du défibrillateur et l'alimentation, mais au bout de quatre jours, l'homme n'était pas mort. Enfin, on a retiré le respirateur après avoir administré au malade un sédatif et un analgésique pour lui éviter de souffrir d'un manque d'air. Selon l'auteure, les échanges se sont bien passés parce que la famille a été capable d'exprimer ses désirs et de poser les questions appropriées. Les médecins sont allés de l'avant parce que le pronostic était très pauvre et parce qu'ils permettaient à cet homme de mourir en ayant partagé la responsabilité morale de sa mort avec la famille à toutes les étapes du processus décisionnel. Remarquons que le traitement de l'infection fongique n'aurait eu qu'un effet local et non un effet sur l'état de santé global de la personne, mais les médecins offraient cette possibilité à cause de la réversibilité de cette atteinte.

Les médecins craignent d'intervenir dans des décisions qui ne sont pas uniquement du domaine scientifique, et les infirmières ont tendance à respecter les valeurs du bénéficiaire et des familles par crainte d'imposer leurs valeurs personnelles. Cependant, dans les questions d'éthique, les valeurs sont toujours présentes, et il est éthiquement approprié que les médecins et les infirmières puissent porter des jugements professionnels qui ont une incidence éthique. L'application des principes éthiques et du principe de bienfaisance dans le cas présent implique de tels jugements. Cela fait partie de l'art du soin.

L'ordre des moyens

La distinction entre moyen ordinaire et moyen extraordinaire à laquelle réfèrent encore aujourd'hui des praticiens provient de la théologie catholique. En 1957, les anesthésiologistes réunis à Innsbruck ont demandé au pape Pie XII s'il y avait une obligation morale à réanimer une personne en toutes circonstances. La Congrégation pour la doctrine de la foi (1957a) a répondu en précisant que selon

> « la raison naturelle et la morale chrétienne [...] (quiconque est chargé de prendre soin de son semblable) a le droit et le devoir, en cas de maladie grave, de prendre les soins nécessaires pour conserver la vie et la santé. Ce devoir [...] n'oblige habituellement qu'à l'emploi des moyens ordinaires (suivant les circonstances liées aux personnes, aux lieux, aux époques, aux cultures), c'est-à-dire des moyens qui n'imposent aucune charge extraordinaire pour soi-même ou pour un autre. » (p. 1607)

C'est au médecin à donner une définition claire et précise de la mort et du moment où elle survient pour un patient qui meurt dans l'inconscience. Les droits et les devoirs du médecin sont les corrélats de ceux de son patient, « [...] en général, il ne peut agir que si le patient l'y autorise explicitement ou implicitement » (*ibid.*, p. 1609). Il en va de même pour la famille. Ses droits et ses devoirs dépendent de la volonté présumée du malade inconscient. Quant aux devoirs de la famille en l'absence de volontés connues du patient, ils se réduisent à l'emploi des moyens ordinaires de survie. C'est pourquoi si une famille demande d'arrêter les manœuvres de réanimation, le médecin peut le faire, et il ne s'agit pas là d'euthanasie. L'arrêt de traitement n'est jamais considéré comme une cause directe de la cessation de la vie.

Les moyens extraordinaires d'autrefois sont devenus des moyens ordinaires aujourd'hui. Cela est particulièrement vrai en ce qui concerne l'utilisation des techniques de survie dans les hôpitaux universitaires. À cause de l'imprécision de la référence à la distinction des moyens ordinaires ou extraordinaires, et de l'évolution des techniques, la Congrégation pour la doctrine de la foi, dans un document de 1980, fait plutôt référence à des moyens proportionnés ou disproportionnés pour répondre à la question : « Faut-il [...] en toutes circonstances recourir à tous les moyens possibles ? »

> « On appréciera les moyens en mettant en rapport le genre de thérapeutique à utiliser, son degré de complexité ou de risque, son coût, les possibilités de son emploi, avec le résultat qu'on peut en attendre, compte tenu de l'état du malade et de ses ressources physiques et morales. » (p. 699)

Il est donc moralement acceptable selon la religion chrétienne de cesser un traitement qui donne des résultats décevants, même si la mort s'ensuit. Pour ce faire, il faut tenir compte du désir *raisonnable* du malade et de sa famille, et de l'avis des médecins *compétents*; ceux-ci pourraient juger que « les investissements en instruments et en personnel sont disproportionnés par rapport aux résultats prévisibles et que les techniques mises en œuvre imposent au patient des contraintes ou des souffrances hors de proportion avec les bénéfices qu'il peut en recevoir » (*loc. cit.*). Il est toujours moralement permis de se contenter des moyens normaux de survie, et le refus du patient de recourir à des moyens disproportionnés ou déraisonnables n'équivaut pas à un suicide. Ce refus témoigne plutôt d'une acceptation de la condition humaine. Et plus précisément :

> dans l'imminence d'une mort inévitable [...] il est permis en conscience de prendre la décision de renoncer à des traitements qui ne procureraient qu'un sursis précaire et pénible, sans interrompre les soins normaux dus au malade en pareil cas. Le médecin ne pourrait alors se reprocher la non-assistance à personne en danger. » (*Loc. cit.*)

Il est clair pour l'Église catholique que le patient (ou sa famille en cas d'inconscience du patient) peut refuser un traitement qui serait un trop lourd fardeau sans donner les résultats attendus. Dans un tel cas, il ne s'agit ni d'un suicide ni d'une euthanasie, mais plutôt d'une acceptation de la mort, qui manifeste un souci d'éviter l'utilisation de mesures disproportionnées, et un désir de ne pas imposer un fardeau à la famille et à la société. Les droits et les devoirs des médecins et des proches sont les corrélats de ceux de la personne directement concernée, c'est-à-dire le bénéficiaire.

Qui décide d'un arrêt ou d'une abstention de traitement ?

Certains ont vu dans l'utilisation du critère de futilité un retour au paternalisme (Brody, Campbell, Faber-Langendoen, & Ogle, 1997 ; Weijer, 1998). En fait, avant de proposer des traitements aux bénéficiaires ou à leur famille en cas d'inaptitude du bénéficiaire, il faut que les professionnels de la santé aient exercé leur compétence, leur science et leur art pour proposer des traitements et un plan de soins appropriés à la condition de santé globale de la personne soignée. Si l'on retient l'idée de partenariat bénéficiaire-famille-équipe de soins, le professionnel de la santé, qu'il soit médecin, infirmière ou autre, n'est pas un technicien qui présente tout ce qu'il est possible de faire, et qui laisse les bénéficiaires et leur famille faire un choix. C'est donc à un échange que sont invités les participants aux processus décisionnels.

Les professionnels de la santé, particulièrement les médecins et les infirmières, ne sont pas les seuls à évaluer les bénéfices par rapport aux torts. Les autres professionnels, qui sont souvent des consultants, les bénéficiaires et leur famille participent aussi à cette évaluation. Il faut éviter de polariser l'application du principe de bienfaisance du côté des professionnels de la santé, et le respect de l'autonomie du côté du bénéficiaire et de sa famille. Ces derniers évaluent les bénéfices d'un traitement et les torts possibles en se fondant sur l'information reçue et comprise, et en tenant compte des valeurs et des buts poursuivis par le bénéficiaire, d'où l'importance d'avoir des échanges avant que ne se produise une situation de crise. Cette dernière survient souvent lors d'une atteinte aiguë, et, si le bénéficiaire n'a pas été consulté avant, l'équipe de soins et la famille doivent faire des choix sans connaître les volontés de la personne directement concernée. Certaines familles n'acceptent pas la mort imminente de leur proche et exigent l'utilisation de toutes les techniques possibles. Elles ne pourront accepter la situation que si elles reçoivent régulièrement toute l'information pertinente, au fur et à mesure de l'évolution de l'épisode de soin.

Les proches vivent un grand stress quand ils doivent prendre des décisions de soins et de traitements destinés à la personne inapte (Caron et coll., 2005). Il peut y avoir des oppositions, voire des conflits, entre les parties relativement à l'évaluation des bénéfices par rapport aux torts potentiels associés aux traitements et aux buts poursuivis, d'où l'importance d'une communication claire et efficace, qui combat les raisonnements erronés de la part des proches, qui ont souvent des attentes irréalistes ou qui sont incapables d'accepter la mort du malade. Plus l'atteinte est subite et inattendue, plus il est difficile pour la famille d'accepter un arrêt des traitements de maintien des fonctions vitales. Les divergences entre les familles et les équipes de soins sont bien documentées en soins intensifs dans le contexte états-unien (Abbott, Sago, Breen, Abernethy, & Tulsky, 2001 ; Breen, Abernethy, Abbot, & Tulsky, 2001 ; Wood & Martin, 1995). Sans soutien adéquat, les proches peuvent avoir l'impression qu'ils sont les seuls à porter la décision d'arrêt des traitements (Ducharme et coll., 2005) ou croire qu'ils causent la mort du patient en autorisant l'arrêt d'un traitement de maintien de la vie (Hiltunen et coll., 1999 ; Way et coll., 2001).

Le soulagement de la douleur[9]

Le soulagement de la douleur devrait être le but premier de toutes les disciplines de la santé, qu'il s'agisse d'une douleur physique, psychologique ou morale. On sait très bien que la douleur morale ou psychologique a des incidences sur le fonctionnement physiologique du corps humain, et vice versa. Il y a là une justification pour le travail interdisciplinaire dans le domaine de la santé, et l'infirmière est celle qui peut coordonner le tout.

La médecine moderne a fait de grands progrès au XXe siècle dans divers domaines, tels que l'épidémiologie, la chirurgie, le traitement des infections, la réanimation et les soins intensifs. Toutefois, dans le soulagement de la douleur, les progrès ont été moins rapides. Pendant longtemps, on a cru qu'en supprimant la maladie, on supprimerait aussi la douleur qui l'accompagnait. Or, même aujourd'hui, seul un petit nombre de maladies peuvent être guéries, et certaines interventions thérapeutiques (chirurgie, radiothérapie, chimiothérapie, etc.) comportent des effets iatrogènes douloureux (Libovits, 2001). Plus préoccupée de guérir que de soigner, la médecine s'est d'abord intéressée à la douleur comme symptôme de la maladie. Ce n'est que récemment, avec Saunders (1978), Twycross (1982), et Melzak et Wall (1989), qu'elle a reconnu la douleur comme objet de recherche et de traitement.

Depuis plus de 20 ans, on répète que le soulagement de la douleur est inadéquat (Orr, 2001). Des études le montrent clairement (Ferrell et coll., 2001 ; Moulin, Clark, Speechley, & Morley-Foster, 2002 ; Way et coll., 2001). Dans une enquête états-unienne (Ferrell et coll., 2001) sur les dilemmes éthiques liés au soulagement de la douleur menée auprès de 1067 intervenants, dont 612 médecins, 189 infirmières et 166 psychologues, les dilemmes les plus souvent cités par tous les intervenants confondus sont reliés, par ordre d'importance, au traitement de la douleur en fin de vie, au traitement insuffisant de la douleur en général et au traitement insuffisant de la douleur chez les personnes âgées. Figurent aussi les dilemmes reliés au traitement insuffisant de la douleur chez les enfants, à l'utilisation appropriée des technologies de pointe, au traitement de la douleur chez les toxicomanes, à l'aide au suicide, à l'euthanasie et à l'acceptation des indications du patient sur sa propre douleur. Une étude récente de Savoie et Lemay (2005) effectuée par groupes de discussion focalisée auprès de 45 infirmières travaillant dans un centre d'hébergement et de soins de longue durée (CHSLD) fédéral au Québec montre que plusieurs participantes ne croient pas

9. Certaines parties de cette section ont été reprises de Saint-Arnaud (2005a).

à la douleur de leurs patients, surtout de ceux qui ont des troubles psychiatriques, et qu'elles les considèrent comme des manipulateurs. Certaines croient que la douleur ne devrait pas être soulagée complètement; elles préfèrent que leurs patients demeurent alertes et fonctionnels plutôt que d'être complètement soulagés. Les fausses croyances ne sont donc pas disparues chez ces infirmières, et il n'est pas étonnant que les familles et les patients craignent l'usage des médicaments antidouleurs. Ces indications sont précieuses, car elles résument la problématique éthique du soulagement de la douleur, qui, on le voit, est intimement liée à la pratique et à la recherche cliniques.

Un des enjeux éthiques fondamentaux en matière de soulagement de la douleur concerne la compétence des soignants (Hadjistavropoulos & Craig, 2004) et le manque de recherche dans ce domaine (International Association for the Study of Pain [IASP], 1995). Selon Libovits (2001), la plupart des interventions pratiquées dans les centres de douleur ne se sont pas révélées scientifiquement efficaces. Or, un manque de connaissances conduit à un traitement inadéquat, ce qui va à l'encontre des principes de bienfaisance et de non-malfaisance. Pourtant, l'efficacité des opioïdes pour traiter des douleurs cancéreuses a été établie. Il existe des lignes directrices qui donnent des indications claires sur leur usage en fin de vie (American Pain Society [APS], 1996-2008). Bien que la possibilité d'une dépression des centres respiratoires représente un risque minime, voire inexistant quand les narcotiques sont prescrits de manière adéquate (Boisvert, 1987; Fohr, 1998; Twycross, 1982), la crainte de hâter la mort en les utilisant persiste encore chez les professionnels de la santé (Fohr, 1998; Way et coll., 2001). En fait, les risques d'une dépression des centres respiratoires sont minimes, parce que l'organisme développe une tolérance aux opioïdes, c'est-à-dire qu'au bout d'un certain temps, l'organisme s'adapte, et il faut administrer des doses plus fortes pour obtenir le même soulagement. Il faut distinguer la tolérance de la dépendance psychologique qui caractérise la toxicomanie. Cette dernière se définit de la manière suivante:

> « Usage compulsif d'une drogue malgré les dommages physiques que cela entraîne [...] La toxicomanie correspond à un usage comportemental dysfonctionnel incluant une ou plusieurs des caractéristiques suivantes: une absence de contrôle dans l'usage de la drogue, un usage compulsif, un usage continu malgré le dommage et le besoin physiologique (*craving*).» [Traduction libre] (Trescot et coll., 2008, p. S28)

On sait maintenant que « l'incidence de la dépendance ou de l'abus d'opioïdes chez des personnes traitées pour une douleur chronique n'est que de 3,27 %, ce qui est beaucoup plus bas que la prévalence de dépendance ou d'abus d'opioïdes dans la population en général, qui est approximativement de 10 %» [traduction libre] (Fishbain, Cole, Lewis, Rosomoff, & Rosomoff, 2008, p. 452). Il existe des outils permettant aux professionnels de la santé d'identifier les personnes qui sont toxicomanes ou plus à risque de le devenir, et de les traiter adéquatement[10].

12

10. Parmi les outils de dépistage, notons le SISAP (*Screening Instrument for Substance Abuse Potential*), un outil de dépistage d'opioïdes en cinq questions; le CAGE-AID, outil de dépistage rapide du risque d'alcoolisme ou de problèmes de drogues; le TICS (*Two-Item Conjoint Screening Test*) pour l'alcool et les drogues; l'analyse d'urine pour le dépistage de drogues, avec interprétation appropriée.

La crainte des narcotiques existe aussi dans la population en général. Nombreux sont les patients pour qui le mot *morphine* a une connotation délétère. La population croit que la morphine tue, mais elle croit rarement qu'elle soulage (Fohr, 1998). Les patients et les familles craignent plus un mauvais processus de mort que la mort elle-même (Steinhauser et coll., 2000). Nombreux sont ceux qui craignent de ne pas être soulagés en fin de vie. Cette peur des douleurs anticipées et d'une absence de contrôle des symptômes se reflète dans les résultats d'enquête. L'anticipation de la douleur et du souffle court produit une anxiété qui engendre elle-même de la douleur. Les gens ne veulent pas souffrir ; ils souhaitent une bonne qualité de vie et un médecin qui s'implique dans tout le processus de soin (*ibid.*). Dans certains cas, les craintes peuvent être liées à un désir d'abréger la vie pour éviter une agonie prolongée.

Si les analgésiques et autres techniques biomédicales soulagent le corps sur le plan biologique, ils ne constituent qu'un aspect, quoique très important, du soulagement de la douleur, mais ils ne suffisent pas à soulager la « douleur totale », suivant l'expression de Cicely Saunders (1978, 1983), ni la souffrance. Une douleur intense touche l'ensemble de la personne. Si elle est aiguë et rapidement soulagée, il n'en subsiste aucune séquelle. Mais si la douleur aiguë n'est pas soulagée ou mal soulagée, la chronicité s'installe, laissant de graves séquelles physiques et psychologiques, qui auront aussi des effets négatifs sur la vie relationnelle de la personne souffrante. Ainsi, il y a des situations complexes

> « où la composante affective et émotionnelle, à caractère éminemment individuel, culturel, social et circonstanciel, prend le pas sur la composante sensori-discriminative, ce qui doit amener à s'interroger sur le sens de ce qui arrive au patient. » (Muller, 2000, p. 128)

Comme l'écrit Le Breton (2000) :

> « la douleur n'écrase pas seulement le corps, elle écrase l'individu, elle rompt l'évidence de son rapport au monde, elle brise l'écoulement de la vie quotidienne et altère la relation aux autres » (p. 120).

La douleur chronique intense et mal soulagée atteint la dignité de la personne. Dans les atteintes graves, elle coupe la personne de la possibilité de travailler, de la valorisation et de la reconnaissance sociales qui y sont rattachées. De plus, elle entraîne des modifications dans les relations sociales, affectives et familiales, d'où résulte un isolement. La douleur est alors vécue comme un handicap. La non-reconnaissance de cette douleur par des soignants, des compagnies d'assurances ou des organismes gouvernementaux, telle la Commission de la santé et de la sécurité au travail (CSST), ne font qu'augmenter l'angoisse, la détresse et le rejet vécus par ces personnes. La douleur totale introduit alors une perte de sens, indication profonde de la souffrance (Cassell, 1991). Des personnes songent au suicide, d'autres font plusieurs tentatives en ce sens.

Il y a une obligation morale à soulager la douleur. Cette obligation est attestée par toutes les théories éthiques. Il est clair que le principe de bienfaisance est directement visé dans le traitement adéquat de la douleur. Cependant, les principes de respect de l'autonomie et d'équité sont aussi impliqués. Le point de départ d'un traitement de la douleur est la perception qu'en a le patient (Rohmer, 2000), mais l'absence de connaissances adéquates et suffisantes en pathophysiologie de la douleur fait en sorte que les professionnels de la santé, ne pouvant expliquer scientifiquement les phénomènes, ont tendance à ne pas croire les patients qui se disent souffrants. Or, le pire qui puisse arriver à ces bénéficiaires est justement de ne pas être crus, parce qu'ils se sentent alors abandonnés à eux-mêmes et sans ressources pour trouver des solutions à leurs maux. En fait, la démarche des professionnels de la santé, et particulièrement des infirmières, vise au départ à mettre en place les conditions d'un partenariat, ce qui relève du principe du *caring,* auquel nous consacrons une section. Il est clair que si le bénéficiaire refuse un soulagement de la douleur, il faut respecter sa décision, pourvu qu'il s'agisse d'une décision libre et éclairée. En revanche, le refus par un proche d'un soulagement de la douleur pour un bénéficiaire n'est pas éthiquement acceptable en raison du principe de bienfaisance ; il n'est pas non plus légalement acceptable en raison de l'article 11 du Code civil. Par ailleurs, le principe de justice implique une réponse aux besoins sans discrimination, l'évaluation des besoins se faisant par le bénéficiaire lui-même et par les professionnels compétents. Le fait que des groupes vulnérables ne soient pas soulagés adéquatement, comme c'est le cas des enfants, des personnes âgées et des personnes en fin de vie (Ferrell et coll., 2001 ; Hicks, 2000 ; Way et coll., 2001) contrevient à l'application du principe de justice.

Le principe du double effet revisité

Dans le domaine du soulagement de la douleur, comme dans les autres domaines du soin, les professionnels de la santé doivent prendre des décisions qui comportent des effets secondaires néfastes suffisamment importants pour qu'ils questionnent la moralité de leur intervention. La question de l'arrêt de traitement, la question du soulagement de la douleur et aujourd'hui le cas de la sédation profonde ont été soumis au principe du double effet, parce que ces interventions avaient un effet positif et un effet négatif, ou jugé tel, soulevant ainsi la question de leur moralité.

Par le principe du double effet, la théologie catholique a proposé des balises pour l'évaluation de la moralité d'un acte qui a deux effets : l'un bon, l'autre mauvais. Un tel acte est moralement bon si :

« 1) l'acte même qui a donné lieu à l'effet mauvais est bon ou tout au moins indifférent ;
2) l'agent vise directement l'effet bon de l'acte, tolérant seulement l'effet mauvais ;
3) l'effet bon n'est pas obtenu par l'effet mauvais ;
4) il existe une raison proportionnellement sérieuse pour justifier l'apparition de l'effet mauvais. » [Traduction libre] (May, 1978, p. 316)

Ce principe vise à distinguer les actes à double effet moralement acceptables de ceux qui ne le sont pas. Il a servi notamment à distinguer un acte visant au soulagement de la douleur d'un acte d'euthanasie, à l'époque où il y avait un consensus sur le fait que l'usage des opioïdes, même en respectant les normes de bonnes pratiques, hâtait la mort. Examinons les quatre conditions sous l'angle de cette distinction. La première condition fait référence à la moralité de l'action, telle qu'elle est définie par la théologie catholique. Dans ce contexte, mettre fin à la vie d'une personne est un acte moralement répréhensible puisqu'il enfreint le principe de respect de la vie, en fonction duquel Dieu est le seul maître de la vie et de la mort, alors que le soulagement de la douleur est un acte moralement bon puisqu'il vise au bien-être d'autrui et repose, selon la loi naturelle, sur une inclination à faire le bien, à éviter le mal et à vivre en société. La deuxième condition fait référence à l'intention, bonne ou mauvaise, de l'agent, qui est de mettre fin à la vie dans le cas d'un acte d'euthanasie, et d'améliorer le bien-être de la personne dans le cas du soulagement de la douleur. La troisième condition implique que l'effet bon ne doit pas être atteint par l'effet mauvais; dans le cas de l'euthanasie, en faisant mourir la personne pour la soulager, on atteint l'effet bon par l'effet mauvais, contrairement au soulagement de la douleur entraînant la mort, où c'est l'effet bon qui entraîne l'effet mauvais. Enfin, la quatrième condition fait référence à la proportionnalité des moyens, au sens où plus il est difficile de soulager adéquatement la douleur, plus l'effet mauvais non voulu mais entrevu, en l'occurrence celui de hâter la mort, est moralement justifié.

Certains diront, comme Fohr (1998), que le principe du double effet perpétue le mythe selon lequel le soulagement de la douleur hâte la mort, et ils n'ont pas tort parce qu'aujourd'hui, dans certaines publications, on identifie le double effet au soulagement de la douleur, alors que le principe n'est pas associé à une situation particulière. Pour répondre à Fohr, nous dirons qu'effectivement les connaissances actuelles nous portent à croire que l'usage des opioïdes n'induit pas la mort quand les ordonnances respectent les règles de bonne pratique. Cela n'invalide pas le principe du double effet; cela signifie simplement que, compte tenu des connaissances actuelles, il ne serait plus pertinent de l'appliquer dans le cas du soulagement de la douleur.

D'autres situations cliniques relancent le débat sur l'usage et l'adéquation du principe du double effet, notamment dans la pratique de la sédation profonde utilisée de manière exceptionnelle, quand les tentatives pour soulager la douleur, tant physique que morale, ont échoué. Selon Lesage et Portenoy (2001), la sédation profonde ou terminale est une intervention clinique induisant l'inconscience comme moyen de soulager les symptômes qui ne peuvent être contrôlés autrement chez des patients mourants. Certains considèrent qu'il s'agit là d'une euthanasie déguisée. Cependant, la sédation profonde se distingue de l'euthanasie par l'intention et par les moyens. On induit le sommeil pour soulager la personne, et la mort survient indirectement, parce que la personne ne s'alimente plus. La sédation profonde ne vise pas à provoquer la mort, mais à soulager la douleur.

La Congrégation pour la doctrine de la foi (1957b) s'est aussi intéressée à cette question. La position défendue par l'Église à ce sujet, sur la base de la loi naturelle, est la suivante:

1) le recours à la sédation profonde chez des mourants doit être justifiée par des motifs sérieux;
2) la narcose doit avoir été demandée par la personne concernée;
3) le médecin ne peut accéder à la demande si la personne n'a pas rempli ses devoirs: régler les affaires importantes, faire son testament, se confesser;
4) il doit y avoir des indications médicales nettes qui suggèrent cette intervention;
5) les doses ne doivent pas dépasser la quantité nécessaire à l'effet désiré, soit la narcose. (p. 337-339)

Examinons ces conditions une à une. 1) Selon la morale naturelle, on ne peut priver quelqu'un de sa conscience, puisque c'est ce qui le caractérise en tant qu'humain. Il faut des motifs sérieux pour le faire. 2) La narcose doit être demandée par le mourant et non par d'autres personnes, et ne doit pas être effectuée par le médecin ou l'infirmière sans consultation ou sans autorisation expresse du patient. Il serait immoral de pratiquer la sédation profonde contre la volonté du patient. 3) La question des devoirs est liée aux responsabilités de toute personne en fin de vie, notamment régler ses affaires, et faire ses adieux à ses proches et à ses amis; pour les personnes religieuses s'ajoutent des devoirs religieux, comme celui de la confession pour les catholiques pratiquants. 4) Les indications médicales claires constituent des indications par défaut, c'est-à-dire qu'il n'existe pas d'autres moyens de soulager la douleur qui entraîneraient des effets moins néfastes, d'où l'importance de la compétence de celui qui pratique la sédation profonde. 5) Enfin, les doses ne doivent pas entraîner la mort de la personne, mais l'endormir pour qu'elle ne souffre pas.

L'euthanasie

Dans la théologie catholique, quand l'acte à double effet satisfait aux conditions énoncées plus haut, il est moralement acceptable, et il ne s'agit pas d'euthanasie[11]. En revanche, il s'agit d'euthanasie chaque fois que la mort est envisagée comme fin ou comme moyen. L'injection de narcotique visant à faire mourir le malade constitue un acte d'euthanasie, alors que celle qui vise à soulager la douleur est moralement acceptable, si elle répond aux exigences du principe du double effet. Autrement dit, l'acte euthanasique diffère du soulagement de la douleur par l'intention et par les moyens. Dans la pratique, la différence tient au mode d'administration des narcotiques et aux doses utilisées. Un surdosage et des doses de plus en plus rapprochées, alors que manifestement la personne n'est pas souffrante, n'ont pas pour but de soulager la personne, mais de la faire mourir.

Le principe du double effet a été critiqué par de nombreux auteurs (Fletcher, 1954a; Rachels, 1989; Williams, 1957) qui considèrent le soulagement de la douleur entraînant la mort comme de l'euthanasie indirecte. Pour eux, l'intention ne change pas la moralité de l'acte, qui est le même dans les deux cas, ni sa conséquence délétère (Fletcher, 1954a; Williams, 1957), et il n'y a pas de différences entre provoquer la mort pour soulager la douleur et laisser mourir une personne à la suite d'un arrêt de traitement (Goldberg, 1987; Kuhse, 1987; Rachels, 1989).

11. Le terme désigne ici une intervention directe qui a pour but de faire mourir la personne par compassion, à sa demande ou non.

Fervents défenseurs de la pratique euthanasique, ces auteurs veulent montrer que si l'euthanasie indirecte (à laquelle ils font référence à propos du soulagement de la douleur, de l'arrêt ou de l'abstention de traitement) est moralement acceptable, l'euthanasie directe l'est aussi.

On peut concéder, notamment à Rachels (1986), que la moralité de l'acte ne dépend pas de son caractère actif ou passif. Cependant, l'évaluation de la moralité de l'action doit tenir compte de l'intention, et la distinction entre les buts poursuivis et les effets prévus mais non voulus est très pertinente dans la pratique de la médecine. Le médecin, en effet, doit souvent prendre des décisions de soins et de traitements qui comportent des effets secondaires néfastes (Randall, 1999). Ces effets ne sont pas réellement voulus, même s'ils sont prévisibles, et le devoir moral du médecin est de choisir le soin ou le traitement le plus salutaire avec le moins d'effets secondaires indésirables. Il en va de son intégrité professionnelle.

Les tenants d'une décriminalisation et d'une institutionnalisation des pratiques d'euthanasie (le terme, quand nous l'employons fait toujours référence à l'euthanasie directe), qui ont réussi à faire implanter la pratique aux Pays-Bas, en Belgique et en Oregon (États-Unis), ont toujours considéré que le respect de l'autonomie de la personne, incluant un droit à la mort, est un principe prévalant dans la mise en place des pratiques d'euthanasie et d'aide au suicide[12]. En France, Vincent Humbert (2003) avait réclamé le droit de mourir. Ce jeune pompier était devenu quadriplégique à la suite d'un accident de la route. Il avait demandé à sa mère d'aller trouver le président de la République pour faire modifier la loi de sorte qu'elle puisse l'aider à mourir. De telles demandes proviennent de personnes lourdement handicapées, mais aussi de personnes en fin de vie. Pour le docteur français Bernard Senet (2003), qui pratique des euthanasies, deux catégories de personnes demandent un tel acte : 1) celles qui sont incapables d'accepter la dégradation précédant la mort et 2) celles qui estiment qu'elles seules ont autorité sur leur propre corps. Le docteur Senet accepte de pratiquer l'euthanasie sur des personnes qu'il connaît depuis longtemps et qui se classent dans l'une de ces catégories. Toutefois, elles ne constituent, selon lui, que de 10 à 12 % des personnes qui en font la demande. La plupart des demandes proviennent de personnes qui sont mal accompagnées ou dont les douleurs ne sont pas soulagées. Cette évaluation trouve une confirmation logique, sinon empirique, dans les conditions d'accès à l'euthanasie ou au suicide assisté dans les pays qui ont institutionnalisé cette pratique (Chao, Chan, & Chan, 2001).

Isabelle Marin (2003), médecin français de soins palliatifs, décrit l'euthanasie hospitalière comme celle qui est demandée par les médecins, les soignants ou la famille lorsque la mort est trop souffrante, trop lente et que l'agonie se prolonge. À l'opposé de celle qui est revendiquée dans les débats médiatisés, cette euthanasie quotidienne est effectuée sans demande, ni consultation du malade, pour régler une situation difficile, de manière rapide et efficace. Une « mort instantanée », dirait Marie de Hennezel (1996). Se basant sur la théorie du don de Mauss, Isabelle Marin (2003) explique que le médecin donne un traitement en réponse au patient qui donne son

12. Il faut distinguer les deux pratiques. Dans l'aide au suicide, c'est la personne concernée qui met fin à ses jours avec l'aide d'une autre personne qui fournit les moyens. Dans l'euthanasie, c'est une tierce personne, médecin, infirmière ou proche, qui met fin à la vie d'une personne à sa demande ou à son insu ; la compassion est invoquée comme motif par celui qui pose l'acte.

corps à examiner, à ausculter, à biopsier, etc. Elle considère que l'euthanasie hospitalière partage avec une obstination déraisonnable, ou ce que nous appelons acharnement thérapeutique, la même motivation : donner un traitement, même futile, même létal, quand il n'y a plus rien à offrir sur le plan thérapeutique.

Pour Lebacqz et Englehardt (1980), il existe un droit à la mort lié au fait que, dans une société pluraliste, on ne peut imposer une échelle de valeurs canonique. Pour eux, le seul postulat éthique acceptable dans de telles conditions, c'est celui d'un respect mutuel, qu'ils interprètent comme le fait de ne pas utiliser les autres sans leur consentement. Il subsiste des devoirs, ceux du respect des engagements que les gens prennent les uns envers les autres. Le droit à la mort existe donc pour une personne qui n'a aucun engagement envers d'autres personnes, et il n'est pas moral pour des personnes qui ont des devoirs de subsistance envers d'autres personnes de se donner la mort ou d'autoriser quelqu'un d'autre à le faire. Cette position rejoint celle de Brandt, un tenant de l'utilitarisme appliqué à la règle, qui considère que le suicide est moralement acceptable à la condition que la règle qui l'instituerait respecte le principe d'utilité, c'est-à-dire que l'ensemble de la population en retirerait plus de bénéfices que de torts que toute autre règle ne le permettrait, notamment celle qui est imposée actuellement par le Code criminel, qui ne fait pas de différence entre mettre fin à la vie d'une autre personne à sa demande et par compassion, et un homicide. Pour vérifier cela, il faudrait faire des études comparatives entre la pratique qui existe ici, et la pratique de l'euthanasie et de l'aide au suicide dans les pays qui les ont institutionnalisés. Cela ne va pas de soi au Canada, où les comités d'éthique de la recherche peuvent refuser un projet de recherche sur la base qu'il enquête sur des actes illégaux.

Pour la plupart des théories éthiques, les pratiques d'euthanasie et d'aide au suicide sont moralement inacceptables. À l'appui de cette position, Augustin invoque des arguments théologiques : nous sommes des créatures de Dieu, et Dieu seul est maître de la vie et de la mort. Il est donc défendu moralement de s'enlever la vie. Thomas d'Aquin invoque des arguments théologiques et philosophiques. Le suicide doit être condamné non seulement parce qu'il viole un devoir envers Dieu (nous ne sommes pas les propriétaires de notre corps mais les usufruitiers), mais parce qu'il viole la loi naturelle et cause du tort à la communauté. En fait, la théorie de la loi naturelle, sur laquelle s'appuie entre autres la Congrégation pour la doctrine de la foi, condamne l'euthanasie et l'existence d'un droit à la mort sur la base d'une inclination naturelle chez l'humain à protéger la vie de l'individu, la vie de l'espèce et la vie en société. Pour Kant, chaque personne a des devoirs envers elle-même et envers les autres. L'impératif catégorique exige que chacun soit traité comme une fin et non comme un simple moyen. Tout être humain a un devoir parfait de ne pas attenter à sa propre vie (ni à celle des autres), ce qui serait incompatible avec le respect de soi en tant que personne rationnelle. Le suicide est intrinsèquement mauvais. Il est moralement inacceptable en toutes circonstances. Mettre fin à la vie d'une personne par compassion n'est pas moralement acceptable dans la philosophie kantienne parce que c'est faire passer un devoir de bienfaisance, qui constitue un devoir imparfait, avant le devoir parfait de protection de la vie, qui ne souffre pas d'exceptions.

Dans l'approche par principes, le respect de l'autonomie de la personne ne correspond pas à un absolu, et, *a priori*, il n'existe pas une hiérarchisation des principes qui donnerait priorité au respect de l'autonomie de la personne et qui ferait que ce principe prévaudrait en tout temps sur les autres. Pour appuyer cette thèse, on peut invoquer l'argument selon lequel, dans l'aide au suicide ou l'euthanasie, l'individu n'agit jamais seul. Comme des tiers interviennent, ce n'est plus uniquement une question de liberté individuelle, mais une question qui relève de la collectivité et qui met en cause les principes de bienfaisance et d'équité. Il y a le désir de mourir de certaines personnes, qui relève de l'autonomie, mais il y a aussi l'autonomie des tiers. Chacun reconnaîtra que les tiers sont libres d'accepter ou de refuser de donner leur appui au projet de suicide ou d'euthanasie. C'est ce que l'on appelait autrefois l'« objection de conscience ». La perspective communautaire est aussi en cause. Certaines conditions doivent être remplies. Il faudrait d'abord démontrer qu'il existe un besoin pour la mise en place de telles pratiques. Le besoin n'est pas évalué par des enquêtes menées auprès de la population ; de telles enquêtes ne sont que l'expression des préférences. Il faudrait plutôt mener une enquête sur l'incidence des pratiques d'euthanasie et d'aide au suicide de la part des praticiens à l'insu des bénéficiaires, et sur l'incidence des demandes adressées aux professionnels de la santé de la part des patients et de leurs proches. Il semble très difficile d'évaluer l'incidence des pratiques d'euthanasie à cause de leur illégalité. Quant à l'incidence des demandes, si elles provenaient majoritairement des proches, elles ne seraient pas fondées sur le respect de l'autonomie de la personne qu'invoquent les tenants de l'institutionnalisation de ces pratiques. Ces pratiques deviendraient un fardeau individuel et social trop lourd à porter, au sens où la fin de la vie d'une autre personne étant trop difficile à supporter, la demande n'aurait pas pour but de soulager la personne concernée, mais plutôt les proches qui n'en peuvent plus. De telles motivations ne peuvent être moralement acceptables selon les théories mentionnées, incluant celles qui appuient l'existence d'un droit à la mort. Par ailleurs, si les résultats d'études montraient que les demandes proviennent des patients et qu'un nombre non négligeable de personnes décèdent par aide au suicide ou par euthanasie, il faudrait alors ajouter une deuxième condition, à savoir établir clairement que les avantages à retirer de l'institutionnalisation de telles pratiques pour l'ensemble de la population canadienne seraient supérieurs, tout bien considéré, à ceux qui sont retirés dans les conditions de la pratique actuelle en fin de vie. À cet égard, une comparaison entre les pratiques de fin de vie dans les pays où ces pratiques sont institutionnalisées et les pratiques canadiennes en fin de vie serait utile[13].

La justice comme équité

Depuis Aristote, la justice est définie comme ce qui règle les rapports entre les citoyens. Quand elle concerne la répartition des ressources, il est question de justice distributive. Dans cette section, nous précisons en quoi consiste le principe de justice comme équité dans l'attribution des soins et des biens de santé[14].

---

13. Pour une étude détaillée de la question, lire Saint-Arnaud (1994b).

14. Le terme *biens de santé* est utilisé ici pour désigner des ressources qui n'ont pas trait aux soins, mais qui les rendent possibles. Ces ressources sont liées au personnel, aux locaux et aux appareils qui rendent les soins possibles.

Dans le chapitre précédent, nous avons vu que les droits humains imposent un traitement semblable pour tous, au sens d'une considération égale et de l'absence de discrimination. Il s'agit là d'une conception formelle de la justice, parce qu'elle ne dit pas en quoi consiste cette considération, ni comment elle s'applique dans les faits, autrement qu'en l'absence de discrimination, ce qui est une manière négative de définir l'égale considération. La référence aux droits ne fournit pas de critères qui nous permettraient de reconnaître ce qu'est un acte discriminatoire. Les chartes donnent une liste de critères qui pourraient être potentiellement discriminatoires, mentionnons la race, le sexe, la religion, le handicap, mais il n'existe pas de guide autre que la jurisprudence pour savoir quand un traitement basé sur le genre, par exemple, est discriminatoire. Les politiques libérales ont répondu par l'égalité des chances en ouvrant tous les postes aux hommes et aux femmes, mais les inégalités persistent, notamment les inégalités salariales pour un travail égal. Favoriser les femmes dans l'emploi au détriment des hommes, à compétence égale ou sans égard à la compétence, est-ce une discrimination condamnable? Quels devraient être les critères de redressement? Les droits fondamentaux ne répondent pas à ces questions. Ce ne sont pas des critères de distribution. Pour répondre à ces questions, il faut avoir recours à des critères de justice matérielle, tels que:

« ▪ À chacun la même chose;
- À chacun selon ses mérites;
- À chacun selon ses œuvres;
- À chacun selon ses besoins;
- À chacun selon son rang;
- À chacun selon ce que la loi lui attribue. » (Perelman, 1972, p. 19)[15]

Appliquons ces formules au domaine de la répartition des soins et des biens de santé. La première formule fait appel à une distribution égale pour tous, sans discrimination et indépendamment des particularités de chacun. On peut citer en exemple une campagne de prévention qui s'adresse à l'ensemble de la population, une somme identique qui serait versée à tous les hôpitaux pour lutter contre la bactérie *Clostridium difficile,* des primes identiques pour toutes les infirmières qui acceptent de faire des heures supplémentaires. Cette formule n'est pas toujours applicable, parce que le bien à distribuer doit être suffisamment imposant pour pouvoir être divisé en parties égales. De plus, elle ne modifie pas les inégalités de base, parce qu'elle ne tient pas compte du contexte propre à chacune des situations. La deuxième formule confère un traitement différent, qui s'évalue en fonction du mérite. Nous avons traité du mérite dans la section sur les théories de la vertu dans le chapitre précédent. De nos jours, le mérite s'évalue en fonction des qualités de la personne et des efforts qu'elle fournit pour accomplir une tâche. Donner une bourse à une personne comme Mère Teresa est une reconnaissance de son mérite. Les

15. Beauchamp et Childress (2001), et Massé (2003) ajoutent à cette liste: « À chacun selon la loi du marché », ce qui, selon nous, n'est pas un critère de distribution, mais un critère économique basé sur la libre concurrence.

primes consenties aux équipes qui ont atteint leurs objectifs dans les hôpitaux québécois sont fonction du mérite. On pourrait les rattacher aussi à la troisième formule, « à chacun selon ses œuvres », qui met l'accent sur les résultats plutôt que sur les efforts. Un chercheur qui recevrait un prix pour la découverte du fonctionnement des cellules cancéreuses ou un chirurgien pour la réussite d'un nouveau type de greffe, seraient récompensés pour leur œuvre. Des personnes comme Florence Nightingale sont reconnues pour l'ensemble de leurs réalisations en carrière. Des prix Florence sont distribués chaque année à la soirée Inspiration organisée par l'OIIQ, pour reconnaître des réalisations infirmières spécifiques ou pour couronner une carrière fructueuse. La quatrième formule, celle du traitement en fonction du besoin, est une formule égalitaire qui modifie les inégalités de base. En effet, tous les êtres humains ont des besoins, mais ces besoins varient selon le milieu dans lequel ils sont nés ou dans lequel ils travaillent, et selon leurs caractéristiques génétiques spécifiques. La réponse aux besoins de santé de chaque individu ou groupe d'individus suppose une modification de la situation de base du bénéficiaire par des mesures proportionnelles à ses particularités. C'est la formule que nous retenons pour le domaine des soins de santé. Nous allons l'analyser dans le détail plus loin. « À chacun selon son rang » concerne une pratique aristocratique tombée en désuétude, qui attribuait des honneurs ou des privilèges en fonction du rang social. Et, finalement, « à chacun selon ce que la loi lui attribue », est une formule qui consacre les droits institutionnels. Cette dernière formule concerne un maintien du *statu quo* ; elle ne peut modifier les inégalités engendrées par les institutions elles-mêmes.

Toutes ces formules ont en commun la notion d'égalité de traitement : « être juste, c'est traiter de façon égale » (Perelman, 1972, p. 25). Les tenants des différentes formules sont tous d'accord sur le fait qu'être juste, c'est traiter de la même façon les êtres qui sont égaux à un certain point de vue, qui possèdent une même caractéristique, la seule dont il faille tenir compte dans l'administration de la justice (*ibid.*, p. 26).

Pour Perelman, la première formule est la seule qui soit véritablement égalitaire, puisqu'elle prescrit un traitement égal pour tous les hommes. Elle regroupe une classe très large, puisqu'elle concerne le genre humain. C'est à ce niveau que se situent les droits fondamentaux, qui proclament une liberté égale pour tous, le droit à une égale liberté promue par le premier principe de la justice de Rawls, le principe d'égalité de Locke et l'impératif catégorique de Kant. C'est aussi à ce niveau que se situent les droits de la personne, tels qu'ils sont exprimés dans les chartes. Ces droits prescrivent une absence de discrimination. On les considère habituellement comme négatifs, on pourrait dire préventifs, parce qu'ils condamnent généralement la discrimination dans la création de classes qui utiliseraient des critères sans lien logique ou essentiel avec le traitement prescrit, ou qui n'appliqueraient pas la règle de manière impartiale.

Chacune des formules a été abordée et discutée dans plusieurs théories éthiques au cours des âges. Ce sont les théories de la justice qui permettent de préciser quels sont les critères pertinents pour la distribution équitable des ressources en fonction des buts poursuivis. Si les libertariens favorisent le libre choix, les utilitaristes l'utilité sociale, les communautaristes les valeurs et les initiatives communautaires, les égalitaristes veulent répondre aux besoins. Ces approches sont à la fois éthiques et politiques. Selon les égalitaristes, il faut distinguer l'égalité des droits et l'égalité des conditions. L'égalité des droits fait référence à un traitement semblable pour tous et n'a donc pas à définir des critères de distribution en fonction de caractéristiques différentielles. L'égalité de condition ne peut être réalisée en appliquant le même traitement à tous puisque les conditions de base sont différentes, donc inégales. C'est pourquoi l'égalité d'accès à l'éducation, qui applique le même traitement à tous, ne modifie pas les inégalités de base. En revanche, le besoin est un critère qui nous permettra d'arriver par des traitements, et par des moyens appropriés et proportionnels à une égalisation des conditions. En matière de santé, il faut compenser pour les inégalités sanitaires sociales et naturelles.

Pour définir le principe de justice comme équité, nous adoptons la perspective d'une justice égalitaire qui se fonde à la fois:

1) sur une égalité des droits (*rights*) constituant la base philosophique justifiant un traitement semblable des êtres humains en fonction d'une égale considération et de l'égalité des chances[16];
2) sur une attribution des soins et des biens de santé basée sur le besoin[17].

Nous réunissons ainsi les exigences de la justice formelle et un critère de justice distributive de type compensatoire, le besoin, approprié au domaine à l'étude. Ces deux composantes constituent les conditions de la justice comme équité dans le domaine des soins de santé. Ils peuvent être séparés théoriquement pour les fins d'analyse, mais, dans la pratique, ils sont toujours réunis. Dans les exemples que nous apporterons pour expliciter les conditions d'impartialité, nous devrons traiter du critère du besoin.

Du point de vue de la justice formelle, l'égalité implique «que les êtres d'une même catégorie essentielle soient traités de la même façon» (Perelman, 1972, p. 26). Cette définition de la justice est formelle «parce qu'elle ne nous dit pas quand les êtres sont essentiellement semblables ni comment il faut les traiter» (*loc. cit.*). Elle détermine des conditions d'impartialité impliquant:

1) qu'il existe des règles d'attribution;
2) qu'elles soient les mêmes pour un même type d'affection;
3) qu'elles soient connues;
4) qu'elles soient appliquées de la même façon, c'est-à-dire sans discrimination[18].

16. Nous endossons à ce sujet la position de Daniels (2003, p. 48), qui, en s'appuyant sur la théorie de la justice de Rawls, considère que le droit à des soins de santé est un cas particulier du droit à l'égalité des chances.

17. De nombreux auteurs reconnaissent la pertinence de baser l'allocation des ressources en santé sur le besoin, notamment Elster (1992, p. 17-18), Saint-Arnaud (1997b, p. 327-353), Beauchamp et Childress (2001, p. 267), Daniels (2003, p. 49) et Veatch (2003, p. 57).

18. Notre étude doctorale complétée d'une étude en transplantation d'organes (Subvention CRSH 1994-1997) a permis de préciser ces conditions d'impartialité. Voir Saint-Arnaud, (1987, 1997b, 1997c).

Ces règles ne sont pas nécessaires dans les relations humaines de nature privée, mais, dans des relations humaines institutionnalisées, comme c'est le cas des soins de santé, il serait injuste que les soins et les biens de santé soient attribués de façon arbitraire, au gré des humeurs, des préférences et des sentiments. C'est pourquoi l'existence de règles d'attribution est utile, particulièrement dans des situations difficiles, par exemple quand les ressources sont limitées. Le type d'affection est un repère général pour la reconnaissance du besoin de soins qui permet d'établir des règles équitables au regard du traitement des bénéficiaires ; d'autres repères permettent d'affiner les règles en fonction d'un repérage plus fin des besoins de ceux-ci. Par exemple, dans certains centres d'hémodialyse en milieux hospitaliers, tous les nouveaux patients reçoivent leur traitement le soir. Parmi eux, il y a des personnes âgées qui se déplacent difficilement et qui ne pourront pas utiliser le transport adapté pour rentrer chez elles à 23 h ou à minuit. Certaines auront du mal à parcourir de grandes distances à ces heures tardives. Si la règle d'attribution des horaires tenait compte des besoins spécifiques des personnes moins autonomes, la répartition des horaires serait plus équitable que la règle qui utilise l'ancienneté des bénéficiaires dans le service, les plus anciens inscrits dans le service pouvant accéder aux horaires de jour. Ces règles doivent être connues pour éviter les récriminations de toutes sortes et des décisions prises au gré des récriminations de chacun. Pour appliquer les règles de manière équitable, il ne doit pas y avoir d'exceptions, sauf si le critère utilisé pour la formulation de la règle était mieux servi en répondant positivement à la demande d'exception. Pour reprendre l'exemple de la dialyse, pour établir une nouvelle règle d'attribution des horaires qui serait fonction des besoins des personnes âgées moins autonomes, seul un besoin qui n'aurait pas été considéré dans la règle pourrait faire l'objet d'une exception. Ainsi, si toutes les plages horaires étaient ouvertes aux nouveaux venus, les plus âgés et les moins autonomes pourraient obtenir des horaires de jour. Cependant, si l'un d'entre eux avait obtenu un horaire en après-midi, alors qu'il doit subir d'autres types de traitements à la même heure, il faudrait en tenir compte et modifier l'horaire de ce patient. Ainsi, c'est toujours le critère du besoin qui est utilisé, mais il est encore plus affiné pour répondre aux besoins de ce patient en particulier.

L'impartialité n'est pas la seule manière d'appliquer les principes de justice formelle et d'égalité des droits. Dans une perspective égalitaire, le principe d'égalité des droits fait référence au principe d'égalité d'accès aux soins de santé. Il ne s'agit pas d'un droit à la santé, dont la réalisation serait hautement utopique, mais plutôt d'un accès à des soins de santé pour tous, quel que soit le revenu, le rang social, l'appartenance culturelle, etc. Il s'agit là d'une application concrète du principe de justice formelle. La Loi canadienne sur la santé[19] (adoptée en 1984) garantit à tous les citoyens un accès universel aux services médicaux en milieux hospitaliers et en cabinets privés. Elle impose une gestion publique des services médicalement nécessaires, une intégralité, une universalité et une possibilité de transfert des services d'une province à l'autre. Pour maintenir l'égalité d'accès aux soins médicaux, la loi prohibe la surfacturation, les hôpitaux privés et le ticket modérateur, parce que ces mesures créeraient une inégalité en favorisant un meilleur accès aux soins médicaux aux mieux nantis.

19. L.R., 1985, chap. C-6.

Tout citoyen canadien a droit aux services couverts par la loi de l'assurance maladie, sans discrimination. En ce sens, notre système étatique de soins impose une condition égalitaire d'accès aux soins, puisque la norme s'applique à l'ensemble des citoyens canadiens. Du point de vue de la justice formelle, moins il existe de classes d'individus, plus les structures institutionnelles sont égalitaires. Ainsi, un système étatique de soins impose une structure formellement plus égalitaire qu'un système à deux niveaux (communément appelé à deux vitesses) ou à plusieurs niveaux. En principe, il sert mieux le droit à un accès universel aux soins (Buchanan, 2003). Ce système est formellement égalitaire, mais il sera équitable s'il répond adéquatement au critère du besoin, c'est-à-dire s'il arrive à fournir des soins adéquats en temps opportun.

Des auteurs (Aristote, -50/1965 ; Schneider-Bunner, 1997) distinguent l'équité horizontale de l'équité verticale. La première concerne l'équité dans la classe ou le groupe de personnes qui reçoivent un traitement semblable. Dans le système de santé, on peut parler d'équité horizontale pour l'ensemble des citoyens, qui bénéficient d'un accès égal aux soins. On peut aussi parler d'équité horizontale pour tous ceux qui font partie d'une même classe, parce qu'ils présentent une caractéristique qui les regroupe en fonction d'un traitement semblable, notamment le type d'atteinte. Ainsi, traiter également, c'est-à-dire selon les mêmes règles, les malades qui sont atteints d'une maladie rénale terminale constitue de l'équité horizontale. De ce point de vue, il y aurait discrimination si les règles établies n'étaient pas suivies à cause de pressions sociales, économiques ou politiques. Ce serait le cas s'il y avait une liste d'attente pour accéder au traitement et qu'en exerçant des pressions sur les professionnels de la santé, des personnes arrivaient à faire inscrire en tête de liste un malade dont le cas n'est pas urgent. Dans un tel cas, des critères qui n'ont rien à voir avec le besoin seraient utilisés, ce qui serait inéquitable pour les personnes inscrites sur la liste d'attente.

L'équité verticale implique que les personnes qui ont des besoins différents soient traitées différemment, plus précisément les personnes dont le besoin est plus grand. Le plus grand besoin correspond au niveau le plus bas de bien-être (Elster, 1992). Les personnes dont la santé, voire la vie, est menacée à très court terme doivent être traitées en priorité. Dans notre système de santé, on distingue les cas qui doivent être traités en urgence des cas électifs, qui peuvent être inscrits sur une liste d'attente. Il serait inéquitable que des cas électifs passent avant les cas urgents, ou que des cas urgents soient placés sur des listes d'attente. Dans le premier cas, la personne obtient un soin rapidement, alors que son cas ne le justifie pas, ce qui revient à utiliser des critères qui ne sont pas basés sur le besoin urgent, caractéristique essentielle à la classe en question. Dans le second cas, on peut prendre l'exemple des unités des soins intensifs qui fonctionnent toujours à pleine capacité. Une personne hospitalisée sur un étage, alors qu'elle devrait être à l'unité des soins intensifs, subit un traitement inéquitable. Un bénéficiaire qui, à cause d'un manque de personnel infirmier, ne reçoit pas un soin de qualité, c'est-à-dire un soin qui répondrait à son besoin, est traité de manière inéquitable.

L'équité exige que l'accès aux soins soit déterminé par le besoin (Schneider-Bunner, 1997) et non par des caractéristiques personnelles comme des habitudes de vie ou l'observance des directives de soin, ou par des facteurs sociaux comme l'âge, le statut social, des pressions sociales ou politiques. Quand les listes d'attente s'allongent, ce qui est un indicateur de ressources limitées (*ibid.*), et qu'aucun moyen n'est mis en place pour repérer les cas les plus urgents, des personnes en attente utiliseront leurs ressources pour servir leur intérêt, vital dans certains cas, et pour arriver à recevoir le traitement, sans avoir à faire la queue. Il est inéquitable que des personnes dont le problème de santé ne représente pas une urgence parviennent en haut de la liste, pour des raisons qui ne sont pas basées sur le besoin.

Il existe de graves problèmes quand on ne peut traiter les cas urgents sur-le-champ, quand les listes d'attente sont tellement longues que les cas électifs s'aggravent au point de devoir être traités en urgence ou encore quand des séquelles graves résultent du temps d'attente. La première situation se produit, par exemple, quand une région manque d'effectifs médicaux et infirmiers, ou quand des salles d'opération demeurent fermées par manque de personnel infirmier. La deuxième situation se présente quand des interventions chirurgicales sont reportées plusieurs fois et que les cas électifs doivent passer par l'urgence pour recevoir un traitement. La troisième situation survient quand des personnes sont inscrites sur une liste d'attente pour entrer en réhabilitation, ou pour recevoir un traitement de chimiothérapie ou de radiothérapie, ou que des enfants ayant des troubles de comportement doivent attendre deux ans avant de rencontrer un spécialiste. En fait, les professionnels travaillent souvent à la limite de ce qui est moralement acceptable, ce qui leur cause du stress et de la tension. À l'unité des soins intensifs, on devra choisir qui peut être transféré dans une chambre pour faire une place à un nouveau venu, alors que tous ceux qui sont là devraient y rester pour recevoir des soins adéquats. Dans une étude que nous avons déjà citée dans le chapitre 7, Bunch (2001) indique comment, en situation de pénurie de personnel, certaines décisions sont difficiles à prendre pour une infirmière-chef qui doit assigner une infirmière peu expérimentée au chevet d'une personne gravement malade, sachant qu'elle prive cette personne d'un soin optimal.

Il est donc important d'établir des règles pour repérer les cas les plus urgents et pour effectuer un triage en fonction de ces règles. Il s'agit là d'une mesure de gestion équitable. Cependant, les règles n'empêchent pas d'exercer un jugement clinique, et la compétence demeure la clé d'un traitement équitable. Engager une téléphoniste pour le triage au lieu d'une infirmière spécialisée dans le domaine, c'est accepter que, pour faire des économies, des erreurs se commettent et que certains malades se retrouvent sur les liste d'attente alors qu'ils devraient être traités en priorité.

Quand les professionnels de la santé veulent suivre les règles du soin ou du traitement équitable en respectant les droits fondamentaux et en utilisant le critère du besoin, mais que la limite des ressources leur pose des barrières insurmontables, c'est tout le système de santé qui devient inéquitable. Quand les infirmières veulent donner un bon soin, donc un soin basé sur le besoin du patient, mais qu'elles en sont incapables à cause de la limite des ressources, on ne peut les tenir individuellement responsables du problème. Les gouvernements responsables du rationnement des ressources ont tendance à remettre la responsabilité des choix difficiles aux milieux et aux professionnels de la santé dans chacun des milieux. Depuis des décennies, le mot d'ordre au Québec est « faire plus avec moins », mais les directeurs d'hôpitaux et leur conseil d'administration n'ont aucune marge de manœuvre. Environ 80 % du budget qui leur est alloué est utilisé pour payer les salaires des employés autres que les médecins, dont les salaires sont payés par la Régie de l'assurance maladie. Le reste va à la pharmacie, au service d'hôtellerie et à l'achat d'appareils. Comme les frais de pharmacie sont toujours à la hausse, dépassant le salaire des médecins depuis l'an 2000 et augmentant de 20 % par année (Clavet, Côté, & Duperré, 2003), l'achat d'appareils est devenu très difficile (des budgets spéciaux et ponctuels sont consentis) et le service d'hôtellerie requiert de plus en plus l'apport des bénéficiaires : couches, mouchoirs de papier, etc.[20]

Les coûts des services augmentent continuellement, et les établissements s'endettent pour répondre aux besoins des bénéficiaires. Après avoir fermé des lits et réduit certaines dépenses, les directeurs d'hôpitaux n'ont pas d'autres choix que de réduire le nombre d'employés (Sabatini & Besnard, 1991). C'est pourquoi, dans certains services, on se retrouve avec un grand nombre d'emplois à temps partiel. De plus, dans certains hôpitaux, les équipes volantes et les soins intermédiaires n'existent plus, le personnel infirmier est sollicité pour faire des heures supplémentaires, obligatoires dans certaines unités, et les postes de travailleurs sociaux, de diététistes et de psychologues sont moins nombreux. Les conditions de travail des infirmières sont très difficiles. Comme il y a une pénurie de personnel, elles doivent s'occuper d'un plus grand nombre de cas, souvent des cas plus lourds à cause du virage ambulatoire et du vieillissement de la population. Il n'est donc pas étonnant de lire des résultats d'études qui indiquent que les infirmières sont à bout, au bord de l'épuisement professionnel, qu'elles vivent une grande détresse morale, qu'elles quittent leur emploi pour aller travailler à l'extérieur ou qu'elles quittent la profession. Pour garder les infirmières, il faut leur donner un meilleur environnement de travail en favorisant des conditions de travail équitables. Le recours à des agences privées, qui prend de l'ampleur à cause du manque d'infirmières dans de nombreux hôpitaux, ne peut garantir un soin et un suivi de qualité. Les infirmières des agences ne peuvent acquérir de l'expérience dans tous les secteurs où elles sont appelées à travailler, elles ne connaissent pas la philosophie des services où elles travaillent de manière ponctuelle et, surtout, elles n'ont pas le temps de développer un partenariat avec le malade.

Notre système est équitable, s'il arrive à donner un service de qualité en temps opportun. Si des délais trop longs entraînent des séquelles irréversibles chez des patients, voire la mort, non seulement le système n'atteint-il plus les buts pour lesquels il a été instauré, mais encore il devient inéquitable, puisqu'il ne répond plus adéquatement aux besoins des personnes. Dans ce contexte, laisser les listes d'attente s'allonger n'est qu'un moyen supplémentaire de rationner les services, le rationnement se définissant par tout mécanisme implicite ou explicite qui fait que des personnes dont le besoin a été reconnu par les professionnels de la santé ne peuvent recevoir le soin ou le traitement approprié en temps requis.

Que ce soit dans l'intervention directe ou en santé publique, l'attribution des biens de santé (tests, évaluations, soins, traitements, mesures préventives ou

20. Les salaires des médecins constituent 11,7 % des dépenses globales de santé, et le coût des médicaments 16,9 % (Clavet, Côté, & Duperré, 2003). Les technologies sont le principal facteur d'accroissement des coûts selon Lehoux et Battista (2003).

palliatives) pose problème en situation de rareté[21]. En fait, tant que les ressources en santé ne sont pas limitées, les biens de santé sont attribués en fonction du besoin, mais lorsqu'il faut faire des choix difficiles, on se rend compte que des critères autres que le besoin, notamment le critère du mérite, reviennent en force[22]. On a pu considérer les problèmes d'équité causés par l'utilisation d'un tel critère dans la façon de sélectionner les candidats à la dialyse dans les années 1960 à Seattle (*voir le chapitre 3*). On pense alors à restreindre l'accès à certains traitements en fonction de l'âge, du respect des directives de soins, voire de certaines caractéristiques de la personne. Voici des exemples plus actuels de pratiques en fonction du mérite : en Angleterre, on refuse l'accès à l'hémodialyse hospitalière aux personnes de plus de 70 ans ; un éthicien recommande de ne pas donner un accès égal à la transplantation d'organes aux personnes qui font un usage abusif de tabac ou d'alcool (Kluge, 1994)[23] ; une personne en désintoxication est retournée dans son milieu entre sa sortie de l'hôpital et son admission dans un centre de désintoxication où il y a une liste d'attente parce que l'infirmier pense qu'elle ne pourra pas s'en sortir ; les intervenants en santé publique doivent déterminer un groupe cible selon les limites budgétaires et les pressions exercées par des compagnies pharmaceutiques, alors qu'ils savent que d'autres groupes pourraient bénéficier de l'intervention. Les chartes protègent les individus contre ces discriminations, mais les personnes âgées, les personnes malades et les groupes qui ne sont pas organisés pour se faire entendre sont plus vulnérables et n'ont pas toujours la possibilité de faire valoir leurs droits.

Les questions d'allocation des ressources en santé comportent plusieurs niveaux décisionnels, allant de la microallocation en milieu hospitalier ou communautaire à la mésoallocation, celui des agences gouvernementales au niveau régional, puis à la macroallocation, qui relève des politiques gouvernementales. En macroallocation, deux questions se posent :

1) Quel pourcentage des revenus sera consacré à la santé par rapport à l'éducation, à l'agriculture ou à d'autres postes budgétaires ?
2) Comment répartir l'enveloppe entre les différents milieux qui ont des buts et des moyens différents dans le domaine de la santé ?

---

21. Pour deux études sur les problèmes d'équité en situation de limite des ressources, lire Saint-Arnaud (2003b, 2006b).

22. Le critère du mérite est toujours lié aux qualités et aux efforts d'une personne. Nous ne contestons pas le fait que ce critère soit approprié pour récompenser des efforts ou des réalisations méritoires, mais il n'est pas approprié dans l'attribution de biens de santé au regard des critères égalitaires d'interventions.

23. Dans cet article, Kluge (1994) fait référence à tort à une justice égalitaire. Son argument tient au fait qu'à ses yeux, ceux qui ont causé leur mauvais état de santé ne devraient pas être considérés sur un pied d'égalité avec les autres candidats pour une transplantation d'organe, parce que, ce faisant, ils pénalisent les personnes qui n'ont pas causé leur problème de santé en diminuant leurs chances d'obtenir un organe. Saint-Arnaud (1997a) a répondu en montrant qu'il est difficile de prouver que l'abus d'alcool ou de tabac est effectivement la cause de la maladie, et que l'argument de Kluge se réclame à tort d'une justice égalitaire, puisqu'en fait il s'agit d'une égalité des chances refusée sur la base du critère du mérite.

On a eu tendance à croire que les besoins sont illimités et que jamais on ne pourrait satisfaire tous les besoins en santé. En fait, ce ne sont pas les besoins qui sont illimités, mais les moyens que la science et la technique moderne déploient pour y répondre, voire pour en susciter. Si les dépenses en santé augmentent autant, c'est en grande partie à cause du coût des médicaments et des techniques de pointe qui utilisent des appareils de plus en plus sophistiqués. Ces moyens prolongent la vie de personnes qui autrement seraient décédées depuis longtemps. C'est le cas du stimulateur cardiaque, des pontages, de la dialyse, des médicaments contre l'hypertension, le diabète, etc. On a cru que les soins préventifs et promotionnels, l'éducation du public, l'intervention auprès des groupes les plus démunis pour qu'ils développent de meilleures habitudes de vie, bref, l'intervention sociale et préventive, permettraient de diminuer les coûts de santé. Selon la santé publique, la prévention de la maladie et la promotion de la santé seraient moins coûteuses et plus efficaces pour améliorer la santé et pour sauver des vies que les interventions curatives, telles que la dialyse rénale, la transplantation cardiaque et les unités de soins intensifs (Beauchamp, 2003). Or, on se rend compte de plus en plus que non seulement la prévention ne permet pas de diminuer les coûts de santé, mais qu'au contraire, elle les augmente sans qu'on soit capable d'en mesurer clairement l'efficacité. Pensons aux dépenses entraînées par le dépistage du cancer du sein chez les femmes de 50 ans et plus, aux problèmes causés par l'inscription de cette nouvelle clientèle sur les listes d'attente pour d'autres tests nécessitant l'utilisation des mêmes appareils, à la vétusté de certains appareils, qui rend le dépistage inadéquat, et aux résultats mitigés concernant le taux de survie des personnes qui ont eu un dépistage précoce, par rapport à celles qui n'en ont pas bénéficié.

Dans le cas des maladies cardiovasculaires, plus souvent qu'autrement, la prévention axée sur le régime alimentaire et l'exercice retarde l'apparition de la maladie, mais elle ne l'enraye pas. En ce qui a trait au cancer, c'est la même chose. La personne qui meurt d'un cancer du poumon à 30 ans est moins coûteuse pour le système de santé que celle qui meurt 20 ans plus tard après nombre de traitements ou d'interventions de soins. Ces considérations nous indiquent que le facteur économique ne doit pas être déterminant dans la mise en place de programmes et que le bien-être de la population doit demeurer prioritaire. Des choix déchirants devront être faits si les budgets consentis à la santé ne sont pas à la hauteur de l'augmentation des coûts. Toutes les instances devraient être impliquées dans les décisions qui seront prises. Actuellement, le rationnement est caché à la population ; c'est le personnel soignant et les gestionnaires dans les milieux de soins qui doivent prendre les difficiles décisions d'allocation des ressources.

Le *caring*

Il ne faut pas confondre le concept de *caring* développé dans le cadre des théories en sciences infirmières, comme celles de Leininger, Parse ou Watson, et le principe de *caring* inspiré des écrits de Noddings, de Bishop et Scudder, et de Bergum et Dossetor. De Noddings, nous retenons le fondement philosophique de la relation de soin. Le soin de la mère à l'enfant en est le modèle paradigmatique. Ce modèle met en évidence le fondement de toute relation humaine dans la réponse affective aux besoins de l'enfant. La relation de soin devient éthique quand elle est suscitée par l'atteinte volontaire d'un idéal, et non plus par la relation naturelle et instinctive de la mère à l'enfant. Il y a une obligation morale de s'engager à répondre aux besoins de l'autre quand celui-ci répond positivement à la démarche de soins. Cette réciprocité est à la base du partenariat dans le soin.

La réponse aux besoins n'est pas indépendante de la compétence, qualité personnelle sur laquelle ont insisté Bishop et Scudder, ni de la finalité des soins, qui est de viser au bien-être du bénéficiaire et qui inclut une visée éthique, selon les mêmes auteurs. Elle rejoint aussi les obligations imposées par les principes de bienfaisance et d'équité. En effet, pour agir dans le sens du bien-être de la personne, ce qui concerne l'application du principe de bienfaisance, le soignant doit répondre aux besoins avec compétence ; pour être équitable, c'est-à-dire pour fournir le traitement et les soins appropriés, il doit aussi répondre aux besoins avec compétence. Enfin, les qualités développées dans une approche de *caring* seront fonction d'une considération respectueuse de la personne, ce qui rejoint aussi les exigences du principe de respect de l'autonomie de la personne. Il y a donc une concordance entre les quatre principes issus de l'éthique biomédicale et le principe de *caring*. Cependant, le principe de *caring* ajoute un complément essentiel aux obligations morales engendrées par les autres principes. Il impose d'établir un partenariat, c'est-à-dire des relations humaines harmonieuses et efficaces entre le bénéficiaire, sa famille et les membres de l'équipe de soins, dans le respect des compétences de chacun et en fonction d'une réponse adéquate aux besoins du bénéficiaire.

Pour expliciter en quoi consiste les exigences morales générées par le principe de *caring*, trois thèmes seront abordés : la relation de soin au quotidien, la personne comme sujet de soin et l'engagement. Nous nous inspirons du livre de Bergum et Dossetor, *Relational ethics* (2005), qui définit l'éthique relationnelle à partir de récits et qui reste collé à la pratique quotidienne pour donner des indications précises sur la manière d'appliquer l'éthique relationnelle à des cas concrets. Contrairement aux auteurs qui sont à l'origine de l'éthique relationnelle, nommément Noddings, et Bishop et Scudder, Bergum et Dossetor considèrent que les principes et les règles (qui se centrent sur l'action moralement bonne), les vertus (qui se centrent sur les qualités morales de la personne), la casuistique (qui se centre sur les cas majeurs et l'analyse contextuelle) et, finalement, le *caring* (qui se centre sur la spécificité des personnes et la responsabilité des soignants) sont essentiels à toute approche en éthique des soins de santé. Ce livre apporte de l'espoir à tout professionnel de la santé aux prises avec le dramatique problème de la rareté des ressources, quel que soit le niveau ou le lieu de l'intervention : au chevet, en milieux communautaires, en gestion, en recherche ou en éducation. Un autre livre est précieux pour réfléchir à l'engagement des professionnels dans une véritable relation de soin. C'est le livre de Marie de Hennezel, *Le souci de l'autre* (2004), paru en format de poche.

La relation de soin au quotidien

Selon le principe de *caring*, il incombe aux soignants de mettre en place les conditions de relations humaines harmonieuses et efficaces. À cet égard, des qualités d'attention, d'accueil de l'autre, de présence vraie sont un atout. Le premier contact est toujours significatif : un simple bonjour, le ton employé, un sourire peuvent changer les choses. Dans une enquête menée auprès des personnes en traitement de dialyse, une des questions posées faisait une énumération savante des conditions de traitement, et il y avait quelques lignes où les répondants pouvaient faire des commentaires sur d'autres aspects ; une dame a simplement écrit : le sourire de l'infirmière[24]. Dans ce centre régional, tous les commentaires des participants portaient sur le dévouement du personnel infirmier et médical. Pourtant, comme on le sait, l'hémodialyse est une technique de maintien de la vie qui impose aux patients des traitements d'environ cinq heures (incluant le temps de préparation et de repos) trois fois par semaine, une diète sévère, une médication, etc. Par ailleurs, parmi les 103 commentaires que les patients ont émis dans cette enquête, 21 expriment leur reconnaissance envers le personnel soignant, médecins et infirmières (Saint-Arnaud et coll., 2003). Plusieurs de ces commentaires soulignent l'accueil et la bonne humeur du personnel infirmier, qui permet aux patients de supporter le traitement d'hémodialyse. Un commentaire d'une infirmière est éloquent à cet égard :

> « On essaie de le dorloter parce qu'on sait qu'il va être assis pendant 4 heures, qu'il va être branché à une machine qui ne parle pas mais qui fait du bruit, qui fait de la chaleur, il a plus froid et tout ça… Puis nous, on leur parle, on rit avec eux, on leur sourit. » (*Ibid.*, p. 28)

La communication est essentielle à la relation de soin et elle s'exprime non seulement par des mots, mais par des attitudes et des comportements d'ouverture qui dépassent la simple politesse. Évidemment, tout est dans la mesure : il faut éviter une trop grande familiarité, mais il faut aussi éviter une trop grande distance parce qu'elle empêche la relation de confiance de s'établir. Selon Bergum et Dossetor (2005), il semble y avoir deux préoccupations fondamentales chez les soignants : trop s'impliquer et ne pas avoir le temps de s'impliquer assez.

Prendre le temps

Le problème de la détresse morale mis en évidence par de nombreuses études en sciences infirmières est souvent lié au temps. Bien sûr, il semble n'y avoir jamais assez de temps pour s'asseoir et parler avec les patients. Mais, selon Bergum et Dossetor (2005), il faut aussi se demander ce que l'on fait avec le temps dont on dispose. Peut-être est-ce une manière différente de donner le soin qui est en cause. Si on laisse la distance s'établir dans la relation de soin, chacun est perdant (Bergum & Dossetor, 2005, p. 120).

24. Saint-Arnaud et coll., *La rareté des ressources en dyalise rénale* [projet de recherche], CRSH, 1997-2000.

Un membre du groupe de recherche de Bergum et Dossetor raconte l'histoire de sa rencontre avec un médecin, qui n'a duré que deux minutes durant lesquelles s'est instaurée une relation de confiance :

RÉCIT

« Durant ces deux minutes, le médecin était présent à elle et présent à sa situation. Il s'est présenté, s'est excusé de l'avoir fait attendre, et l'a remerciée d'être venue le voir. Il a identifié le problème (à l'aide de l'ultrason), ce qui nécessitait une chirurgie, et il lui a appris la " mauvaise nouvelle ". Il lui a dit que maintenant que le test était terminé, elle pouvait aller vider sa vessie, " la bonne nouvelle ". Il l'a aidée à descendre de la table d'examen, lui a demandé si elle avait des questions ou des préoccupations, et lui a montré où étaient les toilettes. » [Traduction libre] (Bergum & Dossetor, 2005, p. 121)

L'entretien dura deux minutes pendant lesquelles le médecin et la patiente étaient engagés dans une relation de soin commune, alors qu'il avait fallu trois rencontres avec une sage-femme avant qu'il y ait un engagement commun. Ce n'est donc pas le temps qui compte, mais la qualité de l'engagement dans la relation de soin qui fait la différence. Si, pendant une intervention de soin, l'infirmière pense à ce qu'elle devra faire après ou à ce qu'elle a fait avant, il n'y aura pas de présence vraie ou « vivide » selon l'expression de Zaner. Au fond, ce que nous enseignent Bergum et Dossetor, c'est de vivre le moment présent en mettant de côté les soucis qui ne concernent pas la personne qui est devant nous. Il faut se concentrer sur les besoins de la personne devant nous en humanisant les soins techniques. Bien sûr, il y a des urgences, mais même les soins d'urgence seront plus faciles à prodiguer si l'on intègre les valeurs humanistes dans la communication ; expliquer ce que l'on fait et rassurer la personne constituent des interventions qui sont pratiquées en même temps que le soin, donc intégrées à la pratique, qui ne prennent pas plus de temps, au sens chronologique du terme, et qui rendront la manœuvre plus facile à pratiquer, parce qu'elle sera mieux acceptée. En fait, il semble qu'en prenant du temps pour parler au patient et en jetant les bases d'une communication efficace, on gagne du temps au bout du compte.

C'est bien connu que les conflits sont causés en très grande partie par des problèmes de communication. De nombreuses études portent sur les conflits entre les équipes de soins, les bénéficiaires et leur famille à propos des traitements de fin de vie, particulièrement à l'unité des soins intensifs (Abbott et coll., 2001 ; Breen et coll., 2001). Un processus décisionnel fondé sur une bonne communication et un respect mutuel prévient ce genre de problème. À cet égard, les processus décisionnels liés aux choix des traitements et des soins de fin de vie sont éclairants. Voici les facteurs facilitant la participation du bénéficiaire et de ses proches dans les décisions de fin de vie :

- Inciter les personnes aptes à faire connaître leurs volontés à propos des traitements de fin de vie. Des documents comme le testament biologique ou le mandat doivent permettre un échange avec le médecin traitant et les proches sur les traitements de fin de vie ;
- Accompagner la personne et sa famille dans le processus de deuil ;

- S'assurer de leur compréhension des niveaux de soins, les aider à réfléchir à la situation et à formuler clairement leur point de vue;
- Favoriser des règles institutionnelles flexibles de manière à respecter le rythme du bénéficiaire et de sa famille.

Dans certains cas, le contexte de soin est très démotivant. Les infirmières sont formées à l'approche globale, mais quand elles arrivent dans les milieux, c'est très difficile, voire impossible, d'appliquer ce qu'elles ont appris. Marie de Hennezel (2004) rapporte qu'un représentant du ministre français de la Santé a déclaré en s'adressant aux infirmières: «Mesdames, il faut renoncer à vos visions humanistes sentimentales!» Certes, les conditions de travail sont difficiles à cause de la pénurie d'infirmières, mais est-ce une bonne solution d'abandonner le soin humaniste pour un soin technique? En tout cas, ce n'est pas celle que choisissent la plupart des infirmières. En fait, il faut beaucoup de créativité pour trouver des solutions éthiques dans l'environnement de travail actuel et quelquefois, il faut abaisser ses idéaux pour éviter un sentiment de culpabilité injustifié. Voici comment une jeune soignante explique à Marie de Hennezel comment elle s'en est sortie en voyant qu'elle ne pourrait jamais donner à ses malades toute l'attention qu'elle aurait voulu leur donner:

RÉCIT

«Au début, ce décalage entre l'idéal qu'elle s'était fixé et ce qu'elle pouvait en réaliser, compte tenu de sa charge de travail, la faisait souffrir. Elle rentrait chez elle frustrée et malheureuse. Et puis un jour, elle a décidé de mettre la barre moins haute: "Je vais essayer de donner cinq minutes par jour de vraie présence et d'attention à chacun de mes patients, ne serait-ce que cinq minutes! Un geste, un sourire, une petite attention qui leur témoigne que je suis là pour eux!" Cela était possible. À partir de ce jour-là, tout a changé.» (Hennezel, 2004, p. 114)

En fait, créer un climat de confiance ne prend pas nécessairement beaucoup de temps. Il suffit que le bénéficiaire reçoive et perçoive qu'il reçoit l'attention nécessaire à la prise en compte de ses besoins.

La personne comme sujet de soin

Pour répondre adéquatement aux multiples besoins de la personne souffrante, une approche globale s'avère appropriée. L'exemple des unités de soins palliatifs en témoigne. Il est démontré qu'un soulagement de la douleur intégrant des approches psychologiques et comportementales permet de réduire la médication et d'augmenter l'activité. De plus, il favorise le contrôle interne, et réduit la détresse et la dépression (IASP, 1995). Cependant, pour considérer la personne comme un tout, il ne suffit pas de mettre ensemble les perspectives biomédicales, psychologiques, sociales et spirituelles. Il faut considérer le bénéficiaire comme une personne à part entière, le traiter comme un sujet et non un objet de soin. En ce sens, le respect mutuel est un préalable à toute démarche de soin. Rappelons que le respect repose sur une conception de la personne comme être rationnel, capable d'organiser des moyens en vue d'une fin et, chez Kant (1785/1988), capable de se donner sa propre loi morale, ce qui fait de lui une fin en soi qui ne peut servir de simple moyen pour une fin extérieure à lui.

Que signifie respecter la personne comme un sujet de soin ? Pour répondre à cette question, l'intervention auprès des personnes en fin de vie est porteuse d'enseignement. La personne mourante est encore vivante. Elle doit être traitée comme une personne à part entière, comme un partenaire dans le soin. Elle veut savoir à quoi s'attendre durant le cours de sa maladie (Steinhauser et coll., 2000). À cet égard, une communication franche (Kirk, Kirk, & Kristjanson, 2004 ; Loewy, 2004 ; Way et coll., 2001) et la participation aux processus décisionnels (Steinhauser et coll., 2000 ; Weissman, 2004) constituent des éléments clés, qui ont été introduits par la bioéthique et qui sont de plus en plus intégrés à la pratique nord-américaine. Elles permettent de connaître la perception que les patients ont de leur maladie et de leur douleur, et de mettre en évidence les préférences et les buts poursuivis de part et d'autre ; elles permettent aussi aux professionnels d'anticiper les craintes, incluant la peur d'un soulagement inadéquat de la douleur et des symptômes, et de rassurer le bénéficiaire et sa famille au sujet de l'importance pour l'équipe de soins d'assurer le confort du bénéficiaire. Dans l'étude de Steinhauser et ses collègues (2000), la description des mauvaises morts inclut souvent des scénarios dans lesquels les choix des traitements ne sont pas clairs. Les décisions d'intervention, d'arrêt ou d'abstention de traitement qui n'ont pas fait l'objet d'un processus décisionnel s'échelonnant tout au cours de l'épisode de soin sont prises dans des situations de crise, au moment où les réserves émotionnelles sont basses. Dans un tel cas, les patients ne se sentent pas respectés, les familles sont perplexes et préoccupées de la douleur qu'éprouve leur proche ; les soignants ne sentent pas qu'ils donnent des soins adéquats.

En fait, tout ce qui a été apporté par la spécification théorique des principes dans ce chapitre est valide. Mais le principe de *caring* prend une dimension plus personnelle. Il permet notamment de parler de choses plus personnelles, des choses de la vie courante. Les bénéficiaires apprécient un soignant empathique, qui sourit, qui leur parle de tout et de rien, comme dans la vie, et qui les traite comme des personnes et non comme des malades. Pour faire comprendre cette attitude qui est l'envers de la relation fondée sur l'expertise professionnelle, un médecin fait le témoignage suivant :

> « Le dernier jour que je le vis à la salle d'urgence, il me regardait avec des yeux errants et cherchait son souffle. Je me suis penché sur lui et je lui ai tiré les cheveux. Il me regarda et dit : "Comment est votre nouvelle maison ?" Je répondis : "Je n'ai pas encore emménagé." Et il me dit : "Soyez sûr de la décorer joliment." C'était un échange très personnel. Il était en train de mourir, et sa dernière interaction avec moi était une interaction de personne à personne et non d'un malade à son médecin. » [Traduction libre] (Steinhauser et coll., 2000, p. 829)

Pour les soignants, cet engagement à accompagner celui qui meurt demande du courage et de l'humilité. Humilité parce que l'accompagnement du mourant oblige à reconnaître les limites de l'intervention curative. Courage, parce qu'il implique une présence vraie, l'envers de la fuite, la volonté d'affronter leur propre angoisse et de la transformer en ouverture à autrui (Hennezel, 1996). Il s'agit pour eux de compter sur leurs ressources intérieures pour ajouter une dimension humaine aux soins. Comparativement à l'approche scientifique, qui est de l'ordre des moyens, cette approche relève de l'art du soin. C'est une expérience qui change les acteurs, qui incite les soignants à réfléchir à leurs valeurs et à se centrer sur l'essentiel (*ibid.*), sur le bien-être du bénéficiaire, qui, comme nous l'avons vu plus haut, est indissociable du bien-être du soignant.

Les personnes en fin de vie sont intéressées à préparer leur mort, à régler leurs affaires et à résoudre certains conflits, mais elles ont aussi encore beaucoup à apporter aux survivants. Ces personnes réfléchissent à l'ensemble de leur vie et peuvent contribuer au bien-être des autres. À l'approche de la mort, elles réfléchissent à leurs succès et à leurs échecs, et découvrent souvent que les relations personnelles sont plus importantes que les gains professionnels et financiers. Elles veulent partager leurs réflexions avec leurs proches (Steinhauser et coll., 2000). Certaines d'entre elles sont positives devant le temps qu'il leur reste et aident moralement les autres à passer à travers cette étape de la fin de leur vie. Elles sont encore capables de donner des cadeaux, de l'attention, de la joie. Ces moments précieux ne doivent pas être entravés par des examens de routine, des tests ou d'autres manœuvres qui perdent leur sens dans les derniers jours de vie (Brody et coll., 1997).

Dans un article très pertinent sur la question, Marie de Hennezel (1996) s'intéresse à la fin de la vie et à la valeur qui y est rattachée. L'auteure relève toutes les préoccupations que la personne peut ressentir quand elle est en fin de vie et surtout toutes les ressources dont elle dispose pour passer à travers ce processus. Les soignants sont témoins des angoisses et de la souffrance des personnes en fin de vie, mais aussi des ressources insoupçonnées qui se révèlent quand elles semblent au bord de l'abîme. La personne en fin de vie est chamboulée dans tout son être. C'est le plus grand processus de transformation qu'elle aura à vivre en peu de temps. « Elle s'engage dans un processus de mise en ordre de sa vie et de ses relations avec les autres. » (Hennezel, 1996, p. 21) Dans le processus de la mort, le malade sent l'urgence de communiquer avec les autres. Selon Hennezel, il y a un rapport inversement proportionnel entre les forces physiques et le besoin d'échanges : plus les forces physiques diminuent, plus le besoin de communiquer se manifeste. Il s'agit là, selon M'Uzan d'un « dernier effort pour assimiler tout ce qui n'a pu l'être jusque-là dans sa vie pulsionnelle, comme s'il tentait de se mettre complètement au monde avant de disparaître » (*ibid.,* p. 22). Le malade devient plus fragile, plus vulnérable, mais plus près de ses sentiments. C'est comme si « l'énergie psychique [...] [cherchait] des voies d'investissement plus intérieures, plus intimes, plus affectives » (*loc. cit.*).

Les mauvaises morts seraient celles qui passent à côté de cet accomplissement. Comme le dit l'écrivaine Marguerite Yourcenar, citée par de Hennezel (1996) :

> « la mort bien sûr n'est pas un échec, puisqu'elle est notre destinée, mais elle le devient, quand elle est volée, ou réduite à son expression la plus sordide, quand elle ne peut devenir cette "expérience essentielle". » (p. 23)

Quand le malade demande que sa vie soit écourtée, il semble demander qu'on lui permette d'accéder à cette paix intérieure. Selon M'Uzan,

> « le mourant s'attend à qu'on ne se soustrait pas à cette relation à cet engagement réciproque qu'il propose presque secrètement, parfois à son insu, et dont va dépendre le travail de trépas. » (*Ibid.,* p.24)

RÉCIT

En faisant leur stage dans un hôpital, deux étudiantes infirmières ont connu leur première expérience d'accompagnement. L'une d'elles avait trouvé au bout d'un couloir une femme recroquevillée sur son lit, très amaigrie, atteinte d'un cancer de la face et laissée seule. Personne ne la visitait. Les aides-soignantes la lavaient le matin, le médecin passait à la fin de l'après-midi, et c'était tout. Les deux stagiaires décidèrent de s'occuper de cette malade. Elles apprirent que cette dame avait été danseuse étoile du ballet de Marseille. Peu à peu, la communication s'est engagée entre les deux étudiantes et la dame. Graduellement, elle recommença à s'asseoir, à manger un peu, et le reste de l'équipe trouva le courage d'aller dans cette chambre. (Hennezel, 2004, p. 104)

L'engagement

La responsabilité de mettre en place une relation de partenariat relève des soignants. Cela s'effectue dans l'engagement. En s'engageant, les soignants gagnent de l'autonomie (*empowerment*) et ils donnent un sens à leur intervention de soins.

L'engagement consiste à éviter de laisser la distance s'établir. Les soignants qui laissent la distance s'établir entre eux et la personne mourante refusent en même temps que la mort puisse être une expérience positive (Bergum & Dossetor, 2005, p. 123). C'est le cas de ceux qui perçoivent la mort comme un ennemi à vaincre, qui se centrent sur les moyens plutôt que sur les fins et qui s'éloignent ainsi de leur propre humanité. Selon Bergum et Dossetor, les risques d'épuisement professionnel sont plus grands pour ces personnes parce que quand la mort survient, il n'y a pas de relations entre les personnes pour enrichir l'expérience de la mort. Au contraire, ceux qui s'engagent acceptent d'être vrais, d'être eux-mêmes, de réfléchir à leurs propres valeurs et de les appliquer dans des comportements concrets.

Pourquoi attendre la fin pour faire place à un tel engagement ? C'est la question que se posait une étudiante dans un cours d'éthique. Pourquoi en effet attendre des situations limites pour s'engager dans une relation vraie et significative avec les personnes ? La question se pose sur le plan strictement humain, mais elle se pose aussi sur le plan professionnel. L'interdépendance fait partie de l'engagement (*ibid.*). Les personnes remplissent des rôles, mais ces rôles définissent des relations d'interdépendance : mère-enfant, soignant-soigné, sage-femme–parturiente. Les rôles définissent des responsabilités, mais ces responsabilités, telles qu'elles sont définies, notamment dans les codes de déontologie, sont sans valeur si, en les appliquant uniquement par devoir, il n'existe pas un engagement mutuel des personnes en cause. Cet engagement est fait de respect mutuel et d'interdépendance.

L'engagement consiste aussi à promouvoir le bien-être du bénéficiaire, à établir des relations de partenariat, à devenir l'« avocate » du patient auprès des proches et de l'équipe de soins en pratique clinique, à travailler à l'amélioration du bien-être populationnel, à promouvoir l'équité dans l'établissement des priorités et dans la mise en place des programmes d'interventions en santé publique. L'engagement responsable, c'est l'envers de l'automatisme, c'est la prise de conscience des obligations morales qui correspondent aux exigences des principes éthiques et la décision volontaire de les respecter personnellement, et d'inciter les autres personnes à les respecter et à les promouvoir, quel que soit le niveau décisionnel en cause.

Le processus de gestion de la détresse morale

Le principe de *caring* implique aussi pour le soignant de prendre soin de lui-même. La détresse morale serait liée à un désengagement qui proviendrait d'une intégrité morale compromise. À cet égard, l'étude de Laabs (2007) portant sur la gestion de la détresse morale par les infirmières praticiennes et citée dans le chapitre 7 est instructive pour tout soignant qui travaille dans un environnement qui dresse des barrières à la bonne pratique éthique.

De l'analyse effectuée par Laabs a émergé une théorie portant sur l'intégrité morale en présence d'un conflit éthique. L'intégrité y est définie comme un accord avec soi-même, une perception d'avoir agi correctement professionnellement et moralement, et comme une personne possédant des qualités morales. Un processus en quatre étapes claires incluant une évolution dans le temps a pu être mis en évidence :

1) l'environnement de travail, le rôle de praticienne et la relation avec le patient ;
2) la ligne que la praticienne trace compte tenu de ce qu'elle peut faire ou non éthiquement parlant ;
3) une solution qui permet de satisfaire aux besoins du patient sans franchir la ligne tracée ;
4) l'évaluation de l'intervention en fonction du maintien ou non de l'intégrité.

Dans l'évaluation de leur intervention au regard de leur intégrité, les praticiennes évaluent si leur intégrité a été maintenue. Si c'est le cas, aucune détresse morale ne survient, et l'intervention effectuée est renforcée. Par ailleurs, si elles jugent que leur intégrité a été compromise, la détresse morale survient à différents degrés, et les infirmières entreprennent des démarches pour alléger leur détresse et pour retrouver leur intégrité. Elles réévaluent leur intervention dans les premières étapes de la démarche et s'engagent dans des stratégies d'évitement, d'autoconviction et de compensation. Si ces efforts sont fructueux, la détresse disparaît et les actions entreprises sont renforcées. Sinon, les praticiennes continuent à éprouver de la détresse morale pour une période de temps indéterminée. Si la détresse ne disparaît pas, elles prennent des mesures pouvant aller jusqu'à l'évitement complet, le retrait de la situation stressante, et peuvent même quitter leur emploi (*voir la figure 12.1, p. 286*).

FIGURE 12.1 Conserver une intégrité morale en présence d'un conflit éthique

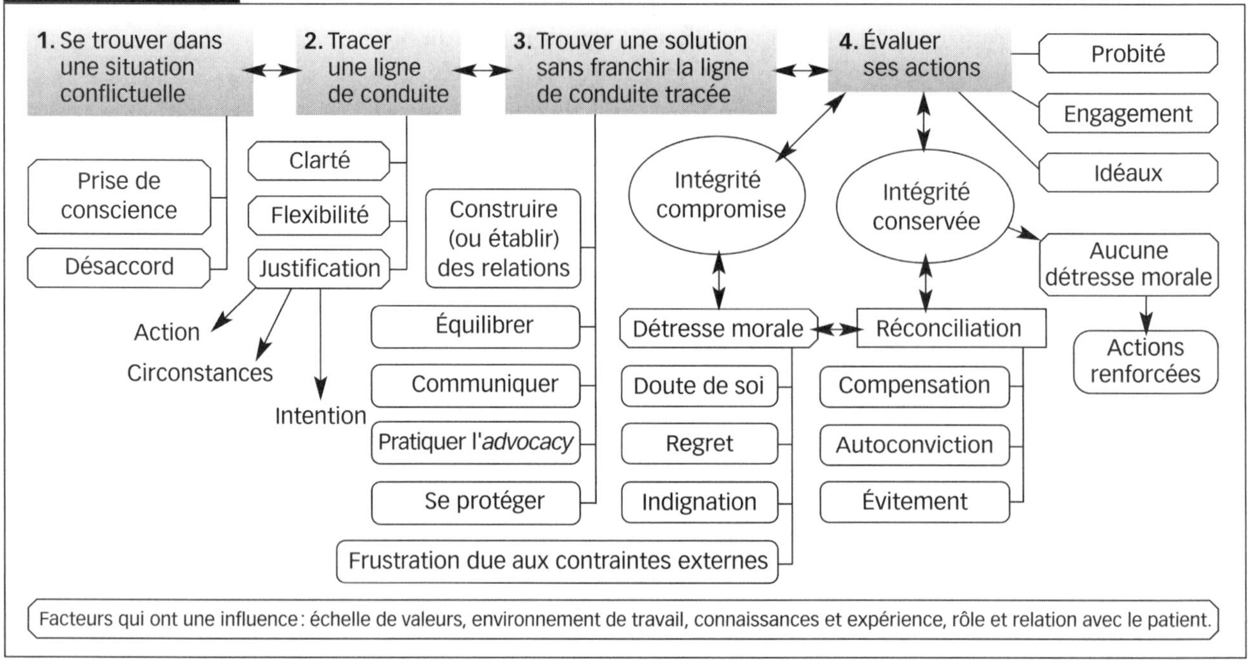

Source: Traduit de Laabs (2007, p. 800).

La détresse est liée à l'incohérence entre une conception idéale et des actions qui ne coïncident pas avec cet idéal. Les moyens pour arriver à répondre aux besoins du bénéficiaire sans transgresser la ligne de conduite que les infirmières praticiennes ont adoptée incluent :

1) l'équilibrage, ce qui implique d'évaluer les demandes conflictuelles et de faire des concessions tout en respectant la ligne de conduite tracée ;
2) l'*advocacy,* qui implique d'apporter un soutien au bénéficiaire même s'il faut transgresser les règles institutionnelles ;
3) la communication avec le patient et ses proches, pour informer, éduquer, écouter, questionner et faire de l'enseignement ;
4) l'édification des relations qui favorisent la création de liens de confiance entre toutes les personnes impliquées ;
5) la protection contre les poursuites ou les blâmes, en documentant clairement tous les échanges au dossier, notamment les ententes avec le patient, son *monitoring,* le suivi des lignes directrices et des protocoles établis dans l'institution ; était mentionné aussi un détachement émotionnel de la situation.

Si ces interventions, qui ne sont pas les mêmes pour toutes et qui reposent sur l'échelle de valeurs de chacune d'entre elles échouent, la détresse morale s'exprime par une frustration au regard des barrières provenant de l'environnement, par le doute de soi, le regret et l'outrage. La frustration au regard des contraintes externes provient des limites de temps, des quotas imposés, des conflits de croyances et de valeurs entre elles et leur employeur, de la pauvreté de certains patients et du fait d'avoir à travailler dans un système de santé contraignant. Les facteurs environnementaux les forcent à agir à l'encontre de leur intégrité morale. Le doute survient à cause des contraintes de temps ou des ressources insuffisantes pour répondre adéquatement aux besoins du patient. Il est aussi lié à un manque de connaissances et d'expérience au regard d'un conflit spécifique. Le regret est associé à un manque de courage pour agir selon les standards de bonnes pratiques. Il peut durer plusieurs années. Enfin, certaines perçoivent comme étant outrageuses des actions d'autres personnes envers elles, les tenant responsables de leur manque à l'intégrité. Elles trouvent affligeant de ne pouvoir traiter adéquatement une personne qui n'a pas d'assurances; certaines infirmières ont même transgressé les règles, tout en reconnaissant avoir conservé leur intégrité morale et en se réclamant de l'*advocacy*. D'autres cherchent plutôt à faire changer les règles, plutôt que de les transgresser. C'est leur façon de conserver leur intégrité.

Les façons de combattre la détresse morale sont instructives pour tout type de soins:

1) tenter de compenser ou de neutraliser la détresse morale en baissant ses attentes, en acceptant ses limites, en demandant d'autres tests et en augmentant l'attention donnée au patient, en priant pour elles-mêmes et leurs patients, en faisant de l'exercice, des heures supplémentaires, et en apportant du travail à la maison;
2) se convaincre qu'elles ont bien agi en se disant qu'elles ont fait ce qu'elles ont pu, qu'elles ont pris leurs responsabilités, ou encore compenser en acceptant le blâme et en trouvant un moyen de réparer leur manquement;
3) éviter les situations conflictuelles pour ne pas être prises émotionnellement et même physiquement dans des problèmes susceptibles de causer de la détresse morale.

La solution la plus extrême à cet égard pour des infirmières était de quitter leur emploi. D'autres solutions consistent à se détacher émotionnellement des patients, à se distancer, à trouver un emploi où ce genre de conflits n'existe pas, et enfin à refuser d'intervenir dans des situations qui menacent leur intégrité, ce qui revient à l'objection de conscience.

Certaines de ces solutions sont drastiques: quitter l'emploi ou se détacher émotionnellement du patient. Cette dernière solution conduit à l'épuisement professionnel selon Bergum et Dossetor (2005). En fait, tout est dans la mesure, comme nous le disions plus tôt. C'est sûr que celles qui ne font rien pour modifier leur situation risquent de revivre les mêmes problèmes et de connaître la détresse morale (Jameton, 1993). En ce sens, il existe une souffrance et une vulnérabilité du soignant. Les seuils sont différents pour chacun. Mais faire son travail sans s'engager n'est pas nécessairement la bonne solution pour le malade, ni pour le soignant. Exprimer de l'émotion signifie être en besoin, se refermer sur soi rend plus vulnérable et empêche les autres de nous venir en aide. La solution dans un tel cas serait d'accepter l'écoute et l'aide des collègues et même des supérieurs. La relation de soin n'existe pas seulement pour le bénéficiaire, elle est aussi valable pour les soignants. La vie relationnelle n'a pas pour balises la raison, les connaissances, les devoirs et les buts, elle se centre sur la confiance, le sentiment, et l'interprétation. Le soin ne peut être étranger à cette conception de l'être humain comme un tout, incluant la dimension affective.

Conclusion

Dans ce chapitre, nous avons présenté les principes d'éthique de la santé selon une approche par principes revisitée. L'utilisation de ces principes éthiques constitue pour nous la clé de voûte de la résolution d'un dilemme ou d'un problème éthique. D'un point de vue épistémologique, on peut les considérer comme des principes transcendants fondés dans les théories éthiques exposées dans le chapitre 11 et donnant lieu à des devoirs *prima facie,* ou encore comme des valeurs phares qui feraient consensus au regard des critères d'une éthique de la discussion. La différence entre ces deux points de vue concerne l'absence d'obligation morale de s'y référer dans le cas des valeurs phares, alors que le fondement transcendant oblige le professionnel de la santé qui veut agir moralement à s'y référer.

Les principes sont au nombre de quatre: le respect de l'autonomie de la personne, la bienfaisance, l'équité et le *caring.* En tant que devoirs *prima facie,* ils imposent de respecter l'autonomie de la personne, de maximiser les bénéfices et de minimiser les torts au regard du bien-être du bénéficiaire, de répondre à son besoin de manière impartiale et équitable, et enfin d'entretenir avec lui un partenariat dans le soin. Ces obligations morales doivent être interprétées à la lumière des faits pertinents par les personnes concernées, et aucun principe n'est prioritaire *a priori.* Ce sont les échanges entre les personnes concernées qui détermineront l'interprétation à donner à chacun des principes dans les décisions à prendre et les interventions à effectuer. C'est ce que l'on appelle la spécification des principes. Chaque situation comporte sa propre solution, qui elle-même s'inscrit dans un processus d'échanges et d'accompagnement qui dure tout au long de l'épisode de soin ou de l'intervention, en santé communautaire ou en santé publique. En cas de conflits entre les exigences des principes, on tentera de faire un équilibrage des principes, c'est-à-dire de les respecter tous en arrivant à des solutions négociées. Sinon, il faudra se contraindre à donner priorité à un ou plusieurs principes sur les autres. Dans un tel cas, des conditions s'imposent: avoir procédé aux étapes de spécification et d'équilibrage, viser au bien-être du bénéficiaire, ne disposer d'aucune autre solution plus éthique et minimiser les conséquences négatives de l'intervention.

Aucun des principes n'est considéré comme un absolu, ce qui évite une hiérarchisation des valeurs canonique. Ils se limitent les uns les autres et doivent être interprétés à la lumière du contexte. Cependant, ils fournissent des repères et un cadre de référence flexible pour la pratique éthique, et pour l'analyse des enjeux, des problèmes et des dilemmes éthiques qui se posent dans la pratique.

CHAPITRE 13

Les processus décisionnels

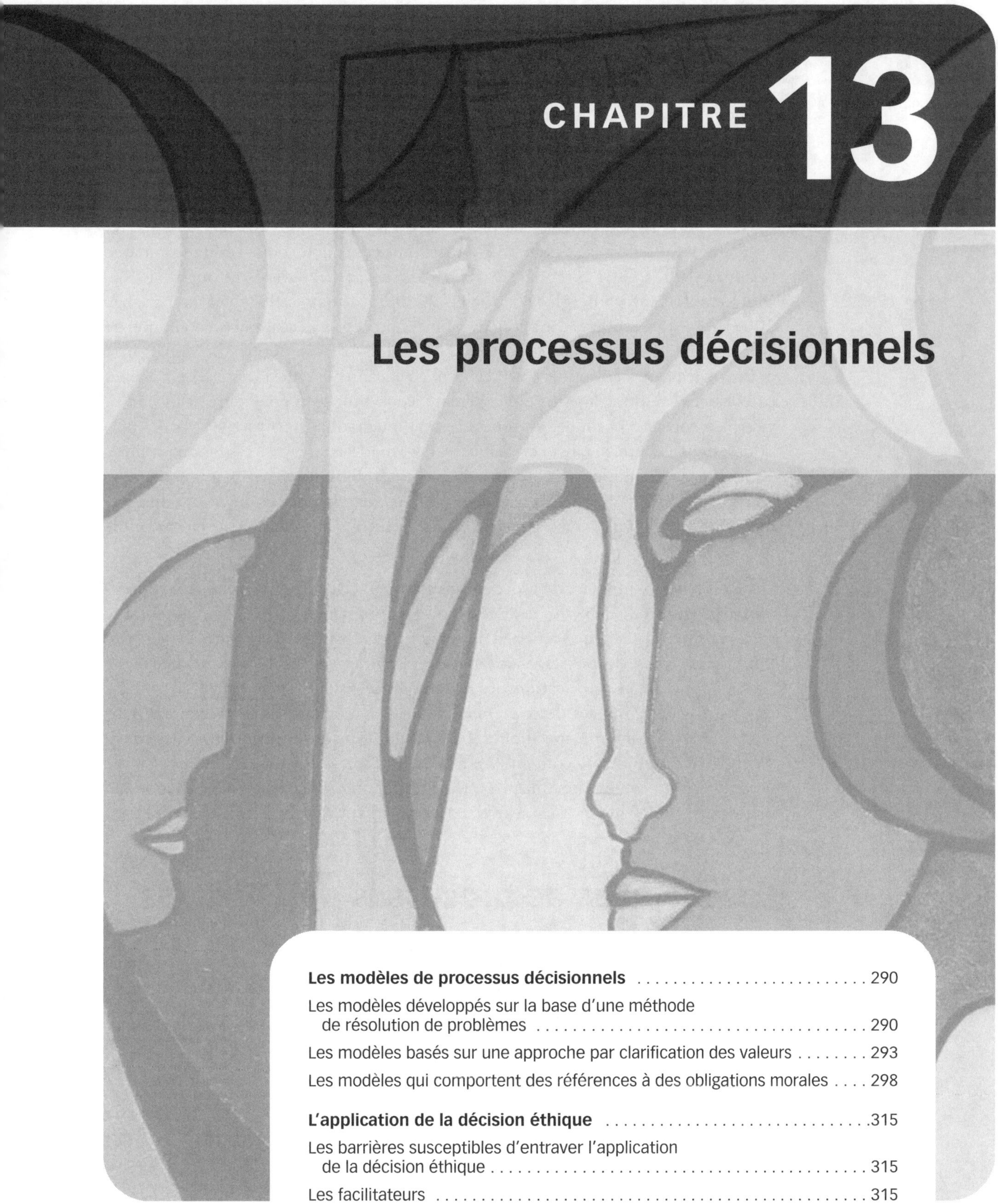

La définition des étapes d'un processus décisionnel menant à la résolution d'un problème ou d'un dilemme éthique constitue un cadre procédural. Selon Reigle (1996, p. 283), celui-ci permet d'organiser les faits et les données contextuelles d'un problème ou d'un dilemme éthique. Le processus décisionnel suggère une méthode d'examen des enjeux éthiques. Sans contenu, il apparaît cependant comme une coquille vide et ne constitue pas une garantie de résultats éthiquement bons. Loin de remplacer la démarche réflexive d'analyse de la situation problématique, il la présuppose.

Il existe plusieurs modèles de processus décisionnels pour discuter, analyser et résoudre des problèmes éthiques. Ils ont surtout été conçus pour l'éthique clinique (Cadoré, 1997 ; Curtin, 1982 ; Davis, Aroskar, Liaschenko, & Drought, 1997 ; McDonald, 2007 ; Reigle & Boyle, 2000 ; Rodney, 1991 ; Saint-Arnaud, 2007). D'autres modèles sont conçus pour les processus décisionnels en éthique de la santé publique (Kass, 2001 ; Massé, 2003 ; Saint-Arnaud, 2006a). Tels qu'ils sont présentés ici, les processus décisionnels visent à encadrer la réflexion sur les problèmes et les enjeux éthiques, à partir d'une démarche rationnelle qui peut être utilisée individuellement ou en groupe, et qui vise à une intégration de l'éthique dans les pratiques de la santé. Dans ce chapitre, des modèles de processus décisionnels accompagnés de plusieurs exemples sont présentés. Puis, les barrières à une pratique éthique, provenant des auteurs consultés pour la rédaction de cet ouvrage, sont résumées. Enfin, des suggestions sont faites pour faciliter la décision et la pratique infirmière éthiques.

Trois types de modèles de processus décisionnels qui correspondent à un apprentissage progressif de la méthode de résolution de problèmes et de dilemmes éthiques sont examinés dans cette section. Le premier type, inspiré d'approches en sciences infirmières, utilise le processus général de résolution de problème. Le deuxième prend appui sur la clarification des valeurs, et le troisième prend appui sur des repères moraux. Pour les deux premiers types, les modèles sont procéduraux sans références à des contenus spécifiques. Le troisième type de modèles réunit des considérations de forme et de contenu. Le modèle de Jocelyne Saint-Arnaud réunit une procédure et un contenu résumant les éléments importants d'une prise de décision qui intègre les repères éthiques dans la pratique infirmière et qui ont été définis dans ce livre.

Les modèles de processus décisionnels

Les modèles développés sur la base d'une méthode de résolution de problèmes

Des modèles décisionnels visant à résoudre les dilemmes éthiques et faisant référence à une méthode de résolution de problèmes sont proposés dans des ouvrages en sciences infirmières. Ils se présentent généralement comme dans l'encadré 13.1.

Ce modèle correspond à un processus de résolution de problèmes transposé au domaine de l'éthique. Les principes éthiques sont mentionnés à l'étape de la clarification du dilemme (point 1), pour reconnaître que nous sommes en présence d'un dilemme éthique, et non d'un problème administratif ou d'un autre type de

ENCADRÉ 13.1 **Une démarche de résolution de dilemme éthique**

1. **Clarifier le dilemme éthique.** À qui le problème s'adresse-t-il ? Qui devrait prendre la décision ? Qui est touché par cette décision ? Quels principes éthiques sont soulevés par ce problème ?
2. **Recueillir des faits additionnels.** Rassemblez le plus d'information possible sur la situation. Renseignez-vous sur les causes judiciaires les plus récentes concernant cette question éthique.
3. **Identifier les options.** Faites un remue-méninges avec d'autres personnes pour dégager le plus grand nombre d'options possibles. Plus il y aura d'options, plus il y aura de chances qu'une solution acceptable s'impose.
4. **Prendre une décision.** Parmi les options identifiées, déterminez laquelle est la plus acceptable et la plus facilement réalisable.
5. **Agir.** Mettez la décision en œuvre. Il peut s'avérer nécessaire de collaborer avec d'autres personnes pour la mettre en application et pour identifier les options.
6. **Évaluer.** Après avoir agi pour mettre en œuvre la décision, évaluez son impact. Est-ce que la ligne de conduite choisie était la meilleure ? Une autre option aurait-elle mieux convenu ? Pourquoi ? Qu'est-ce qui a bien ou mal fonctionné ? Pourquoi ?

Source : Traduit de Allender et Spradley (2005, p. 99).

problème. Par la suite, aucune référence n'est faite à des valeurs ou à des principes éthiques dans le processus de résolution du dilemme. En fait, on passe directement de l'identification des options à la décision, en omettant l'étape d'analyse ou d'évaluation des options présentées. C'est habituellement ce qui se fait de routine dans la pratique clinique : les options sont évaluées à la lumière des faits pertinents.

Le modèle de Hamric et Reigle

Le modèle présenté par Hamric et Reigle (2005, p. 398) s'adresse aux cliniciennes et aux praticiennes. Le processus de résolution de problèmes comprend quatre étapes : l'évaluation du problème, le plan, la mise en application et l'évaluation de l'intervention. La première étape concerne des faits : faits médicaux, faits infirmiers, valeurs, droits et obligations des parties, et autres facteurs contextuels. La deuxième étape concerne des stratégies de résolution du problème : collaboration, compromis, accommodement, coercition et évitement. La troisième concerne l'application de l'action choisie par les parties. Enfin, la quatrième réside dans l'évaluation du processus et de ses résultats (*voir le tableau 13.1*).

Dans ce modèle, le processus décisionnel éthique est axé sur la procédure présidant à l'identification des faits et sur des stratégies de résolution du problème. Les auteures insistent sur l'importance du contexte et des faits pertinents. Les « valeurs, droits et obligations du patient et des autres » [traduction libre] y sont considérés comme des faits au même titre que les données infirmières ou médicales (Hamric & Reigle, 2005, p. 399). Une fois les faits clarifiés, la résolution du problème peut paraître évidente (*ibid.*, p. 398). Il est possible en effet que le repérage des faits pertinents permette de solutionner un certain nombre de cas. Nicole Léry (1999) évalue à 30 % les cas difficiles qui se règlent par une démarche qui va au-delà d'une connaissance adéquate des faits. Elle insiste sur l'importance de la fiabilité de l'information fournie, qui elle-même repose sur la compétence des personnes appelées à délibérer sur la situation problématique.

TABLEAU 13.1 L'utilisation de la démarche infirmière dans le processus décisionnel éthique

Étape	Description
1. Analyse	Indentification du problème Cueillette de l'information Données médicales Données infirmières Valeurs, droits et obligations des intéressés Autres facteurs pertinents Culture Religion Relations Autres particularités contextuelles
2. Plan	Stratégies de résolution du problème Collaboration Compromis Accommodement Coercition Évitement
3. Mise en application	Déclenchement d'une action morale
4. Évaluation	Processus Résultats

Source : Traduit de Hamric et Reigle (2005, p. 398).

Selon Hamric et Reigle (2005, p. 398), les enjeux éthiques se définissent comme impliquant « une forme de controverse (*some form of controversy*) concernant des valeurs morales, ou des devoirs ou obligations fondamentales » [traduction libre], et la compétence en éthique relève en partie de connaissances théoriques en éthique (*Ibid.,* p. 355). Cependant, le modèle de processus décisionnel éthique ne fait pas le lien entre les faits pertinents, et les valeurs, les théories ou les principes éthiques présentés et jugés importants par les auteures puisqu'ils sont présentés dans la première partie du chapitre. Tout se passe comme si la solution du problème éthique était tirée des faits, dans la plupart des cas, ce qui n'échappe pas à l'erreur naturaliste.

Quant aux stratégies de résolution du problème ou du dilemme éthique, elles correspondent à ce qui se fait dans la pratique, mais les auteures n'indiquent pas quelles sont parmi elles les stratégies éthiquement acceptables. La collaboration y est favorisée pour des raisons conséquentialistes ou utilitaristes, et les auteures y consacrent tout un chapitre. Toutefois, on peut douter de l'« éthicité » de stratégies tels le compromis, l'accommodement, la coercition et l'évitement.

Il faut préciser que les auteures s'adressent aux infirmières de pratique avancée qui ont un rôle de négociatrice, de facilitatrice et de médiatrice. Le but visé est d'arriver à une entente. En ce sens, les infirmières cliniciennes ne doivent pas imposer une solution. Celle-ci doit émaner des parties en présence. Il est clair cependant que le modèle de processus décisionnel proposé par Hamric et Reigle (2005) montre qu'il n'y a pas d'incompatibilité entre la démarche clinique de l'infirmière et le processus de résolution de dilemme éthique, ce qui confirme la position de Davis et de ses collègues (1997) à ce sujet. Les démarches cliniques et éthiques peuvent être menées conjointement.

Le modèle de Davis, Aroskar, Liaschenko et Drought

Davis et ses collègues présentent un processus décisionnel qui se définit en 10 étapes (*voir l'encadré 13.2*):

ENCADRÉ 13.2 Un processus décisionnel en 10 étapes

1. Analyse de la situation d'ensemble pour identifier ce qui est problématique
2. Identification des faits pertinents au sujet du patient-client, dont ses antécédents médicaux et sociaux, sa capacité de décision, l'existence de directives préalables quant aux traitements
3. Identification des parties prenantes impliquées dans la situation ou touchées par les décisions prises
4. Identification des données légales pertinentes
5. Identification des conflits particuliers concernant les principes éthiques ou les valeurs
6. Identification des options possibles, de leur but et surtout de leurs conséquences probables pour le bien-être du ou des patients
7. Identification des contraintes pratiques: légales, organisationnelles, politiques et économiques
8. Recommander des actions éthiquement acceptables tout en reconnaissant que toute option a souvent des aspects positifs et négatifs
9. Agir si vous êtes celle qui prend les décisions ou qui les met en application
10. Réexaminer et évaluer la situation une fois la mise en application de la décision effectuée pour déterminer les leçons qui peuvent être tirées pour favoriser la résolution de situations similaires du point de vue des soins aux patients ou de l'élaboration de politiques à cet égard

Source: Traduit de Davis, Aroskar, Liaschenko et Drought (1997, p. 47).

Le processus décisionnel ne privilégie aucune théorie éthique ni repère éthique. Les auteures indiquent cependant que les théories éthiques se centrent sur différentes façons de raisonner de manière substantive sur les faits recueillis et qu'elles mènent à différentes solutions, qui sont, de ce fait, justifiées du point de vue de l'éthique. Les théories présentées sont celles qui mettent en évidence la vertu et les dispositions personnelles, les principes déontologiques, le principe d'utilité et le *caring*. Aucune d'entre elles n'est privilégiée.

Les modèles basés sur une approche par clarification des valeurs

Plusieurs autres modèles en éthique des sciences infirmières et en bioéthique sont conçus sur la base de la clarification des faits et des valeurs. Un de ces modèles est réservé à un usage individuel (Racine, Legault, & Bégin, 1991), les autres concernent des processus décisionnels interdisciplinaires (Durand [& Crowe], 1999; Massé, 2003; Saint-Arnaud, 2006a).

Le modèle de Racine et de ses collègues

Le modèle de Racine, Legault et Bégin (1991) correspond à un modèle de clarification des valeurs qui conduit au choix d'une valeur prioritaire et à une prise de décision. Le processus se déroule en quatre phases: prendre conscience de la situation, clarifier les valeurs conflictuelles de la situation, prendre une décision morale par la résolution rationnelle du conflit de valeurs de la situation et établir un dialogue réel avec les personnes impliquées. La démarche comprend 15 étapes (*voir l'encadré 13.3*). Les faits pertinents au problème sont relevés. Un dilemme est formulé, et une décision spontanée est prise. Les intérêts des différentes parties sont définis, les normes juridiques et déontologiques précisées. Il s'agit d'une approche descriptive favorisant une prise de conscience des valeurs personnelles. Ce modèle présente un processus rationnel qui se développe selon un processus de réflexion critique portant sur une décision spontanée, sur les émotions qui pourraient biaiser la démarche et sur la prise de décision elle-même. La décision doit être débattue et justifiée auprès des personnes impliquées, qui feront ensuite leurs commentaires. Les accords et désaccords doivent être enregistrés. Toute la démarche mène à une solution collective finale.

ENCADRÉ 13.3 Une grille d'analyse d'un cas éthique présenté selon les phases de la délibération

Phase 1: Prendre conscience de la situation

Étape 1: Inventorier les éléments majeurs de la situation.

Étape 2: Formuler le dilemme.

Étape 3: Résumer la prise de décision spontanée.

Étape 4: Analyser la situation des parties.

Étape 5: Énumérer les lois, les normes et la réglementation impliquées dans la situation.

Phase 2: Clarifier les valeurs conflictuelles de la situation

Étape 6: Faire une réflexion critique sur le rôle des émotions dans la prise de conscience de la situation.

Étape 7: Nommer les valeurs qui sont effectivement agissantes dans la prise de conscience de la situation.

Étape 8: Identifier le principal conflit de valeurs qui forme le dilemme de la situation.

Phase 3: Prendre la décision morale par la résolution rationnelle du conflit de valeurs de situation

Étape 9: Identifier quelle valeur a préséance dans la situation.

Étape 10: Formuler les principaux arguments qui explicitent pourquoi cette valeur est jugée prioritaire dans la situation.

Étape 11: Préciser les modalités de l'action compte tenu de l'ordre de priorité dans les valeurs.

Étape 12: Faire une réflexion critique sur la prise de décision.

>

> **ENCADRÉ 13.3** Une grille d'analyse d'un cas éthique présenté selon les phases de la délibération (*suite*)

Phase 4 : Établir un dialogue réel avec les personnes impliquées

Étape 13 : Formuler et présenter une argumentation complète permettant de justifier sa position.

Étape 14 : Écouter les remarques et les commentaires afin de pouvoir encadrer la discussion.

Étape 15 : Établir des accords ou des constats de désaccord sur les différents points de vue qui mènent à une solution finale collective.

Source : Racine, Legault et Bégin (1991, p. 34).

Cette grille a le mérite d'encourager la congruence entre les valeurs préconisées par la personne en cause et l'action à entreprendre. Elle favorise aussi la pensée critique à l'égard des valeurs et de l'action. Il semble que ce soit la réflexion menée selon une procédure rationnelle qui conduise à la résolution du dilemme éthique.

Cette grille et l'ouvrage dans lequel elle figure ont été conçus à l'origine pour les ingénieurs, mais le modèle qu'ils présentent est aussi utilisé en éthique de la santé. Plusieurs récits ou cas problèmes sont donnés en exemple, notamment celui de Jean, à qui le patron demande de fausser des données pour favoriser un produit plutôt qu'un autre. Cette situation pourrait être transposée à la pratique infirmière. Une infirmière est engagée pour faire du recrutement pour un projet de recherche. Le chercheur qui l'engage lui demande de changer l'âge des patients pour pouvoir inclure un plus grand nombre de patients dans son étude et obtenir des résultats plus fiables. Si elle accepte, elle obéit à la demande de son patron, mais elle risque d'y laisser son nom si la chose est sue. Si elle refuse, elle risque de perdre son emploi, mais elle considère qu'une professionnelle de la recherche ne peut remettre des données falsifiées. Elle pourrait donc ne pas accéder à la demande du patron de peur de perdre sa réputation. Revenons à l'exemple de Jean :

EXEMPLE

Le dilemme se situe dans la réponse à faire au patron. Sans relater tout le contexte de la décision, les valeurs en cause selon Jean sont : le prestige, la sécurité financière, le profit économique, le professionnalisme et le respect de l'autorité. Certaines valeurs appuient la proposition A : rédiger un rapport contenant des données falsifiées ; d'autres valeurs appuient la proposition B : ne pas rédiger un tel rapport. Par la suite, Jean établit une priorité des valeurs en fonction du dilemme principal. Le résultat indique que les deux principales valeurs en conflit sont le prestige, valeur en fonction de laquelle Jean ne rédigerait pas un rapport falsifié, et le respect de l'autorité, valeur en fonction de laquelle il rédigerait un rapport falsifié. La valeur qui a eu préséance dans le cas de Jean est le prestige, suivi du respect de l'autorité. L'argument qui permet de trancher entre les deux valeurs est subjectif. Dans le cas présent, c'est l'intérêt personnel qui a été déterminant : Jean a évalué la situation en examinant les avantages et les torts qui pourraient résulter de son choix, et il n'a pas remis un rapport faussé pour ne pas risquer de perdre son prestige et sa réputation.

Les auteurs de cette méthode classent les arguments en fonction d'une échelle inspirée des phases du développement moral de Kohlberg. Dans le cas de Jean, son argumentation a été classée dans la catégorie 1 : celle de l'égocentrisme. À l'étape 12, on demande cependant à Jean de justifier l'option retenue par rapport aux critères d'impartialité, de réciprocité et d'exemplarité.

Nous sommes ici dans un processus décisionnel, basé sur la clarification des valeurs, qui ne fait pas de distinction entre les valeurs morales et les valeurs non morales, et qui laisse l'individu choisir les valeurs auxquelles il se réfère, qu'il s'agisse de valeurs morales ou non. Il s'agit d'un processus conforme à la relativité des valeurs. Cependant, dans les deux exemples donnés dans le livre de Racine et de ses collègues (1991)[1], les individus ont fait un choix dicté par leur intérêt personnel, et il est légitime de se demander si ce n'est pas la méthode elle-même qui influencerait le type d'arguments invoqués, notamment à l'étape 4; l'analyse de la situation consiste à recenser les intérêts en cause. À l'appui de cette hypothèse, des étudiants en sciences infirmières qui ont utilisé cette méthode ont eu tendance à résoudre un dilemme éthique en fonction de leur intérêt personnel, ce qui allait à l'encontre du bien-être des personnes en cause et du professionnalisme. Des études seraient bienvenues pour infirmer ou confirmer cette hypothèse.

Le modèle de Crowe et Durand

La grille d'analyse de cas proposée par Crowe et Durand (*voir l'encadré 13.4*) est inspirée de celle de Racine et de ses collègues. Cependant, elle n'est pas conçue pour un usage individuel, mais plutôt comme un outil que les comités d'éthique clinique peuvent utiliser pour répondre à la demande de consultation. Pour ces auteurs, l'examen des faits est suivi d'une décision spontanée, qui sera examinée à la lumière des valeurs en cause, notamment celles du patient, de ses proches, de sa communauté d'appartenance et des intervenants, et à la lumière des conséquences qu'entraînent chacune des options possibles et de leurs valeurs sous-jacentes. La discussion se déroule sous le mode d'une argumentation succincte infirmant ou confirmant la décision spontanée; la solution s'impose d'elle-même et, le plus souvent, elle est unanime.

Dans ce modèle, l'examen des normes légales et déontologiques, le cas échéant, vient tardivement «pour ne pas couper trop tôt la réflexion» (Durand, 1999, p. 442), ce qui laisse entendre que les personnes impliquées dans la décision s'arrêteraient à ces normes et prendraient une décision qui serait simplement l'application de l'une d'entre elles, mettant ainsi fin à la discussion. Les auteurs donnent l'exemple d'une demande d'euthanasie qui ne serait pas traitée si les normes légales étaient abordées plus tôt dans le processus[2]. Ils récusent le recours au consensus, qui constitue pour eux «un piège à éviter», notamment parce qu'il

1. L'autre cas concerne le dilemme de Ruth, qui découvre la présence, dans un produit destiné à la consommation humaine, d'une petite quantité de produits potentiellement cancérigènes chez les animaux si ceux-là sont consommés à hautes doses. Son dilemme: en informer ou non la compagnie. Elle choisit de ne pas informer la compagnie de peur de perdre son emploi et son revenu.
2. Allender et Spradley (2005) présentent aussi un modèle de processus décisionnel qui place l'examen des normes légales à la dernière étape du processus, avec les attentes sociales.

ENCADRÉ 13.4 **Grille d'analyse de cas en éthique**

1. Identifier la question

2. Identifier les faits
- Faits cliniques :
  - maladie actuelle, maladies concomitantes
  - fonctions mentales supérieures
  - diagnostic, pronostic
- Faits psychosociaux :
  - histoire sociale
  - dynamique familiale
  - volonté du patient
  - réactions du patient et de la famille face à la situation
- Réactions de l'équipe de soins
- Validation de la question

3. Option spontanée
(prise de conscience personnelle qu'il n'est pas nécessaire d'aborder en groupe)

4. Identifier les valeurs
- Valeurs du patient :
  - morales
  - religieuses ou de sa culture religieuse
- Valeurs de la famille ou de son groupe d'appartenance
- Valeurs des intervenants :
  - personnelles (morales, religieuses)
  - professionnelles

5. Préciser les enjeux éthiques
- Dégager les valeurs en jeu
- Identifier les valeurs qui viennent en conflit

6. Identifier les alternatives
- Énumération de toutes les options possibles en évoquant les aspects normatifs et légaux s'y rapportant (incluant des solutions par étape)
- Conséquences probables de chacune
- Valeurs qui sous-tendent chaque option
- Argumentation sur la priorité éventuelle à établir

7. Retour sur son option spontanée
(prise de conscience personnelle qu'il n'est pas nécessaire d'aborder en groupe)

8. Décision (avis)
- Justification

Source : Crowe et Durand, Institut universitaire de gériatrie de Montréal (révisée en mai 2000).

conduirait à « des faux compromis qui ne servent ni la vérité, ni celui qui fait appel au comité » (Durand, 1999, p. 443)[3].

3. Certains auteurs, comme c'est le cas ici, font référence à la vérité dans le domaine de l'action. Pour nous, la vérité est du domaine de la connaissance et non de l'action. L'éthique ne vise pas à la connaissance de la vérité, mais à l'action la plus acceptable éthiquement.

Le modèle de Massé

Dans son livre *Éthique et santé publique: enjeux, valeurs et normativité* (2003), Raymond Massé présente un modèle de processus décisionnel basé sur la clarification des valeurs pour résoudre et prévenir les dilemmes et les problèmes éthiques en santé publique. Le processus se déroule en cinq étapes:

- étude de cas, étape dans laquelle il s'agit de recueillir le plus d'information possible sur la nature et la portée de l'intervention planifiée;
- mise à jour des valeurs implicites et explicites de l'intervention et de la population cible;
- identification des valeurs phares en cause dans l'intervention;
- spécification de ces valeurs phares à la lumière des faits recueillis durant l'étude de cas;
- arbitrage selon une éthique de la discussion. (Massé, 2003, p. 191-193)

Cette approche de clarification des valeurs se caractérise par l'idée, empruntée à Beauchamp et Childress (2001), de la spécification des valeurs phares à la lumière des circonstances propres au projet d'intervention à l'étude et des conditions d'une éthique de la discussion. Chez Massé, il n'est toutefois pas question de principes qui généreraient des devoirs *prima facie.* La démarche est essentiellement descriptive. Elle s'appuie sur une approche téléologique. Les valeurs sont examinées à la lumière des buts de la santé publique et elles font l'objet d'un arbitrage soumis aux règles de l'éthique de la discussion selon Habermas.

Les modèles de Racine et de ses collègues, de Crowe et Durand, et de Massé ont en commun de juger des différentes options d'interventions à partir d'une clarification des valeurs des personnes en cause, et, chez Massé, de valeurs qui font consensus au regard de la finalité des interventions et des programmes de santé publique. Le premier mise sur la réflexion et la décision personnelle, les deux autres sur un processus délibératif s'effectuant en équipe. Dans l'un ou l'autre cas, la décision émerge de la discussion argumentée.

Comme la casuistique, ces modèles permettent d'éclairer les faits et les valeurs en cause, et, de ce point de vue, de régler un certain nombre de cas qui poseraient problème, notamment à cause d'une collecte de données incomplète. Aucun de ces processus décisionnels ne mentionne une analyse d'ordre rationnel, intégrant des repères éthiques transcendants ou générant une obligation morale, et guidant le choix de l'option de soin ou d'intervention.

Les modèles qui comportent des références à des obligations morales

Pour exercer son rôle d'agent moral, l'infirmière devra porter des jugements sur la moralité de ses interventions. Ces jugements seront évaluatifs, sous-tendus par des valeurs fondamentales, des devoirs et des responsabilités (Allender &

Spradley, 2005, p. 97) ; ces jugements seront aussi prescriptifs, indiquant ce qui doit être fait ou ne pas être fait pour agir correctement ou de manière éthique. De toute évidence, de tels jugements dépassent la perspective des valeurs et des préférences personnelles. Ils sont conçus de façon à pouvoir s'appliquer à des cas semblables. Ces jugements pourraient potentiellement être endossés par n'importe quel intervenant dans des circonstances similaires et servir lors d'interventions futures.

Le modèle de Cadoré

Le modèle méthodologique de Cadoré (1997) présente des points communs avec celui de Racine et de ses collègues (1991). Il s'agit de processus rationnels qui visent à résoudre un problème ou un dilemme éthique selon une procédure qui part d'une définition de la situation problématique jusqu'à un consensus ou dissensus quant à une prise de décision. Le modèle de Cadoré est conçu pour être utilisé de manière rétrospective en équipe multidisciplinaire, contrairement à celui de Racine et de ses collègues, qui est utilisé par un individu pour trancher un dilemme éthique. Chez Cadoré, le but visé se résume ainsi : « Que faire pour bien faire ? Pourquoi et comment ? » (Cadoré, 1997, p. 12) La démarche part du récit d'une situation éthiquement problématique pour réfléchir en équipe sur les causes du problème et sur les repères à utiliser pour en faire l'analyse éthique. Une telle étude *a posteriori* devrait pouvoir créer ce que Cadoré nomme un « habitus », c'est-à-dire l'utilisation dans la pratique des ressources fournies par ce modèle pour résoudre des situations semblables dans l'avenir.

Il s'agit d'un processus de réflexion qui s'effectue en équipe sur une situation éthiquement difficile vécue dans le passé. La démarche comprend neuf étapes. Chacune de ces étapes est définie dans l'encadré 13.5 à la page 300, et de nombreuses précisions sont données pour chacune d'elles.

La première étape de la démarche proposée par Cadoré débute par la narration d'un récit par un des membres du groupe. Cadoré suggère ensuite à chacun d'examiner pour lui-même, sinon en groupe, ses propres réactions spontanées à la suite de la narration du cas, ses critères éthiques et ses propres décisions. Par la suite, l'échange entre les membres de l'équipe permet de prendre une distance et de poser un regard plus objectif sur la situation, rendant possible l'approche rationnelle nécessaire à l'analyse éthique. À l'issue de cette étape, les membres auront défini clairement la situation problématique, son contexte, les principaux acteurs, et les interventions qui ont mené à cette situation.

La deuxième étape analyse le contexte dans lequel s'exercent les responsabilités des personnes engagées dans la relation de soin et confrontées à la souffrance, en précisant le sens de l'intervention, et le projet de santé individuel ou collectif visé. La compétence clinique constitue un « préalable irréductible » au service d'une réponse à la « crise » suscitée par la maladie. L'essentiel de la visée éthique dans une telle situation concerne le respect de la personne soignée « dans la globalité des dimensions de son existence » (Cadoré, 1997).

ENCADRÉ 13.5 Guide pour une démarche d'analyse de la décision

La démarche qui est proposée ne saurait, bien entendu, être suivie à la lettre dans chaque situation concrète. Cependant, elle met en lumière comment chaque décision met toujours en œuvre la globalité de la dynamique d'une démarche éthique.

Déchiffrer une situation problématique

Présenter les éléments cliniques de la situation, ses éléments contextuels (temps, lieu, circonstances, antécédents).

Souligner les éléments importants de l'histoire du patient.

Quels sont les acteurs (soignants, soignés, entourage, société...)?

À quel titre sont-ils impliqués ou concernés?

Quels sont les « absents » ?

Dans cette situation, quelles sont les décisions antérieures qui semblent déterminantes ?

Résumer les éléments les plus importants de cette situation (interdisciplinarité).

Qu'est-ce qui fait réellement problème : du point de vue clinique ? Éthique ?

Identifier la prise de décision que l'on doit analyser ou argumenter : objet, étapes, acteurs, procédures.

Exprimer les réactions personnelles spontanées face à cette situation (réaction, critères de jugement, mémoire de situations analogues).

Structure de la responsabilité engagée dans la situation

Préciser le sujet de la responsabilité (personne, instance...).

Objet de la responsabilité. Identifier selon les trois catégories suivantes :

- *relation de soin* et confrontation à la souffrance.
- orientations données à l'action de *maîtrise sur le corps* (enjeux, limites, lien avec le respect de la personne).
- *projet de santé*, individuel et/ou collectif, sous-tendant l'action et les éventuelles pressions normatives.

Les décisions possibles/envisageables

Identifier les différentes possibilités qui se présentent à la prise de décision/orientation.

Pour chacune de ces possibilités :

- Définir sa visée globale et sa justification clinique.
- Orientation de l'action, moyens, conséquences, logique engagée, repères d'évaluation.
- Formuler les arguments en sa faveur ou en sa défaveur (médical, technique, déontologique, juridique, « corpus bioéthique », éthique).
- Quelle est la cohérence/discordance par rapport à la tension principes/normes ?
- Quelles sont les conséquences prévisibles pour chacune des personnes concernées (patient, entourage, soignants, société, humanité) ?

Délibération sur les normes aptes à orienter la décision

Pour chaque scénario, il convient d'argumenter :

- scientifique : savoirs en moyens scientifiques mis en jeu.
- déontologique : règles déontologiques impliquées.
- juridique : règles de droit engagées.
- éthique : selon les trois points de vue, personnel, relationnel, politique :
  - quels sont les paramètres que l'on retient comme déterminants.
  - quelle théorie mettre en œuvre.
  - quelle articulation entre les niveaux universel, particulier et singulier.
  - enjeux de la responsabilité : personnel, relationnel, politique?

Argumentation de la préférence donnée à l'un ou l'autre des scénarios.

Au terme de cette délibération, sur quels points le groupe établit-il un consensus et sur quels autres points se trouve-t-il en dissensus ? Formuler consensus ou dissensus.

Choix d'une décision : créativité de la conscience morale

- Répéter les éventuels « excès » de responsabilité :
  - relation de soin : incertitude et inachèvement de l'autonomie.
  - décision : incertitude et condition de l'autonomie.
  - action : incertitude et normativité.
- Comment décrire le cadre dans lequel la «créativité » est sollicitée (conflit, tensions, impasses...) ? Comparer avec « ce qui fait problème ».
- Justifier le choix du point de vue du patient, des soignants, de la visée de soin.
- Rendre compte de l'argumentation éthique de ce choix :
  - rôle joué par la référence aux principes et aux normes.
  - rôle de l'évaluation risques/bénéfices,inconvénients/avantages, fins/moyens.
  - dans le cas de transgression : laquelle et selon quelle justification ?
- Identifier les difficultés rencontrées dans l'exercice de la créativité (contexte, situation particulière, environnement sociologique ou économique...).

Analyse du débat

- Personnes présentes, représentées, absentes.
- Thèmes argumentés.
- Place de l'interdisciplinarité.
- Consensus, dissensus, compromis : formulation.
- Moyens pris pour l'évaluation.

Dynamique de la créativité

- Quels sont les points « hors-cadre » ?
- Quelle a été la «recomposition » de la situation ?
- De quelle manière cela permet-il d'aborder les trois questions suivantes :
  - Comment la technique est-elle davantage inscrite en humanité ?
  - Comment l'autonomie des personnes est-elle promue, ainsi que la solidarité ?
  - Comment un surcroît de justice est-il promu et évite le risque d'exclusion ?
- Quelles traces possibles pour l'avenir (attention, prospective, anticipation, protocole) ?

Soutien aux personnes concernées (devant porter les conséquences de la décision)

Soignés, soignants, entourage, société.

Après la décision, l'évaluation

- Comment la décision a-t-elle été mise en œuvre et évaluée ?
- Faut-il préparer des décisions ultérieures engagées par la logique de cette situation ?
- Quelle conclusion prospective peut-on tirer, en termes d'autonomie, de justice et de solidarité ?
- Quelles mutations éventuelles concernent le rapport au corps, à la souffrance, au projet normatif de santé ?

Source: Cadoré (1997, p. 13).

La troisième étape a pour but de préciser les décisions possibles à la lumière de multiples repères qui dépassent les valeurs personnelles de chacun des participants. Ces repères sont: 1) la visée globale et les justifications cliniques; 2) le sens de l'action (moyens, conséquences anticipées, logique de l'intervention et critères d'évaluation); 3) la formulation d'arguments d'ordre médical, technique, déontologique, juridique, bioéthique et éthique, en faveur ou en défaveur de chacune des décisions; 4) l'évaluation de la décision à la lumière des principes fondamentaux et des normes d'action; 5) les conséquences anticipées pour toutes les personnes impliquées[4]. Les principes fondamentaux considérés ici sont des principes universels: interdit de violence, interdit de mensonge et interdit d'instrumentation de l'humain[5]. Ces trois interdits confrontés à la singularité de chaque situation de santé et à la décision à prendre conduisent à trois objectifs: solidarité et bienfaisance, promotion de l'autonomie de la personne dans le respect de sa vulnérabilité et équité dans les relations humaines[6].

La quatrième étape concerne la délibération sur les arguments de tous ordres apportés à l'étape précédente pour arriver à préciser les paramètres qui seront retenus, la théorie à mettre en œuvre, l'articulation des niveaux universel, particulier et singulier, et des responsabilités personnelles, relationnelles et politiques en cause au regard d'un souci éthique spontané chez tous les humains et au regard des décisions prises dans la situation problématique qui a donné lieu à ce travail d'analyse. Au terme de cette étape, les participants sont en mesure de préciser des points qui font consensus et d'autres qui font dissensus.

À la cinquième étape se fait le choix de la décision, dans laquelle la créativité de la conscience joue un rôle important, parce qu'il subsiste des incertitudes quant à la meilleure solution dans les circonstances, à des responsabilités qui peuvent être excessives ou au contexte de la relation de soin, qui peuvent rendre difficile la promotion de l'autonomie de la personne soignée. En fait, il subsiste des tensions, des conflits d'intérêts, qui font obstacle à l'application de la décision éthique. C'est dans ce cadre que s'exerce la créativité éthique. C'est elle qui permettra de trouver la solution qui répond au maximum d'exigences éthiques, si toutes les exigences ne peuvent être satisfaites.

Les sixième et septième étapes concernent un retour sur l'analyse effectuée. La huitième étape indique l'importance d'offrir un soutien aux personnes qui portent la responsabilité de l'application de la décision retenue. Enfin, la neuvième étape concerne l'évaluation de la mise en application de la décision retenue et la suite à y donner en termes prospectifs au regard de situations semblables.

---

4. On reconnaît ici l'application du principe d'utilité.
5. Ces trois principes sont semblables aux devoirs parfaits kantiens à la différence près que, chez Kant, le premier devoir consiste à ne pas tuer un autre être humain, ce qui est le plus grand acte de violence que peut commettre un être humain.
6. Mis à part la solidarité, qui relève d'une éthique de la vertu, ces objectifs rejoignent les quatre principes d'éthique biomédicale de Beauchamp et Childress.

Le modèle de Saint-Arnaud[7]

La méthode de Cadoré (1997) est essentiellement rétrospective et s'intéresse à la résolution de problèmes d'éthique dans la pratique clinique. Le modèle de Saint-Arnaud (2006a, 2007) est applicable aussi bien dans la pratique clinique ou le soin direct que dans la pratique communautaire ou en santé publique. Il s'inscrit dans une approche rationaliste de l'éthique, tant par la procédure adoptée que par le contenu des obligations morales promues par les principes, qui trouve son fondement dans les finalités de l'acte de soin, dans les théories éthiques retenues et dans l'approche par principes développée dans ce livre. Le modèle décisionnel présenté ici peut inspirer la résolution et la prévention des problèmes d'éthique dans la pratique. Il est conçu pour être intégré à la démarche professionnelle habituelle, notamment à l'étape de la collecte des données et du choix des interventions appropriées. Il peut aussi être utilisé en enseignement dans la discussion de cas selon une approche par problème.

Les préalables

Les problèmes d'éthique se reconnaissent souvent aux réactions émotionnelles qu'ils suscitent (Reigle & Boyle, 2000, p. 363). Plusieurs auteurs (Jameton, 1984; Rodney, 1988; Storch, Rodney, & Starzomski, 2004) ont décrit la frustration, la détresse morale, voire la douleur, des infirmières vivant des problèmes d'éthique dans leur pratique. Il est important que ces émotions puissent être exprimées et soient reconnues comme indicateurs d'un problème plus profond. Une fois exprimés, les problèmes perdent leur caractère émotionnel et dramatique. Le fait de les exprimer permet de réfléchir aux valeurs sous-jacentes. Ainsi, les échanges permettent à chacun de mettre en évidence ses propres valeurs et les valeurs promues par les autres acteurs au regard de la situation problématique. Un grand nombre de problèmes d'éthique naissent à cause d'un problème de communication. Il ne faut pas attendre que les situations problématiques dégénèrent en conflits polarisés entre les parties avant de mettre en place des relations basées sur la confiance réciproque, qui seront les bases de la relation de partenariat. La responsabilité de mettre en place de telles conditions relève de l'éthique du *caring*. Des échanges entre les parties devraient s'effectuer tout au long de l'intervention de soin ou de santé, sans attendre une situation de crise. Le temps investi dans ces échanges permet à chacun des participants de se considérer et d'être considéré comme une personne morale, de s'actualiser dans l'action et non de la subir de manière passive. Au bout du compte, une telle approche permet de prévenir des conflits dont la résolution nécessiterait beaucoup de temps et d'énergie.

Une procédure pour la discussion, l'analyse et la résolution d'un problème éthique

La procédure qui suit, intégrée aux pratiques, oblige à une démarche réflexive et à une analyse des enjeux éthiques en présence. Elle peut être utilisée par les individus, notamment par les infirmières gestionnaires de cas, les infirmières de liaison ou les infirmières pivots, qui ont à régler ce genre de problèmes, mais aussi par les équipes unidisciplinaires ou multidisciplinaires qui sont aux prises avec des problèmes d'éthique et qui veulent en venir à des solutions consensuelles s'édifiant sur la base de repères éthiques, et pouvant

7. Cette section reprend parfois des extraits de Saint-Arnaud (2006a, 2007). Elle est aussi un aide-mémoire pour des aspects théoriques dont il faut tenir compte dans la pratique et qui ont été développés et argumentés dans les chapitres précédents.

être inscrites dans un plan de soins ou un plan d'interventions. La procédure décrite ici intègre certains aspects de la casuistique (enquête sur les faits, cas paradigmatiques) et de l'approche narrative (récits de la genèse d'un problème) dans une approche par principes, tout en tenant compte des valeurs promues par les théories éthiques pertinentes en éthique de la santé. Dans cette perspective, un professionnel a une obligation morale d'évaluer une situation problématique et de proposer des solutions qui respecteront les principes de respect de la personne, de bienfaisance, de justice et de *caring*.

La figure 13.1 présente le modèle de Saint-Arnaud.

FIGURE 13.1 **Le processus décisionnel**

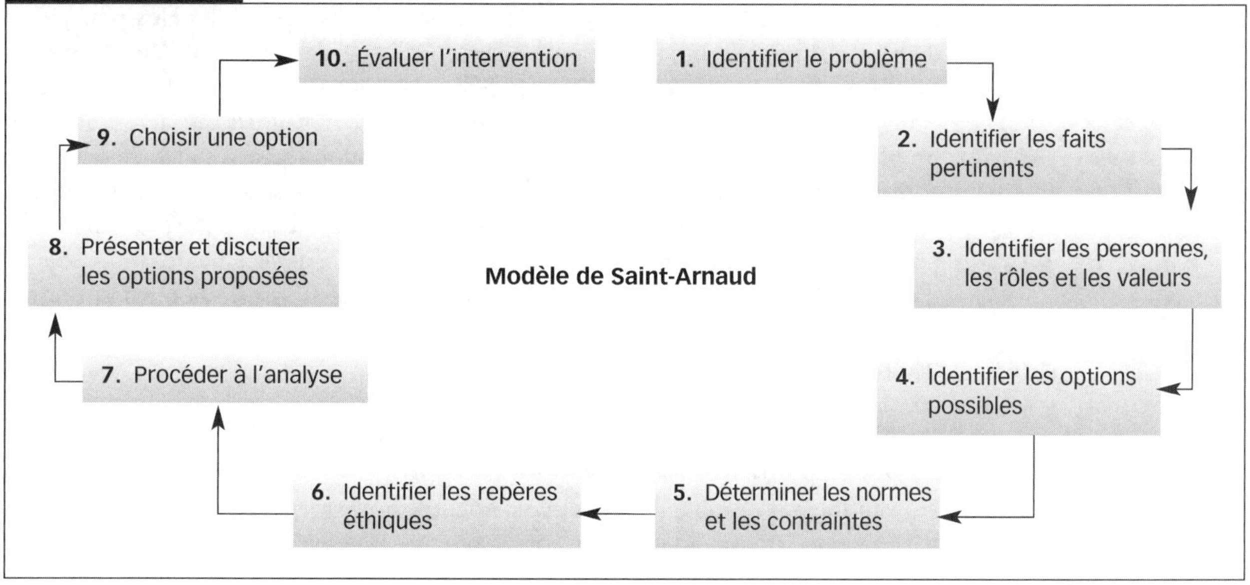

© Saint-Arnaud, J. (2008).

Voici, en résumé, les 10 étapes du modèle, qui seront détaillées plus bas:

1. Décrire la situation problématique;
2. Recueillir l'information sur les faits et identifier les faits qui sont pertinents au regard de la problématique éthique en cause;
3. Identifier les personnes, les groupes et les organismes impliqués, leurs rôles, leurs buts et leurs valeurs au regard des interventions concernées;
4. Identifier les différentes options possibles en termes de soins ou d'interventions;
5. Déterminer les normes et les contraintes légales, sociales, déontologiques, institutionnelles et gouvernementales qui entrent en ligne de compte;
6. Repérer les cadres de référence, les lignes directrices, les études de cas, les principes et les théories éthiques qui peuvent fournir des outils pour résoudre ou pour prévenir le problème éthique en cause;
7. Procéder à l'analyse du problème en établissant des liens entre les faits pertinents et les repères éthiques appropriés;
8. Proposer une ou plusieurs options éthiquement acceptables et en discuter avec les personnes concernées dans le but d'arriver à un consensus sur une option à privilégier;
9. Choisir une option et la mettre en application;
10. Évaluer l'intervention et rédiger un rapport.

1. DÉCRIRE LA SITUATION PROBLÉMATIQUE

Pour décrire une situation difficile dans la pratique clinique et dans le domaine de la santé publique, il y a au départ un récit (*narrative*), un discours, qui relate le problème et qui expose les événements ayant conduit à la situation problématique. La narration de la situation problématique par les personnes concernées permet d'objectiver la description du problème, première étape de l'analyse rationnelle des enjeux éthiques sous-jacents.

À cette étape, il faut décrire clairement et le plus objectivement possible le problème en cause. Pour ce faire, il faut distinguer les faits des rumeurs; des démarches de vérification sont donc nécessaires. Il faut aussi distinguer les énoncés descriptifs des énoncés évaluatifs et ne conserver que la simple description des faits pour éviter de biaiser l'analyse éthique qui suivra. De plus, il faut s'assurer qu'il s'agit bien d'un problème éthique, et non d'un conflit de personnalité ou d'un problème de nature clinique ou administrative. Un moyen à utiliser pour reconnaître le caractère éthique du problème consiste à considérer le sens de l'intervention, qu'elle soit thérapeutique, palliative, promotionnelle ou préventive, au regard des buts spécifiques et des moyens mis en œuvre pour atteindre ces buts. La compétence professionnelle joue un rôle de premier plan dans une telle évaluation. Un autre moyen de reconnaître un problème d'éthique consiste à se référer aux repères éthiques (valeurs professionnelles, normes déontologiques, devoirs ou principes); ce sont des indicateurs d'exigences morales qui n'auraient pas été respectées.

2. RECUEILLIR L'INFORMATION SUR LES FAITS ET IDENTIFIER LES FAITS QUI SONT PERTINENTS AU REGARD DE LA PROBLÉMATIQUE ÉTHIQUE EN CAUSE

La solution à un problème d'éthique ne peut légitimement être tirée des faits, mais le problème éthique ne peut pas être résolu sans une bonne connaissance des faits pertinents. Une méconnaissance des faits pertinents pour la suite de la démarche pourrait conduire à des décisions inappropriées et non éthiques. De plus, si la solution apportée au problème éthique était adoptée sans être appuyée sur une connaissance adéquate du contexte factuel, elle risquerait d'être inapplicable. Il est donc important de rechercher l'information disponible (clinique, scientifique, culturelle, sociologique et psychologique) concernant la situation, incluant les résultats probants, et de la compléter s'il y a lieu. La collecte d'information est conçue comme une partie intégrante du rôle professionnel de l'infirmière (Reigle & Boyle, 2000). En cas de conflits, de dilemmes ou de problèmes éthiques, des renseignements supplémentaires devront être complétés.

La casuistique apporte une méthode de collecte des données qui permet de compléter l'information nécessaire à l'étude d'un problème d'éthique clinique. Les questions posées sous les quatre thèmes de Jonsen, Siegler et Winslade (2006) (*voir le chapitre 4*) ont inspiré l'outil suivant, qui permet de repérer les faits susceptibles de soulever des enjeux éthiques en vue d'une intervention de soin ou de traitement dans le domaine de la clinique, ou en vue d'une intervention ou de la mise en place d'un programme en santé publique. Les thématiques sont devenues ici: 1) la description du problème de santé; 2) le respect du bénéficiaire; 3) l'évaluation des bénéfices par rapport aux torts anticipés; 4) les facteurs contextuels. La description du problème de santé, et l'évaluation des bénéfices et des torts appellent à une application des principes de bienfaisance, d'équité et de *caring* dans la réponse adéquate aux besoins ; le respect de la personne, et l'introduction du partenariat dans la planification et l'application de l'intervention appellent au principe de *caring*; les facteurs contextuels appellent à l'équité, et tous les thèmes appellent au *caring*.

1) La description des problèmes de santé

En clinique

- Quels sont les problèmes de santé du patient, ses diagnostics et son pronostic ?
- Quelle est la nature des problèmes ? physiques (aigus, chroniques, réversibles, terminaux), psychologiques, sociaux, moraux ou religieux ?
- Quels sont les buts des traitements et des soins ?
- Quels sont les plans de soins ?
- Quelles sont les probabilités de succès des interventions de soins et des traitements ?
- Quelles sont les options si ces interventions sont inefficaces ?

En santé publique

- Quelles sont les menaces à la santé populationnelle en termes de mortalité et de morbidité ?
- Qu'indiquent les déterminants de la santé ?
- Quels sont les problèmes de santé dans lesquels la santé publique peut intervenir par la prévention, la promotion et la protection ?
- Quelles sont les bases scientifiques soutenant la pertinence d'une intervention ou d'un programme d'intervention ?
- Quels sont les buts visés et quels sont les moyens les plus appropriés pour les atteindre ?
- Quels sont les problèmes qui exigent une intervention immédiate ?
- Sur quels critères jugeons-nous que l'intervention doit être immédiate ?
- Quels sont les groupes cibles ? Quels sont les critères qui prévalent dans le choix des groupes cibles ?
- Quels sont les interventions ou les programmes à mettre en place en priorité en tenant compte des ressources budgétaires ?
- A-t-on prévu des moyens d'évaluation ? Quels sont les critères d'évaluation ?

2) Le respect de l'autonomie du patient ou du bénéficiaire

En clinique

- Le patient est-il apte à consentir ? Qu'est-ce qui constitue une évidence d'inaptitude dans son cas ?
- S'il est apte, quelles sont ses préférences au regard de ses soins et de ses traitements ?
- A-t-il été informé des bénéfices et des risques des options de soins et de traitements ? A-t-il bien compris l'information ? Est-il capable de juger en fonction de ses propres valeurs ? A-t-il consenti sans pression indue ?
- A-t-il exprimé des préférences oralement ou par écrit : directives anticipées, testament biologique, mandat ?

- S'il est inapte, est-il représenté légalement ? Qui est son représentant ? S'il n'a pas de représentant légal, qui le représente parmi ses proches ? Cette personne fait-elle des choix qui sont dans le meilleur intérêt du patient ?
- Refuse-t-il de coopérer à ses soins ? Si oui, pourquoi ?
- Son droit à participer aux processus décisionnels est-il respecté ?
- A-t-on évalué ses capacités d'autosoin ?

En santé publique

- Des liens de partenariat ont-ils été mis en place ?
- Les bénéficiaires ont-ils été informés de l'intervention ou du programme à mettre en place ?
- Les bénéficiaires ont-ils été consultés dans l'évaluation et la définition de leurs besoins ?
- Les bénéficiaires ont-ils été consultés dans le choix des stratégies à retenir ? Si non, pour quelles raisons ?
- Y a-t-il des conflits de valeurs entre l'intervention ou le programme prévu, et les pratiques du groupe cible ?
- Quels moyens ont été pris pour minimiser les conflits de valeurs ?
- Certaines interventions impliquent-t-elles le consentement libre et éclairé des individus qui y participent ?
- Les droits individuels sont-ils en conflit avec les buts et les moyens collectifs visés ?
- Des moyens ont-ils été pris pour protéger la confidentialité des renseignements personnels ?
- Comment les bénéficiaires participeront-ils à l'intervention et comment y donneront-ils suite ?

3) L'évaluation des bénéfices par rapport aux torts ou aux risques possibles

En clinique

- Quelles sont les chances que le patient reprenne une vie normale, avec ou sans traitement ?
- Y a-t-il des distorsions dans l'évaluation que fait l'équipe de soins de la qualité de vie du patient ?
- Quelles sont les séquelles physiques, mentales et sociales probables si le traitement et les soins réussissent ? Et s'ils sont inefficaces ?
- La condition de santé présente ou future du bénéficiaire peut-elle l'inciter à refuser des traitements de maintien des fonctions vitales ?
- Est-il souffrant ?
- Y a-t-il une raison de modifier le plan de soins ?
- Y a-t-il une raison de cesser un traitement ?
- A-t-on prévu des soins palliatifs et des soins de confort ?

En santé publique

- Quels sont les bénéfices à retirer de l'intervention ou du programme pour chacun des bénéficiaires, pour le groupe cible et pour l'ensemble de la population ?
- Quels sont les risques, les torts physiques, psychologiques ou sociaux, de même que les préjudices possibles pour les bénéficiaires et pour l'ensemble de la population ?
- Quelle est la probabilité que ces risques, torts ou préjudices surviennent ?

- Les bénéfices surpassent-ils les risques, les torts et les préjudices pour les individus, pour le groupe cible et pour l'ensemble de la population ?
- Quels sont les coûts financiers et sociaux de l'intervention ou du programme ?
- Les bénéfices attendus justifient-ils les coûts ?
- Pense-t-on à des mesures pour minimiser les risques, les torts physiques ou psychologiques, de même que les préjudices qui pourraient en découler ?
- Favorise-t-on les moyens moins coercitifs comme la formation plutôt que l'intervention de la loi ?
- Si l'intervention de la loi est nécessaire, quelles sont les raisons qui appuient cette décision ?

4) Les facteurs contextuels

En clinique

- Y a-t-il des problèmes familiaux qui peuvent influer sur les décisions de soins et de traitements ?
- Y a-t-il des problèmes dans l'équipe de soins qui peuvent influer sur les décisions de soins et de traitements ?
- Y a-t-il des facteurs financiers et économiques en cause ?
- Y a-t-il des facteurs religieux et culturels en cause ?
- Y a-t-il des raisons de briser la confidentialité? Si oui, quelles mesures sont prises pour transmettre l'information et pour minimiser les torts qui pourraient en résulter?
- Y a-t-il un problème d'allocation de ressources ?
- Le suivi pose-t-il des problèmes ? Quelle est la nature de ces problèmes ? Peut-on les pallier ?
- Quelles sont les implications légales des décisions de soins et de traitements ?
- La recherche clinique ou l'enseignement sont-ils en cause ?
- Des conflits d'intérêts entre les membres de l'équipe de soins ou des conflits d'intérêts institutionnels sont-ils en cause ?

En santé publique

- Y a-t-il des pressions effectuées par des regroupements de citoyens ?
- Y a-t-il des pressions politiques en cause ?
- Y a-t-il des facteurs financiers et économiques en cause ?
- Y a-t-il des conflits d'intérêts qui entrent en ligne de compte ?
- Y a-t-il des facteurs culturels et religieux en cause ?
- Y a-t-il des problèmes de tous ordres dans le groupe cible qui pourraient nuire à la mise en application du programme ou de l'intervention ?
- A-t-on fait des choix équitables ?
- Les exigences de certaines normes nuisent-elles ou s'opposent-elles à l'application de l'intervention ou du programme ?

Dans les situations complexes qui exigent l'intervention de professionnels de plusieurs disciplines, il est important de tenir compte des faits scientifiques et cliniques provenant des observations, des constatations et des évaluations des intervenants des autres disciplines. Ces données devront être prises en compte dans le plan d'intervention. À cette fin, des rencontres multidisciplinaires paraissent essentielles au bon déroulement du processus. Les conditions d'égalité formelles doivent s'appliquer ici : respect des compétences de chacun et égale considération, notamment quant au droit de parole et d'écoute.

3. Identifier les personnes, les groupes et les organismes impliqués, leurs rôles, leurs buts et leurs valeurs au regard des interventions concernées

À cette étape, si ce n'est déjà fait, il faut identifier ou compléter l'identification des membres de l'équipe d'intervention, des bénéficiaires eux-mêmes et des professionnels impliqués dans les différentes étapes du processus de soin ou d'intervention. En soin direct, il importe de vérifier l'aptitude du patient s'il y a des raisons indiquant qu'il pourrait être inapte. Les critères suivants, déjà mentionnés dnas le chapitre 10, aident à vérifier l'aptitude d'un point de vue clinique :

« - la capacité de recevoir, de comprendre, de retenir et de répéter l'information ;
- la capacité de percevoir les relations entre l'information reçue et la situation clinique ;
- la capacité d'intégrer et d'ordonner l'information reçue selon une perception réaliste ;
- la capacité de choisir une option, de donner des raisons convaincantes et, d'une certaine façon, de persévérer dans ce choix ;
- la capacité de communiquer son choix aux autres de manière non équivoque. » [Traduction libre] (Pellegrino & Thomasma, 1988, p.149).

Si la personne est inapte, il faut savoir si elle a un représentant légal : tuteur, curateur privé ou public, ou mandataire. Si la personne a un représentant, c'est à lui que les intervenants doivent s'adresser en priorité pour participer aux décisions de soins et de traitements. Si la personne n'a pas de représentant légal, les personnes autorisées par la loi à consentir à des soins ou à les refuser pour la personne inapte sont nommées selon un ordre de priorité à l'article 15 du Code civil : conjoint (marié ou en union de fait), proche parent, ou personne qui témoigne un intérêt pour la personne inapte ou le mineur. Qu'il s'agisse d'un représentant légal ou d'un proche habilité par la loi à représenter le patient, cette personne est autorisée à consentir à des soins ou à les refuser au nom de la personne inapte, pourvu que les conditions d'un consentement ou d'un refus libre et éclairé soient respectées, que la décision prise respecte les volontés que la personne aurait pu émettre avant son inaptitude, et que le représentant vise au meilleur intérêt et au bien-être de la personne inapte. La loi ne définit pas en quoi consiste le meilleur intérêt de la personne inapte ; une évaluation par les professionnels des bénéfices et des torts des diverses options de soins ou de traitements leur permet de définir le mode d'intervention qui est le plus approprié dans les circonstances. Par ailleurs, les professionnels ont la responsabilité de vérifier si la personne inapte a exprimé ses volontés avant de devenir inapte par des directives anticipées, un testament biologique ou un mandat (le *Durable Power of Attorney* dans les provinces autres que le Québec).

Il est primordial de connaître les valeurs du bénéficiaire, qu'il s'agisse d'un individu, d'un groupe ou d'une communauté, d'évaluer ses besoins, tels qu'il les perçoit, ses attentes et les buts qu'il poursuit par le moyen de l'intervention de santé. Les attentes de part et d'autre doivent être explicitées, et l'information nécessaire doit être communiquée. Les valeurs des individus, de leur famille ou des communautés étant souvent différentes des valeurs professionnelles et institutionnelles, il est important dès les premiers contacts avec le bénéficiaire de le connaître dans sa singularité de manière à pouvoir lui procurer un soin ou une intervention adaptés. Il s'agit d'éviter des attentes irréalistes de la part des bénéficiaires et d'adapter l'intervention aux valeurs individuelles et communautaires sans pour autant renier les valeurs et les normes professionnelles en cause. Une bonne communication et une clarification des valeurs s'effectuent dans la planification de temps d'échanges au cours desquels se crée et se nourrit la relation de partenariat.

Pour des raisons utilitaristes, déontologiques, de *caring* et d'équité, le partenariat est la stratégie la plus adéquate pour offrir un soin ou une intervention de qualité, et pour prévenir ou résoudre des problèmes et des dilemmes éthiques. D'abord, d'un point de vue pragmatique, une solution qui n'est pas partagée risque de ne pas être appliquée. Ensuite, les devoirs *prima facie* de respect de la personne et d'équité exigent que les personnes impliquées (équipes de santé et bénéficiaires) soient considérées comme égales en droit et traitées en conséquence, donc avec un égal respect et une égale considération. Cette première condition est essentielle à un processus de décision éthique, notamment parce que les personnes en situation de pouvoir sont souvent peu intéressées à partager leur savoir et à tenir compte du savoir d'autrui. En milieux hospitaliers, ce sont souvent les médecins qui sont en position de pouvoir par rapport aux infirmières et aux autres professionnels de la santé. Mais, dans la pratique communautaire, où les médecins sont moins présents, les infirmières ou les travailleurs sociaux peuvent aussi se trouver en position de pouvoir. Il est donc important, pour tenir compte des multiples facettes et de la complexité des besoins en cause, de donner à chaque partie une chance égale de participer à la discussion et à l'élaboration de solutions. Une deuxième condition a trait à l'engagement volontaire des personnes concernées dans la construction de solutions qui respectent et utilisent les compétences de chacun pour élaborer des interventions qui visent essentiellement au bien-être individuel et au bien-être collectif des bénéficiaires. La centration sur ce but évite que des intérêts corporatistes, des groupes de pression ou des intérêts économiques ne monopolisent les échanges et n'influencent les processus décisionnels de manière négative, c'est-à-dire dans un sens contraire aux buts de l'intervention. Enfin, la relation de *caring* impose aux professionnels de la santé l'obligation morale de mettre en place une relation de soin qui s'inscrit dans la philosophie du partenariat, ce qui appuie l'application des conditions imposées par les devoirs *prima facie* de respect de la personne et d'équité. On se rappelle que les théories du *caring* insistent sur la responsabilité professionnelle de mettre en place des conditions de réciprocité, de transparence et de respect de l'autre dans la relation de soin.

4. Identifier les différentes options possibles en termes de soins ou d'interventions

Non seulement faut-il considérer les décisions ou les étapes qui ont mené à la situation problématique, mais il faut aussi examiner les options qui sont envisageables compte tenu de la situation de santé et du problème éthique à résoudre ou à prévenir. Ces options sont proposées par les parties impliquées, argumentées et discutées dans des rencontres pluridisciplinaires. Il faut examiner la pertinence de chacune des options par rapport aux buts de l'intervention, qui visent au bien-être individuel, communautaire ou populationnel, aux moyens disponibles pour mener l'intervention, aux conséquences prévisibles (positives et négatives) qui en découleront pour le soigné et sa famille dans le soin direct, et pour les différents partenaires en santé publique, de même que les moyens à mettre en place pour procéder à une évaluation de l'intervention.

Il s'agit ici d'une étape qui relève d'une approche technique et scientifique au cours de laquelle la compétence professionnelle est particulièrement sollicitée et où règne néanmoins un certain degré d'incertitude, particulièrement dans l'évaluation des conséquences possibles, qui ne sont jamais toutes connues ou prévues. La compétence est ici particulièrement sollicitée, parce que des connaissances qui n'ont pas été mises à jour, ou des fausses croyances relativement à des connaissances scientifiquement reconnues ou à des données probantes vont donner lieu à des soins et à des traitements qui ne sont pas optimaux, et qui, à la limite, peuvent nuire à la santé du bénéficiaire. Ces situations sont particulièrement dramatiques dans les cas de traitements novateurs non éprouvés, d'arrêt de traitement entraînant la mort, de soulagement de la douleur, de sédation profonde. Si de telles décisions sont prises sur la base de connaissances inadéquates ou incomplètes, des conséquences létales peuvent s'ensuivre, alors qu'elles auraient pu être évitées. En santé publique, des interventions mal planifiées ou planifiées sur la base de données scientifiques insuffisantes peuvent causer du tort aux groupes en cause ou être inéquitables envers d'autres groupes qui pourraient aussi bénéficier de l'intervention ou qui ne pourront bénéficier d'une intervention à temps à cause d'un programme préventif qui utiliserait les mêmes services.

5. Déterminer les normes et les contraintes légales, sociales, déontologiques, institutionnelles et gouvernementales qui entrent en ligne de compte

Les normes existantes donnent des indications générales sur la manière d'agir. Dans certains cas, comme dans les codes de déontologie qui ont une portée légale, ou dans la loi, elles donnent des indications précises sur la manière d'agir ou de ne pas agir. Il est important de tenir compte de telles normes, car elles constituent la mémoire institutionnalisée des balises et des repères régissant la conduite dans une communauté. Comme l'écrit Cadoré (1997, p. 16), elles sont « le témoin de l'effort des sociétés humaines pour jalonner un sens du bien-faire » partagé par la communauté. Ces normes sont généralement des facteurs facilitant la décision éthique et la mise en œuvre de l'option choisie. Cependant, dans certains cas, elles peuvent aussi représenter des barrières à l'intervention éthique. Cette dernière situation se produit quand des exigences imposées par des normes entrent en conflit avec les exigences d'autres normes ou avec les obligations morales générées par les principes. C'est le cas lorsque des normes gouvernementales privilégient des programmes aux dépens d'autres programmes qui répondraient mieux aux besoins de la communauté, ou quand la limite des ressources oblige à faire des choix déchirants quant à la santé de certains groupes de personnes, comme celles atteintes de troubles mentaux, de cancer ou de douleur chronique. Ces éléments devront être pris en compte dans l'analyse de la situation.

6. Repérer les cadres de référence, les lignes directrices, les études de cas, les principes et les théories éthiques qui peuvent fournir des outils pour résoudre ou pour prévenir le problème éthique en cause

En ce qui concerne les lignes directrices, les sites Web des associations professionnelles, notamment ceux l'Ordre des infirmières et infirmiers du Québec (OIIQ) et de l'Association des infirmières et infirmiers du Canada (AIIC), présentent de nombreux textes et études qui donnent des indications concernant les enjeux éthiques et cliniques, de même que des repères à considérer. Pour recenser des études de cas, des études théoriques ou empiriques en éthique clinique, en éthique de la santé communautaire et de la santé publique, des banques de données comme Medline, Bioethicsline, Cinahl, Currents Contents et Eric sont utiles. Avec les mots clés appropriés, un grand nombre d'articles portant sur des sujets spécifiques en éthique de la santé peuvent être consultés. En ce qui concerne les principes et les théories éthiques, les repères mentionnés dans ce chapitre constituent la base de la démarche de repérage ; des ouvrages généraux et plus spécialisés en bioéthique, en éthique de la santé et en éthique des soins infirmiers apportent des connaissances de base et des connaissances plus spécifiques à un domaine de spécialisation. Ces ouvrages sont cités dans la bibliographie.

Une formation en éthique et en droit de la santé, incluse dans les cursus disciplinaires des facultés universitaires en sciences de la santé, donne une certaine assurance pour la démarche de résolution des dilemmes éthiques. Elle peut être complétée par des formations unidisciplinaires ou multidisciplinaires offertes dans les milieux de santé et dans les colloques ; la formation continue dans le domaine de l'éthique permet de garder ses connaissances à jour et de les approfondir en fonction d'un secteur d'activités particulier.

7. Procéder à l'analyse du problème en établissant des liens entre les faits pertinents et les repères éthiques appropriés

La clé de l'analyse de la situation éthiquement difficile ou de sa prévention réside dans l'utilisation de l'approche par principes, telle qu'elle est définie en éthique de la santé, comme cadre de référence pour la réflexion et pour la recherche de solutions éthiquement acceptables. En fait, il s'agit de la mise en place d'une éthique de la discussion qui s'effectue à partir d'un cadre de référence pouvant être accepté par tous parce qu'il tient compte de la finalité des soins et des interventions de santé, de même que des théories qui sont pertinentes en éthique de la santé parce qu'elles ont été choisies en fonction des éléments constitutifs de la relation de soin.

Chaque intervenant devrait pouvoir adopter une démarche réflexive en éthique de la santé, pour lui-même, et dans les échanges portant sur les soins ou sur les interventions à pratiquer. Il devrait pouvoir discuter des enjeux éthiques avec ses pairs, mais aussi avec les professionnels des autres disciplines concernées, de manière à proposer des solutions qui respecteront les normes, les principes et les visées éthiques, et qui favoriseront un consensus quant à des options de soins et d'interventions. En cas de conflits de valeurs, de dilemmes ou de problèmes éthiques liés à des exigences éthiques conflictuelles provenant des principes, c'est la démarche de spécification et d'harmonisation que nous avons définie dans le chapitre précédent qui permet de poursuivre la réflexion et d'arriver à des solutions. En cas de conflits entre les exigences morales générées par des règles institutionnelles entre elles, ou entre les exigences morales générées par les règles et celles générées par les principes, nous retenons la position de Kohlberg (1976), selon laquelle les exigences morales liées à l'application des principes ont priorité sur celles qui proviennent des règles ou des normes.

Pour nous, et contrairement à Kohlberg, l'éthique des droits n'est pas au sommet de la hiérarchie d'une échelle de valeurs *a priori*, puisque la spécification et l'harmonisation doivent être effectuées pour chacune des situations de santé, et surtout pour réfléchir et résoudre les situations éthiquement problématiques. De plus, en éthique de la santé, la justice se définit en termes d'équité. Cette dernière réunit les exigences de la justice formelle ou de l'égalité des droits, basée sur une égale valeur des êtres humains, et de la justice matérielle, dont le critère redistributif s'identifie à une réponse adéquate aux besoins. De ce point de vue, il ne subsiste aucune opposition entre l'éthique du *caring* et l'éthique de la justice.

Dans cette démarche, le sens commun, c'est-à-dire ce qu'intuitivement chacun considère comme étant éthiquement bien de faire, ne doit pas être minimisé. À cet égard, Cadoré (1997) parle du « souci éthique » spontané chez tous les humains. Pour les auteurs Beauchamp et Childress, la moralité commune, qui est partagée universellement, constitue un élément essentiel de la démarche éthique. Ces auteurs considèrent même que la moralité commune est plus appropriée pour jouer un rôle fondateur en éthique biomédicale que les théories éthiques (Beauchamp & Childress, 2001, p. 404). Selon eux, les principes bioéthiques, comme expression de la moralité commune, sont plus appropriés pour évaluer les théories que l'inverse. Dans notre approche, les quatre principes d'éthique de la santé (respect de l'autonomie, bienfaisance, équité et *caring*) se fondent sur des théories éthiques pertinentes à la relation de soin et à la finalité des soins. Leur complémentarité originale justifie leur inclusion, et leur convergence théorique visant, par des voies différentes, à une réponse adéquate aux besoins des bénéficiaires confirme la cohérence et la pertinence de la méthode.

À cette étape entrent en jeu les principes de l'éthique de la discussion, qui doivent respecter les conditions éthiques d'égale considération et qui impliquent de la bonne volonté de la part de chaque participant dans la recherche de solutions éthiques. De plus, les intérêts personnels et les intérêts partisans doivent être mis de côté pour adopter des solutions centrées sur la finalité du soin ou de l'intervention. Ces conditions sont toujours valides dans la suite de la procédure. Elles ont pour but d'éviter que ne s'exercent des jeux de pouvoir et que la solution adoptée ne serve des intérêts autres que le bien-être sanitaire des bénéficiaires. Le but visé est d'arriver à une solution consensuelle. À la fin de l'analyse, les professionnels de la santé ont établi une priorité entre les différentes options examinées, ce qui rend possible une décision fondée sur une démarche rationnelle.

8. Proposer une ou plusieurs options éthiquement acceptables et en discuter avec le patient ou le principal partenaire d'abord et ensuite avec les personnes concernées dans le but d'arriver à un consensus sur une option à privilégier

Il est important que les professionnels de la santé aient d'abord établi pour eux-mêmes les options qui paraissent les meilleures, compte tenu de la finalité du soin ou de l'intervention de santé. Cela ne signifie pas que l'on attende cette étape du processus pour établir une relation de partenariat avec le patient ou le bénéficiaire. Au contraire, en prévention des problèmes d'éthique, une relation de soin basée sur la confiance mutuelle doit être mise en place dès le début de l'épisode de soin ou de l'intervention de santé. L'information continue, de même que la clarification des valeurs, des perceptions et des buts poursuivis, de part et d'autre, constituent le cœur d'une relation de confiance dans le soin. Il ne faut pas attendre la crise pour établir une bonne relation ; souvent, il est trop tard.

Les bénéficiaires ont des compétences qui doivent être reconnues dans la relation de soins. Il faut du temps pour qu'ils puissent comprendre ce qui leur est offert, qu'ils en mesurent les conséquences futures pour leur vie et leur santé, selon les points de vue biopsychosociaux, et pour qu'ils fassent leur choix. Une décision qui fait consensus doit être favorisée, même si elle ne représente pas le premier choix des professionnels, pourvu que les conditions d'un consentement libre et éclairé soient respectées et que la décision n'aille pas à l'encontre des normes professionnelles admises et des principes éthiques. Au regard des décisions qui ont des conséquences létales, comme c'est le cas pour l'arrêt des traitements qui maintiennent les fonctions vitales, la recherche des motivations profondes est essentielle. Tous les problèmes de nature physiologique, psychologique, sociale ou spirituelle qui pourraient être corrigés, ce qui risquerait de modifier la décision, doivent faire l'objet d'interventions appropriées. Si, une fois ces interventions effectuées, le bénéficiaire choisit toujours l'arrêt de traitement, l'équipe peut alors aller de l'avant.

9. Choisir une option et la mettre en application

À cette étape, des stratégies d'implantation de la solution retenue sont présentées et font l'objet de discussions entre les parties concernées. La spécification des principes en fonction du domaine d'intervention et de la situation problématique en cause apporte des arguments qui soutiendront les différentes options possibles. En cas de conflits, certaines personnes sont plus habilitées que d'autres à servir d'intermédiaires entre les parties et, éventuellement, à préparer le terrain en vue d'une modification des pratiques. Quand le choix de l'intervention fait consensus, il s'agit de minimiser les risques ou les torts qui ont été appréhendés. On se souviendra que dans les situations de dilemmes éthiques, le choix d'une option fait en sorte qu'en rejetant l'autre option, nous allons à l'encontre des valeurs, des normes et des principes qui la soutenaient. Ce sera donc une décision du moindre mal. Cependant, le principe de bienfaisance oblige à minimiser les risques et les torts susceptibles de survenir.

Dans les interventions en santé publique, il arrive que des décisions soient imposées de manière paternaliste, c'est-à-dire sans consultation des bénéficiaires et en utilisant la coercition. Les lois antitabac sont de cette nature. Pour justifier éthiquement de telles interventions, certaines conditions s'appliquent.

1) La population risque de subir un tort important compte tenu de la probabilité que l'atteinte survienne et de sa gravité potentielle ;
2) aucune autre option d'intervention moins coercitive n'est aussi efficace pour prévenir un tel tort ;
3) les torts causés par l'intervention de prévention sont nettement inférieurs aux torts prévenus ;
4) les bénéfices surpassent clairement les torts pour la population et les individus concernés.

10. Évaluer l'intervention et rédiger un rapport

Si l'intervention se déroule pendant une certaine période de temps et que, de toute évidence, elle est inefficace, c'est-à-dire qu'elle ne génère pas les bénéfices escomptés, ou même qu'elle comporte des risques ou des torts imprévus, alors elle doit être cessée ou modifiée en conséquence. Dans tous les cas, les rapports concernant les interventions de soin et de santé, de même que les programmes de santé publique ou de santé communautaire, ou les interventions faites dans ces domaines, devraient être clairs sur la façon dont les problèmes d'éthique ont été pris en compte et résolus, de manière à pouvoir servir à la prévention et à la résolution de cas semblables dans l'avenir, et, éventuellement, servir à l'élaboration de lignes directrices.

En fait, le processus décisionnel décrit ici devrait être intégré dans la pratique, afin de prévenir les conflits, les problèmes et les dilemmes éthiques qui surviennent. Des auteurs (Aroskar, 1989 ; Reigle & Boyle, 2000 ; Storch et coll., 2004) insistent, avec raison, sur l'importance de pratiquer une éthique préventive en créant un environnement éthique permettant de reconnaître rapidement les enjeux éthiques en présence, et de prévenir les dilemmes, les problèmes et les conflits possibles avant qu'ils ne dégénèrent. Une démarche réflexive, où l'information est partagée et ouvertement discutée, et où la décision n'est pas considérée comme un événement isolé, mais plutôt comme une partie intégrante d'un processus, permet aux parties d'être mieux outillées pour construire des plans d'actions créateurs et éthiquement adéquats.

La grille d'analyse que nous venons de détailler repose sur une approche constructiviste qui utilise les points forts des cadres de référence étudiés dans un nouveau cadre qui repose sur une démarche dialectique dans laquelle les faits et les repères éthiques, notamment les principes liés à des devoirs *prima facie,* se conjuguent dans l'analyse de problèmes éthiques et dans la formulation de solutions applicables. Cette nouvelle approche se distingue de celle de Beauchamp et Childress (2001), dont elle s'inspire beaucoup, parce qu'elle se soucie davantage des buts de l'intervention, des faits cliniques et scientifiques, et des résultats probants liés aux problèmes éthiques à résoudre. Elle n'est ni inductive (comme la casuistique), ni déductive (comme certains théologiens l'ont reproché au principisme, dont Clouser et Gert [1990]), mais elle utilise les deux procédés dans une dialectique qui va, d'une part, des faits pertinents aux exigences morales liées aux repères éthiques, notamment aux principes de respect de la personne, de bienfaisance, d'équité et de *caring,* et, d'autre part, des exigences morales aux faits à analyser. De Beauchamp et Childress, nous retenons la nécessité de spécifier les principes, qui, de prime à bord, ne donnent que des indications très générales sur les décisions à prendre et les interventions à mettre en place. Tout ce travail de spécification s'opère dans cette démarche dialectique qui devra tenir compte non seulement des exigences morales associées aux principes éthiques, aux normes déontologiques et aux lignes directrices en bioéthique, mais aussi des normes légales, et des barrières institutionnelles et disciplinaires.

L'application de la décision éthique

Dans les processus décisionnels et dans l'application de la décision éthique, il existe des facteurs contraignants et des facteurs facilitants. Dans le tableau 13.2 à la page 316, nous synthétisons tous les facteurs personnels, disciplinaires, interdisciplinaires, relationnels (patients-infirmières), organisationnels et environnementaux qui sont contraignants.

Les barrières susceptibles d'entraver l'application de la décision éthique

Pour répondre aux difficultés présentées dans le tableau 13.2, plusieurs solutions ont été proposées. Sans en faire une étude exhaustive, nous croyons que les solutions mentionnées facilitent l'application de décisions éthiques dans la pratique infirmière.

Les facilitateurs

Certaines qualités du professionnel favorisent la prévention ou la résolution des problèmes d'éthique. Elles sont associées aux facteurs suivants, qui facilitent les processus décisionnels consensuels : compétence, ouverture d'esprit, motivation et engagement, capacité d'adaptation, esprit de synthèse, capacité d'analyse critique. Ces facteurs facilitent une approche rationnelle du problème. D'un point de vue éthique, toutes les vertus présentées dans le chapitre 11 sont des facilitateurs. Le développement de ces vertus, notamment le souci de l'autre, l'empathie et la compassion, dispose à agir éthiquement. Toutefois, la plus importante d'entre elles est sans doute la motivation à bien agir. Sans elle, rien n'est possible. Aux qualités éthiques s'ajoutent les qualités nécessaires à une relation de soin basée sur le partenariat et sur l'interdisciplinarité, notamment des connaissances en communication. À ce propos, deux livres sont pertinents : celui d'Arnold et Boggs intitulé *Interpersonal relationships : Professional communication skills for nurses,* paru en 2003, et celui de Constantino Iandolo intitulé *Guide de la communication avec le patient : techniques, art et erreurs de la communication*, paru en 2006.

D'autres facteurs favorisent la réflexion sur les problèmes éthiques et leur résolution. Selon Hamric et Reigle (2005), les infirmières qui ont des doutes sur leurs connaissances éthiques peuvent ne pas porter attention à une situation éthiquement problématique et minimiser leur perception du dilemme. Selon les auteures, il est préférable pour les infirmières de soulever un problème qui leur semble insignifiant plutôt que d'attendre que la situation devienne conflictuelle et chaotique. D'autres infirmières peuvent avoir la même perception sans oser en parler, de peur que leur perception soit invalidée. Le fait de soulever le problème à des collègues ou à l'équipe multidisciplinaire incite les personnes en cause à investiguer davantage la situation et permet un soin plus adéquat. Des connaissances en éthique donnent de l'assurance quant à la nature éthique du problème, permettant ainsi de reconnaître les problèmes et de les analyser avant que le conflit ne s'envenime. De plus, elles fournissent des outils pour guider la réflexion.

TABLEAU 13.2 Les barrières à l'application de la décision éthique

Personnelles	Intraprofessionnelles	Interprofessionnelles	Organisationnelles	Équipe-bénéficiaire
Incertitudes, doutes, craintes	Absence ou manque de communication	Conflits de rôles	Manque de temps	Conflits entre les valeurs personnelles et les buts poursuivis par l'équipe de soins
Conflits entre les valeurs personnelles et les valeurs professionnelles	Absence ou manque de collaboration	Buts et moyens différents selon les disciplines	Absence de soutien pour des périodes d'échanges	Non-observance
Détresse morale	Absence ou manque de modèles, de mentors	Perception de non-reconnaissance par les autres disciplines	Absence d'environnement soutenant la pratique éthique	Manque de communication
Stratégies d'évitement et de retrait	Absence ou manque de soutien des collègues	Perception d'absence de pouvoir	Limite des ressources	Buts et interventions non partagés
Refuge dans la technique	Absence de collégialité	Absence de collaboration	Pénurie de personnel infirmier	Valeurs culturelles et religieuses invoquées pour un traitement différent
Perception d'absence de contrôle	Manque d'appui de la part des gestionnaires	Absence de discussion interdisciplinaire des enjeux éthiques liés aux cas	Manque de continuité dans le soin	Conceptions différentes du meilleur intérêt du bénéficiaire
Sentiment de vulnérabilité	Intérêts compétitifs	Différences dans les responsabilités	Implication insuffisante des comités d'éthique clinique	Information partielle ou biaisée
Manque de connaissances en éthique		Méconnaissance des buts et des moyens des autres disciplines	Certaines populations sont mal desservies	Intimidation
Manque d'engagement		Méconnaissance de la complémentarité des rôles et des compétences	Budgets limités	Perception des bénéficiaires non prise en compte
Absence de détermination		Problèmes de communication		Manque d'écoute
Intégrité et identité menacées		Problèmes de confiance mutuelle		Manque de continuité dans le soin
Écart trop grand entre l'idéal et la pratique				Traitement et soin effectués de manière impersonnelle
				Respect des droits des patients

© Saint-Arnaud, J. (2008).

Sur le plan intraprofessionnel, Hamric et Reigle (2005) mentionnent que les sentiments d'impuissance, d'absence de contrôle et de vulnérabilité peuvent correspondre à la réalité. Cependant, elles indiquent que tout problème peut être divisé en parties et qu'il est possible de travailler sur certaines de ces parties sans s'attaquer à l'ensemble du problème sur lequel on n'a effectivement aucun contrôle. L'autonomisation ou l'habilitation (*empowerment*) apparaît comme une solution à des sentiments qui paralysent et qui finissent par être destructeurs. Pour y arriver, des leaders et des mentors qui ont acquis des compétences en éthique jouent un rôle important en servant de modèles aux autres infirmières dans la démarche de réflexion et la résolution des problèmes éthiques. Des stratégies spécifiques consistent à inclure les aspects éthiques dans les discussions de cas en multidisciplinarité, à organiser des sessions de verbalisation (*debriefing*) à la suite d'une expérience difficile, à utiliser des activités de simulation (Hamric & Reigle, 2005, p. 403). Ces dernières peuvent être effectuées à partir de l'analyse en commun de situations éthiques typiques dans une unité de soins.

Sur le plan interprofessionnel, certains auteurs (Bishop & Scudder, 2001 ; Fry, 1995 ; Shannon, 1987) sont d'avis que les infirmières et les médecins perçoivent, définissent et analysent les problèmes éthiques de manière différente, voire opposée. Nous ne partageons pas ce point de vue. Nous croyons que les conflits résultent beaucoup plus d'un manque de communication interdisciplinaire que des façons de percevoir ou de traiter des enjeux éthiques. À l'appui de cette thèse, trois arguments peuvent être invoqués. D'abord, des résultats d'études montrent des concordances entre les médecins et les infirmières quant à des jugements ayant des incidences éthiques. Une étude de type quantitatif et qualitatif menée auprès de 107 infirmières et de 65 médecins en Suède a comparé l'opinion des infirmières et des médecins relativement à un interventionnisme thérapeutique dans une unité de médecine en milieu hospitalier (Svantesson, Sjökvist, Thorsén, & Ahlström, 2006). Pour 714 patients, 77 % (n = 553) des médecins et des infirmières ayant participé à l'étude ont choisi le même niveau de traitement. En retirant les cas jugés incertains, tant par les médecins que par les infirmières, l'accord monte à 86 % pour les 637 patients restants. L'étude qualitative d'Oberle et Hughes (2000), menée auprès de 14 infirmières et de 7 médecins en Alberta, montre que les infirmières et les médecins doivent gérer les mêmes problèmes d'éthique et qu'ils utilisent le même type de raisonnement moral, même s'il existe des divergences relativement à leur rôle et à leurs responsabilités respectives comme professionnels de la santé. Cette étude met en évidence l'importance d'échanges interdisciplinaires. Les résultats indiquent soit qu'il n'y a pas de divergence quant à la structure du jugement éthique pour les deux disciplines, soit que les deux disciplines arrivent aux mêmes conclusions par des raisonnements différents. On ne peut réfuter la seconde hypothèse par les résultats de la deuxième étude, parce qu'ils ne sont pas généralisables. Si la première hypothèse émise est correcte, il n'y a pas de divergence dans le raisonnement éthique des deux disciplines. Si la dernière hypothèse est correcte, le cas des infirmières et des médecins est semblable à celui des philosophes qui adhèrent à des théories différentes, mais qui s'entendent sur des grands principes éthiques et sur des lignes directrices. Quoi qu'il en soit, il semble que la cause des conflits interprofessionnels à propos des problèmes d'éthique est de nature communicationnelle plutôt que structurelle.

Les conflits font partie des non-dits ; ils ne sont pas reconnus. Pour y remédier, les rôles et les responsabilités de chacune des disciplines impliquées dans une situation problématique devraient être précisés et reconnus comme étant complémentaires. Le deuxième argument est lié à la perception que la bioéthique constitue une approche médicale en éthique ; en fait, quoique l'approche par principes soit applicable à tout processus décisionnel dans le domaine de la santé, la bioéthique s'est surtout intéressée aux décisions de traitement, et, traditionnellement, seul un médecin peut prescrire un traitement (si on ne considère que les médecins et les infirmières, et non l'ensemble des membres de l'équipe multidisciplinaire). Dans la mesure où l'infirmière prend des décisions de soins et de traitements, les approches développées par la bioéthique sont appropriées et, selon l'approche développée dans ce livre, elles constituent un apport important et toujours valide en éthique de la santé, quelle que soit la discipline du professionnel impliqué. Le troisième argument est lié à l'importance de mettre en place des processus décisionnels interdisciplinaires pour résoudre les problèmes complexes selon une approche globale. De ce point de vue, la complémentarité des rôles et des responsabilités n'est pas un obstacle, mais en atout.

Quant aux facteurs liés à la relation bénéficiaire-professionnel de la santé, la mise en place d'une relation de partenariat, et d'une communication continue, claire et efficace devraient pouvoir prévenir des problèmes ou des dilemmes éthiques. Le fait que les professionnels prennent des décisions consensuelles permet une plus grande cohérence dans les interventions des professionnels de différentes disciplines. Une philosophie commune leur permet aussi d'avoir une position claire au regard de demandes qui pourraient être faites par le bénéficiaire et sa famille, ou encore par des groupes d'intérêt en santé publique. Les conditions éthiques et juridiques d'un consentement libre et éclairé constituent une balise claire concernant les processus décisionnels, quand les professionnels s'abstiennent d'offrir toutes les interventions possibles et n'offrent que celles qui sont appropriées compte tenu de l'état de santé du bénéficiaire. Les droits des personnes doivent toujours être respectés et ne peuvent être bafoués sous prétexte de plus grands bénéfices pour le plus grand nombre. Autrement dit, une intervention de santé publique doit respecter les droits individuels des bénéficiaires relativement au consentement et au respect de la confidentialité. Dans le même ordre d'idées, des torts subis par quelques-uns ne peuvent être justifiés par des bénéfices pour l'ensemble des personnes visées par l'intervention.

L'adoption de règles claires et l'application de ces règles permettent de résoudre des problèmes de non-observance. Par exemple, s'il est défendu de fumer dans un hôpital, il est préférable d'appliquer la règle, sans permettre d'exceptions. Les raisons d'une non-observance doivent cependant être explorées, et un soutien doit être apporté pour arriver à une observance consentie.

Quant aux problèmes d'ordre organisationnel, une bonne communication et des décisions partagées sont toujours des facilitateurs. Des organisations qui ménagent des lieux et des temps d'échanges sur les questions d'éthique, lors de colloques par exemple, favorisent la réflexion et la discussion sur les enjeux éthiques. La présence d'un membre de l'administration au sein du comité d'éthique clinique favorise ce genre d'événements. Plusieurs auteurs ont mentionné l'importance d'une plus grande ouverture des comités d'éthique clinique. L'organisation de sessions de formation sur des problèmes et des enjeux éthiques vécus dans le milieu en cause favorise une intégration de l'éthique dans les pratiques. La possibilité pour des membres des comités d'éthique clinique de répondre à la demande de certaines unités pour étudier conjointement des cas problématiques paraît aussi une solution d'intégration de l'éthique aux pratiques. En ce sens, la mission de ces comités est appelée à déborder la simple consultation effectuée par des professionnels de la santé, surtout des médecins, et la rédaction d'avis. De toute évidence, ces comités ont une responsabilité au regard de la formation en éthique, d'abord de leurs membres, et ensuite des administrateurs, des professionnels de toute discipline, des employés et des bénévoles. Les décisions reviennent aux personnes concernées ; le comité d'éthique doit fournir des outils et ne pas se substituer à une pratique réflexive.

Conclusion

Ce chapitre portait sur les processus décisionnels. Trois modèles de processus décisionnels ont été présentés : le modèle basé sur la résolution de problèmes, le modèle basé sur la clarification des valeurs et, enfin, le modèle basé sur des repères éthiques. Des modèles simples et procéduraux, la démarche analytique s'est orientée vers des modèles plus complexes, s'adaptant à la complexité des problèmes éthiques qui requièrent une telle procédure. Les modèles de Cadoré et de Saint-Arnaud ont ajouté à une approche centrée sur la procédure logique et rationnelle un contenu qui fait référence à des obligations morales. La responsabilité et le respect des principes fondamentaux s'identifient à des interdits chez Cadoré, et les devoirs *prima facie* définis dans une approche par principes revisitée chez Saint-Arnaud réunissent des conditions de nature procédurale et éthique dans des processus décisionnels qui sont ancrés à la fois dans la tradition éthique et dans la créativité éthique. Au-delà de la normativité déontologique, le constructivisme éthique s'exerce dans un rapport dialectique entre les faits pertinents et les repères éthiques appropriés. Il s'agit d'une démarche flexible qui favorise la réflexion et la recherche de solutions aux problèmes et aux dilemmes éthiques, en mettant en évidence les devoirs moraux essentiels dans le domaine de l'éthique de la santé et en laissant une place à la liberté humaine dans la recherche de solutions créatives.

La démarche peut être rétrospective, actuelle ou préventive. Cependant, il existe des barrières pour la mise en pratique de la décision éthique. Ces barrières sont personnelles, intraprofessionnelles, interprofessionnelles, relationnelles (infimière-bénéficiaire), organisationnelles ou environnementales. Plusieurs facteurs sont des facilitateurs, mais il semble qu'une bonne communication et une relation de partenariat soient des facteurs clés pour faciliter une pratique éthique et prévenir les conflits.

CHAPITRE 14

La méthode pédagogique dans l'enseignement de l'éthique

L'approche réflexive peut s'exercer aussi bien dans l'action que dans un retour sur l'action. Dans le domaine de la formation initiale et continue, l'approche réflexive consiste en un retour sur l'action vécue par soi-même ou par d'autres. Elle s'effectue par une distanciation, un dégagement des émotions et des difficultés soulevées dans le concret du quotidien, ce qui favorise une démarche rationnelle de réflexion sur la pratique, et sur la résolution des problèmes vécus ou anticipés. La réflexion personnelle est complétée par une discussion en groupe. Cette dernière, riche des connaissances et des expériences de chacun des membres, vise à arriver à des solutions applicables et respectueuses des principes et des normes éthiques.

Alors que le chapitre 13 s'articule autour du processus décisionnel, des acquis théoriques et des connaissances pratiques des chapitres antérieurs, le chapitre 14 définit une méthode pédagogique qui s'appuie sur la philosophie du partenariat développée dans cet ouvrage. Pour nous, le développement d'une compétence en éthique relève d'une pédagogie qui n'est centrée ni sur l'enseignant, ni sur l'apprenant, mais plutôt d'une pédagogie centrée sur l'apprentissage, dans laquelle l'enseignant et l'apprenant ont une égale responsabilité au regard des objectifs à atteindre. Différentes stratégies peuvent être utilisées pour atteindre ces objectifs :

> « D'une façon générale, l'instruction centrée sur l'apprentissage emploie des méthodes variées, basées sur la collaboration, telles que la discussion de cas, la mise en application accompagnée de *feed-back,* les jeux de rôles, l'utilisation appropriée du questionnaire socratique ou la flexibilité pour répondre aux besoins des étudiants. » (Kaufman, 2003, p. 146)

La méthode exposée ici se fonde sur deux stratégies complémentaires : l'exposé théorique et l'étude de cas. Un recueil de cas de difficulté graduée est placé en annexe.

L'enseignement tutoral

Si la base de l'enseignement est l'actualisation de soi à travers une relation de partenariat avec les autres, alors la didactique appropriée au développement de la compétence éthique ne saurait résider dans la formule traditionnelle de l'enseignement où le maître instruit ses élèves comme s'il s'agissait d'urnes à remplir. On sait que ce modèle n'est pas stimulant, puisque l'élève est passif et ne retient que ce qui le touche selon son expérience et ses connaissances antérieures. Le véritable apprentissage n'est pas une accumulation de connaissances, mais celui qui provoque « un changement dans la conduite de l'individu, dans la série d'actions qu'il choisit pour le futur, dans ses attitudes et dans sa personnalité, par une connaissance pénétrante ne se limitant pas à une simple accumulation de savoirs mais qui s'infiltre dans chaque part de son existence » (Rogers, 1968, p. 201).

On reconnaît là la théorie de Carl Rogers sur le développement de la personne humaine. On sait que cette théorie s'appuie sur une conception de la thérapie centrée sur le client qui répond à cinq conditions:

> 1) le client a un problème sérieux qu'il n'a pas pu régler lui-même;
> 2) le thérapeute est une personne congruente avec elle-même;
> 3) le thérapeute porte une attention inconditionnelle à son client;
> 4) le thérapeute a une compréhension exacte et empathique du monde intérieur de son client; son attitude et son comportement en témoignent;
> 5) le client perçoit que son thérapeute le comprend. (Ibid., p. 202-205)

Cette relation de soin centrée sur le client amène la personne soignée à changer son attitude et à trouver elle-même les solutions à son problème. Dans cette conception de la relation de soin, les problèmes viennent de l'intérieur de la personne (*ibid.,* p. 209), et il en est de même pour la solution.

Transposée au domaine de l'enseignement, les connaissances issues de la psychothérapie indiquent d'abord qu'« une connaissance authentique est plus facilement acquise, quand elle est liée à des situations qui sont perçues comme des problèmes » (*ibid.,* p. 206). Ainsi, les travaux en séminaires sont plus efficaces sur le plan de l'apprentissage réel que les cours magistraux dans lesquels il n'y aucun échange avec les étudiants. Les étudiants sont plus interpellés par des problèmes qui les touchent personnellement. C'est pourquoi l'éthique de la santé suscite moins d'intérêt chez des personnes qui n'ont pas l'expérience de la pratique dans les milieux de soins. Quand les étudiants se sont heurtés à des problèmes d'éthique dans la pratique, leur attitude au regard des cours d'éthique change complètement. Ils deviennent beaucoup plus intéressés, posent des questions pertinentes et trouvent que le cours leur apporte des outils qu'ils pourront utiliser, qui leur permettront de diminuer leur stress et de modifier leurs pratiques. Comme le dit Rogers, les changements dans les pratiques sont souvent introduits par les jeunes recrues; il leur faut cependant l'appui des personnes en place.

Le professeur doit non seulement partir d'une problématique liée à l'expérience vécue dans les milieux, mais il doit aussi être authentique dans sa relation avec ses étudiants; il doit les traiter comme des personnes morales et non comme des moyens de gagner sa vie. Il doit accepter les étudiants tels qu'ils sont et tenir compte de leurs acquis. Cependant, dans l'enseignement, contrairement à la psychothérapie, les ressources pour résoudre le problème soulevé ne résident pas uniquement dans l'individu. En effet, « de nombreuses sources de connaissances, de techniques, de théories constituent des matériaux bruts à utiliser » (*ibid.,* p. 209). Ces outils doivent être mis à la disposition des étudiants et non leur être imposés. Rogers (1968) décrit ainsi le rôle du professeur:

> « 1) Il voudra informer ses élèves de l'expérience et des connaissances spécifiques qu'il possède dans une matière donnée, et leur faire connaître qu'ils peuvent faire appel à ces connaissances. Cependant, il ne voudra pas qu'ils se sentent obligés de l'utiliser ainsi;

>

> 2) Il voudra leur faire connaître que sa propre façon de penser les choses en cette matière et de les organiser est à leur disposition, même sous forme d'exposé s'ils le désirent. Cependant, encore, il voudra que ceci soit perçu comme une offre qui pourra être aussi bien refusée qu'acceptée ;
>
> 3) Il voudra qu'on le considère comme une source de référence. Quelque information que puisse demander un individu ou un groupe tout entier pour consolider ses connaissances, l'enseignant se montrera disposé à en rechercher les possibilités d'obtention. » (p. 209)

Contrairement à l'approche traditionnelle, ici c'est l'étudiant qui mène la barque. Le professeur est là accessoirement pour informer ceux qui le désirent. Il agit comme un tuteur qui ne doit pas attribuer un rôle passif à ses étudiants en leur présentant des connaissances toutes faites dans des cours magistraux, mais plutôt les amener à trouver eux-mêmes les faits pertinents et les éléments théoriques appropriés. À la limite, si le professeur n'est pas invité à le faire, il ne rétablira pas les faits, et n'indiquera pas quelles sont les idées fondées et celles qui ne le sont pas, comme si tous les moyens étaient équivalents dans la recherche de solutions. Cependant, il donnera à ceux qui le souhaitent des indications et des orientations qui devraient leur permettre de s'y retrouver.

Selon nous, le modèle d'enseignement proposé par Rogers ne crée pas un véritable partenariat dans lequel le professeur et l'étudiant sont égaux en matière de pouvoir. Autrement dit, nous ne croyons pas que la théorie de Rogers, qui a été reprise dans certaines applications d'apprentissage par problèmes où le rôle du professeur se résume à celui d'accompagnateur, favorise un apprentissage respectueux des compétences de chacun. Dans toute discipline, certaines connaissances de base doivent être acquises avant de pouvoir exercer son jugement et sa créativité. Certains savoirs sont théoriques, d'autres sont pratiques (procéduraux, techniques ou opérationnels) et d'autres encore sont contextuels. Ces trois types de savoirs sont nécessaires à la construction de la compétence. Nous suivons donc Rogers dans sa conception de l'apprentissage concernant le point de départ, le problème et les qualités de l'enseignant (congruence, empathie, attention aux besoins), mais nous ne le suivons pas dans l'idée que les savoirs de base (théoriques, pratiques et contextuels) seraient optionnels ou laissés au bon vouloir des étudiants. Comme on n'attend pas qu'un enfant se brûle pour lui enseigner qu'il est dangereux de jouer avec le feu, l'enseignant qui possède des compétences dans un domaine a une responsabilité dans la formation des étudiants. S'il était possible d'enseigner à de très petits groupes, l'apprentissage pourrait se faire selon les désirs individuels des étudiants, mais ce n'est généralement pas le cas dans un contexte de ressources limitées. L'approche dans laquelle l'enseignant s'ajuste aux demandes de chacun est donc utopique dans le monde actuel des établissements d'enseignement.

Le modèle d'enseignement traditionnel rejoint le modèle du prêtre selon Veatch (1972), ou le modèle de la mère de substitution selon S. Smith (1980), que nous avons présenté dans le chapitre 11 à propos de la relation de soins. À l'opposé, le modèle de Zaner (1993) en éthique des soins, qui considère le conseiller en éthique comme un facilitateur, rejoint le modèle de Rogers, dans lequel le thérapeute aide le client à trouver sa solution en lui-même. Selon nous, la relation de soin qui favorise le bien-être du patient et la relation d'enseignement qui favorise le meilleur apprentissage trouvent leur juste milieu entre les extrêmes que sont les modèles traditionnel et postmoderne. D'une part, l'enseignant a des connaissances théoriques, procédurales ou contextuelles à transmettre, comme le soignant possède un savoir, de l'expérience et une connaissance approfondie du contexte de soin ; d'autre part, le patient connaît ses besoins, ses buts, son propre contexte familial et social, comme l'étudiant possède des connaissances spécifiques et des expériences qui lui sont propres, et connaît ses besoins et les problèmes à surmonter, s'il a une expérience de la pratique des soins. La relation de soin basée sur le partenariat reconnaît les compétences du soigné et du soignant dans le respect de la personne ; de la même façon, la démarche d'apprentissage retenue ici s'appuie sur un partenariat dans le respect des compétences de chacun.

Selon nous, il incombe à l'enseignant de transmettre les connaissances et les outils appropriés que l'apprenant ne peut pas solliciter puisqu'ils lui sont inconnus ; c'est l'enseignant qui est en mesure d'évaluer quels sont les connaissances et les outils appropriés, compte tenu des besoins et des problèmes en cause. Cependant, il doit être à l'écoute de l'apprenant pour bien évaluer ses besoins et pour y répondre adéquatement. Cela fait partie de ses compétences. Il doit s'enquérir des besoins des étudiants dès la première rencontre, mais il doit aussi connaître le contenu des cours que les étudiants ont déjà suivis et les résultats d'études empiriques concernant les problèmes éthiques de tout ordre qui se posent dans les différents types de pratiques. Dans le domaine des connaissances, comme dans les autres domaines, on ne part jamais de zéro. La table rase n'existe pas. Dans cette perspective, l'enseignant doit avoir une idée claire des connaissances et de l'expérience déjà acquises, pour adapter ses enseignements en conséquence, et pour apporter les savoirs et les outils appropriés, que l'apprenant pourra utiliser dans la pratique. Cette perspective du partenariat, transposé de la relation de soins à la relation d'apprentissage, s'harmonise avec toutes les théories de la santé et des sciences infirmières basées sur une réponse adéquate aux besoins et sur la mise en place d'un partenariat soignant-soigné.

Le professeur d'éthique de la santé, tant à l'université qu'en formation continue, ne peut faire fi de l'expérience de travail de ses étudiants, de leurs connaissances, et de leur expérience dans les soins directs, la recherche, la gestion ou l'enseignement, puisque ces connaissances et ces expériences constituent la base de la compétence professionnelle, qui est la pierre angulaire de toute pratique éthique. Dans ce contexte, l'approche par problèmes apparaît très appropriée pour tenir compte des connaissances et des expériences des étudiants, tout en leur transmettant des connaissances et des outils appropriés à leurs besoins. En fait, la présentation de nombreux repères théoriques et méthodologiques (normes, principes et théories éthiques, modèles de processus décisionnels), de même que de nombreux résultats d'études étayant les faits, tel que vu dans les chapitres antérieurs, permet d'éviter le dogmatisme et l'endoctrinement dans les cours théoriques en éthique. L'analyse des problèmes éthiques, effectuée d'abord en petits groupes, puis en plénière, permet de répondre plus spécifiquement aux besoins de l'apprenant. La maïeutique, ou dialogue socratique, est aussi une façon d'éviter la leçon de morale, tant dans les cours théoriques que dans les plénières. De notre point de vue, les deux méthodes d'enseignement, cours théoriques humanisés et discussions de cas, sont essentielles à un apprentissage réussi.

L'approche par problèmes

Dans l'approche par problèmes, le professeur part des acquis de l'étudiant pour l'amener à des connaissances plus fondamentales. Il l'amène à comprendre les liens entre la pratique et la théorie, donc entre le problème en cause, et les repères et outils qui permettront à l'étudiant de le résoudre. Loin de fuir ses responsabilités, le professeur, devenu tuteur, choisit le problème à analyser ou laisse chacun de ses étudiants en choisir un, quand le groupe est restreint (5 ou 6 élèves) ou relativement restreint (25 à 30), et il anime une discussion au cours de laquelle les étudiants expriment les résultats de leurs propres analyses et discussions. Le professeur-tuteur met en évidence les fondements rationnels et éthiques de certaines analyses, ce qui lui permet de faire le pont entre des cours théoriques et les analyses pratiques effectuées par les étudiants selon une approche par problèmes. Les étudiants développent leurs habiletés à chercher des références pertinentes, des résultats d'analyses empiriques et théoriques, et à analyser une situation complexe. La méthode permet une meilleure rétention des savoirs. Idéalement, le groupe de discussion éthique devrait reproduire en classe ce que sera une réunion multidisciplinaire ou une réunion du comité d'éthique clinique dans les milieux de soins. De cette façon, les étudiants pourront transférer les savoirs de la salle de classe au milieu de travail.

L'étude de cas

L'étude de cas en enseignement ne date pas d'hier. Elle a été utilisée en 1788 par la Medical Society of New Haven et en 1871 par la Harvard Law School aux États-Unis (Tomey, 2003). Elle est utile aux étudiants des disciplines professionnelles, qui doivent devenir des apprenants autonomes pour résoudre par eux-mêmes les problèmes qui se présenteront dans leur pratique (Barrows, 2000). Cette méthode pédagogique est particulièrement appropriée pour des adultes qui ont acquis des connaissances et de l'expérience de travail, et qui cherchent à mettre leurs connaissances à jour, à traiter d'un problème particulièrement difficile et à améliorer leur habileté à résoudre des problèmes éthiques. La méthode se prête aussi à l'enseignement à distance (Tomey, 2003).

Une définition

Les études de cas sont des récits plus ou moins longs qui présentent l'information essentielle à une prise de décision à propos de situations suscitant des enjeux éthiques plus ou moins complexes. Ces récits ont trait à des situations vécues dans la pratique ou susceptibles de l'être. Les étudiants, réunis en équipes, se servent de leurs connaissances, de leurs expériences et de nouveaux savoirs pour résoudre les problèmes. Trouver des solutions aux problèmes constitue leur but commun.

L'étude de cas ne se résume cependant pas à une discussion en équipe : les données factuelles, les connaissances acquises antérieurement et au cours du processus doivent permettre à l'étudiant de définir le problème et de choisir, parmi une ou plusieurs options, celle qui est la plus appropriée sur le plan éthique. La discussion en groupe permet de mettre en commun des expériences et des connaissances individuelles, et d'effectuer une analyse plus approfondie de la situation et des solutions possibles.

Le processus ne se déroule pas de façon linéaire. Des retours en arrière ou des bonds en avant sont possibles au fil des interventions individuelles. On peut qualifier le processus d'itératif (Bédard, Dell'Aniello, & Desbiens, 1991). Le rôle de l'animateur consiste à utiliser une méthode souple pour ramener le groupe vers ses objectifs et pour l'orienter selon les étapes de la procédure retenue. Le cas fait habituellement l'objet d'un rapport synthèse, qui sert aussi d'aide-mémoire pour le groupe.

Les objectifs de développement des compétences éthiques par l'étude de cas

Voici les objectifs de l'étude de cas en tant que méthode d'apprentissage :

- Améliorer le jugement de l'étudiant, qui doit choisir parmi les solutions proposées par ses pairs celle qui convient le mieux (composante informationnelle). Pour ce faire, il doit savoir confronter son opinion à celle des autres, évaluer les données du cas, établir leur validité, et faire la différence entre les faits et les opinions ;
- Stimuler chez l'étudiant son sens de l'initiative et sa créativité, en lui permettant de se servir de ses propres expériences et connaissances pratiques pour interpréter les faits et juger de leur importance relative (composante décisionnelle). Cependant, il est essentiel de s'assurer que les intuitions et les hypothèses s'appuient sur les données du cas ;
- Développer les habiletés de raisonnement et de communication de l'étudiant et la pensée logique, et préciser l'expression de cette pensée en termes clairs et convaincants (composante interpersonnelle). Puisque l'analyse doit se faire par étapes distinctes, logiquement reliées entre elles, cela devrait contribuer à développer les aptitudes nommées précédemment ;
- Développer chez l'étudiant le sens de la responsabilité en lui faisant prendre conscience de l'importance des conséquences à long terme de ses recommandations, ainsi que des facteurs humains inhérents à la situation. (Bédard et coll., 1991, p. 8)

En appliquant le processus de l'étude de cas au développement de la compétence éthique, les objectifs suivants s'ajoutent :

- Distinguer les faits, tels qu'ils sont relatés dans le cas et dans les résultats d'études empiriques, de l'interprétation des faits[1] et des jugements de valeurs portés sur les faits ;
- Clarifier ses propres valeurs dans une démarche personnelle, mais aussi dans la confrontation de ses positions avec celles des autres ;
- Distinguer ses valeurs personnelles des valeurs professionnelles, juridiques et éthiques ;
- Apprendre à établir des liens entre les faits et l'interprétation des faits, le problème en cause et les repères professionnels, éthiques et juridiques. Ce travail s'effectue individuellement et en groupe ;
- Apprendre à choisir des options qui sont applicables dans la pratique, et qui respectent les normes professionnelles, éthiques et juridiques.

---

1. L'interprétation des faits s'effectue dans une démarche de partenariat avec le soigné ou le bénéficiaire dans la pratique, et avec les membres de l'équipe et le professeur-tuteur dans la démarche d'apprentissage.

L'application de la méthode d'étude de cas dans la pratique de l'enseignement

Les récits trop longs risquent de se perdre dans des détails non pertinents pour l'analyse. Les récits trop succincts peuvent manquer d'ancrage dans la réalité, et auront tendance à banaliser la situation ou le problème éthique en cause. Tout comme dans la réalité, le récit ne présente pas tous les détails d'une situation, et il subsiste une part d'incertitude dans les faits de nature scientifique ou clinique évoqués. Il reviendra à l'étudiant de compléter les données sur les faits et de formuler des hypothèses relativement aux données manquantes afin d'envisager certaines options de soin ou de traitement. Certains cas peuvent être discutés à partir de questions posées, d'autres peuvent être soumis à l'analyse sans aucune indication portant sur les problèmes ou les dilemmes en cause. Dans ce cas, ce sera la première tâche de l'étudiant de repérer les problèmes et les dilemmes en cause à toutes les étapes du récit. Les étapes sont généralement marquées par des changements dans l'état de santé du patient ou du bénéficiaire, par des changements de lieux de traitements, par l'atteinte des limites des soins et des traitements choisis, et par un passage à un autre type de traitements ou de soins ; à chacune de ces étapes, des prises de décisions ayant des incidences éthiques doivent être effectuées. Des modèles de processus décisionnels sont utilisés dans les travaux d'équipe ou dans les travaux d'analyse individuels. Les étapes de l'analyse de cas sont définies selon un modèle de processus décisionnel choisi en fonction du niveau d'apprentissage. Ces modèles ont été présentés dans le chapitre 13. Ils offrent un cadre de référence pour la discussion en équipe, et pour l'élaboration et la rédaction des analyses individuelles et des rapports synthèses. Les cas choisis et étudiés deviennent « paradigmatiques de toute une série de cas susceptibles d'être rencontrés ultérieurement » (Thiel & Thévenot, 1999, p. 57).

L'application de la méthode pédagogique

Il existe trois façons d'appliquer la méthode alliant cours théoriques et études de cas. Si le groupe est assez restreint, ce qui se produit dans la formation continue en milieu de travail, chacun présente un cas, qui soulève un ou plusieurs enjeux éthiques. Cette manière de faire, expérimentée avec un petit nombre d'infirmières en néonatalogie à l'Hôpital Sainte-Justine, permet de considérer des enjeux propres à un domaine de pratique. Comme les étudiants sont peu nombreux (5 ou 6), le professeur-tuteur peut porter une attention à chacun, répondre aux questionnements individuels et ajuster les cours théoriques en fonction du domaine d'expertise. Les concepts clés sont définis dans les cours théoriques en début de session, puis suivent des exposés théoriques, qui présentent succinctement le contexte historique, les repères éthiques et des modèles de processus décisionnels. Dès les premiers cours, chaque étudiant choisit un cas en tenant compte du choix des autres étudiants, de manière à étudier un éventail diversifié de situations éthiques au cours de la session. Durant la session, chaque étudiant rédige son histoire de cas, définit les enjeux, les problèmes et les dilemmes éthiques qui s'y posent, indique les repères pertinents (résultats d'études, normes déontologiques, articles de lois, lignes directrices, principes), et la méthode ou la grille d'analyse choisie pour étudier la situation. Ce travail d'étape fait l'objet d'une présentation devant le groupe ; il est discuté et commenté oralement par les autres étudiants, qui sont aussi des collègues, et par le professeur-tuteur. Celui-ci formule par écrit des commentaires et des suggestions portant sur le travail remis, le plus souvent une présentation Powerpoint, pour aider l'étudiant à compléter son analyse ; il s'agit là d'une notation formative. Le travail d'étape est suivi d'un travail d'analyse qui constitue un travail de session à remettre à la fin du cours. Dans ce travail d'analyse, l'étudiant établira des liens entre les faits pertinents et les repères éthiques afin de proposer des options de soins et d'interventions qui respectent les normes éthiques. Ce travail sera évalué de manière sommative et il inclura les commentaires du professeur-tuteur.

La méthode alliant cours théoriques et études de cas s'applique aussi dans un cours offert à un groupe de 20 à 30 étudiants. Le professeur-tuteur demande aux étudiants de présenter un cas. Si le cas est suffisamment complexe, les étudiants peuvent former des équipes de deux ou trois. La complexité d'une situation éthique se mesure au nombre d'enjeux présents à différents niveaux décisionnels. Chaque semaine, le cours comprend deux parties : une partie théorique et une partie de travaux pratiques. Dans la première partie de la session, le cours théorique porte sur la définition des concepts fondamentaux et présente un historique de l'éthique de la santé, ainsi que des repères déontologiques, juridiques et éthiques, et des grilles d'analyse des dilemmes et des problèmes éthiques. Ces grilles peuvent être utilisées aussi bien dans la pratique que dans l'analyse de cas. Le cours pratique porte sur des analyses de textes ou des études de cas fictifs. Dans la deuxième partie de la session, les cours théoriques portent sur des enjeux éthiques plus spécifiques, alors que les périodes de travaux pratiques sont consacrées à des études de cas. Les étudiants qui assistent à une présentation doivent poser des questions ou faire des commentaires au présentateur. Ces questions ou commentaires seront remis au professeur-tuteur par écrit après chaque présentation. Ils servent à évaluer la participation et la présence aux cours. Un groupe de cette taille permet de présenter des cas plus diversifiés, ce qui élargit le champ d'application de la méthode et conscientise les étudiants à un plus large éventail d'enjeux éthiques.

Enfin, dans les grands groupes, qui peuvent compter jusqu'à 150 étudiants et même plus, en fonction du nombre d'assistants qui peuvent être attribués à un tel cours, le professeur-tuteur choisit des cas types sur des sujets variés qui peuvent être gradués en fonction de la complexité des cas. En clair, cette méthode a l'avantage d'être progressive (*voir l'annexe*). Les cas qui ne touchent qu'un enjeu sont présentés en premier. Par exemple, un cas de niveau I présentera un problème lié à une faute professionnelle ou à une irrégularité dans l'obtention du consentement aux soins. Viendront ensuite des cas plus complexes. Les cas de niveau III présentent des situations éthiques complexes, dans lesquelles on trouve plusieurs enjeux impliquant des prises de décisions sur les plans micro, méso et macroéthiques. Tous les cas sont choisis en fonction de la pratique courante et non en fonction de domaines spécialisés, ce qui exigerait que tous les étudiants aient des connaissances dans ces domaines. Les étudiants sont réunis dans un grand groupe pour les cours théoriques. Ils sont divisés en sous-groupes de 25 à 30 étudiants sous la supervision du professeur-tuteur ou d'assistants. Pour la discussion de cas, les sous-groupes sont ensuite subdivisés en petits groupes de 5 ou 6 étudiants. Certains étudiants ont des tâches précises qu'ils accomplissent à tour de rôle : l'un est animateur, un autre a rédigé au préalable une analyse du cas et un troisième rédige un compte rendu de la discussion. L'étudiant qui a fait l'analyse du cas sert de personne-ressource pour la discussion en groupe. Le compte rendu sert d'aide-mémoire pour la plénière qui suit la période de discussion, et qui est animée par le professeur ou par un de ses assistants. La session de cours et les sessions de travail sont organisées comme pour le groupe de 25 à 30 étudiants. Dans la deuxième partie de la session, le professeur-tuteur et ses assistants reçoivent cinq ou six comptes rendus et le même nombre d'analyses par semaine. Le professeur et les assistants supervisent des groupes différents chaque semaine pour que la démarche de tutorat et la correction soient équitables. La session se termine par un examen qui exige un transfert des connaissances pour traiter de cas semblables à ceux qui auront été étudiés au cours de la session. La méthode utilisée pour les très grands groupes peut aussi être utilisée avec des groupes plus restreints, mais l'inverse est impossible.

Les documents préparés par le professeur-tuteur et distribués aux étudiants au début de la session comprennent un recueil de textes et un recueil de cas. Le recueil de textes réunit des extraits de la loi, les codes de déontologies, des lignes directrices et des textes jugés incontournables dans le domaine de l'éthique de la santé. Le recueil de cas est distribué en début de session pour que les étudiants aient le temps de lire les cas, d'y réfléchir et de choisir, en collaboration avec les membres de leur équipe, le cas qu'ils analyseront. Enfin, les étudiants qui souhaitent approfondir leur réflexion sur les enjeux éthiques, leur contexte, les repères et les méthodes de résolution des problèmes peuvent utiliser un ouvrage de référence. Cet ouvrage pourra les accompagner tout au long de leurs études et ensuite dans leur pratique, quand ils feront eux-mêmes de la formation dans leur milieu respectif. Chacun de ces outils vise un but spécifique. En regroupant des éléments essentiels à l'étude de cas, les recueils de textes et de cas permettent à l'étudiant de gagner du temps en recherche d'information pour se consacrer à l'analyse approfondie des problèmes et des dilemmes en cause. Leur but est pragmatique. L'ouvrage de référence a une visée plus large, mais néanmoins essentielle. Il fournit des références plus complètes et plus détaillées que les notes de cours sur tous les aspects théoriques : concepts clés, théories et méthodes, contexte historique et sociopolitique des pratiques. Essentiel au développement de la pensée critique, l'ouvrage de référence permet d'établir des liens entre les grandes théories en éthique de la santé et les problématiques actuelles.

Les avantages et les limites des méthodes combinées

L'analyse de cas met l'accent sur la démarche de construction des connaissances, mais elle prive les étudiants de connaissances théoriques, procédurales et contextuelles, situant historiquement le problème et lui donnant un sens plus large, qui dépasse la signification immédiate et pragmatique de la résolution de cas. À l'inverse, l'accent mis exclusivement sur les connaissances théoriques ne tient aucunement compte de la situation concrète vécue par les étudiants. En réunissant cours théorique et analyses de cas, on combine les avantages de chacune des méthodes pédagogiques, et on réduit ainsi les limites de l'une et de l'autre.

En fait, la méthode présentée dans ce chapitre n'est pas un simple collage de l'approche traditionnelle et d'une méthode de résolution de problèmes. Dans le cours théorique, tel que nous le concevons, le professeur présente des exposés dont il choisit le contenu en fonction des besoins des étudiants. Il reçoit les questions et les commentaires des étudiants pendant ou après la présentation, et il engage avec ses étudiants un dialogue socratique, tant dans les cours théoriques que dans la plénière qui suit la discussion de cas. Le cours théorique peut être donné avant ou après les travaux pratiques. Si le cours théorique a lieu avant, il vise à présenter des concepts clés, des repères et des méthodes d'analyse de cas pour éviter de laisser sans ressources les étudiants qui n'ont pas ou qui ont peu de connaissances en éthique de la santé. Les contenus ne doivent pas recourir à une seule théorie ou à une seule méthode, ou, à tout le moins, si une seule méthode est présentée, elle doit éviter d'offrir un cadre trop rigide. Au cours de la plénière qui suit la discussion de cas, le professeur peut établir des liens entre les résultats de l'analyse de cas et les connaissances exposées dans le cours théorique. Si le cours théorique est donné après l'analyse de cas, l'étudiant est en mesure de mieux comprendre les liens qui sont mis en évidence par le professeur, et d'établir lui-même des liens entre les problèmes traités individuellement et en groupe, d'une part, et les apports théoriques qui relèvent des grandes théories, du contexte historique dans lequel le problème se pose et de la manière dont les contemporains résolvent un problème semblable, d'autre part. Selon cette deuxième formule, l'étudiant est motivé et sensibilisé au problème par l'analyse de cas, et il comprend mieux le contenu et l'utilité de l'apport théorique. Les deux formules se complètent en ce que l'une met l'accent sur la déduction et l'autre sur l'induction. Comme les deux processus sont nécessaires au développement des connaissances, il est possible d'inverser la séquence cours théorique-discussion de cas en fonction des besoins des étudiants et de leur niveau d'apprentissage.

Le grand avantage de la méthode pédagogique alliant cours théoriques et analyses de cas dans les travaux pratiques tient à la complémentarité des approches et aux limites qu'elles s'imposent mutuellement. Les avantages des cours théoriques n'ont peut-être pas été suffisamment mis en évidence dans les écrits. Ces cours apportent des connaissances qui sont le fruit de siècles d'efforts et de recherches tant pratiques que théoriques ou contextuelles, tant conceptuelles qu'empiriques, dans un domaine spécifique, en l'occurrence en éthique de la santé. La synthèse qu'apporte le cours théorique transmet aux étudiants une culture, et forme leur esprit à la pensée logique et structurée en matière d'éthique. L'utilisation de modèles, essentiels à l'apprentissage (Brunner, 1987), s'exerce ici sur le plan théorique. En clair, le fait de découvrir les théories éthiques et les grands textes philosophiques en éthique forme l'esprit au raisonnement logique et à la création d'un texte structuré sur le plan du contenu. De plus, les grands penseurs ont fourni des modèles pour résoudre les problèmes fondamentaux de l'humanité. Les limites de l'approche traditionnelle sont bien connues. Les critiques sont venues notamment des tenants de l'approche par problèmes, dont Rogers. Si l'étudiant n'a pas saisi les liens à faire avec la pratique dans le cours théorique, s'il n'a rien retenu ou s'il ne s'est pas senti concerné par la problématique présentée par le professeur, l'étude de cas le motivera davantage; il devra faire appel moins à sa mémoire qu'à son dynamisme pour améliorer ses connaissances et pour les mettre en pratique.

L'étude de cas favorise la motivation et la pensée critique, le développement d'habiletés, telle l'aptitude à développer ses connaissances par soi-même, à trouver et à traiter l'information pertinente, à s'approprier des savoirs, à résoudre des problèmes, à communiquer aux autres le résultat de ses recherches, à s'autoévaluer (Barrows, 2000; Kish, 2001; Tomey, 2003). L'Association américaine de psychologie (APA, 1997, p. 7) affirme que « les apprenants qui réussissent sont actifs, dirigés vers un but, qu'ils s'autorégulent et assument une responsabilité personnelle pour contribuer à leur propre apprentissage » [traduction libre].

D'une part, ceux qui réussissent ne doivent pas cette réussite à eux seuls; ils ont eu l'aide d'un professeur ou d'un tuteur. D'autre part, comme toutes sortes de facteurs interviennent dans la dynamique des groupes, les qualités reconnues à la méthode des cas ne ressortent pas toutes, ni au même degré chez tous les étudiants. Des facteurs internes, tels une grande timidité ou un manque de motivation, peuvent contrecarrer l'apprentissage chez certains étudiants; des facteurs externes, tels l'emprise de certaines personnes sur le déroulement du processus, des monologues ou des entretiens interminables entre deux opposants, la pensée groupale, le manque de temps ou de ressources, peuvent faire en sorte que certains groupes deviennent dysfonctionnels ou perdent de vue l'objectif principal. Certains de ces problèmes peuvent être réglés par une intervention adéquate de l'animateur, dont le rôle est principalement de rappeler les étapes à suivre et l'objectif visé. Cependant, tous les problèmes procéduraux ne se règlent pas nécessairement de cette façon, et il arrive assez fréquemment que les conditions précisées par Bégin (1995) à propos de l'éthique de la discussion (*voir le chapitre 9*) ne sont pas respectées et que, pour toutes sortes de raisons, tels les facteurs internes ou externes évoqués, les personnes du groupe ne peuvent apporter leurs arguments et en discuter. Les cours théoriques pallient donc certaines limites de l'analyse de cas, et inversement.

Le recueil de cas

Les cas présentés en annexe sont généralement inspirés de cas vécus. Un certain nombre d'entre eux proviennent de situations décrites dans des travaux d'étudiants. Leur complexité est graduée en fonction du nombre d'enjeux ou de problèmes éthiques qu'ils présentent. La problématique éthique est toujours imbriquée dans la pratique et, selon notre conception de l'éthique, elle est indissociable de la compétence. Les enjeux qui relèvent de l'éthique doivent donc être traités sur la base des compétences disciplinaires, et la démarche pour résoudre ces problèmes doit être intégrée à la démarche professionnelle habituelle.

À ces cas, des questions spécifiques peuvent être ajoutées pour faciliter l'apprentissage des néophytes. Selon les compétences à développer, les récits peuvent être modifiés. On peut aussi les titrer pour donner une indication sur l'enjeu éthique majeur soulevé par le cas. Évidemment, le recueil ne couvre pas tous les enjeux et problèmes qui se présentent dans la pratique. La réalité est toujours plus riche que ce que l'on peut en tirer. Les données manquantes peuvent être repérées et servir à préciser des hypothèses. Certains faits demandent à être explorés sur la base de connaissances biopsychosociales. Tout cela fait partie du travail d'analyse. Les cas présentés sont, pour la plupart, des cas qui surviennent souvent, ou qui sont susceptibles de se produire, dans la pratique infirmière. Les modèles de processus décisionnels présentés dans le chapitre 13, de même que les grilles qui les accompagnent, peuvent être utilisés pour faire l'analyse des cas individuellement ou en groupe. D'un point de vue pédagogique, on peut même comparer les résultats obtenus par l'utilisation de plusieurs grilles.

Conclusion

La méthode pédagogique présentée dans ce chapitre est une méthode intermédiaire, ou de juste milieu, entre un enseignement centré sur l'enseignant et un enseignement centré sur l'apprenant. Le premier « enlève tout pouvoir aux étudiants et viole les principes bien établis de l'apprentissage aux adultes et de la psychologie cognitive » (Kaufman, 2003, p. 147). Le second « enlève tout pouvoir aux éducateurs [...], ignore leurs connaissances vastes et approfondies et retire aux étudiants la possibilité d'un bon encadrement » (*loc. cit.*). La méthode proposée et illustrée dans un programme pédagogique adapté au nombre d'étudiants est une méthode intermédiaire qui utilise les cours théoriques et l'étude de cas comme des approches complémentaires développant des aptitudes diversifiées selon une philosophie de partenariat. C'est aussi la méthode d'enseignement la mieux adaptée aux connaissances théoriques, contextuelles et procédurales définies dans ce livre. Dans cette approche, le développement de l'apprentissage, plus précisément le développement d'une compétence éthique relève d'une responsabilité partagée et plus égalitaire entre l'enseignant et l'apprenant.

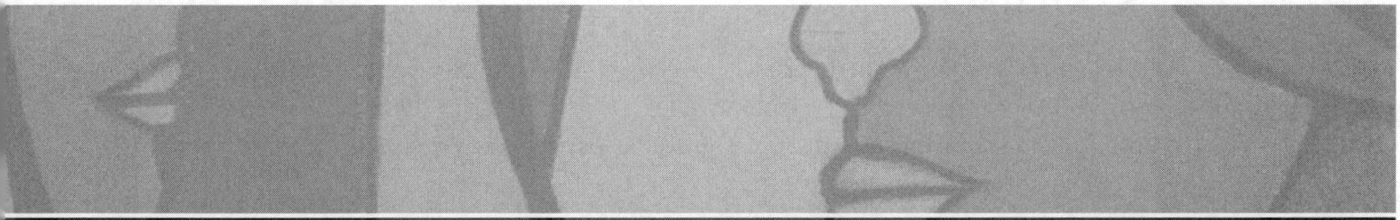

CONCLUSION

Nous avons précisé des concepts clés et la genèse du concept d'éthique de la santé selon trois grands axes : serments et codes, bioéthique et éthique du *caring*. Ces trois approches ne s'annulent pas l'une l'autre. Elles sont complémentaires et constituent les trois fondements d'une éthique de la santé, en éclairant les pratiques par les repères qu'elles apportent. Le concept d'éthique de la santé est novateur, parce qu'il est basé sur le fait que les repères éthiques et juridiques sont les mêmes pour toutes les professions de la santé. Ces professions partagent une finalité commune, qui est de viser au bien-être du bénéficiaire, même si les moyens pour y arriver sont propres à chacune des disciplines. Le partage d'un but commun, soit le bien-être du bénéficiaire, inscrit d'emblée les interventions de santé dans la perspective des exigences du principe de bienfaisance, et donc dans le domaine de l'éthique. Contrairement aux critiques provenant de certains théologiens, partisans d'une théorie unifiée applicable de manière déductive aux situations concrètes, et aux critiques provenant des empiristes, partisans d'une théorie qui tient compte du contexte et du cas concret, nous avons proposé une approche par principes revisitée, qui inclut un principe de *caring,* issu de l'éthique du même nom, mais valide pour toutes les professions. Cette approche par principes est fondée sur des théories éthiques, mais elle ne constitue pas une théorie en elle-même. Elle est le point charnière de la réflexion et de la résolution des problèmes et des dilemmes éthiques.

La deuxième partie du livre est consacrée à l'application de l'éthique de la santé aux pratiques infirmières et plus précisément à l'application des repères éthiques et juridiques dans une prise de décision éthique. Pour ce faire, nous nous sommes appuyés sur une description des enjeux et problèmes éthiques, tels que rapportés dans les résultats d'études empiriques en sciences infirmières. La clarification des valeurs nous a semblé un préalable à la réflexion et à l'analyse des conflits et problèmes d'éthique, notamment ceux qui entraînent de la détresse morale chez les infirmiers et infirmières. Puis, des repères juridiques et éthiques ont été précisés, et trois types de modèles décisionnels se fondant respectivement sur une méthode de résolution de problèmes, sur la clarification des valeurs et sur des obligations morales ont été présentés. Ces modèles peuvent être utilisés dans le développement progressif d'une compétence dans la résolution de problèmes éthiques. Contrairement aux modèles basés sur la résolution de problèmes ou la clarification des valeurs, les modèles de Cadoré et de Saint-Arnaud se fondent sur des exigences morales. Celui de Cadoré insiste notamment sur les responsabilités de chacun des acteurs. Celui de Saint-Arnaud s'articule en fonction d'une approche par principes revisitée. Cette approche combine l'induction, en ce qu'elle part des faits concrets, et la déduction, en ce que les principes imposent des exigences morales provenant de la tradition professionnelle et des grandes théories éthiques. Le mouvement dialectique qui caractérise la démarche va des faits aux exigences morales générées par les principes et inversement, puisque les principes nécessitent d'être interprétés à la lumière des faits pertinents. Il réunit les deux pôles, celui des faits et celui des exigences morales, dans un rapport constructif qui mène la réflexion vers de nouvelles avenues et vers des solutions, qui doivent être discutées entre les parties concernées pour être reconnues et être applicables dans la pratique.

L'approche par principes développée dans ce livre mise sur l'interdisciplinarité comme moyen de promouvoir le bien-être du bénéficiaire. Dans des pratiques parallèles, les professionnels fonctionnent de manière tout à fait autonome, sans souci d'une approche globale. Le rôle du professionnel est exercé en lui-même et pour lui-même sur la base de connaissances disciplinaires ou spécialisées et de l'expertise de chacun. Dans la pratique multidisciplinaire, le fonctionnement est similaire, mais il existe une coordination de type administratif. Ainsi, il peut y avoir une revue des dossiers et une mise en commun des résultats de diverses consultations en réunion multidisciplinaire, mais il n'y a pas d'échanges et de décisions partagées par les différents intervenants. Ce qui caractérise la pratique interdisciplinaire, c'est une philosophie commune, c'est-à-dire une entente sur les buts poursuivis par l'intervention et sur les moyens de les atteindre. Dans une équipe qui la pratique, il y a un respect des compétences de chacun, mais en plus, une dynamique s'installe, donnant lieu à des échanges et à des décisions partagées quant aux traitements et aux plans de soins. Les évaluations sont intégrées dans un processus décisionnel commun qui donne lieu à des décisions consensuelles. À cet égard, l'approche par principes peut être utilisée individuellement, mais aussi en groupe ; elle aide à développer une philosophie commune, en centrant les échanges sur le bien-être du bénéficiaire, plutôt que sur des intérêts corporatistes, syndicalistes ou autres. L'approche globale développée par les théories et l'éthique du *caring* rend les infirmières aptes à assumer le rôle de coordonnatrices au sein de l'équipe multidisciplinaire et à promouvoir le partenariat entre l'équipe de soins et le bénéficiaire et sa famille.

Les barrières à l'application d'un processus décisionnel et d'une pratique éthiques sont nombreuses. Elles ont été soulignées à maintes reprises et des suggestions ont été proposées à l'aide des écrits pour sortir des impasses où le manque de temps et d'effectifs confine les infirmières. Cependant, de pouvoir reconnaître et parler des problèmes et des dilemmes éthiques, de connaître des repères et des procédures servant de guides à la réflexion, de les introduire graduellement dans les échanges et les pratiques, apportent une assurance dans l'analyse de ces problèmes qui, loin de repousser l'engagement éthique et professionnel, l'encourage. La volonté de faire changer les choses est primordiale, mais elle n'arrive pas d'elle-même, elle se cultive. À cet égard, des mentors et des leaders qui donnent priorité aux repères et aux processus décisionnels éthiques sont un grand stimulant, notamment pour les nouvelles infirmières qui doivent se concentrer sur l'acquisition d'habiletés techniques. De notre point de vue, l'éthique n'est pas indépendante d'une pratique technique, pas plus que de tout autre type de pratique, mais les nouvelles infirmières ont besoin de modèles. Une infirmière expérimentée, qui intègre les repères et processus décisionnels éthiques dans sa pratique, favorise un environnement propice à une pratique éthique ; cela est encore plus vrai quand il s'agit d'une infirmière gestionnaire.

Il ne faut pas considérer les indications proposées dans ce livre comme étant doctrinaires. Le sens commun, les valeurs professionnelles, le jugement et la créativité personnels sont aussi des guides valables qu'il ne faut pas minimiser. Comme on l'a vu, les principes se limitent les uns les autres, aucun ne doit être considéré comme un absolu. Tout est dans la mesure. La décision éthique ne relève pas de l'application déductive de la règle, mais de l'examen de la situation problématique complexe à l'aide des repères et outils dont nous disposons. Il n'y a pas de solution toute faite et c'est dans la démarche de réflexion et de résolution des problèmes éthiques que s'exerce la responsabilité de chacun. Mais la complexité des problèmes éthiques à tous les niveaux décisionnels nécessite l'intervention et la cohésion des professionnels de la santé impliqués dans tout type d'intervention, toutes disciplines confondues, de même que la participation des bénéficiaires de ces interventions, voire de la population, dans le cas de la formulation de politiques, tant en éthique clinique qu'en éthique de la santé publique.

Cet élargissement et cette démocratisation du champ de l'éthique professionnelle à celui de l'éthique de la santé coïncident avec la montée des enjeux éthiques suscités par la limite des ressources humaines et financières dédiées aux systèmes de santé, mais aussi avec la prise de conscience de la complexité et de l'interconnexion de tous ces problèmes et enjeux. Nous ne sommes cependant pas dépourvus, au regard des situations conflictuelles, puisque nous disposons des valeurs éprouvées par la tradition et fondées sur les grandes théories éthiques. En fait, nous avons voulu établir une cohérence entre la genèse de l'éthique en santé, la description de problèmes et enjeux éthiques complexes qui surviennent dans la pratique au quotidien, et les repères éthiques appropriés, pour formuler un modèle de processus décisionnel en dix étapes qui vise à intégrer la dimension éthique dans la pratique, en tenant compte des savoirs théoriques, pratiques et contextuels définis. Le processus décisionnel proposé dans le modèle de Saint-Arnaud résume la philosophie de base de l'approche, les repères et outils apportés, dans une procédure qui sert d'aide-mémoire et de guide pour réfléchir et solutionner les problèmes d'éthique, dans la pratique et dans l'enseignement. Ce cadre de référence doit être utilisé de manière flexible. Par rapport aux autres modèles, il représente, avec celui de Cadoré, un niveau de difficulté plus grand.

La seconde partie du livre peut être utilisée dans le cadre d'un apprentissage graduel : la première étape concerne la reconnaissance d'un problème éthique, la deuxième étape exerce à la clarification des valeurs personnelles et professionnelles, la troisième développe l'apprentissage de l'application de la règle déontologique ou légale, la quatrième s'articule autour de l'acquisition et de l'application des repères éthiques issus des théories et principes éthiques, la cinquième synthétise ces repères dans la mise en pratique de modèles de processus décisionnels et la sixième met les outils, les repères et les procédures à l'épreuve de la pratique réflexive et de l'acquisition des compétences dans l'analyse de cas, selon un mode constructiviste.

Dans cette vaste synthèse, nous joignons des approches prémoderne, moderne et postmoderne dans une méthode qui, tout en privilégiant certaines valeurs qui font consensus, nommément les principes de respect de l'autonomie, de bienfaisance, d'équité et de *caring,* laisse une large place à l'interprétation, à la discussion et à la création de moyens, permettant de prendre des décisions qui pourront faire consensus, sur la base d'exigences éthiques fondamentales. Dans cette perspective, un engagement moral vise non seulement à concrétiser une pratique réflexive, mais aussi à prévenir l'apparition de problèmes et dilemmes éthiques, dans la pratique infirmière, et à mettre en place un environnement de travail qui respecte les normes et principes éthiques.

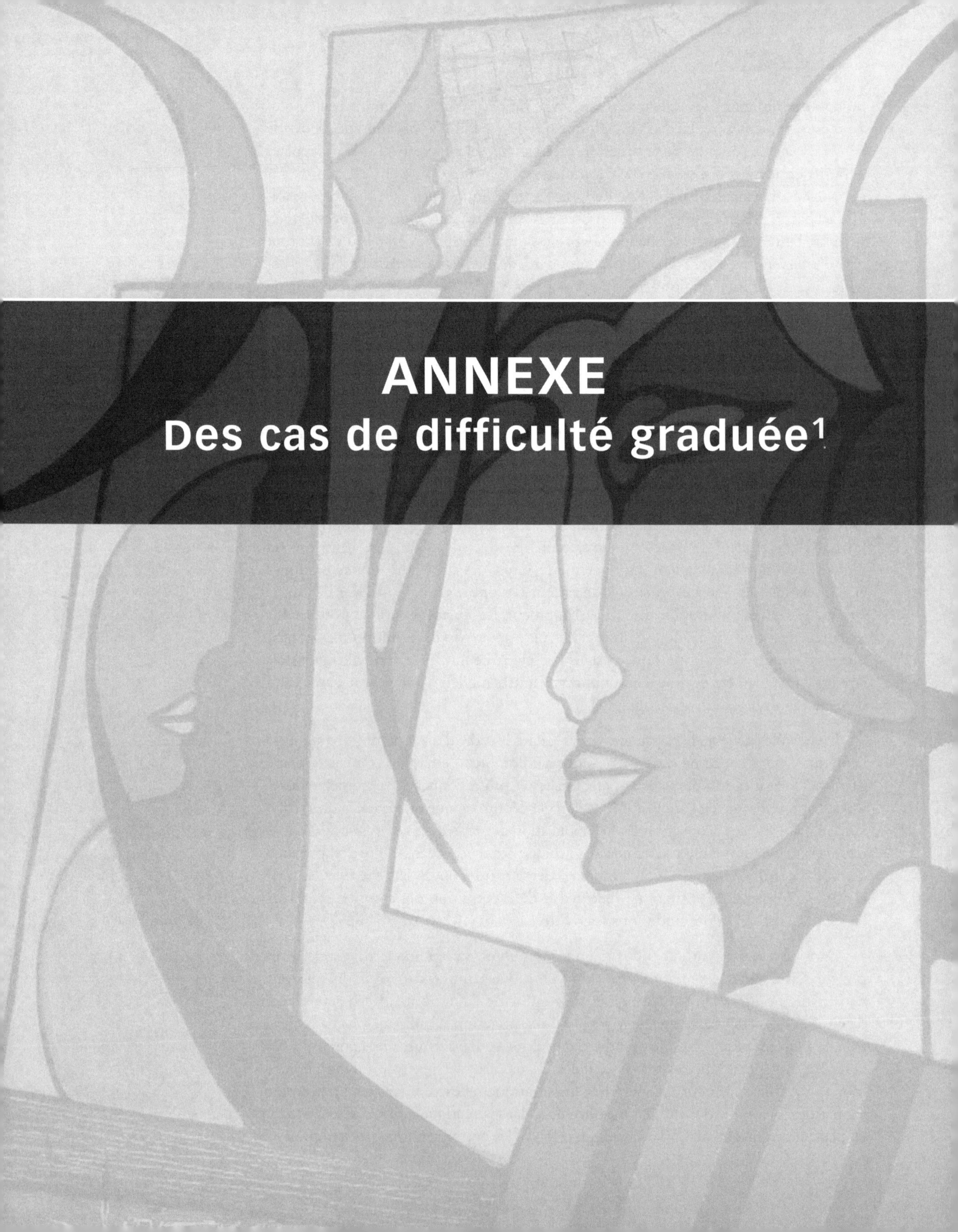

ANNEXE
Des cas de difficulté graduée[1]

Niveau I

Situation 1 : Le cas de Berthe D.

Madame D. a 73 ans. Elle est hospitalisée depuis une semaine dans un centre de réadaptation pour une convalescence à la suite du traitement d'un œdème aigu du poumon (OEP) et d'une perte de motricité. Elle est dépassée par les événements. Elle ne sait pas pourquoi elle est là, elle pleure, reste au lit et mange à peine. Elle serait retournée à son domicile si son mari de 75 ans avait pu s'occuper d'elle. Il se disait lui-même épuisé et incapable de prendre son épouse en charge compte tenu de son état de santé.

Une stagiaire a pris la dame en charge à son arrivée au centre de réadaptation et l'a stimulée de sorte qu'elle puisse faire certaines activités de la vie quotidienne (AVQ), mais au bout d'une semaine, elle ne marchait toujours pas et était confinée à sa chambre. Voyant cela, l'infirmière responsable du module a téléphoné au mari pour lui dire que son épouse ne voulait pas faire d'efforts pour marcher et que si elle refusait de faire sa part pour améliorer sa condition, le centre ne pourrait pas la garder. Le mari s'est empressé de téléphoner à sa femme pour la sermonner. Cet appel a provoqué une dispute entre les époux, suivie de pleurs, mais aucun changement dans l'attitude de la dame. Le lendemain, l'infirmière s'est adressée directement à elle sur un ton dur : « Si vous ne vous levez pas, le médecin va vous renvoyer à l'hôpital, et vous ne retournerez plus jamais chez vous. » Résultat : la dame s'est mise à pleurer, refusant toujours de se lever. Jugeant qu'il n'y avait plus rien à faire, l'infirmière a quitté la chambre. À la stagiaire qui assistait à la scène, l'infirmière a expliqué qu'il faut parfois « secouer » les patients pour leur faire entendre raison.

Par la suite, la stagiaire a décrit son intervention de la façon suivante : « … je suis allée voir la dame et j'ai discuté avec elle. Je lui ai vanté les bienfaits de recommencer à s'activer et, dans le calme, elle a accepté de faire des efforts pour marcher de nouveau. Je lui ai demandé quel moment dans l'après-midi lui conviendrait le mieux. Je l'ai laissée choisir ; ainsi, c'est elle qui avait le contrôle sur ce qu'elle ferait pour aller mieux. » (Cas rédigé par J. Saint-Arnaud.)

Situation 2 : Le cas de Réjean G.

Un infirmier dans une équipe de santé mentale d'un centre local de services communautaires (CLSC) reçoit une demande de la part de l'équipe psychosociale adulte. Réjean G., un homme de 43 ans, souffre de troubles bipolaires. Il consulte l'équipe de santé mentale du CLSC à la demande de la Cour. Selon Réjean G., le juge ne comprend pas son problème de santé mentale et l'impact de sa maladie sur ses relations personnelles. Il dit que depuis qu'il a été hospitalisé à trois reprises pour des tentatives de suicide, il est suivi par un psychiatre dans une clinique privée.

---

1. Les lieux, les noms et les caractéristiques des personnes en cause dans ces cas ont été modifiés pour préserver la confidentialité. Toute ressemblance avec des situations réelles est fortuite.

Après son étude par la travailleuse sociale et par l'infirmière gestionnaire de cas, le dossier est remis à l'infirmier responsable du suivi pharmacologique et psychothérapeutique dans l'équipe de santé mentale. L'évaluation que l'infirmier fait lors de sa première rencontre avec Réjean G. révèle que l'homme est marié depuis 16 ans et qu'il est séparé depuis 8 mois. Il vit seul dans un petit appartement. Il a deux enfants, une fille de 8 ans et un garçon de 14 ans. Sa conjointe a la garde des enfants, et il a un droit de visite sans restriction. Le couple vit de l'aide sociale. Sur le plan des antécédents psychiatriques, monsieur G. indique qu'il est suivi par une équipe du centre hospitalier (CH) où il a été hospitalisé pour des dépressions dans un contexte de tentatives de suicide. Un diagnostic de trouble bipolaire a été posé il y a deux ans. Le dernier rendez-vous de monsieur G. date de trois semaines. Interrogé sur la problématique actuelle, celui-ci se dit très inquiet parce qu'il doit retourner devant les tribunaux pour faire face à des accusations de violence conjugale. Il finit par admettre qu'il est en probation pour cinq ans après avoir commis un vol à main armée pour se procurer de la drogue. Il doit maintenir la paix, et éviter de consommer de la drogue et de l'alcool. Il craint de retourner en prison parce qu'il a recommencé à en consommer. Selon lui, cela n'affecte pas son comportement. Son épouse a porté plainte contre lui, mais elle a besoin de lui pour élever leurs deux enfants. Il avoue avoir des problèmes avec l'aîné, dont il a perdu l'estime, ce qui l'attriste. Son fils est suivi en pédopsychiatrie. L'infirmier convient avec monsieur G. de le revoir une semaine plus tard.

Le lendemain de la visite de monsieur G. au CLSC, l'infirmier reçoit un appel du psychologue du fils de monsieur G. Le psychologue demande à l'infirmier de lui donner de l'information sur monsieur G., car la situation s'aggrave. Selon le psychologue, les enfants sont terrorisés par la violence de monsieur G., et leur mère ne semble pas les protéger. Il ajoute que le directeur de la protection de la jeunesse a retenu le signalement, car la santé, la sécurité, le développement et l'intégrité des enfants sont menacés. Le psychologue ajoute que monsieur G. peut manifester une extrême violence et il insiste pour obtenir de l'information. (Cas rédigé par J. Saint-Arnaud.)

Situation 3 : Le cas de Delphine P.

Madame P., âgée de 70 ans, est atteinte d'Alzheimer, d'arthrose lombaire et d'une maladie pulmonaire obstructive chronique. Elle est inapte à prendre des décisions par elle-même. Arrivée depuis une semaine au centre d'accueil, elle fait de l'errance et entre dans les chambres des autres résidents. Le jour, elle est surveillée, mais le soir, comme il n'y a qu'une infirmière et une préposée pour 35 patients, on l'installe dans un fauteuil gériatrique avec une tablette. Elle prend ses repas dans ce fauteuil, et on la tient à l'écart des autres parce qu'elle crie, chahute, fait beaucoup de bruit et dérange les résidents, qui deviennent agressifs.

Quand son conjoint vient la visiter, il est attristé de la situation, et demande à l'infirmière pourquoi sa femme est installée sur un fauteuil avec une tablette et isolée des autres pour les repas. L'infirmière lui répond qu'il faut installer sa femme dans cette chaise parce qu'elle erre partout, dérange tout le monde et peut trébucher facilement. Ces explications ne satisfont pas monsieur P., qui veut rencontrer le directeur du centre. (Cas rédigé par J. Saint-Arnaud.)

Situation 4 : Le cas du petit Simon K.

Simon K. est un petit garçon de cinq ans atteint de leucémie lymphoblastique aiguë (LLA). Ses traitements ont été inefficaces. Il est maintenant en phase terminale et il est hospitalisé dans un centre hospitalier pour enfants. Après discussion avec les parents, des soins de confort ont été inscrits au dossier, ce qui signifie que désormais les soins curatifs sont remplacés par des soins palliatifs. La prescription médicale au dossier est la suivante : 2 mg de morphine par voie sous-cutanée toutes les quatre heures et des entredoses au besoin. L'infirmière au chevet hésite à administrer la morphine en doses trop rapprochées, parce qu'elle estime que l'enfant est soulagé. Les parents, au contraire, insistent pour que les doses soient plus rapprochées et même augmentées. Une semaine après le début des injections, la famille, continuellement présente au chevet de l'enfant, est épuisée. Le père demande au médecin traitant d'en finir. Le médecin accepte cette requête et demande à une infirmière de donner à l'enfant une injection en bolus de 20 mg de morphine. Une première infirmière refuse. Une deuxième accepte, et l'enfant meurt dans l'heure qui suit. (Cas rédigé par J. Saint-Arnaud et Y. Beauchamp.)

Situation 5 : Le cas d'Arthur R.

Arthur R. est un homme de 72 ans atteint de diabète. Il est hospitalisé dans une unité de gériatrie pour une nécrose de deux orteils du pied droit. Pour arrêter l'infection causée par la nécrose du pied, il prend des antibiotiques. Il est lucide et habituellement d'humeur agréable. Il déambule dans l'hôpital et aime aller fumer à l'extérieur. Monsieur R. est veuf et n'a pas d'enfant. Il vit seul dans un petit appartement du centre-ville. Il a survécu à une infection de *Clostridium difficile* contractée lors d'une hospitalisation antérieure.

Quand les infirmières s'informent du fonctionnement de ses intestins, il répond toujours qu'il n'a aucun problème de ce côté, qu'il n'a pas de diarrhée. Un jour, une infirmière, Alice D., découvre des selles diarrhéiques dans les toilettes de la chambre de monsieur R. À partir de ce moment, les relations avec monsieur R. deviennent problématiques. En fait, il a caché ses problèmes intestinaux par crainte d'être isolé comme il l'a été dans ce même hôpital après avoir été infecté par la bactérie *C. difficile.* Pour freiner l'épidémie, la politique de l'hôpital consiste à rassembler toutes les personnes atteintes dans une même unité pour les tenir à l'écart des autres malades. L'isolement signifie que les malades ne peuvent sortir de cette unité. Ils ne peuvent donc pas déambuler dans l'hôpital ni aller fumer à l'extérieur.

À force de questionner monsieur R., Alice D. finit par apprendre qu'il a des selles diarrhéiques de six à sept fois par jour. L'infirmière insiste alors pour faire un test de dépistage, mais monsieur R. refuse catégoriquement. Il finit par accepter devant l'insistance de l'infirmière qui le menace d'expulsion.

Le lendemain, le résultat du test est positif, mais monsieur R. refuse l'isolement et les mesures préventives. L'infirmière au chevet, l'infirmière-chef et l'infirmière en prévention des infections se réunissent. D'un commun accord, elles décident de demander au patient récalcitrant de signer un formulaire de refus de traitement. Monsieur R. reçoit son congé de l'hôpital et décède d'une septicémie huit jours plus tard. (Cas rédigé par J. Saint-Arnaud.)

Situation 6 : Le cas de bébé A.

Cette situation se passe dans une unité de soins intensifs pédiatriques (USIP). Une petite fille de 24 mois a été intubée à la suite de difficultés respiratoires. Elle est hospitalisée dans cette unité depuis quatre jours. À la suite d'une rencontre avec les parents et en accord avec eux, l'équipe médicale a convenu d'extuber le bébé trois jours plus tard. Cependant, le lendemain de cette discussion, en arrivant au chevet de leur enfant, les parents constatent que le bébé a été extubé et qu'il présente les mêmes difficultés respiratoires que celles qui l'ont conduit à l'hôpital. Une réintubation s'impose donc.

Devant la situation, la mère sort de la chambre, mais le père souhaite rester. Le médecin l'autorise à se tenir dans l'antichambre vitrée, ce qui lui permet de voir l'intervention. Cette autorisation est exceptionnelle ; habituellement, les parents doivent sortir de la chambre quand de telles manœuvres sont entreprises. Les choses ne se passent pas comme prévu, et la réintubation est difficile à cause d'un œdème pharyngé envahissant. C'est alors que l'infirmier demande au père de quitter l'antichambre, mais celui-ci refuse, arguant que le médecin l'a autorisé à rester. L'infirmier insiste, mais le père oppose un refus catégorique. L'infirmier dit au père qu'il nuit à son travail et, par conséquent, qu'il nuit au bien-être de son enfant. Le père ne veut toujours pas quitter l'antichambre. Une altercation survient entre l'infirmier et le père, qui devient plus violent. L'infirmier appelle les agents de sécurité, qui usent de force pour sortir le père de l'antichambre. L'intubation est finalement achevée.

L'infirmière Yvette N. commence son quart de travail. Elle salue les parents, qui sont toujours au chevet de leur fille. Ceux-ci sont mécontents et en colère. Ils veulent porter plainte à l'Ordre des infirmières et infirmiers et au Collège des médecins. Ils veulent être au courant de toute intervention pratiquée sur leur bébé. Yvette N. ne sait pas si elle doit accéder à la demande des parents. Elle comprend les parents, mais elle se sent solidaire des membres de l'équipe de soins et ne veut pas leur nuire. (Cas rédigé par J. Saint-Arnaud.)

Situation 7 : Le cas de madame B.

Nathalie S. et Claudette J. sont deux infirmières qui travaillent dans un centre d'hébergement et de soins de longue durée (CHSLD) de la région métropolitaine. Au cours des cinq dernières années, elles ont noué des liens d'amitié et s'entraident dans le cadre de leur travail. Le 23 septembre dernier, quand Nathalie S. arrive au travail, elle est très perturbée parce que son conjoint vient de lui annoncer qu'il la quitte. Leur relation n'allait pas très bien, mais Nathalie n'avait pas prévu que les choses iraient aussi loin.

Néanmoins, elle s'affaire à revoir les dossiers et à préparer les médicaments selon les ordonnances médicales. Parmi les personnes dont elle doit s'occuper, il y a une dame de 75 ans, madame B., qui est atteinte d'arthrose, d'ostéoporose et de la maladie d'Alzheimer (stade 5), et son voisin de chambre, monsieur L., qui souffre de problèmes cardiaques graves, d'hypertension et de diabète.

Par distraction, l'infirmière donne à madame B. les médicaments destinés à monsieur L. Cette dernière reçoit donc des hypotenseurs : Norvasc 10 mg, Catapress

0,2 mg, Atancand 16 mg, et un bêtabloquant (Lopressor 100 mg). Elle reçoit aussi un diurétique (Hydrodiuril 25 mg) et un hypoglycémiant (Gluconorm 2,5 mg). Après avoir administré tous ces médicaments à madame B., Nathalie se rend compte de son erreur. Elle retourne au poste en toute hâte. Elle y rencontre son amie, Claudette J., et lui raconte ce qui vient d'arriver. Ensemble, elles consultent le dossier de madame B. Une prescription de non-réanimation y est inscrite, mais il n'y a aucune indication concernant un transfert éventuel. (Cas rédigé par J. Saint-Arnaud.)

Situation 8 : Le cas de madame P.

Une travailleuse sociale dans un centre local de services communautaires (CLSC) prend contact avec une infirmière de la clinique de la mémoire afin d'obtenir une évaluation pour une dame dans la quarantaine. L'infirmière recueille des données pour faire une préévaluation. La travailleuse sociale lui apprend que madame P. a des pertes cognitives importantes et que ses enfants, un fils de 15 ans et une fille de 19 ans, sont très inquiets des oublis de leur mère. Dernièrement, alors qu'elle était au volant de sa voiture, madame P. a démarré avant que sa fille ne soit complètement montée dans le véhicule. Les enfants craignent que le comportement de leur mère n'accroisse les risques d'accident pour elle-même et pour les autres. L'infirmière s'entretient au téléphone avec la dame pour avoir une idée de la perception qu'elle a de ses besoins et de ses pertes de mémoire. Elle complète ainsi une préévaluation qui lui permettra de soumettre la demande à l'équipe multidisciplinaire qui décidera s'il y aura une évaluation. À la réunion, on décide qu'une évaluation est nécessaire ; on soupçonne un début de démence chez madame P. L'infirmière responsable du dossier téléphone à la dame pour fixer un rendez-vous, mais celle-ci refuse, alléguant que tout va bien et qu'elle n'a pas besoin de ce service. (Cas rédigé par J. Saint-Arnaud.)

Situation 9 : Le cas d'Adeline A.

Madame A. a 60 ans. Elle est hospitalisée dans une unité de neurologie depuis une semaine pour une investigation liée à des maux de tête et à des troubles d'équilibre. Elle a trois enfants dans la trentaine, qui sont très présents à l'hôpital et qui prennent toute la place, répondant continuellement aux questions que l'infirmière adresse à leur mère. Cela entrave le travail de l'infirmière et l'empêche de faire une bonne évaluation de l'état de santé de la dame. Madame A. est apte à répondre aux questions et elle est gênée de l'attitude de ses enfants, qui veulent toujours plus d'information, qui se montrent insatisfaits des services et qui veulent consulter le dossier de leur mère même si elle s'y oppose.

Les rencontres entre l'infirmière-chef et les enfants de madame A. pour arriver à des relations harmonieuses et aidantes entre la famille et l'équipe de soins sont infructueuses. Cependant, les enfants savent que leur mère leur interdit de consulter son dossier.

Un jour qu'une infirmière volante est assignée à l'unité de neurologie, la fille de madame A. lui demande de consulter le dossier de sa mère. L'infirmière lui remet le dossier et le lui laisse pour consultation pendant qu'elle s'affaire à autre chose. Ce geste suscite l'inquiétude des enfants, notamment à cause d'une mauvaise compréhension du dossier, et le mécontentement de la mère parce que les infirmières n'ont pas respecté son droit de refus. Il a fallu beaucoup de temps et d'efforts par la suite pour clarifier avec la famille les faits médicaux et pour établir un climat de confiance entre madame A., ses enfants et l'équipe de soins. (Cas rédigé par J. Saint-Arnaud.)

Situation 10 : Le cas de bébé X.

La semaine dernière, une travailleuse sociale, Georgette L. a reçu de la Direction de la protection de la jeunesse (DPJ) une déclaration d'abus physique sur un bébé de quatre mois. La travailleuse sociale, accompagnée d'une infirmière, Réjeanne P., doit donc rencontrer la mère et l'enfant. La travailleuse sociale préfère que la rencontre ait lieu au domicile pour faire une évaluation du milieu de vie, ce qui permet de mieux déceler la négligence, mais l'infirmière préfère que la rencontre se déroule dans un endroit plus neutre, par exemple le Centre jeunesse ; elle souhaite examiner le bébé sans la présence de la mère, de manière à être plus objective au regard des sévices qu'aurait pu subir l'enfant. Finalement, la rencontre a lieu au Centre jeunesse.

En arrivant sur les lieux, la mère est en état de panique parce qu'elle a été l'objet d'un signalement à la DPJ dans sa jeunesse et que les lieux lui rappellent de mauvais souvenirs. Voyant cela, la travailleuse sociale décide de commencer par une entrevue avec la mère pour la rassurer. L'infirmière Réjeanne P. doit quant à elle effectuer son examen en présence de la mère, qu'elle perçoit comme étant apte à prendre soin de son enfant. Comme elle n'a pas vu de traces de lésions, la mère repart avec son enfant.

Quelques jours après la rencontre, l'infirmière Réjeanne P. reçoit des photos prises deux semaines auparavant par la personne qui a fait le signalement à la DPJ. Le bébé avait alors de nombreuses ecchymoses. Marie G., l'infirmière qui s'était occupée du dossier en première ligne, n'avait rien fait pour que le bébé soit vu par un médecin. (Cas rédigé par J. Saint-Arnaud.)

Situation 11 : Le cas de Jacques D.

Jacques D. a 68 ans. Il est hospitalisé dans une unité de soins palliatifs pour un cancer du poumon en phase terminale. Au moment du diagnostic quelques mois auparavant, le cancer était inopérable. La maladie s'est généralisée, et il y a maintenant des métastases aux os, qui causent des douleurs intenses. Malgré la douleur, Jacques D. ne se plaint jamais et il refuse toute médication pour des raisons d'ordre religieux.

Quand les infirmières l'interrogent, monsieur D. évalue sa douleur à 8/10, alors qu'il l'évaluait à 5/10 à son arrivée à l'hôpital la semaine précédente. Il accepte de participer à l'évaluation, mais il refuse toujours d'être soulagé. Ses enfants, un fils et une fille dans la quarantaine, sont à son chevet ; ils le voient souffrir et tentent en vain de le convaincre d'accepter une médication antidouleur. Désespérés devant l'entêtement de leur père et ne pouvant endurer plus longtemps de le voir souffrir ainsi, ils demandent à l'infirmière C. s'il serait possible d'intégrer une médication antidouleur au soluté que leur père reçoit en permanence. De cette manière, il serait soulagé à son insu.

Une telle démarche laisse l'infirmière perplexe. Elle demande donc au médecin de discuter de ce cas à la prochaine rencontre interdisciplinaire. (Cas rédigé par J. Saint-Arnaud.)

Situation 12 : Le cas du couple Z.

Une infirmière qui travaille dans une clinique d'interruption volontaire de grossesse (IVG) reçoit un couple qui fait des choix qu'elle n'approuve pas et qui sont difficilement compréhensibles sur le plan de ses valeurs personnelles et professionnelles. L'homme et la femme qui consultent se disent contre la contraception et contre l'avortement. Pourtant, ils sont là devant elle pour un avortement.

Avant d'expliquer l'intervention et de procéder au consentement pour l'interruption de grossesse, Astride V. présente au couple les méthodes de contraception disponibles. Elle apprend alors qu'ils utilisent le coït interrompu, ce qui est une méthode peu sûre et peu efficace. Astride V. explique aux conjoints les risques que le coït interrompu comporte et les encourage à choisir une autre méthode contraceptive. Le couple réitère son opposition à la contraception, laissant entendre qu'il ne changerait pas de méthode pour une autre plus sécuritaire.

L'infirmière explique alors au couple en quoi consiste l'avortement. La jeune femme se met à pleurer, disant qu'elle est contre l'avortement. L'infirmière discute longuement avec le couple pour que la jeune femme se sente libre de changer d'idée et de renoncer à l'interruption de grossesse, mais à la fin de la discussion, elle signe le consentement. Comme l'infirmière a l'impression que le conjoint a influencé la décision, elle demande à la travailleuse sociale de rencontrer le couple. Après une heure d'entretien avec la travailleuse sociale, la décision est maintenue. (Cas rédigé par J. Saint-Arnaud.)

Niveau II

Situation 1 : Le cas de Lucienne V.

Madame V. a 96 ans. Elle est hospitalisée dans l'unité des soins critiques d'un centre hospitalier universitaire québécois. Elle a été admise à l'hôpital pour une détérioration de son état général ; elle est atteinte de démence et elle n'est plus autonome dans ses activités de la vie quotidienne (AVQ) et domestique (AVD). Elle est désorientée dans le temps et dans l'espace, et répond aux questions de l'infirmier Pierre M. par des propos incohérents. Même si son état de santé est très précaire, sa famille demande que tout soit fait pour la garder en vie.

Après une rencontre avec l'équipe multidisciplinaire, la famille refuse qu'une ordonnance de non-réanimation soit inscrite au dossier de madame V. La famille est représentée par quatre enfants adultes dans la soixantaine (deux filles et deux fils), qui sont tous d'accord et qui invoquent le fait que c'est ce que madame V. souhaitait alors qu'elle était lucide, et qu'elle en avait discuté avec l'aînée. Des membres de l'équipe médicale, le docteur M. et madame A., l'assistante infirmière-chef, ont expliqué aux enfants de madame V. qu'une réanimation dans un tel cas serait inappropriée et qu'elle causerait du tort sans améliorer l'état de santé général de leur mère. Malgré tout, les proches ont allégué qu'ils se sentiraient coupables d'aller à l'encontre des désirs de leur mère et qu'il fallait la réanimer en cas d'arrêt cardiaque.

À la suite de cette rencontre, en tenant compte de la qualité de vie et du pronostic sombre de madame V., le docteur M. demande de la réanimer en cas d'arrêt cardiaque seulement si la famille est présente à son chevet. Si aucun membre de la famille n'est présent, le personnel infirmier ne doit pas lancer de code bleu (l'ordonnance de non-réanimation est maintenue) et laisser mourir madame V. Un soir, en entrant dans la chambre de madame V., l'infirmier Pierre M. s'aperçoit qu'elle ne respire plus. Avant d'entrer dans la chambre, il a croisé, dans le corridor, un membre de la famille, qui l'a salué en lui disant qu'il allait se chercher un sandwich à la cafétéria. Pierre M. se demande s'il doit respecter ou non les indications données au personnel infirmier concernant la réanimation de madame V. (Cas rédigé par J. Saint-Arnaud.)

Situation 2 : Le cas de Normand D.

Monsieur D. est un veuf de 59 ans qui sort de l'hôpital après une chirurgie exploratoire qui a révélé un cancer du colon avec des métastases dans les ganglions lymphatiques. L'homme n'a pas de médecin traitant, et le chirurgien qui a fait l'examen a envoyé son rapport au CLSC du quartier où habite monsieur D. Ce dernier vit avec sa fille et son gendre depuis la mort récente de son épouse.

L'infirmière du CLSC qui est responsable du suivi se rend compte au cours d'une rencontre en clinique externe avec monsieur D. qu'il ignore qu'un diagnostic de cancer métastatique a été posé. Il ne réalise pas le sérieux de sa condition. Il se plaint de douleurs à l'abdomen et veut connaître les résultats des tests passés à l'hôpital. Il veut aussi savoir quand il pourra retourner travailler. L'infirmière évite de répondre directement à ses questions et, quand il demande si tout va bien, sa fille, qui l'accompagne, s'empresse de lui dire que tout va bien et qu'il pourra bientôt reprendre ses activités.

Après la rencontre, la fille de monsieur D. s'arrange pour parler seule à seule avec l'infirmière clinicienne et lui dit que les membres de la famille ont décidé que leur père ne serait pas informé de la gravité de son état. Elle déclare qu'il est encore ébranlé par la mort de son épouse et que la connaissance de ses problèmes de santé ne ferait que le déprimer davantage. L'infirmière lui fait remarquer qu'il sera difficile de soigner son père dans ces conditions, particulièrement quand des soins palliatifs seront nécessaires.

Par la suite, l'infirmière réunit l'équipe de soins à domicile qui fera le suivi auprès de monsieur D. et explique la situation. Elle dit qu'elle accepte difficilement que l'homme ait été trompé par son chirurgien et par sa famille. Elle demande donc à chacun de réfléchir à la situation, d'examiner le pour et le contre relativement au fait d'informer clairement monsieur D. sur son état de santé, et de prendre position dans ce dilemme en expliquant la raison de la décision et les moyens choisis pour la mettre en pratique. (Cas rédigé par J. Saint-Arnaud et H. Lefebvre.)

Situation 3 : Le cas de Marc B.

Monsieur B. a 72 ans. Il arrive à l'hôpital en ambulance pour une détresse respiratoire. Suivi pour une maladie pulmonaire obstructive chronique (MPOC) et un emphysème, monsieur B. est immédiatement transporté dans la salle de réanimation, où il est pris en charge par l'équipe. Moins d'une heure plus tard, monsieur B. est admis à l'unité des soins intensifs où il reçoit de l'oxygène par BCAP facial. À son arrivée, monsieur B. est conscient et orienté dans les trois sphères.

Une demande de préparer le respirateur et le matériel d'intubation a déjà été faite. Le médecin se présente dans la chambre du patient et lui explique l'état de ses poumons en précisant qu'il doit l'intuber pour lui permettre de mieux respirer. Monsieur B. refuse et dit au médecin qu'il s'est présenté à l'hôpital pour mourir et non pour être intubé. Il ajoute qu'il a assez souffert et qu'il est prêt à mourir. Il veut simplement être soulagé au besoin. Le médecin refuse et se fâche en disant qu'il ne peut pas le laisser mourir. Il lui dit que son admission à l'unité des soins intensifs a pour but de le soigner et non de le tuer ; il ajoute qu'il parlera à ses enfants pour leur faire entendre raison. Monsieur B. explique alors à l'infirmière Eugénie C. pourquoi il refuse l'intubation. L'infirmière lui parle des conséquences de sa décision, mais il répond qu'il les accepte. Le médecin rencontre la famille et constate que l'une des filles détient un mandat d'inaptitude stipulant que son père refuse toute intubation et toute mesure extraordinaire pour le maintenir en vie. Le médecin allègue que le document n'est pas valide parce qu'il n'est pas homologué et que c'est à lui de prendre la décision. Il rappelle qu'il est médecin et dit que c'est lui qui sait ce qui est le mieux pour monsieur B. Il va même jusqu'à dire aux enfants que s'ils soutiennent leur père en refusant qu'il soit intubé, ils seront responsables de sa mort. Les enfants finissent par se ranger aux arguments du médecin.

Pendant que l'infirmière est en pause, monsieur B. reçoit une sédation, et le médecin l'intube. En quelques minutes, le taux d'oxygène augmente jusqu'à 92 %. Le patient est mécontent d'avoir été intubé malgré lui. Le médecin prescrit des contentions pour l'empêcher d'arracher ses tubes.

Quand l'infirmière revient de sa pause, la fille de monsieur B. s'approche d'elle en pleurant et lui dit que la décision d'intuber son père la chavire. Elle raconte qu'en moins d'une année, son père a été hospitalisé plus de sept fois et que son état ne s'améliore pas. Au contraire, sa condition ne cesse de se détériorer ; il n'est même plus capable de voir à ses soins de base seul. Elle ajoute que le mandat est valide même s'il n'est pas homologué et qu'avoir su que les choses se passeraient ainsi, elle aurait gardé son père à la maison. Elle se sent responsable parce que c'est elle qui a incité son père à venir à l'hôpital, croyant qu'il pourrait mourir calmement et sereinement, mais après l'intubation, elle considère qu'elle s'est lourdement trompée. L'infirmière va trouver le médecin, qui lui dit que le patient a accepté de venir à l'unité des soins intensifs et non dans une unité de soins palliatifs. Il en déduit que monsieur B. veut vivre par tous les moyens possibles.

Les choses n'en sont pas restées là. La fille de monsieur B. s'est acharnée à faire valoir le droit de refus de son père, et, finalement, un médecin a accepté d'extuber le patient, qui est décédé quelques jours plus tard. (Cas rédigé par J. Saint-Arnaud.)

Situation 4 : Le cas d'Eugénie D.

À la suite de difficultés respiratoires, madame D., 67 ans, est amenée par les ambulanciers à la salle d'urgence d'un hôpital, où on lui donne de l'oxygène et où on la garde sous observation pour investiguer son problème de santé. On découvre qu'elle souffre d'un cancer des poumons avec métastases. On lui propose une chimiothérapie, qu'elle refuse après avoir jugé que ce traitement ne lui permettrait pas de guérir, ni d'améliorer sa condition de vie. En refusant la chimiothérapie, elle pense avoir une meilleure qualité de vie.

Comme la résidence où elle habitait avant cet épisode n'accueille que des personnes autonomes, madame D. est transférée dans un centre d'hébergement où une infirmière lui rend visite matin et soir, et lui donne des médicaments pour contrôler son diabète (Diabeta 5 mg *bid*), sa pression (Vasotec 5 mg *qam*), sa douleur (Tramadol 100 mg *die*) et pour éliminer l'eau qui s'accumule sur ses poumons (Lasix 40 mg *qam*). Quand madame D. a des problèmes respiratoires, on l'amène à l'infirmerie, où elle est placée sous respirateur. Lorsque cette situation survient, il lui arrive d'être angoissée, particulièrement la nuit ; le centre d'accueil fait alors appel à l'une de ses filles, qui vient passer la nuit avec elle et la rassure en lui tenant la main.

Depuis presque un an, madame D. vit dans ce centre d'accueil, où elle a une bonne qualité de vie, malgré la progression de sa maladie. Elle a beaucoup maigri : son poids est passé de 80 kg à 60 et elle est de plus en plus faible. Depuis deux semaines, ses douleurs sont devenues plus intenses, et on lui administre un sirop de morphine (5 mg *q* 4 hres). Il y a une semaine, elle a fait un arrêt cardiorespiratoire ; elle a été réanimée, intubée et placée sous respirateur. Elle avait déjà dit à son médecin traitant qu'elle voulait que l'on soulage sa douleur, mais pas que l'on prolonge ses jours. Le médecin a augmenté les doses de morphine pour l'empêcher de souffrir, mais il n'est pas en faveur de l'arrêt de traitement et il n'a pas inscrit au dossier qu'il n'y aurait pas de réanimation pour cette patiente. Quand elle a fait son arrêt cardiorespiratoire, elle a donc été réanimée et placée sous respirateur.

Après être restées jour et nuit pendant une semaine au chevet de leur mère à l'infirmerie du centre, les filles de madame D. se demandent si elle vivra encore longtemps dans de telles conditions. Une des filles discute avec l'infirmière qui était très proche de sa mère ; celle-ci lui dit qu'avec le respirateur, le sérum par lequel elle reçoit ses médicaments, l'alimentation, l'hydratation et la sonde, madame D. peut vivre encore longtemps. Elle lui parle aussi de l'attitude des médecins du centre d'accueil. Elle lui dit que sur cinq médecins, il y en a un, le plus âgé, qui est en faveur de l'arrêt de traitement, et que, si la famille est d'accord, le respirateur et la sonde pourraient être enlevés. Une des filles de madame D. rencontre le médecin en question et discute avec lui des désirs de sa mère. Après avoir fait un examen neurologique, le médecin constate que la patiente est dans un coma végétatif persistant. Il décide de retirer le respirateur et le sérum. Madame D. meurt dans l'heure qui suit. Sa fille était alors déjà retournée chez elle. Elle ne pouvait supporter la mort de sa mère, mais elle savait très bien qu'elle était inévitable et qu'il était préférable de ne pas prolonger l'agonie. (Cas rédigé par J. Saint-Arnaud.)

Situation 5 : Le cas de Claude W.

Avant son hospitalisation, monsieur W. était suffisamment autonome pour s'occuper des activités de la vie quotidienne (AVQ) et de la vie domestique (AVD), même s'il est âgé et qu'il vit seul dans sa maison. Il recevait la visite d'une infirmière du CLSC une fois par mois. Depuis qu'il est hospitalisé pour une angiocardite, il est très faible, et par prudence, l'infirmière Marie-Jeanne R. monte les ridelles de son lit pour lui éviter une chute pendant la nuit. Malgré cette précaution, la nuit dernière, en se levant pour aller aux toilettes en passant par le pied du lit, il a fait une chute qui a causé de multiples contusions. En apprenant cela, les deux filles de monsieur W. demandent que leur père soit placé sous contention pendant la nuit pour éviter une nouvelle chute. L'une des filles, dont le mari est avocat, avertit le personnel infirmier que si son père n'est pas placé sous contention pendant la nuit, elle intentera une poursuite contre l'hôpital et les infirmières.

Par la suite, Marie-Jeanne R. consulte monsieur W., qui est jugé apte à participer aux décisions de soins, pour savoir s'il accepte qu'on installe une contention à sa taille pour la nuit. Monsieur W. est très clair ; il refuse carrément, et l'infirmière le note au dossier. Le soir suivant, vers 22 h, monsieur W. tente encore une fois de sortir de son lit en passant par le pied, mais l'infirmière l'aperçoit à temps et, avec l'aide d'un préposé, elle lui installe une contention à la taille pour le maintenir dans son lit. Monsieur W. se débat, crie qu'il n'en veut pas et ameute tout l'étage. Le lendemain, les infirmières se rencontrent pour savoir comment gérer la situation. (Cas rédigé par J. Saint-Arnaud.)

Situation 6 : Le cas de Gisèle S.

Madame S. vit dans un centre d'accueil de la région de Montréal depuis un mois. Elle a 80 ans et circule avec une canne à la suite d'une blessure à la jambe survenue deux ans auparavant. Elle est veuve et elle a deux filles, âgées respectivement de 53 ans et de 48 ans, qui sont mariées et qui vivent en banlieue de Montréal. Avant d'être placée en centre d'accueil, elle vivait seule en appartement.

Madame S. a été placée dans ce centre d'hébergement après une évaluation des services sociaux du CLSC de son quartier faisant suite à des pressions exercées par le propriétaire de son immeuble et par ses filles. Des locataires avaient constaté que la dame sortait très peu. Ils se demandaient comment elle réussissait à s'alimenter et se plaignaient de sentir occasionnellement des odeurs désagréables provenant de son appartement. Lors d'une visite, le propriétaire s'était rendu compte que l'appartement était plutôt en désordre, que les toilettes étaient sales et qu'il y avait de la nourriture moisie dans le réfrigérateur. Il a donc communiqué avec le CLSC, qui a envoyé une travailleuse sociale visiter madame S. Après avoir consulté les deux filles de madame S., elle a effectué une évaluation de la situation. Au grand soulagement des deux filles, qui s'inquiétaient pour leur mère, il a été décidé qu'il valait mieux que madame S. soit placée dans un centre d'accueil.

Femme indépendante, madame S. n'avait jamais voulu demander l'aide de ses filles. De leur côté, celles-ci s'étaient toujours opposées à l'idée que leur mère aille vivre chez elles. Madame S. avait refusé l'aide du maintien à domicile offerte par le CLSC : « Je suis capable de me débrouiller toute seule », disait-elle.

Madame S. a été placée dans un centre d'hébergement deux mois après l'évaluation du CLSC. Elle a obtenu la première place disponible dans un quartier qui lui était complètement inconnu. Dans ce centre, elle est reconnue pour être gentille et polie. Cependant, le personnel a un problème important avec elle : elle fait des fugues. Au cours de sa première semaine en hébergement, elle s'est enfuie à trois reprises ; elle a pris l'autobus pour se rendre à son ancien domicile. Chaque fois, des locataires l'ayant rencontrée dans un corridor l'ont renvoyée au centre en taxi. Le personnel soignant s'est dit que madame S. finirait par s'habituer, mais tel n'est pas le cas. On la voit tous les jours près de la porte d'entrée, le sac à main sous le bras, guettant le moment propice pour partir sans être vue. La réceptionniste et le gardien de sécurité ont été avertis et ils exercent une surveillance discrète, mais ils ne peuvent pas l'avoir continuellement à l'œil. En trois semaines, la dame a réussi à quitter le centre à quatre reprises. Chaque fois, elle est retournée à son ancien domicile et, chaque fois, elle a été renvoyée au centre par des locataires qui ont averti le directeur de l'établissement par téléphone.

Interrogée par l'infirmière responsable de l'étage où elle habite, madame S. dit qu'elle ne veut pas habiter à cet endroit, qu'elle y a été amenée contre son gré, qu'elle veut retourner vivre dans son appartement et non rester en institution. Elle admet que son appartement n'était pas très propre ni très à l'ordre, mais elle dit qu'elle faisait de son mieux et qu'elle n'a pas les moyens d'engager une femme de ménage. Elle est en bonne santé, compte tenu de son âge ; elle souffre cependant d'une légère anémie causée par une hernie de l'estomac, qui saigne de façon microscopique. Elle prend d'ailleurs des comprimés de fer quotidiennement. Elle s'oriente assez bien dans le temps, dans l'espace et dans ses relations avec les autres. Elle a de légers oublis comme la plupart des personnes de son âge. La propreté et l'ordre autour d'elle ne font pas partie de ses priorités, mais elle a une bonne hygiène personnelle, elle s'alimente et dort bien ; elle administre ses biens elle-même avec l'aide du fiduciaire du centre.

Inquiet de la persistance de madame S. à vouloir partir et ne pouvant exercer une surveillance constante, le personnel du centre se demande quels moyens utiliser pour l'empêcher de faire des fugues. D'une part, le personnel infirmier craint que la frêle petite dame ne se fasse voler ou frapper au cours de ses escapades. De plus, la dame a peur de prendre l'ascenseur et a déjà failli tomber dans les escaliers. D'autre part, le propriétaire et les locataires de son ancien immeuble en ont assez de la voir arriver à l'improviste.

L'infirmière responsable de madame S. mentionne que le médecin a été consulté à ce sujet et que la seule chose qu'il puisse faire serait de prescrire un médicament qui affaiblirait ses facultés. Encore faudrait-il que les doses soient suffisamment fortes pour empêcher la dame de quitter les lieux. Il hésite à le faire. Par ailleurs, le personnel infirmier ne veut pas utiliser la contention physique. Le directeur du centre ne veut pas tenir les portes fermées à clé pour le seul cas de madame S. Quant à la directrice des soins, elle considère qu'elle n'a pas assez de personnel pour assurer une surveillance constante de cette dame. (Cas rédigé par C. Martin et J. Saint-Arnaud.)

Situation 7 : Le cas de Carl P.

Carl P. a dû quitter son emploi à l'âge de 60 ans à la suite d'un diagnostic d'Alzheimer. Depuis ce temps, il ne conduit plus sa voiture et reste à la maison, où une infirmière du CLSC lui rend visite régulièrement. Cette dernière a noté des troubles d'orientation temporelle et spatiale, mais le malade est docile et d'humeur agréable. Son épouse est en bonne santé et arrive à prendre soin de lui.

Neuf mois plus tard, Carl P. doit subir une intervention chirurgicale pour une hernie, et, à la suite de l'anesthésie, son état se détériore rapidement. De retour à la maison, l'épouse de monsieur P. fait appel au CLSC. Elle a besoin d'aide. Son mari est devenu incontinent. De plus, il est agressif verbalement et physiquement. Il est donc difficile de le soigner et de le surveiller. Constatant la lourdeur du cas, l'infirmière demande une hospitalisation.

À l'hôpital, en plus de l'Alzheimer, on diagnostique la maladie de Parkinson et des troubles de la thyroïde. Monsieur P. devient de plus en plus agressif et il est très agité, surtout au moment de changer son lit. Bientôt, on doit l'attacher à son lit ou à sa chaise pour éviter qu'il ne se blesse en tombant. Il n'est plus conscient de son environnement. Sa femme le visite régulièrement. Elle est très attentionnée envers lui, mais il ne la reconnaît plus.

Dans cet hôpital de soins prolongés, on consulte généralement les malades ou leurs proches dès le début de l'hébergement à propos de la réanimation et du niveau de soins à inscrire au dossier. Comme Carl P. est inapte et que son épouse a été nommée curatrice, l'équipe de soins la consulte pour inscrire au plan de soins ce qui doit être fait en cas d'arrêt cardiaque. Le médecin traitant souhaiterait inscrire une prescription de non-réanimation au dossier. Cet avis est partagé par les infirmières, mais madame P. s'y oppose catégoriquement. (Cas rédigé par J. Saint-Arnaud.)

Situation 8 : Le cas d'Abdelhaman B.

Abdelhaman B. est un patient de 70 ans originaire du Liban. Il habite à Montréal depuis 1971. Il est veuf depuis plus de 10 ans. Il a deux enfants : Madeleine et Albert. Sa fille Madeleine habite avec lui depuis cinq ans.

Il y a un mois, monsieur B. a été victime d'une allergie au latex en salle d'opération, alors qu'il devait subir une greffe rénale. La greffe n'a pas eu lieu, et monsieur B. a développé une infection urinaire sévère, qui a évolué vers un choc septique. Il est dans le coma depuis deux semaines et est maintenu en vie par un respirateur.

À la réunion multidisciplinaire à laquelle sont conviés les enfants de monsieur B., le neurologue les informe que leur père a très peu de chance de sortir du coma (2 %) et il leur demande leur accord pour planifier un arrêt des traitements de maintien des fonctions vitales (TMFV). Les membres de l'équipe de soins apprennent alors que madame B. souhaiterait que tout traitement soit arrêté. Elle allègue que son père est souffrant et qu'il n'aurait pas aimé que sa vie soit prolongée de cette façon. Son frère n'est pas du même avis ; il n'aimerait pas du tout que son père meure. Comme l'infirmière Marie U. a un bon contact avec les deux enfants de monsieur B., on lui demande d'intervenir auprès d'eux. (Cas rédigé par J. Saint-Arnaud.)

Situation 9 : Le cas de Bélinda P.

Bélinda avait 13 ans et demi quand elle s'est présentée dans une clinique de neurologie, où l'on a diagnostiqué une neurofibromatose (ou maladie de l'homme-éléphant). Au moment du diagnostic, une infirmière conseille à la mère de Bélinda de proposer à sa fille de se prévaloir des services de counselling génétique. Comme la mère ne croit pas que sa fille est sexuellement active, elle décide d'attendre quelque temps avant de lui en parler.

Quelques semaines plus tard, Bélinda se rend à une clinique d'obstétrique pour des problèmes relatifs à ses menstruations. Un test de grossesse révèle qu'elle est enceinte de sept semaines. L'infirmière clinicienne lui conseille de réfléchir à la possibilité d'un avortement et de discuter de sa grossesse avec sa famille.

Quand la mère apprend que sa fille est enceinte, elle lui annonce que l'enfant qu'elle porte a 50 % de chances d'être atteint d'une neurofibromatose et la mère de Bélinda décide d'un avortement pour sa fille. Bélinda est ulcérée de ne pas avoir été mise au courant des modalités de transmission de la maladie, mais elle n'est pas décidée à recourir à l'avortement. Elle estime qu'elle aurait dû être avertie de la pertinence d'un counselling génétique au moment du diagnostic de neurofibromatose, même si elle était mineure, et que sa mère ne pouvait décider à sa place. Par la suite, elle est retournée à la clinique d'obstétrique pour demander conseil à l'infirmière. (Cas rédigé par J. Saint-Arnaud.)

Situation 10 : Le cas de Marc-Aurèle D.

Marc-Aurèle D. est un célibataire de 49 ans qui travaille comme concierge dans une résidence pour personnes âgées. Il se présente à l'urgence d'un hôpital montréalais pour une entorse à la cheville. Il mentionne à l'urgentiste qu'il a de gros maux de tête depuis environ deux semaines. Après avoir effectué un examen complet, l'urgentiste prescrit une tomodensitométrie cérébrale. Le résultat de la tomodensitométrie indique qu'il a une grosse masse tumorale dans la partie fronto-temporale droite. Quelques jours plus tard, un neurochirurgien l'opère pour une exérèse de la tumeur, et le rapport du pathologiste indique qu'il s'agit d'un glioblastome multiforme (GBM), une tumeur très maligne. Le médecin l'informe qu'il lui reste environ 36 semaines à vivre. Très affecté par le diagnostic, il exprime néanmoins un fort désir de s'en sortir et de rester en vie.

De retour de la salle d'opération, monsieur D. est très réveillé. Il a un drain ventriculaire externe perméable et ne manifeste aucune séquelle neurologique. Trois jours plus tard, son sodium sanguin est à 129 mm/l, et il est somnolent, n'ouvrant les yeux que sur demande. Par la suite, son état se stabilise, et il obtient son congé de l'hôpital au bout de trois semaines. Pendant ces trois semaines, il s'est lié d'amitié avec une infirmière du département de neurochirurgie, Marie-Louise L., à qui il donnera des nouvelles régulièrement.

Après sa sortie de l'hôpital, monsieur D. reçoit 30 traitements de radiothérapie en clinique externe, et son état de santé est jugé satisfaisant par l'équipe de neurochirurgie. Il continue à travailler à temps partiel, même s'il dit à son amie Marie-Louise L. qu'il se sent très fatigué sans doute à cause des médicaments qu'il prend. Il a peur d'être obligé de quitter son emploi parce qu'il a du mal à se concentrer. Quelques semaines plus tard, c'est-à-dire huit mois après son opération, il communique avec Marie-Louise L. pour la rencontrer dans un restaurant. Il lui remet une carte d'adieu et lui fait part de sa décision de mettre fin à sa vie, en lui disant que cette conversation est confidentielle et qu'elle ne doit en parler à personne.

Marie-Louise L. est très mal à l'aise. Elle se demande si elle doit faire une démarche auprès de l'équipe qui a suivi ce patient en neurochirurgie et trahir le lien d'amitié qui l'unit à monsieur D. (Cas rédigé par J. Saint-Arnaud et H. Lefebvre.)

Situation 11 : Le cas de Mohamed H.

Mohamed H. a 45 ans. Souffrant de troubles de rythme cardiaque à la suite d'un infarctus du myocarde, il est hospitalisé à l'unité des soins intensifs. Il est musulman et trouve très difficile de ne pouvoir lire le Coran parce qu'il est trop faible. Toutefois, des membres de sa famille lui en lisent des versets lorsqu'ils lui rendent visite.

L'unité compte huit lits et accueille des personnes présentant des pathologies diverses en chirurgie et en médecine, surtout des maladies cardiaques. La nuit, deux infirmières prodiguent les soins. Marielle F. compte deux années d'expérience professionnelle diversifiée alors que Ève-Marie S. travaille aux soins intensifs depuis quatre ans. Parfois, elles sont débordées et il faudrait une troisième infirmière, mais il n'y en a pas. Un médecin généraliste est de garde pour répondre aux situations d'urgence.

Cette nuit-là, vers 3 h 30, monsieur H. se plaint d'un malaise cardiaque : TA 90/50, Pls 150 irrégulier, Resp. 40, Saturation 70 %. Son faciès est pâle. Marielle F. est seule. Sa collègue s'occupe d'un autre malade qui doit être transféré dans une autre unité de soins, car un nouveau patient arrive de l'urgence. Le médecin qui assure la garde n'est pas à l'étage. Marielle F. tente d'abord de le joindre par téléphone mais sans succès. Elle demande alors à la téléphoniste de le joindre compte tenu de l'urgence de la situation.

Pendant ce temps, Marielle F. surveille monsieur H., qui va vraiment mal, et prépare le matériel et les médicaments nécessaires en cas d'arrêt cardiorespiratoire. Elle se demande jusqu'où elle peut intervenir, car les protocoles de soins sont en changement. Elle sait qu'elle n'a pas toutes les connaissances nécessaires pour poursuivre seule les interventions si le massage cardiaque et la ventilation manuelle ne suffisent pas à réanimer monsieur H., et si le médecin n'arrive pas. À 15 h 45, l'alarme du moniteur cardiaque se met à sonner, indiquant un arrêt cardiaque. Le tracé est plat. Marielle F. a sept malades graves sous sa responsabilité, et sa collègue n'est toujours pas revenue.

Elle demande de l'aide et commence les manœuvres de réanimation. N'étant pas très expérimentée, elle combat le stress créé par la situation et demande à Dieu que le malade survive. Elle se demande quoi dire à la famille si le malade décède, car elle ignore ce que signifie la mort pour les musulmans. Quelques minutes plus tard, sa collègue revient et lui prête main-forte. Lorsque le médecin arrive à l'unité des soins intensifs, le malade est réanimé. Le lendemain matin, les deux infirmières et le médecin se réunissent pour réfléchir à la situation inacceptable qu'ils viennent de vivre. (Cas rédigé par H. Lefebvre et J. Saint-Arnaud.)

Situation 12 : Le cas de Gisèle L.

Un CLSC doit offrir des soins à domicile à une clientèle plus nombreuse sans obtenir les ressources financières nécessaires. À la suite du virage ambulatoire, des malades sortent de l'hôpital plus tôt et nécessitent des soins infirmiers plus spécialisés. Pour répondre aux besoins de cette nouvelle clientèle, l'infirmière-chef du CLSC décide d'annuler les visites chez certains malades chroniques. Elle propose de cesser les visites chez les malades qui n'observent pas les directives de soins et chez ceux qui n'ont montré aucune amélioration de leur état depuis plusieurs mois, malgré le service de soins à domicile.

Gisèle L., une femme de 76 ans qui a un ulcère de stase à la jambe gauche, est l'une de ces malades. Une infirmière lui a rendu visite deux fois par semaine au cours des sept derniers mois pour changer ses pansements et surveiller son diabète. Madame L. vit seule, fait un peu de diabète (prend du Diabeta 10 mg *die*) et accuse un surplus de poids. Les seuls exercices qu'elle fait consistent à marcher dans son appartement de quatre pièces et, une fois par semaine, à se rendre à pied à l'épicerie qui se trouve au coin de sa rue. Les résultats de ses analyses de glycémie (*q* 3 mois) sont dans les limites élevées de la normale, et les tests de glycosurie qu'elle fait elle-même deux fois par jour sont élevés. Même si la blessure causée par l'ulcère de stase a été nettoyée deux fois par semaine depuis sept mois, il n'y a aucun signe d'amélioration. Madame L. fume deux paquets de cigarettes par jour depuis plus de 55 ans. L'infirmière Marie-Anna C. lui a souvent parlé des risques reliés à la cigarette, mais madame L. dit qu'elle n'a plus beaucoup d'intérêts dans la vie, que la cigarette est l'un des seuls plaisirs qu'il lui reste et qu'elle a souvent tenté en vain d'arrêter de fumer par différentes méthodes. Elle continue donc à fumer même si elle sait que cela compromet la guérison de son ulcère.

L'infirmière-chef dit à Marie-Anna C. que sa patiente ne suit pas les directives de soins puisqu'elle continue à fumer. Elle recommande donc de fermer le dossier et de cesser complètement de visiter cette dame. (Cas rédigé par J. Saint-Arnaud et H. Lefebvre.)

Niveau III

Situation 1 : Le cas de René T.

René T. est âgé de 50 ans. Marié depuis 17 ans, il est père de deux enfants de 10 et 15 ans. Il travaille comme technicien chez Vidéotron. Sa femme travaille comme secrétaire chez Cascades. Monsieur T. dit qu'il a une vie de couple harmonieuse et que son épouse est très attentionnée envers lui et leurs deux enfants. Il raconte que depuis cinq ans, il a des relations sexuelles avec des hommes qu'il rencontre régulièrement dans un sauna de la ville où il habite, mais que son épouse n'est pas au courant.

Aujourd'hui, monsieur T. se rend à la clinique de dépistage anonyme du VIH dans un centre de santé et de services sociaux (CSSS), parce qu'une rupture de condom s'est produite il y a trois mois, lors d'une rencontre avec un partenaire anonyme. Il a attendu trois mois avant de se présenter à la clinique, sachant qu'avant ce délai, le dépistage est peu fiable. Depuis cet incident, il est très inquiet. Il a peur d'avoir contracté une maladie transmise sexuellement (MTS), en particulier le VIH. Lors d'une rencontre (counselling prétest) avec l'infirmière de la clinique de dépistage, il est rassuré en apprenant qu'aucune information personnelle permettant de l'identifier (tel son nom, son adresse, son numéro de téléphone ou son numéro d'assurance maladie) n'est requise pour continuer la démarche de dépistage du VIH. L'infirmière de la clinique lui remet un code anonyme, procède au prélèvement sanguin et lui demande de se présenter à la clinique une semaine plus tard pour obtenir son résultat, en ayant en main son code anonyme.

Une semaine plus tard, l'infirmière de la clinique de dépistage du VIH lui annonce un résultat positif. Pris de panique, monsieur T. est persuadé qu'il y a une erreur ; il tremble, il s'agite et soutient que c'est impossible, qu'il y a eu rupture de condom une seule fois et qu'il se protège toujours. Il refuse catégoriquement d'en parler à son épouse. Il craint d'être forcé de divorcer, et de perdre ses enfants et son emploi si la chose se sait. L'infirmière l'écoute et fait preuve d'empathie. Elle lui propose de rencontrer un psychologue, qui pourrait l'aider à affronter cette nouvelle situation ; il refuse toute aide, y compris celle d'un médecin puisqu'il ne se sent pas malade. Considérant que le patient est en phase de négation, l'infirmière l'avise qu'un deuxième test peut être fait pour confirmer ou infirmer le résultat positif. Elle précise toutefois que le premier test s'avère souvent exact. Elle donne rendez-vous à monsieur T. une semaine plus tard pour lui annoncer le résultat final et l'invite à réfléchir sur ce qu'il fera si le résultat final est positif.

À la date convenue, monsieur T. apprend que le résultat est encore positif. Il affiche une mine déconfite, mais il semble résigné. L'infirmière l'interroge sur ses intentions quant au traitement ou à la divulgation de sa condition. Il refuse toujours d'informer son épouse et il refuse aussi tout traitement médical. Il refuse même de modifier ses pratiques sexuelles avec sa femme. Il explique qu'il n'utilise plus de condom avec elle depuis des années, et il est hors de question qu'il recommence à en utiliser ou qu'il s'abstienne de relations sexuelles puisque cela pourrait éveiller les soupçons de sa femme et entraîner des conséquences qu'il n'est pas prêt à assumer… L'infirmière se sent mal à l'aise avec cette décision. Elle signale à monsieur T. qu'en agissant ainsi, il met la santé de sa femme en danger.

Monsieur T. dit qu'il comprend sa position, mais qu'elle devrait aussi se mettre à sa place. Il répète qu'il ne veut pas subir les conséquences négatives que sa situation pourrait entraîner, si sa femme était au courant et il ajoute que de toute façon personne ne le saura avant plusieurs années puisqu'il ne se sent pas malade... Là-dessus, il se lève et disparaît. (Cas rédigé par J. Saint-Arnaud.)

Situation 2: Le cas de Donatien S.

Un soir d'automne, alors que la température extérieure est de 0 °C, Donatien S. dort sur le trottoir devant un édifice à bureaux du centre-ville. Une dame qui passe par là appelle Urgences-santé. Quand les ambulanciers arrivent, monsieur S. est couché sur le côté et dort profondément. Ils le réveillent et se rendent compte qu'il est alerte et agressif; il sent l'urine et l'alcool, et ne répond pas à leurs questions. Incapables de l'évaluer parce qu'il s'agite et donne des coups, les ambulanciers appellent les policiers à l'aide. Ils téléphonent aussi à la salle d'urgence d'un centre hospitalier universitaire pour informer l'infirmière-chef qu'ils arrivent avec un patient agressif et agité; ils demandent de préparer une civière munie de contentions.

L'ambulance, escortée par une autopatrouille, arrive à l'hôpital vers minuit. Les ambulanciers sortent monsieur S. de l'ambulance, étendu sur une civière et déjà sous contentions. Arrivé à la salle d'urgence, monsieur S. crie, s'agite et se démène lorsqu'on l'installe sur une autre civière. Il ne veut pas rester à l'hôpital et vocifère des injures et des propos malveillants à tous ceux qui l'approchent. Il est très agressif verbalement quand il s'adresse à l'infirmière qui tente de l'évaluer. Il ne cesse de hurler qu'il veut sortir de l'hôpital. Au même moment arrive un polytraumatisé, victime d'un accident de voiture. L'infirmière installe donc monsieur S. dans une salle d'observation adjacente à la salle d'urgence en se disant qu'elle fera son évaluation quand il sera plus calme. Elle avertit monsieur S. qu'il sera détaché dans une heure s'il s'est calmé et qu'il répond à ses questions.

Cette nuit-là, l'équipe de la salle d'urgence est tellement débordée qu'elle doit demander trois infirmières en renfort. Deux heures après son arrivée dans la salle d'observation, monsieur S. se met à crier qu'il veut être détaché. Il est encore agressif verbalement à l'endroit de l'infirmière venue à son chevet. Il crie de plus en plus souvent et de plus en plus fort. Incapable de le calmer et de le faire taire, l'infirmière avise le médecin, qui prescrit de l'Ativan intraveineux. À l'aube, le médecin fait un examen complet de monsieur S. Les résultats des prises de sang et le taux d'alcoolémie sont dans les limites de la normale. Le médecin signe le congé de monsieur S., qui repart sur ses deux pieds, furieux d'avoir passé une nuit attaché sur une civière et en colère contre le système de santé. (Cas rédigé par J. Saint-Arnaud.)

Situation 3: Le cas d'Angèle L.

Madame L. est une femme de 54 ans à qui l'on a diagnostiqué un cancer du poumon inopérable. Son pronostic est très sombre: trois mois sans chimiothérapie et six mois avec une chimiothérapie. Elle accepte la chimiothérapie parce qu'elle veut passer l'été avec ses petits-enfants. L'oncologue commence un premier traitement, qu'il doit arrêter parce que madame L. a une réaction allergique. Il lui propose un deuxième traitement, mais elle refuse parce qu'il s'agit du médicament que prenait sa mère, qui est décédée d'un cancer l'année précédente. Madame L. vit un deuil pathologique et, à l'idée de prendre le même médicament que sa mère, elle se rappelle combien l'accompagnement a été difficile. Une troisième médication peut être utilisée, mais elle est très coûteuse et elle doit être autorisée par le pharmacien de l'hôpital. L'oncologue et l'infirmière pivot consultent donc le pharmacien, qui refuse d'autoriser la médication palliative. Il allègue que madame L. n'a pas expérimenté le deuxième médicament, ce qui constitue une condition d'accès au troisième médicament. Il ajoute que le coût de ce médicament est très élevé et que le pronostic de madame L. est très sombre. Il est d'avis que la patiente devrait essayer la deuxième médication, malgré les sentiments négatifs qu'elle lui inspire. Pour lui, les raisons d'ordre psychologique sont inadmissibles quand les ressources sont limitées. (Cas rédigé par J. Saint-Arnaud.)

Situation 4 : Le cas de madame P.

Madame P., 89 ans, est envoyée à l'urgence par le centre d'hébergement où elle habite. En se levant pendant la nuit, elle a fait une chute et s'est fracturé la hanche. Comme sa famille n'a pu être prévenue rapidement, une préposée l'accompagne à l'urgence. On lui administre un sédatif et on planifie une intervention chirurgicale de réduction et d'enclouage de la hanche. L'intervention se passe bien, mais madame P. s'en remet difficilement. On la garde à l'hôpital pour stabiliser sa condition, notamment son diabète, son hyperthyroïdie, son insuffisance cardiaque et rénale. Entre-temps, elle fait un arrêt cardiaque, et on la réanime puisque aucune indication de non-réanimation n'a été inscrite à son dossier par l'interniste qui a pris son cas en charge. Or, la dame avait discuté de réanimation avec son médecin et une infirmière du CHSLD, et elle avait clairement indiqué qu'elle ne voulait pas être réanimée. Elle avait aussi indiqué qu'elle autorisait un transfert pour le traitement d'une condition aiguë comme une fracture, mais qu'elle ne souhaitait pas que tous les moyens soient pris pour la garder en vie. Le médecin avait rempli une feuille de directives médicolégales où étaient inscrits un niveau de soins optimal et une ordonnance de non-réanimation (ONR). Cette feuille a suivi la patiente, mais l'interniste, qui n'a pas discuté de ces questions directement avec madame P., n'a rien indiqué au dossier concernant la non-réanimation. En apprenant ce qui s'est passé, les membres de la famille sont mécontents. L'état de madame P. se détériore et elle se retrouve à l'unité des soins intensifs (SI). On demande alors aux membres de la famille l'autorisation d'arrêter les traitements. Les enfants sont d'accord, mais son époux, qui a 90 ans, n'accepte pas qu'elle meure et refuse tout arrêt de traitement. On demande à l'infirmière M. d'intervenir auprès de monsieur P. (Cas rédigé par J. Saint-Arnaud et Y. Beauchamp.)

Situation 5 : Un engorgement à l'urgence

Un vendredi soir du mois de mars, la salle d'urgence d'un grand centre hospitalier universitaire pour enfants est surchargée, et le temps d'attente pour consulter un médecin est d'environ six heures. Plusieurs familles manifestent leur mécontentement et leur impatience. Des enfants dorment sur leurs parents, d'autres s'agitent et courent partout. Vers 22 h, l'assistante infirmière-chef reçoit un appel de la coordonnatrice de l'hôpital l'informant qu'il manque trois infirmières pour le quart de nuit. Pour maintenir la salle d'urgence ouverte, elle confie à l'assistante infirmière-chef la lourde tâche de convaincre trois infirmières du quart de soir de continuer à travailler et d'accepter de faire un quart de nuit en heures supplémentaires.

Parmi les neuf infirmières qui travaillent à la salle d'urgence pour le quart de soir, deux sont déjà en heures supplémentaires et travaillent depuis le matin, et cinq ont fait des heures supplémentaires au cours des deux dernières semaines. Pour diverses raisons personnelles, les sept infirmières refusent de travailler au-delà de leur quart de travail. L'assistante infirmière-chef rappelle la coordonnatrice, qui menace alors les sept infirmières de sanctions, notamment de placer une lettre de blâme à leur dossier. Le chef de l'unité qui est parti dans l'après-midi savait qu'il manquerait trois infirmières pour le quart de nuit. Une telle situation est récurrente dans la salle d'urgence de cet hôpital. (Cas rédigé par J. Saint-Arnaud.)

Situation 6 : Le cas de Luce-Marie F.

Madame F. est originaire de la République dominicaine. Elle vit au Québec depuis trois ans et habite à Montréal dans un quartier multiethnique. Elle vient d'accoucher d'une petite fille, qui semble en parfaite santé.

Comme toutes les nouvelles mamans de son quartier, Luce-Marie F. a reçu un appel d'une infirmière du CLSC annonçant sa visite. Le CLSC reçoit du ministère de la Santé et des Services sociaux la liste des nouvelles mamans de son territoire, et une infirmière rencontre chacune d'elles pour connaître leur état de santé et celui de leur enfant, et pour les informer sur les moyens contraceptifs. Le but de ces visites est de mettre en place un suivi périnatal pour les mamans et les bébés qui en ont besoin.

L'infirmière du CLSC qui se présente chez madame F. est accompagnée d'une infirmière de santé publique qui fait une étude sur les communautés culturelles. Cette infirmière a obtenu des fonds pour mettre sur pied un programme de suivi périnatal pour les immigrantes. Son étude vise à identifier les facteurs de vulnérabilité propres aux mères immigrantes et à leur famille, et à évaluer les processus privilégiés par deux CLSC pour cibler les clientèles immigrantes vulnérables et intervenir auprès d'elles.

Au cours de l'entretien avec l'infirmière du CLSC, madame F. dit qu'elle se sent bien physiquement, mais que son bébé est très exigeant et qu'il pleure continuellement. Elle croit que c'est un mauvais sort jeté sur ceux qui quittent leur pays, laissant derrière eux leur famille (parents, frères et sœurs). Elle blâme le père de l'enfant pour l'avoir incitée à partir. Elle dit que, dans son pays, elle aurait eu l'aide de sa famille. En examinant le bébé, qui pleure toujours, l'infirmière se rend compte que ses bras et son corps sont couverts d'ecchymoses. Elle demande des explications à la dame, qui lui dit que ça doit être une maladie et qu'elle a un frère qui est né avec ce problème. L'infirmière s'enquiert alors du père de l'enfant ; elle apprend qu'il est malade, qu'il est exaspéré d'entendre le bébé pleurer et qu'il lui arrive de le secouer un peu pour le faire taire. Madame F. ne veut rien dire à propos de la maladie du père, laissant entendre que c'est une punition du ciel.

Quand l'entretien de l'infirmière du CLSC avec la mère est terminé et que le bébé a été examiné, l'infirmière de santé publique présente un questionnaire à la mère. Elle lui lit les questions et coche les réponses qu'elle donne. Ce questionnaire comporte des questions permettant d'établir le profil socioéconomique, démographique et ethnique des participantes, et toute une série de questions ouvertes et fermées sur le rôle parental. À la question « Qu'est-ce qu'un bon parent ? », madame F. répond qu'elle ne sait pas ce qu'est un bon parent, qu'elle fait son possible, mais que ça ne semble pas donner de bons résultats, puisque son bébé pleure continuellement. À la question « Comment punissez-vous votre enfant ? », elle répond que ce n'est pas à la mère de punir l'enfant, que ça revient au père, qu'il sait quoi faire. L'infirmière de santé publique n'insiste pas. Elle explique à la mère que ses réponses au questionnaire seront intégrées à une banque de données et qu'il est possible que d'autres chercheurs les utilisent pour mener d'autres études, et que d'autres personnes viendront peut-être la rencontrer.

Avant de partir, l'infirmière du CLSC demande à la mère d'emmener son bébé à l'urgence d'un hôpital pour enfants. Madame F. dit qu'elle le fera quand son mari rentrera du travail. Intriguée par cette situation nébuleuse sur de nombreux points, l'infirmière du CLSC décide de consulter les dossiers informatisés de Luce-Marie F., de son mari et de son bébé. Elle y découvre que le père est séropositif, que madame F. a refusé de subir le test et que le bébé reçoit un traitement préventif depuis sa naissance. (Cas rédigé par J. Saint-Arnaud et H. Lefebvre.)

Situation 7 : Le cas de madame X.

Madame X. a 85 ans. Elle est atteinte de la maladie d'Alzheimer (stade 6) et est hospitalisée à l'Institut universitaire de gériatrie. Il y a trois mois, elle était encore assez active compte tenu de sa maladie. Elle se levait et s'assoyait dans le fauteuil. Ses trois enfants (un fils et deux filles) venaient la visiter à tour de rôle, et madame X. souriait encore à l'occasion. Quand on a cessé de lui donner de l'Aricept pour respecter les règles gouvernementales, son état s'est rapidement détérioré. Elle était plus somnolente et restait alitée. Elle est devenue incontinente et a développé une plaie au siège, qui s'est infectée. Pour enrayer l'infection, on lui a donné des antibiotiques par voie orale, mais sans succès. Depuis quelque temps, elle refuse toute nourriture et toute médication par la bouche, et son état général se détériore. C'est une étape difficile pour ses trois enfants, qui sont convoqués à une rencontre avec l'équipe de soins.

Au cours de cette rencontre, un niveau de soins de confort est planifié avec l'accord de la famille. Le gériatre prescrit 3 mg de morphine sous-cutanée toutes les quatre heures et des entredoses de 1,5 mg au besoin. Les enfants indiquent qu'ils ne veulent pas que leur mère souffre et demandent que la morphine soit donnée toutes les heures. En commençant son quart de nuit, l'infirmière N. lit au dossier une note inscrite par l'infirmière qui a assuré le quart de soir : la patiente n'a pas uriné depuis 24 heures et, à la demande de la famille, elle reçoit de la morphine toutes les heures depuis 13 h.

Le fils est au chevet de sa mère. Il a les traits tirés. Les larmes aux yeux, il demande à l'infirmière N. si elle va administrer la dose de 23 h. Elle explique qu'elle va d'abord faire une évaluation physique de l'état de madame X. Elle attire l'attention du fils sur le fait que sa mère est calme, que son faciès est détendu, et qu'elle respire lentement et régulièrement. Elle lui annonce donc qu'elle viendra administrer la morphine vers 2 h. Elle en profite pour expliquer au fils que le but de l'injection de morphine est de rendre sa mère confortable. Il ne semble pas convaincu, et lui répète que ses sœurs et lui ne veulent pas que leur mère souffre, et qu'il a été convenu avec les infirmières de jour et de soir que sa mère recevrait de la morphine toutes les heures pour abréger sa souffrance. Il ajoute que tous ses proches et ses amis sont venus faire leurs adieux, et qu'il est temps que sa mère les quitte.

Le fils insiste auprès de l'infirmière N. sur le fait que les autres infirmières ont donné les injections de morphine toutes les heures depuis 13 h et qu'il s'attend à ce qu'elle fasse de même. L'infirmière hésite à acquiescer à sa demande. Elle consulte la coordonnatrice parce qu'elle n'est pas d'accord avec la demande du fils. (Cas rédigé par J. Saint-Arnaud.)

Situation 8 : Le cas de Ling L.

Madame L. est une patiente de 53 ans. Médecin et chercheure d'origine japonaise, elle a subi une chirurgie cardiaque il y a six mois. Cette intervention a entraîné une chute de pression artérielle importante et prolongée en dépit de manœuvres de réanimation au terme desquelles la patiente est restée dans le coma. Il y a eu une amélioration partielle dans les jours qui ont suivi, mais depuis, elle ne peut plus communiquer avec son entourage et n'esquisse aucun geste volontaire. Ses signes vitaux sont normaux ; elle respire spontanément. L'examen des nerfs crâniens est normal. Elle ouvre les yeux, les bouge d'un côté à l'autre, mais semble incapable de fixer son regard lorsqu'on tente d'attirer son attention. Elle est alimentée par un tube nasogastrique. Son bilan biochimique est normal, un EEG montre un ralentissement diffus de l'activité électro-cérébrale et son CT scan de la tête est normal.

Un neurologue a examiné la malade à intervalles réguliers depuis qu'elle est inconsciente et a posé le diagnostic de coma végétatif persistant (CVP). Il y a un mois, la bénéficiaire a fait une bronchopneumonie qui a été traitée par des antibiotiques et il y a une semaine, elle a fait une infection urinaire qui a aussi été traitée avec succès par les antibiotiques appropriés. Le médecin traitant a rencontré l'époux de la patiente pour lui annoncer que l'atteinte cérébrale dont souffre son épouse est irréversible et qu'elle ne reprendra pas conscience. Le médecin ajoute que, dans son état actuel, elle peut survivre de 12 à 24 mois à la condition d'être traitée à l'unité des soins intensifs.

Les médecins pensent qu'il vaut mieux ne pas intervenir si de nouvelles complications surviennent. Ils veulent aussi cesser l'alimentation et l'hydratation, et prodiguer des soins de confort pour permettre à madame L. de mourir paisiblement et sans souffrance. Ils demandent donc à monsieur L. si son épouse aurait accepté de vivre dans de telles conditions et si elle avait déjà émis des directives à ce sujet. Pour toute réponse, monsieur L. invoque des croyances religieuses que son épouse partageait et s'oppose à une telle démarche.

Les médecins décident alors de discuter du cas en réunion multidisciplinaire. La travailleuse sociale présente à cette réunion dit que monsieur L. était dentiste au Japon avant de venir s'établir au Canada il y a sept ans, qu'il est sans travail depuis et qu'il compte sur l'assurance salaire de son épouse pour payer les études de ses deux filles. Après avoir discuté de la pertinence d'utiliser un lit aux soins intensifs pour une personne dont la condition comateuse ne s'améliorera pas, il a été convenu que l'infirmière clinicienne spécialiste ferait des démarches et des interventions pour tenter de résoudre ce dilemme. (Cas rédigé par J.-P. Bernier et J. Saint-Arnaud.)

Situation 9 : Le cas de Louis-André T.

Louis-André T. est un jeune homme de 22 ans, étudiant en médecine, qui demeure chez ses parents. À la suite d'une peine d'amour, il décide d'aller noyer sa peine dans un bar avec des amis. En revenant à la maison, il s'endort au volant et frappe un garde-fou en bordure de l'autoroute. Il est 5 h du matin.

À 6 h, les parents sont réveillés par un appel de l'hôpital où Louis-André T. a été transporté. Ils se précipitent à l'urgence. Aussitôt arrivés, ils veulent avoir des nouvelles et surtout voir leur fils, mais une infirmière leur dit de s'asseoir en attendant que quelqu'un vienne les voir. Au bout d'une heure d'attente, on leur dit que leur fils subit des tests et qu'ils pourront bientôt le voir. Les parents, la mère surtout, tentent d'en savoir plus, mais leurs questions sur l'état de Louis-André restent sans réponse. Vers 10 h, une infirmière leur annonce que leur fils est en salle d'opération parce qu'il a eu un grave accident. Le médecin de l'urgence leur explique qu'il a subi plusieurs fractures au thorax, au bassin et aux jambes, et qu'il est inconscient. Il leur demande de signer un consentement opératoire, car le neurochirurgien est en salle d'opération. L'infirmière leur dit qu'ils pourront voir leur fils plus tard à l'unité des soins intensifs.

Dans les heures qui suivent, le chirurgien les avise que les fractures ont été réduites, mais que Louis-André T. a subi un traumatisme crânien et qu'il ne peut se prononcer pour l'instant sur son état neurologique. Les parents veulent savoir s'il va mourir, s'il va rester handicapé, s'il va s'en sortir. Le médecin et l'infirmière ne peuvent répondre à leurs questions pour le moment. Ils attendent le réveil de Louis-André et les résultats d'autres tests neurologiques. Quelques jours plus tard, Louis-André est toujours dans un état comateux. Il n'est pas en état de mort cérébrale parce qu'il ne répond pas à tous les critères, mais plus le temps passe, plus l'espoir qu'il sorte du coma sans séquelles neurologiques s'amenuise. Au bout d'un mois, deux neurologues confirment un diagnostic de coma végétatif persistant (CVP). Les parents demandent alors l'interruption de tous les traitements de maintien des fonctions vitales et ils indiquent qu'ils consentent à un don d'organes. Pour eux, le fait que les reins de leur fils puissent sauver deux vies est une consolation : à leurs yeux, si le don d'organes est possible, la mort de leur fils n'aura pas été vaine.

Comme Louis-André T. n'est pas en état de mort cérébrale, le prélèvement ne peut se faire selon le protocole habituel. Le médecin traitant doit vérifier si des organes peuvent être prélevés après un arrêt des traitements de maintien des fonctions vitales (TMFV). Au Québec, il existe un nouveau projet pilote auquel participent quatre centres hospitaliers. Louis-André T. pourrait être transféré dans l'un de ces centres. Le retrait des TMFV pourrait être effectué en salle d'opération. Cinq minutes après l'arrêt des battements du cœur, Louis-André T. serait déclaré mort par deux médecins, et l'équipe de prélèvement pourrait alors procéder au refroidissement des organes et au prélèvement. (Cas rédigé par H. Lefebvre et J. Saint-Arnaud.)

Situation 10 : Le cas de Marcel N.

Marcel N., un célibataire de 42 ans, est atteint de schizophrénie paranoïde chronique avec un désordre obsessif compulsif. Il est hospitalisé depuis plus de six ans dans un service de soins psychiatriques aigus. Une équipe multidisciplinaire a tenté de stabiliser son état sans succès. Tous les moyens thérapeutiques disponibles ont été utilisés : médications, psychothérapies, électrochocs.

Monsieur N. ne reçoit pas de visiteurs, sauf sa sœur aînée, qui lui rend visite une fois par semaine. Elle lui apporte du poulet barbecue et des vêtements propres. Quand sa sœur vient le voir, monsieur N. parle peu, mais il s'informe toujours de son plus jeune frère, qu'il aime beaucoup et qu'il ne voit pratiquement jamais.

Depuis trois mois, monsieur N. semble plus abattu. Il refuse systématiquement tous les soins d'hygiène et il retourne un repas sur deux sans en avoir pris une bouchée. Son état physique s'est détérioré: gingivite, perte de dents, perte anormale de cheveux, perte de poids (50 kg), infection urinaire et prostatite. Pour contrer ces problèmes de santé, des soins et des traitements ont été offerts à monsieur N., mais il a tout refusé en bloc.

À une infirmière qui se soucie de lui et de son état de santé, il a confié qu'aucune amélioration de son état n'a résulté de son hospitalisation et que la seule solution envisageable pour lui maintenant est d'en finir avec la vie en cessant de s'alimenter.

L'infirmière consulte le dossier de monsieur N. pour vérifier si son aptitude a été évaluée. Elle y lit une note d'un psychiatre écrite deux semaines auparavant, qui le juge apte parce que ses facultés cognitives sont intactes et qu'il répond positivement aux critères de Nouvelle-Écosse. (Cas rédigé par J. Saint-Arnaud.)

Situation 11: Le cas de Sylvia V.

Madame V. est une femme de 62 ans d'origine portugaise qui ne parle pas français. Elle a subi une fracture de la colonne vertébrale (à la hauteur de C5) à la suite d'un accident de voiture. Il y avait trois autres personnes dans la voiture: son mari, sa fille, et son fils, qui conduisait la voiture. Aucune autre personne n'a été blessée. Immédiatement après l'accident, madame V. a été transportée vers un centre hospitalier spécialisé dans les soins des blessés médullaires.

Six mois plus tard, après plusieurs interventions chirurgicales et de longs séjours à l'unité des soins intensifs, madame V. a pu retourner à l'étage. Son état a été stabilisé, mais elle est quadriplégique et ne coopère pas aux soins. Son attitude, et les quelques phrases que les infirmières et le médecin traitant arrivent à comprendre semblent indiquer qu'elle ne tient plus à vivre dans ces conditions. Une consultation en psychiatrie n'a pas révélé la présence d'un état dépressif pathologique, et madame V. a l'usage de ses facultés intellectuelles. Malgré tout, ses proches, qui ont toujours été très présents à son chevet, continuent d'exiger que tout soit fait pour elle. Ils participent aux soins, et sont consultés dans toutes les nouvelles décisions de soins ou de traitements.

Un membre de la famille est toujours présent dans la chambre. Les infirmières et le médecin traitant ont tendance à s'adresser à cette personne pour qu'elle traduise leurs propos en portugais afin de faciliter la communication. Cependant, les soins infirmiers sont particulièrement difficiles. Quand les infirmières interviennent pour diminuer un symptôme respiratoire important, par exemple en aspirant les sécrétions, madame V. manifeste son mécontentement et refuse de collaborer aux soins.

Considérant la situation intenable, les infirmières et le médecin traitant envisagent une nouvelle rencontre avec madame V. et ses proches pour discuter des futurs traitements, notamment de la possibilité de transférer la dame dans un centre d'hébergement de soins de longue durée (CHSLD) ou dans un centre hospitalier de réadaptation ultraspécialisé aux États-Unis. Dans le cas d'un transfert dans un CHSLD, l'attente risque d'être longue avant d'avoir un lit. Dans le cas d'un transfert dans un centre américain, les coûts ne seront pas entièrement remboursés par l'assurance maladie du Québec, et la famille devra payer les coûts excédentaires, qui seront très élevés. (Cas rédigé par J. Saint-Arnaud.)

Situation 12 : Le cas de Lucien M.

Lucien M. a 48 ans. Il est hébergé dans un CHSLD depuis 24 ans, soit depuis qu'il est devenu paraplégique à la suite d'un plongeon forcé dans une piscine. Un mauvais plaisant l'a poussé alors qu'il était au bord de la piscine familiale, causant une fracture de la quatrième vertèbre cervicale. Monsieur M. arrive à actionner un fauteuil roulant motorisé au moyen de sa bouche et de sa tête. Il est complètement dépendant du personnel soignant pour les AVD et les AVQ. Il a une sonde en permanence, qui doit être changée tous les mois. Il reçoit des antibiotiques pendant trois jours au moment des changements. Pour réduire les spasmes musculaires des bras et des jambes, il reçoit du Lioresal (20 mg *qud*). Il est cyclothymique et reçoit du Paxil (30 mg A.M.) pendant ses phases dépressives. Il prend aussi du Restoril (30 mg H.S.) et reçoit un traitement pour des plaies de siège. Il est isolé et ne se mêle pas aux autres pensionnaires.

Quand l'accident est survenu, il devait se marier le mois suivant. Durant la première année d'hébergement, sa petite amie venait le visiter souvent, mais, voyant que sa condition ne s'améliorait pas, elle s'est détachée de lui graduellement. Lui-même a insisté fortement pour qu'elle prenne ses distances et se fasse une nouvelle vie. Ses parents le visitent régulièrement. Ils sont âgés respectivement de 78 et 82 ans. Il a un ami d'enfance qu'il voit toujours. Ce dernier a fait aménager un camion pour pouvoir sortir son ami. Un jour, il l'a même emmené faire un tour d'hélicoptère, sachant que c'était le rêve de Lucien.

Durant toutes ces années, différents événements ont été marquants pour lui. À l'âge de 29 ans, il a été amoureux d'une infirmière nommée Solange, qui n'a pas repoussé ses avances. Au contraire, ils sont devenus de plus en plus intimes. Lucien lui demandait de lui faire des attouchements sexuels lorsqu'elle lui prodiguait des soins. En fait, elle passait de plus en plus de temps avec lui, à un point tel que l'infirmière-chef s'est demandé si elle ne devrait pas l'assigner dans un autre pavillon. Solange a même demandé l'autorisation d'emmener Lucien chez elle les fins de semaine et l'a obtenue. Lucien était très amoureux d'elle, et elle lui permettait de vivre sa sexualité malgré son handicap. Mais après un mois, Solange s'est rendu compte que l'avenir avec Lucien était impossible et elle a demandé elle-même à être assignée dans un autre pavillon.

À la suite de cette aventure, Lucien M. est entré dans une phase dépressive et il a décidé de cesser de manger. Il n'acceptait que de l'eau et voulait mourir. Au bout de deux semaines de ce régime, voyant que Lucien était toujours décidé à poursuivre sa grève de la faim, les infirmières ont insisté pour que le médecin traitant prescrive une alimentation parentérale. Comme cette pratique était contraire à la politique du CHSLD, une demande de transfert a été faite pour envoyer Lucien dans un hôpital de soins de courte durée. Quand Lucien a appris la manœuvre, il s'y est carrément objecté. L'affaire a été portée devant les tribunaux, qui ont statué que l'établissement devait respecter les refus de Lucien, aussi bien son refus d'être transféré que celui et de s'alimenter.

Pendant ce temps, Lucien a poursuivi sa grève de la faim. Il a monopolisé l'attention de tout le personnel, qui est devenu beaucoup plus attentif à ses besoins affectifs. Au bout d'un mois et demi, Lucien a décidé de recommencer à s'alimenter au grand soulagement de tous.

Il a entrepris d'autres grèves de la faim, qui se sont toujours terminées de la même façon jusqu'à ce qu'un jour, il y a environ six mois, Lucien s'entende avec son ami d'enfance pour qu'il le prenne chez lui. Le CHSLD a transféré son dossier au CLSC afin qu'une infirmière le visite pour soigner ses plaies au siège.

Après deux semaines de visites, l'infirmière Ginette L. constate que Lucien ne va pas très bien. Il ne dort plus, il se dit très souffrant et il est très agressif. Il refuse même les soins. Elle demande une consultation au médecin, qui prescrit 30 mg de MSContin toutes les 12 heures pour le soulager. Deux semaines plus tard, s'inquiétant de l'état de santé de Lucien, l'infirmière apprend par son ami d'enfance que Lucien accumule ses médicaments pour les prendre tous à la fois et mettre fin à sa vie. L'ami soutient Lucien dans son désir de mourir et demande à l'infirmière de ne pas en parler. (Cas rédigé par J. Saint-Arnaud et Y. Beauchamp.)

BIBLIOGRAPHIE

Abbott, K. H., Sago, J. G., Breen, C. M., Abernethy, A. P., & Tulsky, J. A. (2001). Families looking back : One year after discussion of withdrawal or withholding of life-sustaining support. *Critical Care Medicine, 29*(1), 197-201.

Alexander, S. (1962, Novembre). They decide who lives, who dies. *Life Magazine, 53,* 102-125.

Allender, J. A., & Spradley, B. W. (2005). Values and ethics in community health nursing. Dans *Community health nursing: Promoting and protecting the publics health* (6e éd.) (p. 92-104). Philadephia, PA : Lippincott Williams & Wilkins.

American Public Health Association (2002). *Public health code of ethics.* Document consulté le 25 mai 2005 de http ://www.apha.org/codeofethics/.

American Academy of Pain Medicine, American Pain Society, & American Society of Addiction Medicine (2001). *Definitions related to the use of opioïds for the treatment of pain.* Document consulté le 6 août 2008 de http ://www.ampainsoc.org/advocacy/opioids2.htm.

American Pain Society (APS) (©1996-2008). *Treatment of pain at the end of life : A position statement from the American Pain Society.* ASP Task Force on Pain symptoms. Document consulté le 6 août 2008 de http// :www.ampainsoc.org/advocacy/treatment.htm.

American Psychological Association (APA) (1997). *Learner-centered psychological principles : A framework for school redesign and reform.* [Révision.] Washington, DC. : APA Presidential Task Force on Psychology in Education. Document consulté le 7 juillet 2008 de http ://www.apa.org/ed/cpse/LCPP.pdf.

Anderson, M. M., & Kish, C. P. (2001). Decision-making for ethical practice. Dans *Core concepts advanced practice nursing* (p. 224-236). Toronto, ON : Mosby.

Anonymous (1980). It's over Debbie. *Journal of the American Medical Association, 159,* 272.

Appel, K.-O. (1994). *Éthique de la discussion* (M. Hunyadi, trad.). Paris : Cerf.

Aquin, T. (d') (1852). *La somme théologique* (Abbé Drioux, trad.). Paris : Bellin.

Aquin, T. (d') (1984). *La somme théologique* (tome 2). Paris : Cerf. (Ouvrage original publié vers 1272.)

Aristote (1965). *Éthique de Nicomaque* (J. Voilquin, trad.). Paris : Garnier-Flammarion. (Ouvrage connu en 50 av. J.-C. environ.)

Aristote (1977). *La politique.* Paris : Vrin. (Ouvrage connu en 50 av. J.-C. environ.)

Armstrong, A. E. (2006). Towards a strong virtue ethics for nursing practice. *Nursing Philosophy, 7,* 110-124.

Arnold, E., & Boggs, K. U. (2003). Interpersonal relationships : Professional communication skills for nurses. Saint-Louis, MO : Saunders.

Aroskar, M. A. (1980). The fractured image : The public stereotype of nursing and the nurse. Dans S. F. Spicker, & S. Gadow (dir.) *Nursing, images and ideals : Opening dialogue with the humanities* (chap. 2). New York, NY : Springer.

Aroskar, M. A. (1989). Community health nurses : Their most significant ethical decision-making problems. *Nursing Clinics of North America, 24*(4), 967-975.

Arras, J. D. (1996). Getting down to the cases : The revival of casuistry in bioethics. *The Journal of Medicine and Philosophy, 21,* 29-51.

Association des hôpitaux du Québec (AHQ) (1981). *Évolution de la pastorale hospitalière : le monde de la santé et les problèmes de la bioéthique.* [Document d'orientation.] Montréal, QC : AHQ.

Association des hôpitaux du Québec (AHQ) (1987). *Les comités d'éthique en centres hospitaliers : propositions de planification.* [Document de référence.] Montréal, QC : AHQ.

Association des infirmières et infirmiers du Canada (AIIC) (2002). *Code de déontologie des infirmières et infirmiers.* Document consulté le 7 juillet 2008 de http ://www.cnaaiic.ca/cna/documents/pdf/publications/CodeofEthics2002_f.pdf.

Association des infirmières et infirmiers du Canada (AIIC) (2004). *Construire l'avenir : une stratégie intégrée pour les ressources humaines au Canada. Enquête auprès des infirmières et infirmiers des trois groupes professionnels au Canada.* Document consulté le 7 juillet 2008 de http ://www.cna-aiic.ca/CNA/documents/pdf/publications/canadian_nurses_survey_3occupational_groups_f.pdf.

Association médicale canadienne, Association des infirmières et infirmiers du Canada et Association des hôpitaux canadiens (1995). Déclaration conjointe sur la réanimation. *Journal de l'Association médicale canadienne, 153*(11), 1652D-1652F.

Aubenque, P. (1969). Aristote et le lycée. Dans B. Parain (dir.), *Histoire de la philosophie* (tome 1, p. 620-690). [Encyclopédie de la Pléiade.] Paris : Gallimard.

Aulisio, M. P., Arnold, R. M., & Younger, S. J. (1998). Can there be educational and training standards for those conducting health care ethics consultation ? Dans J. F. Monagle, & D. C. Thomasma (dir.), *Health care ethics : Critical issues for the 21st Century* (p. 484-496). Gaithersburg, MD : Aspic Publishers Inc.

Austin, W., Bergum, V., & Goldberg, L. (2003). Unable to answer the call of our patients : Mental health nurses' experience of moral distress. *Nursing Inquiry, 10,* 177-183.

Aveyard, H. (2004). The patient who refuses nursing care. *Journal of Medical Ethics, 30*(4), 346-350.

Baly, M. (1993). *Florence Nightingale à travers ses écrits.* Paris : InterÉditions.

Bandman, E. L., & Bandman, B. (1995). *Nursing through the lifespan.* Toronto, ON : Prentice Hall Inc.

Barbeau, D., Montini, A., & Roy, C. (1997). *Tracer les chemins de la connaissance : la motivation scolaire.* Montréal, QC : Association québécoise de pédagogie collégiale.

Barrows, H. S. (2000). *Problem-based learning applied to medical education.* Springfield, IL : Southern Illinois University School of Medicine.

Baudouin, J.-L., & Parizeau, M.-H. (1987). Réflexions juridiques et éthiques sur le consentement au traitement médical. *Médecine/Science, 3*(1), 8-12.

Baylis, F., Downie, J., Freedman, B., Hoffmaster, B., & Sherwin, S. (1995). *Health care ethics in Canada.* Montréal, QC : Harcourt Brace Canada.

Beauchamp, D. E., & Steinbock, B. (dir.) (1999). *New ethics for the public's health.* Oxford : Oxford University Press.

Beauchamp, T. L. (1996). Moral foundations. Dans S. S. Toulmin, & T. L. Beauchamp, *Ethics and epidemiology* (p. 24-52). Oxford : Oxford University Press.

Beauchamp, T. L. (2003). Introduction to ethics. Dans T. L. Beauchamp, & L. Walters, *Contemporary issues in bioethics* (6e éd., p. 1-37). Belmont, CO : Wadsworth-Thomson Learning.

Beauchamp, T. L., & Childress, J. F. (1983, 1994, 2001). *Principles of biomedical ethics.* Oxford : Oxford University Press. (Ouvrage original publié en 1979.)

Beauchamp, T. L., & Walters, L. (dir.) (1998, 2003). *Contemporary issues in bioethics.* Toronto, ON : Wadsworth-Thomson Learning.

Bédard, M. G., Dell'Aniello, P., & Desbiens, D. (1991) *La méthode des cas : guide d'analyse, d'enseignement et de rédaction.* Boucherville, QC : Gaëtan Morin Éditeur.

Beecher, H. K. (1966). Ethics and clinical research. *New England Journal of Medicine, 274*, 1354-1360.

Bégin, L. (1995). L'éthique par consensus ? Dans M.-H. Parizeau (dir.), *Hôpital et éthique : rôles et défis des comités d'éthique clinique* (p. 176-189). Sainte-Foy, QC : Les Presses de l'Université Laval.

Belmont Report (The) (1979). *Ethical principles and guidelines for the protection of human subjects of research.* Washington, DC : Government Printing Office.

Benner, P. (1984). *From novice to expert : Excellence and power in clinical nursing practice.* Menlo Park, CA : Addison-Wesley.

Benner, P. (1995). *De novice à expert : excellence en soins infirmiers* (L. Ovion, trad.). Paris : Interéditions Masson.

Bentham, J. (1970). *An introduction to the principles of morals and legislation.* Dans J. H. Burns, & H. L. A. Hart (dir.). Oxford : Clarendon Press. (Ouvrage original publié entre 1748 et 1832.)

Bergum, V., & Dossetor, J. (2005). *Relational ethics : The full meaning of respect.* Hagerstown, MD : University Publishing Group.

Bishop, A., & Scudder, J. (2001). *Nursing ethics : Holistic caring practice.* Sudbury, MA : Jones and Bartlett.

Blasi, A. (1984). Moral identity : Its role in moral functioning. Dans W. Kurtines, & J. Gewirtz (dir.), *Morality, moral behavior, and moral development* (p. 128-139). New York, NY : Wiley.

Blondeau, D. (2000). La déontologie infirmière. Dans G. Durand, A. Duplantie, Y. Laroche, & D. Laudy (dir.), *Histoire de l'éthique médicale et infirmière* (appendice 1, p. 339-345). Montréal, QC : Les Presses de l'Université de Montréal.

Blondeau, D., & Hébert, M. (2002). La responsabilité professionnelle de l'infirmière. Dans O. Goulet, & C. Dallaire (dir.), *Les soins infirmiers : vers de nouvelles perspectives* (p. 143-160). Boucherville, QC : Gaëtan Morin Éditeur.

Blustein, J. (1998). The family in medical decision making. Dans J. F. Monagle, & D. C. Thomasma (dir.), *Health care ethics : Critical issues for the 21st century* (p. 81-101). Gaithersburg, MD : An Aspen Publication.

Boisvert, M. (1987). Soins palliatifs. Dans M. Arcand, & R. Hébert (dir.), *Précis de gériatrie* (p. 601-613), Saint-Hyacinthe, QC / Paris : Edisem / Maloine.

Boitte, P., & Saint-Arnaud, J. (2001). La formation éthique des soignants. [Éditorial]. *Ethica clinica, 24,* 2-3.

Borry, P., Schotsmans, P., & Dierickx de Casterlé, K. (2005). The birth of the empirical turn in bioethics. *Bioethics, 19*(1), 49-71.

Botes, A. (2000). A comparison between the ethics of justice and the ethics of care. *Journal of Advanced Nursing, 32*(5), 1071-1075.

Bourgeault, G. (1990). *L'éthique et le droit face aux nouvelles technologies biomédicales : prolégomènes pour une bioéthique.* Montréal, QC : Les Presses de l'Université de Montréal.

Brandt, R. (1992). *Morality, utilitarianism, and rights.* Cambridge : Cambridge University Press.

Breen, C. M., Abernethy, A. P., Abbott, K. H., & Tulsky, J. A. (2001). Conflict associated with decisions to limit life-sustaining treatment in intensive care units. *Journal of General Internal Medicine, 16*(5), 283-289.

Brock, D. (1980). The nurse-patient relation : Some rights and duties. Dans S. F. Spicker, & S. Gadow (dir.), *Nursing, image and ideals : Opening dialogue with the humanities* (chap. 5). New York, NY : Springer.

Brody, H., Campbell, M. L., Faber-Langendoen, K., & Ogle, K. S. (1997). Withdrawing intensive life-sustaining treatment : Recommandations for compassionate clinical management, *New England Journal of Medicine, 336,* 652-657.

Brody, J. K. (1988). Virtue ethics, caring, and nursing. *Scholarly Inquiry for Nursing Practice: An International Journal, 2*(2), 87-96.

Brookoff, D. (2000). Chronic pain 2: The case of opioïds. *Hospital Practice, 15,* 69-83.

Brunner, J. S. (1987). *Le développement de l'enfant: savoir faire, savoir dire* (M. Deleau, trad.). Paris: Les Presses universitaires de France.

Bunch, E. H. (2001). Hidden and emerging drama in a Norwegian critical care unit: Ethical dilemmas in the context of ambiguity. *Nursing Ethics, 8*(1), 57-67.

Buchanan, A. E. (2003). The right to a decent minimum of health care. Dans T. L. Beauchamp, & L. Walters, *Contemporary issues in bioethics* (p. 59-64). Toronto, ON: Wadsworth-Thomson Learning.

Burns, N., & Grove, S. K. (1997). *The practice of nursing research: Conduct, critique and utilization* (3e éd.). Montréal, QC: W. B. Saunders.

Cadoré, B. (1997). Une éthique de la prise de décision. *Soins, formation, pédagogie, encadrement, 21,* 12-17.

Callahan, D. (1973). Bioethics as a discipline. *Hastings Center Studies, 1*(1), 66-73.

Calman, K. C., & Downie, R. S. (2002). Ethical principles and ethical issues in public health. Dans R. Detels, J. McEwen, R. Beaglehole, & H. Tanaka (dir.), *Oxford Testbook of Public Health: The Scope of Public Health* (4e éd., p. 337-399). Oxford: Oxford University Press.

Canadian Nurses Association (2002). *Planning for the future: Nursing human resources projections.* Ottawa, ON: Canadian Nurses Association.

Caron, C. D., Griffith, J., & Arcand, M. (2005). End-of-life decision making in dementia: The perspective of family caregivers. *Dementia, 4*(1), 113-136.

Carper, B. A. (1979). The ethics of caring. *Advances in Nursing Science, 1*(3), 11-19.

Carroll, G. (dir.) (2006). *Pratiques en santé communautaire.* Montréal, QC: Chenelière Éducation.

Case, N. K. (2003). Philosophical and ethical perspectives. Dans J. E. Hitchcock, P. Schubert, & S. A. Thomas (dir.), *Community health nursing: Caring in action* (2e éd., p. 140-160). Clifton Park, NY: Thomson Delmar Learning.

Cassell, E. J. (1991). Recognizing suffering. *Hastings Center Report, 21*(3), 24-31.

Cassell, E. J. (2006). Préface. Dans S. Daneault, *Souffrance et médecine* (p. VI-IX). Québec, QC: Les Presses de l'Université du Québec.

Chao, D. V. K., Chan, N. Y., & Chan, W. Y. (2001). Euthanasia revisited. *Family Practice, 19*(2), 128-134.

Chapple, A., Ziebland, S., McPherson, A., & Herxheimer, A. (2006). What people close to death say about euthanasia and assisted suicide: A qualitative study. *Journal of Medical Ethics, 32,* 706-707. Document consulté le 6 août 2008 de http://jme.bmj.com/cgi/content/abstract/32/12/706/.

Charon, R., Banks, J. T., Connely, J. F., Hawkins, A. H., Hunter, K. M., Jones, A. et coll. (1995). Literature and medicine: Contributions to clinical ethics. *Annals of Internal Medicine, 122*(8), 758-760.

Chazan, B. (1985). *Contemporary approaches to moral education: Analysing alternative theories.* New York, NY: Teachers College Press.

Childress, J. F. (1970). Who shall live when not all can live? *Soundings, 53,* 339-355.

Clavet, M., Côté, R., & Duperré, T. (2003). L'évolution du financement des dépenses québécoises en services de santé. Dans V. Lemieux, C. Bégin, & G. Bélanger (dir.), *Le système de santé au Québec: organisation, acteurs et enjeux* (p. 375-411). Sainte-Foy, QC: Les Presses de l'Université Laval.

Clouser, K. D., & Gert, G. (1990). A critique of principlism. *The Journal of Medicine and Philosophy, 15,* 219-236.

Cloutier, L. (1994). Les croyances, les connaissances et les interventions de comportements des infirmières concernant le don d'organes. *Frontières, 7*(2), 31-34.

Code civil du Québec (C.c.Q.) (2006-2007). [Édition préparée par Jean-Louis Baudouin.] Montréal, QC : Wilson & Lafleur.

Code criminel et lois connexes (1984). [Édition préparée par Lise Saintonge Poitevin.] Montréal, QC : Wilson & Lafleur.

Cohen, Y. (2000). *Profession infirmière : une histoire des soins dans les hôpitaux du Québec.* Montréal, QC : Les Presses de l'Université de Montréal.

Colby, A., & Kohlberg, L. (1987). *The measurement of moral judgment.* Cambridge, NY : Cambridge University Press.

Commission de réforme du droit du Canada (CRDC) (1983). *Euthanasie, aide au suicide et interruption de traitement* (rapport n° 20). Ottawa, ON : ministère des Approvisionnements et Services.

Commission de réforme du droit du Canada (CRDC) (1990). *Pour un Conseil consultatif canadien d'éthique biomédicale.* [Document d'étude par J.-L. Baudouin.]

Commission royale sur les nouvelles techniques de la reproduction (1993). *Un virage à prendre en douceur : rapport final* (2 vol.). Ottawa, ON : ministère des Services gouvernementaux.

Congrégation pour la doctrine de la foi (1957a). Problèmes médicaux et moraux de la « réanimation ». *La documentation catholique,* T. LIV, 1267, 1606-1610.

Congrégation pour la doctrine de la foi (1957b). Problèmes religieux et moraux de l'analgésie. *La documentation catholique,* T. LIV, 1247, 325-340.

Congrégation pour la doctrine de la foi (1980). Actes du Saint-Siège : déclaration sur l'euthanasie. *La documentation catholique, 1790,* 697-700.

Cooper, M. C. (1989). Gilligan's different voice : A perspective for nursing. *Journal of Professional Nursing, 5*(1), 10-16.

Corley, M. C. (1995). Moral distress of critical nurses. *American Journal of Critical Care, 4*(4), 280-285.

Corley, M. C. (2002). Nurse moral distress : A proposed theory and research agenda. *Nursing Ethics, 9,* 953-961.

Corley M. C., Elswick, R., Gorman, M., & Clor, T. (2001). Development and evaluation of a moral distress scale. *Journal of Advanced Nursing, 33*(2), 250-256.

Corley, M. C., Minick, P., Elswick, R. K., & Jacobs, M. (2005). Nurse moral distress and ethical work environnement. *Nursing Ethics, 12*(4), 381-390.

Coughlin, S. S., & Beauchamp, T. L. (dir.) (1996a). *Ethics and epidemiology.* Oxford : Oxford University Press.

Coughlin S. S., & Beauchamp, T. L. (1996b). Historical foundations. Dans *Ethics and epidemiology* (p. 5-23). Oxford : Oxford University Press.

Crain, W. C. (1985). Kohlberg's stages of moral development. Dans *Theories of Development* (p. 118-136). Englewood Cliffs, NJ : Prentice-Hall.

Crépeau, P.-A. (1974). Le consentement du mineur en matière de soins et traitements médicaux ou chirurgicaux selon le droit civil canadien, 52 R. du B. can. 247.

Crimmins, T. J. (1993). Ethical issues in adult resuscitation. *Annals of Emergency Medicine, 22,* 488-493.

Cronqvist, A., Theorell, R., Burns, T., & Lützen, K. (2004). Caring about – caring for : Moral obligations and work responsibilities in intensive care nursing. *Nursing Ethics, 11*(1), 63-76.

Curtin, L. (1979). The nurse as advocate : A philosophical foundation of nursing. *Advances in Nursing Science, 1*(3), 1-10.

Curtin, L. (1982). No rush to judgment. Dans L. Curtin, & M. J. Flaherty (dir.), *Nursing ethics : Theories and pragmatics* (p. 57-63). Bowie, MD : R. J. Brady.

Dabin, J. (1989). Droit. Dans *Encyclopædia Universalis* (vol. 7, p. 691-702). Paris : Encyclopædia Universalis.

Daneault, S. (avec la collaboration de V. Lussier, & S. Mongeau) (2006). *Souffrance et médecine.* Québec, QC : Les Presses de l'Université du Québec.

Daniels, N. (2003). Is there a right to health care and, if so, what does it encompass ? Dans T. L. Beauchamp, & L. Walters (dir.), *Contemporary issues in bioethics* (p. 46-52). Belmont, CA : Thomson Wadsworth.

Davis, A. J., Aroskar, M. A., Liaschenko, J., & Drought, T. S. (1997). *Ethical dilemmas nursing practice.* Stanford, CT : Appleton & Lange.

Dawe, U., Verhoef, M. J., & Page, S. A (2002). Treatment refusal : The beliefs and experiences of Alberta nurses. *International Journal of Nursing Studies, 39,* 71-77.

Décarie, S., Cossette, S., Dubeau, R., & Heppell, S. (2007). Développement d'une approche intégrée de soins curatifs et palliatifs aux personnes atteintes d'insuffisance cardiaque sévère en centre hospitalier. *Frontières, 20*(1), 62-68.

Dewey, J. (1922). *Human nature and conduct : An introduction to social psychology.* New York, NY : Henry Holt and Company.

Dewey, J., & Tufts, J. H. (1908). *Ethics.* New York, NY : Henry Holt and Company.

Doane, G. A. H. (2002). Am I still ethical ? The socially-mediated process of nurses' moral identity. *Nursing Ethics, 9*(6), 623-635.

Doucet, H. (1996). *Au pays de la bioéthique : l'éthique biomédicale aux États-Unis.* Montréal, QC : Fides.

Downie, R. S., & Calman, K. C. (1994). *Healthy respect : Ethics in health care* (2e éd.). Oxford : Oxford University Press.

Ducharme, F., Lévesque, L., Lachance, L., Legault, A, & Préville, M. (2005). Taking care of myself : Efficacy of an intervention program for caregivers of a relative suffering from dementia living in a long-term care setting. *Dementia : The International Journal of Social Research and Practice, 4*(1), 23-47.

Dumont, L. (1977). *Homo aequalis : genèse et épanouissement de l'idéologie économique.* Paris : Gallimard.

Durand, G. (1999). *Introduction générale à la bioéthique : histoire, concepts et outils.* Montréal, QC : Fides.

Edelstein, L. (1989). The hippocratic oath : Text, translation, and interpretation. Dans R. M. Veatch (dir.), *Cross cultural perspectives in medical ethics : Readings* (p. 6-24). Boston, MA : Jones and Bartlett Publishers.

Ellul, J. (1977). *Le système technicien.* Paris : Calmann-Lévy.

Elster, J. (1992). Éthique des choix médicaux. Dans J. Elster, & N. Herpin (dir.), *Éthique des choix médicaux* (p. 11-61). Paris : Actes Sud.

Emanuel, E. J., Flairclaough, D. L., & Emanuel, L. L. (2000). Attitudes and desires related to euthanasia and physician-assisted suicide among terminally ill patients and their caregivers. *Journal of the American Medical Association, 284*(19), 2460-2468.

Englehardt, H. T., Jr (1986). *The foundation of bioethics.* Oxford : Oxford University Press.

Fagerström, L. (2006). The dialectic tension between « being » and « not being » a good nurse. *Nursing Ethics,13*(2), 623-632.

Falco, S. M., & Lobo, M. L. (1995). Martha E. Rogers. Dans J. B. George (dir.), *Nursing theories : The base for professional nursing practice* (4e éd., p. 229-248). Norwalk, CO : Appleton & Lange.

Ferrell, B. R., Novi, D., Sullivan, M. D., Banja, J., Dubois, M. Y., Gitlin, M. C. et coll. (2001). Ethical dilemmas in pain management. *The Journal of Pain, 2*(3), 171-180.

Ferry, J.-M. (1996). *L'Éthique reconstructive.* Paris : Cerf.

Ferry, J.-M. (2002). *Valeurs et normes : la question de l'éthique.* Bruxelles : Éditions de l'Université de Bruxelles.

Fishbain, D. A., Cole, J., Lewis, J., Rosomoff, H. L., & Rosomoff, R. S. (2008). What percentage of chronic non-malignant pain patients exposed to chronic opioid analgesic therapy develop abuse / addiction and / or aberrant drug-related behaviors ? A structured evidence-based review. *Pain Medicine, 9*(4), 444-459.

Fletcher, J. (1954a). Euthanasias. Dans *Morals and medicine* (p. 203-204). Princeton, NJ : Princeton University Press.

Fletcher, J. (1954b). *Morals and medicine. The moral problems of : The patient's right to know the truth, contraception, artificial insemination, sterilization, and euthanasia.* Princeton, NJ : Princeton University Press.

Fletcher, J. (1966). *Situation ethics : The new morality.* Philadelphie, PA : The Westminster Press.

Fletcher, J. (1967). *Moral responsibility : Situation ethics at work.* Philadelphie, PA : The Westminster Press.

Fohr, S. A. (1998). The double effect of pain medication : Separating myth from reality. *The Journal of Palliative Medicine, 1,* 315-328.

Fonteyn, M. (2000). Response to « Understanding expert thinking in nursing ». *Scholar Inquiry in Nursing Practice, 14,* 223-225.

Fortin, P. (1995). *La morale, l'éthique et l'éthicologie : une triple façon d'aborder les questions d'ordre moral.* Sainte-Foy, QC : Les Presses de l'Université du Québec.

Fowler, M. D. (1989a). Ethical decision making in clinical practice. *Nursing Clinics of North America, 24*(4), 955-965.

Fowler, M. D. (1989b). Moral distress and the shortage of critical nurses. *Heart and Lung, 18,* 314-315.

Fox, R. C., & Swazey, J. P. (1978). *The courage to fail : A social view of organ transplant and dialysis.* Chicago, IL : Chicago University Press.

Fox, R. C., & Swazey, J. P. (1992). Leaving the field. *Hastings Centre Report, 22*(5), 9-15.

Frankena, W. K. (1973). *Ethics.* Englewood Cliffs, NJ : Prentice-Hall. (Ouvrage original publié en 1963.)

Freedman, B. (1995). Research Unethical. Dans W. T. Reich (dir.), *Encyclopedia of Bioethics* (vol. 4, p. 2258). New York, NY : Simon & Schuster Macmillan.

Frost, S., & Cliff, D. (2004). Narrative approaches for research in community nursing. *British Journal of Community Nursing, 9*(4), 172-178.

Fry, S. T. (1995). Nursing Ethics. Dans W. T. Reich (dir.), *Encyclopedia of bioethics* (p. 1822-1826). New York, NY : Simon & Schuster Macmillan.

Fry, S. T. (2000). Ethics in community-oriented nursing practice. Dans M. Stanhope, & J. Lancaster (dir.), *Community & public health nursing* (5e éd., p. 116-137). Toronto, ON : Mosby.

Fry, S. T., Harvey, A. M., Hurley, A. C., & Foley, B. J. (2002). Development of a model of moral distress in military nursing. *Nursing Ethics, 9*(4), 373-387.

Fry, S. T., & Johnstone, M.-J. (2002). *Ethics in nursing practice : A guide to ethical decision making* (2e éd.). Malden, MA : Blackwell.

Funck-Brentano, J.-L. (1990). *Le grand chambardement de la médecine.* Paris : Odile Jacob.

Gadow, S. (1980). Existential advocacy : Philosophical foundation of nursing. Dans S. F. Spicker, & S. Gadow, *Nursing, images and ideals : Opening dialogue with the humanities* (p. 79-99). New York, NY : Springer.

Gadow, S. (1996). Ethical narratives in practice. *Nursing Science Quarterly, 9*(1), 8-9.

Gadow, S. (1999). Relational narrative : The postmodern turn in nursing ethics. *Scholarly Inquiry for Nursing Practice : An International Journal, 13*(1), 57-69.

Gagnon, É. (1995). La mise en place des comités d'éthique clinique. Dans M.-H. Parizeau, *Hôpital et éthique : rôles et défis des comités d'éthique clinique* (p. 5-27). Sainte-Foy, QC : Les Presses de l'Université Laval.

Gagnon, J. (2007). *Qualité de vie, arrêt de traitement et planification des soins de fin de vie de la clientèle québécoise en hémodialyse : comparaison des perceptions des patients de moins de 65 ans et de 65 ans et plus.* Mémoire de maîtrise inédit, Université de Montréal.

Gallagher, A. (2007). The respectful nurse. *Nursing Ethics, 14*(3), 360-371.

Gastmans, C., Dierickx de Casterlé, B., & Schotsmans, P. (1998). Nursing considered as moral practice. *Kennedy Institute of Ethics Journal, 8*(1), 43-69.

George, J. B. (dir.) (1995). *Nursing theories : The base for professional nursing practice* (4e éd.). Norwalk, CO : Appleton et Lange.

Gewirth, A. (1982). *Human rigths : Essays on justification and applications.* Chicago, IL : University of Chicago Press.

Gilligan, C. (1977). In a different voice : Women's conception of the self and morality. *Harvard Education Review, 47*, 481-517.

Gilligan, C. (1982). *In a different voice : Psychological theory and women's development.* Cambridge, MA : Harvard University Press.

Giroux, G. (dir.) (1997). *La pratique sociale de l'éthique.* Montréal : Bellarmin.

Glasberg, A. L., Eriksson, S., Dahlqvist, V., Lindahl, E., Strandberg, G., Söderberg, A. et coll. (2006). Development and initial validation of the stress of conscience questionnaire. *Nursing Ethics, 13*(6), 634-648.

Glaser, B. G. (1992). *Basics of grounded theory analyses.* Mill Valley, CA : Sociology Press.

Goldberg, R. T. (1987). The « right » to die : The case for and against voluntary passive euthanasia. *Disability, Handicap & Society, 2*(1), 21-39.

Goldsmith, V. (1975). Les renversements du concept d'égalité : des Anciens aux Modernes. Dans L. Ingber (dir.), *Égalité* (tome IV, p. 303-325). Bruxelles : Émile Bruylant.

Gourevitch, D. (1994a). Aborder Hippocrate aujourd'hui. Dans *Hippocrate. De l'art médical* (p. 75-77). Paris : Librairie générale française.

Gourevitch, D. (1994b). L'auteur et les textes. Dans *Hippocrate. De l'art médical* (p. 7-14). Paris : Librairie générale française.

Gourevitch, D. (1994c). Hippocrate au cours des siècles. Dans *Hippocrate. De l'art médical* (p. 59-75). Paris : Librairie générale française.

Goyard-Fabre, S. (1994). La philosophie morale et politique : entre le contractualisme et l'utilitarisme. Dans M. Meyer (dir.) *La philosophie anglo-saxonne* (p. 35-163). Paris : Les Presses universitaires de France.

Green, R. (1990). Methods in bioethics : A troubled assessment. *The Journal of Medicine and Philosophy, 15,* 188-189.

Griffin-Collart, É. (1977). Les conséquences de l'égalité naturelle chez les Niveleurs, Pufendorf et Locke. Dans C. Perelman, & L. Ingber (dir.), *Égalité* (tome V, p. 169-190). Bruxelles : Émile Bruylant.

Grippando, G. M. (1977). *Nursing perspectives and issues.* Albany, NY : Delmar Publishers.

Groote, T. (de), Nonteith, A. M., & Rolleston, F. (2000). Éthique de la recherche : une responsabilité partagée. *Éthique publique, 2*(2), 9-14.

Groupe de travail sur l'analyse de situations de décès reliés à l'utilisation d'analgésiques opiacés (2006, 21 juin). *Rapport d'analyse.* Québec : Gouvernement du Québec.

Habermas, J. (1973). Progrès technique et monde vécu social. Dans *La technique et la science comme « idéologie »* (J. R. Ladmiral, trad., p. 75-96). Paris : Gallimard.

Habermas, J. (1984). *The theory of communicative action* (vol. 1). Boston, MA : Beacon Press.

Habermas, J. (1991). *Morale et communication. Conscience morale et activité communicationnelle* (C. Bouchindhomme, trad.). Paris : Cerf.

Habermas, J. (1992). *De l'éthique de la discussion* (M. Hunyadi, trad.). Paris : Flammarion.

Hadjistavropoulos, T., & Craig, K. D. (2004). Ethics for psychologists who treat, assess, and / or study pain. Dans *Pain psychological perspectives* (p. 327-344). Maswah, NJ : Lawrence Erlbaum Associates Publishers.

Hamric, A. B. (2000). Moral distress in every day ethics. *Nursing Outlook, 48,* 199-201.

Hamric, A. B., & Reigle, J. (2005). Ethical decision-making skills. Dans A. B. Hamric, J. A. Spross, & C. M. Hanson (dir.), *Advanced nursing practice : An integrative approach* (3e éd., p. 379-412). Saint-Louis, MO : Saunders.

Hanna, D. R. (2002). *Moral distress redefined : The lived experience of moral distress of nurses who participated in legal, elective, surgically induced abortions.* [Dissertation.] Boston, MA : Boston College.

Hansen-Flaschen, J. H. (1991). When life support is futile ? *Chest, 100*(5), 1191-1192.

Hardwig, J. (1990). What about the family ? *Hastings Center Report,* 10(2), 5-10.

Hart, H. L. A. (1955). Are there any natural rights ? *The Philosophical Review, 64*(2), 175-191.

Hauerwas, S. (avec la collaboration de D. B. Burrell) (1977). From system to story : An alternative pattern for rationality in ethics. Dans S. Hauerwas, R. Bondi, & D. B. Burrell (dir.), *Tragedy and truthfulness* (p. 15-39). Notre Dame, IN : University of Notre Dame Press.

Henderson, V. (1994). *La nature des soins infirmiers* (M. Sessin-Volla, trad.). Montréal, QC : Éditions du Renouveau Pédagogique Inc.

Hennezel, M. (de) (1996). Sens et valeur du temps qui précède la mort. Dans P. Fédida, & D. Lecourt (dir. de coll.), *La fin de la vie, qui en décide ?* (p. 19-28). [Forum Diderot.] Paris : Presses universitaires de France.

Hennezel, M. (de) (2004). *Le souci de l'autre.* Paris : Robert Laffont.

Hesse, J. D. (2003). Gadow's relational narrative : An elaboration. *Nursing Philosophy, 4,* 137-148.

Hewitt-Taylor, J. (2003). Issues involved in promoting patient autonomy in health care. *British Journal of Nursing, 12*(22), 1323-1330.

Hicks, T. (2000). Ethical implications of pain management in a nursing home : A discussion. *Nursing Ethics, 7*(5), 392-398.

Hiltunen, E. F., Medich, C., Chase, S., Peterson, L., & Forroy, L. (1999). Family decision making for end-of-life treatment : The support nurse narratives. *The Journal of Clinical Ethics, 10*(2), 126-134.

Hippocrate (1994a). Des airs, des eaux et des lieux. Dans D. Gourevitch, *Hippocrate, De l'art médical* (É. Littré, trad., p. 97-124). Paris : Librairie générale française. (Ouvrage datant du IVe siècle av. J.-C., la première édition imprimée en grec date de 1526.)

Hippocrate (1994b). Serment. Dans D. Gourevitch, *Hippocrate, De l'art médical* (É. Littré, trad., p. 81-83). Paris : Librairie générale française. (Ouvrage datant du IVe siècle av. J.-C., la première édition imprimée en grec date de 1526.)

Hirsch, E. (1997). *Soigner l'autre : l'éthique, l'hôpital et les exclus.* Paris : Belfond.

Hottois, G. (1984). *Le signe et la technique : la philosophie à l'épreuve de la technique.* Paris : Aubier.

Humbert, V. (2003). *Je vous demande le droit de mourir.* [Propos recueillis et texte élaboré par F. Veille.] Neuilly-sur-Seine : Michel Lafond.

Hume, D. (1962). *Traité de la nature humaine : essai pour introduire la méthode expérimentale dans les sujets moraux* (2 tomes). Paris : Aubier-Montaigne. (Ouvrage original publié en 1751.)

Hunka, S. A. (1993). The right to refuse treatment : An ethical study. *Intensive Critical Care Nursing, 9,* 82-87.

Iandolo, C. (2006). *Guide pratique de la communication avec le patient : techniques, art et erreurs de la communication.* Paris : Masson.

International Association for the Study of Pain (IASP) (1995). *Opioïds for chronic noncancer pain. Pain Clinical Updates, III*(3). Document consulté le 6 août 2008 de http://www.iasp-pain.org/AM/Template Redirect.cfm?template=/CM/Content Display.cfm&ContentID=2546.

Jacquemin, D. (2002). *Bioéthique, médecine et souffrance : jalons pour une théologie de l'échec.* Montréal, QC : Mediaspaul.

Jacques, J. (1989). Valeurs (philosophie). Dans *Encyclopædia Universalis* (vol. 23, p. 294-300). Paris : Encyclopædia Universalis.

James, W. (1967). The moral philosopher and the moral life. *International Journal of Ethics.* Dans J. J. Mac Dermott (dir.), *The writings of William James* (p. 610-628). New York, NY : Random House. (Ouvrage original publié en 1891.)

Jameton, A. (1984). *Nursing practice : The ethical issues.* Englewood Cliff, NJ : Prentice Hall.

Jameton, A. (1993). Dilemmas of moral distress : Moral responsibility and nursing practice. *AWHONNS Clinical Issues Perinatal Women Health Nursing, 4,* 542-551.

Jecker, N. S. (1995). Medical futility and care of dying patients. *Western Journal of Medicine, 163*(3), 287-291.

Jecker, N. S., & Schneiderman, L. J. (1995). When families request that « everything possible » be done. *Journal of Medicine and Philosophy, 20*(2), 146-163.

Jezewski, M. A. (1996). Obtaining consent for do-not-resuscitate status : Advice from experienced nurses. *Nursing Outlook, 44*(3), 114-119.

Jonas, H. (1966). *The phenomenon of life : Toward a philosophical biology.* New York, NY : Harper and Row.

Jonas, H. (1984). *The imperative of responsibility : In search of an ethics for the technological age.* Chicago, IL : University of Chicago Press.

Jones, A. H. (1999). Narrative based medicine : Narrative in medical ethics. *British Medical Journal, 318*(7178), 253-256.

Jonsen, A. R. (1989). Ethical issues in organ transplantation. Dans R. M. Veatch (dir.), *Medical ethics* (p. 313-333). Boston, MA : Jones and Bartlett.

Jonsen, A. R. (1990). *The new medicine and the old ethics.* Cambridge, MA : Cambridge University Press.

Jonsen, A. R. (1998). *The birth of bioethics.* Oxford : Oxford University Press.

Jonsen, A. R. (2000). *A short history of medical ethics.* Oxford : Oxford University Press.

Jonsen, A. R., Siegler, M., & Winslade, W. J. (1986). *Clinical ethics : A practical approach to ethical decisions in clinical medicine* (2e éd.). Montréal, QC : McGraw-Hill. (Ouvrage original publié en 1978.)

Jonsen, A. R., Siegler, M., & Winslade, W. J. (1998, 2002, 2006). *Clinical ethics : A practical approach to ethical decisions in clinical medicine.* Toronto, ON : McGraw-Hill. (Ouvrage original publié en 1978.)

Jonsen, A. R., & Toulmin, S. (1988). *The abuse of casuistry : A history of moral reasoning.* Berkeley, CA : University of California Press.

Jurchak, M. (1998). Clinical ethics consultants : Survey and practice. Dans J. F. Monagle, & D. C. Thomasma (dir.), *Health care ethics : Critical issues for the 21st Century* (p. 471-483). Gaithersburg, MD : Aspen Publishers Inc.

Juthberg, C., Eriksson, S., Norberg, A., & Sundin, K. (2007). Perceptions of conscience in relation to stress of conscience. *Nursing Ethics, 14*(3), 329-343.

Kaempf, J. W. (2006). Medical staff guidelines for periviability pregnancy counselling and medical treatment of extremely premature infants, *Pediatrics, 117,* 22-29.

Kant, E. (1966). *Critique de la raison pratique* (F. Picavet, trad.). Paris : Les Presses universitaires de France. (Ouvrage original publié en 1838-1839.)

Kant, E. (1967) *Critique de la raison pure* (A. Tremesaygues, & B. Pacaud, trad.) Paris : Les Presses universitaires de France. (Ouvrage original publié en 1838-1839.)

Kant, E. (1988). *Fondements de la métaphysique des mœurs* (J. Muglioni, trad.). Paris : Bordas. (Ouvrage original publié en 1785.)

Kass, N. E. (2001). An ethics framework for public health. *American Journal of Public Health, 91*(11), 1776-1782.

Katsuhara, Y. (2005). What moral requirements cause ethical dilemmas among nurse executive. *Japan Journal of Nursing Science, 2*(1), 57-65.

Kaufman, D. M. (2003). L'éducation centrée sur l'enseignant ou centrée sur l'apprenant : une fausse dichotomie. *Pédagogie médicale, Revue internationale francophone d'éducation médicale, 3*(3), 145-147.

Keatings, M., & Smith, O. B. (1995, 2000). *Ethical & legal issues in Canadian nursing.* Toronto, ON : Elsevier.

Kelly, G. (1958). *Preserving life : Medical moral problems.* Saint-Louis, MO : Catholic Hospital Association.

Kelsen, H. (1953). *Théorie pure du droit : introduction à la science du droit* (H. Thévenaz, trad.). Neufchatel : Éditions de la Baconnière.

Kendrick, K. E. (2002). « Tender loving care » as a relational ethic in nursing practice, *Nursing Ethics, 9*(3), 291-300.

Keyserlingk, E., (1979). *Le caractère sacré de la vie* [Commission de réforme du droit du Canada]. Ottawa, ON : ministère des Approvisionnements et services.

Kielstein, R., & Sass, H.-M. (1993). Using stories to assess values and establish medical directives. *Kennedy Institute of Ethics Journal, 3*(3), 303-325.

Kikuchi, J. F. (2005). Commentary on the CNA Code of ethics. *The Canadian Nurse, 102*(8), 16-18.

Kirk, P., Kirk, I., Kristjanson, L. J. (2004). What do patients receiving palliative care for cancer and their families want to be told ? A Canadian and Australian qualitative study. *British Medical Journal, 328,* 1343-1350.

Kirschenbaum, H. (1975). Clarifying value clarification : Some theoretical issues. Dans D. Purpel, & K. Ryan (dir.), *Moral education : It comes with the territory* (p. 116-125). Berkeley, CA : McCutchan.

Kish, C. P. (2001). Case studies for ethical analysis. Dans D. Robinson, & C. P. Kish (dir.), *Core concepts in advance practice nursing* (p. 237-246). Toronto, ON : Mosby.

Kluge, E.-H. (1994). Drawing the ethical line between organ transplantation and lifestyle abuse. *Canadian Medical Association Journal, 150*(5), 745-746.

Kohlberg (1976). Moral stages and moralization. Dans T. Lickona (dir.), *Moral development and behavior : Theory, research and social issues* (p. 31-53). New York, NY : Holt, Rinehart, & Winston.

Kohlberg, L. (1981a). *Essays on moral development, Vol. I : The philosophy of moral development,* San Francisco, CA : Harper & Row.

Kohlberg, L. (1981b). *The philosophy of moral development : Moral stages and the ideas of justice.* New York, NY : Harper & Row.

Kohlberg, L. (1984). *Essays on moral development, Vol. II : The psychology of moral development : The nature and validity of moral stages.* San Francisco, CA : Harper & Row.

Kohlberg, L. (1989). Stage and sequence : The cognitive developmental approach to socialization theory and research. Dans D. A. Goslin (dir.), *Handbook of socialization : Theory and Research* (p. 347-480). Chicago, IL : Rand McNally.

Kuhn, T. S. (1970). *La structure des révolutions scientifiques* (L. Meyer, trad.). Paris : Flammarion.

Kuhse, H. (1964). A modern myth. That letting die is not the intentional causation of death : Some reflections on the trial and acquittal of Dr Leonard Arthur. *Journal of Applied Philosophy, 1,* 21-38.

Kuhse, H. (1987). The case for active voluntary euthanasia. *Law, Medicine and Health Care, 14*(3-4), 145-148.

Kuhse, H. (1997). *Caring: Nurses, women and ethics.* Oxford: Blackwell Publishers.

Kuuppelomäki, M. (2002). The decision-making process when starting terminal care as assessed by nursing staff. *Nursing Ethics, 9*(1), 20-35.

Kymlicka, W. (1999). *Les théories de la justice* (M. Saint-Upéry, trad.). Trois-Rivières, QC: Les Éditions du Boréal.

Laabs, C. A. (2005). Moral problems and distress among nurse practitioners in primary care. *Journal of the American Academy of Nurse Practitioners, 17*(2), 76-84.

Laabs, C. A. (2007). Primary care nurse practitioners' integrity when faced with moral conflict. *Nursing Ethics, 14*(6), 795-809.

Labrusse-Riou, C. (1991). Points de vue sur le comité consultatif national d'éthique pour les sciences de la vie et de la santé. Dans G. Durand, & C. Perrotin (dir.), *Contribution à la réflexion bioéthique: Dialogue France-Québec* (p. 13-21). Montréal, QC: Fides.

Lakoff, S. A. (1964). *Equality in political philosophy.* Cambridge, MA: Harvard University Press.

Lalande, A. (1968). *Vocabulaire technique et critique de la philosophie.* Paris: Les Presses universitaires de France.

Lamb, M. (2004). An historical perspective on nursing and nursing ethics. Dans J. L. Storch, P. Rodney, & R. Starzomski (dir.), *Toward a moral horizon: Nursing ethics for leadership and practice* (p. 20-41). Toronto, ON: Pearson Prentice Hall.

Lambert, C. (2000). L'approche narrative: un terrain qui favorise la réaffirmation des pratiques du prendre soin. Dans A. Lacroix & A. Létourneau (dir.), *Méthodes et interventions en éthique appliquée* (p. 49-58). Montréal, QC: Fides.

Last, J. (1996). Professional standards of conduct for epidemiologists. Dans S. S. Toulmin & T.L. Beauchamp, *Ethics and Epidemiology* (p. 53-75). Oxford: Oxford University Press.

Lavoie, M., Blondeau, D., & Godin, G. (1999). Intentions to select a given level of care when confronted with an ethical issue: The impact of a living will. *Journal of Applied Social Psychology, 29*(4), 772-785.

Lazorthes, Y. (1993). *Les douleurs rebelles: évaluation et stratégies thérapeutiques.* Paris: Éditions Maloine.

Lebacqz, K., & Englehardt, H. T. Jr (1980). Suicide and the patient's right to reject medical treatment. Dans D. J. Horan, & D. Mall (dir.), *Death, dying, and euthanasia* (p. 669-705). Frederick, MD: Alethia Books.

Le Breton, D. (2000). Aspects sociaux et culturels de la douleur. Dans C. Metzger, A. Muller, M. Schwetta, & C. Walter (dir.), *Soins infirmiers et douleur: évaluation de la douleur, modalités du traitement, psychologie du patient, interventions infirmières* (p. 120-127). Paris: Masson.

Le Bris, S. (1996). Les organisations internationales et la médecine moderne: promotion ou protection des droits de la personne? Dans L. Lamarche, & P. Bosset (dir.), *Les droits de la personne et les enjeux de la médecine moderne* (p. 17-42). Sainte-Foy, QC: Les Presses de l'Université Laval.

Lefebvre, H., & Levert, M.-J. (2005). Traumatisme craniocérébral: de la souffrance à la résilience. *Frontières, 17*(2), 77-85.

Lehoux, P., & Battista, R. N. (2003). Évaluation des technologies de la santé au Québec: bilan et défis. Dans V. Lemieux, P. Bergeron, C. Bégin, & G. Bélanger (dir.). *Le système de santé au Québec: organisation, acteurs et enjeux* (p. 435-464). Sainte-Foy, QC: Les Presses de l'Université Laval.

Léry, N. (1999). Méthodologie d'aide à la décision éthique dans les situations complexes. *Soins cadres, 32,* 21-23.

Lesage, P., & Portenoy, R. K. (2001). Ethical challenges in the care of patients with serious illness. *Pain Medicine, 2*(2), 121-130.

Lesage-Jarjoura, P. (1990). *La cessation de traitement : au carrefour du droit et de la médecine*. Cowansville, QC : Les Éditions Yvon Blais inc.

Libovits, A. (2001). Ethics and pain : Why and for whom ? *Pain Medicine, 2*(2), 92-96.

Lindsay, R. (2000). Relational narratives : Solving an ethical dilemma concerning an individual's insurance policy. *Nursing Ethics, 7*(2), 148-157.

Locke, J. (1953). *Essai sur le pouvoir civil* (J. H. Fyot, trad.). Paris : Les Presses universitaires de France.

Locke, J. (2001). *Essai sur l'entendement humain* (J. M. Vienne, trad.). Paris : Vrin. (Ouvrage original paru en 1690.)

Loewy, E. H. (1996). *Textbook of health care ethics*. New York : Plenum Press.

Loewy, R. S. (2004). Hastening death by selective disclosure of treatment options : Beneficience or « Euthanasia by deception » ? *Health Care Analysis, 12*(3), 241-250.

Lucas, J. R. (1980). *On Justice*. Oxford : Oxford University Press.

Luddington, A. V. (1993). The « death control » dilemma : Who is to make end-of-life decisions – you, your patient, or « the system ». *Geriatrics, 48*(2), 72-77.

Ludwick, R., & Silva, M. (2003, 15 août). Ethics : Errors, the nursing shortage and ethics. Survey results. *Online Journal of Issues in Nursing.* Document consulté le 6 août 2008 de http ://www.nursingworld.org/MainMenuCategories/ANAMarketplace/ANAPeriodicals/OJIN/Columns/Ethics/ShortageSurveyResults.aspx.

Lussier, M., & St-Jacques, M. (1993). *Le bénéficiaire victime d'un traumatisme crânio-encéphalique : Programme de soin.* Montréal, QC : Institut de réadaptation de Montréal.

Lützen, K., Cronqvist, A., Magnusson, A., & Andersson, A. (2003). Moral stress : Synthesis of a concept. *Nursing Ethics, 10*(3), 312-322.

Lyons, N. P. (1983). Two perspectives : On self, relationships and morality. *Harvard Educational Review, 53,* 125-145.

Macduff, C., McKie, A., Martindale, S., Rennie, A. M., West, B., & Wilcock, S. (2007). A novel framework for reflecting on the functioning of research ethics review panels. *Nursing Ethics : An International Journal for Health Care Professionals, 14*(1), 99-116.

MacIntyre, A. (1984). *After virtue*. Notre Dame, IN : University Notre Dame Press.

Mallik, M. (1997). Advocacy in nursing : A review of literature. *Journal of Advanced Nursing, 25*(1), 130-138.

Mappes, T. A., & Zembaty, J. S. (1986). *Biomedical ethics* (2e éd.). Montréal, QC : McGraw-Hill Book Company.

Marcoux, H. (1993). Soins palliatifs. Dans M.-H. Parizeau, & G. Hottois (dir.), *Les mots de la bioéthique* (p. 316-319). Montréal, QC : Éditions du Renouveau Pédagogique Inc.

Marin, I. (2003). Un don paradoxal ? Dans S. Aurenche (dir.), *La mort devant soi : euthanasie, des clés pour un débat* (p. 81-91). Paris : Les éditions Autrement.

Mariner, W. K. (1997). Public confidence in public health research ethics. *Public Health Reports, 112,* 33-36.

Marx, K. (1968). *La question juive* (J. M. Palmier, trad.). Paris : Union générale d'éditions.

Marx, K. (1970). *Pages de Karl Marx pour une éthique socialiste. Tome 2 : Révolution et socialisme* (M. Rubel, trad.). Paris : Payot.

Marx, K., & Engels, F. (1973). *Critique du programme de Gotha* (C. Lyotard, trad.). Paris : Librairie générale française.

Massé, R. (avec la collaboration de J. Saint-Arnaud) (2003). *Éthique et santé publique : enjeux, valeurs et normativité.* Sainte-Foy, QC : Les Presses de l'Université Laval.

Mauss, M. (1985). Essai sur le don : forme et raison de l'échange dans les sociétés archaïques. Dans *Sociologie et anthropologie* (p. 145-279). Paris : Presses universitaires de France.

May, W. E. (1978). Double effect. Dans W. T. Reich (dir.) *Encyclopaedia of bioethics* (tome I, p. 316). New York, NY : The Free Press.

Mayrand, A. (1975). L'inviolobilité de la personne humaine. Montréal, QC : Wilson & Lafleur.

McCormick, R. A. (1973). *Ambiguity in moral choice.* Milwaukee, WI : Marquette University Press.

McCormick, R. A. (1974). To save or let die. *Journal of the American Medical Association, 229,* 172-176.

McCormick, T. R. (1993). Ethical issues in caring for patients with renal failure. *American Nephrology Nurses' Association (ANNA) Journal, 20*(5), 549-555.

McDaniel, C. (1998). Ethical environment reports of practising nurses. *Nursing Clinics of North America, 33* (2), 363-372.

McDonald, M. (avec la collaboration de P. Rodney, & R. Starzomski) (2007). *A framework for ethical decision-making : Version 6.0,* Ethics Shareware. Document consulté le 7 juillet 2008 de http ://www.ethics.ubc.ca/people/mcdonald/decisions.htm.

Meininger, H. P. (2005). Narrative ethics in nursing for persons with intellectual disabilities. *Nursing Philosophy, 6*(2), 106-118.

Melzak, R., & Wall, P. D. (1989). *Le défi de la douleur* (A. Bohuon, trad.). Saint-Hyacinthe, QC : Edisem.

Ménard, J.-P. (2002). Mandat en prévision d'inaptitude et consentement aux soins. Dans *Être protégé malgré soi* (p. 129-151). Cowansville, QC : Éditions Yvon Blais.

Mendelssohn, D. C. (1997). Principles of end-stage renal disease care. *Annals of Royal College of physicians and Surgeons of Canada (RCPSC), 30*(5), 271-273.

Mill, J. S. (1979). *Utilitarianism.* Indianapolis, IN : Bobbs-Merrill. (Ouvrage original publié en 1863.)

Mill, J. S. (1988). *L'utilitarisme* (G. Tanesse, trad.). Paris : Flammarion.

Miller, J. F. (2006). Opportunities and obstacles for good work in nursing. *Nursing Ethics, 13*(5), 471-487. (Ouvrage original publié en 1863.)

Ministère de la Santé et des Services sociaux (MSSS) (1999). *Rapport d'enquête concernant les activités des comités d'éthique clinique et des comités d'éthique de la recherche au Québec.* Québec, QC : Gouvernement du Québec.

Ministère de la Santé et des Services sociaux (MSSS) (2001). *Répertoire des comités d'éthique du réseau québécois de la santé et des services sociaux.* Québec, QC : Gouvernement du Québec.

Ministère de la Santé et des Services sociaux (MSSS) (2006, Juin). *Les accidents évitables dans la prestation des soins de santé : rapport du groupe de travail sur l'utilisation des opiacés en milieu hospitalier.* Québec, QC : Gouvernement du Québec.

Ministère de la Santé et des Services sociaux (MSSS) (2007). *Répertoire des comités d'éthique au Québec,* Document consulté le 7 juillet 2008 de http ://ethique.msss.gouv.qc-.ca/site/137.0.0.1.0.0.phtml.

Miquel, C., & Ménard, G. (1988). *Les ruses de la technique : le symbolisme des techniques à travers l'histoire.* Montréal, QC : Boréal.

Monagle, J. F., & Thomasma, D. C. (dir.) (1998). *Health care ethics : Critical issues for the 21st century.* Gaithersburg, MD : Aspen Publishers Inc.

Moody, H. R. (1992). *Ethics in an aging society.* Baltimore, MD : The John Hopkins University Press.

Moore, G. E. (1998). *Principia ethica* (M. Gouverneur, trad.). Paris : Les Presses universitaires de France. (Ouvrage original publié en 1903.)

Mot de la Curatrice publique (*Le*) (1995, Janvier). Curatrice publique.

Moulin, D. E., Clark, A. J., Speechley, M., & Morley-Foster, R. K. (2002). Chronic pain in Canada : Prevalence, treatment, impact and the role of opioïd analgesia. *Pain Research and Management, 7*(4), 179-184.

Muller, A. (2000). Plainte des patients douloureux chroniques : aspects sociaux et culturels de la douleur. Dans C. Metzger, A. Muller, M. Schwetta, & C. Walter (dir.), *Soins infirmiers et douleur : évaluation de la douleur, modalités du traitement, psychologie du patient, interventions infirmières* (p. 127-139). Paris : Masson.

Mullins, G. (2002). Le refus des soins requis : lorsque la vague de l'intervention se brise sur les rochers du droit. Dans *Être protégé malgré soi* (p. 105-128). Cowansville, QC : Éditions Yvon Blais.

Mullins, G. (2007). *Le droit comme interface entre professionnels et usagers.* Notes de cours dans le cadre du cours SOI 6202 : Éthique et conception des soins, Université de Montréal, automne.

Mullins, G., Genest, L., & et Arcand, M. (1991). Le testament biologique accompagné ou non d'un mandat. *Le médecin du Québec, 26*(4), 81-89.

Newman, A. M. (2003). Self-concept in the nurse-client relationship. Dans E. Arnold, & K. Underman Boggs (dir.), *Interpersonal relationsship : Professional communication skills for nurses* (p. 72-112). Saint-Louis, MO : Saunders.

Noddings, N. (1984, 2003). Caring : *A feminine approach to ethics and moral education.* Berkeley, CA : University of California Press.

Nolan, O. W., & Markert, D. (2002). Ethical reasoning observed : A longitudinal study of nursing students. *Nursing Ethics, 9*(3), 243-258.

Oberle, K., & Hughes, D. (2000). Doctors' and nurses' perception of ethical problems in end-of-life decisions. *Journal of Advanced Nursing, 33,* 707-715.

Oberle, K., & Tenove, S. (2000). Ethical issues in public health nursing. *Nursing Ethics, 7*(5), 425-438.

O'Brien-Pallas, L., Shamina, J., Thomson, D., Alksnis, C., Koehoorn, M., Kerr, M. et coll. (2004). Work-related disability in Canadian nurses. *Image : Journal of Nursing Scholarship, 36*(4), 352-357.

Olick, R. S. (2004). Ethics in public health : Codes, principles, laws and other sources of authority. *Journal of Public Health Management, 10*(1), 88-89.

Olson, L. (1998). Hospital nurses' perceptions of the ethical climate of their work setting. *Image : Journal of Nursing Scholarship, 30,* 345-349.

Oppenheim, F. (1970). Egalitarianism as a descriptive concept. *American Philosophical Quarterly, 7*(2), 143-152.

Ordre des infirmières et infirmiers du Québec (OIIQ) (2005). *Code de déontologie des infirmières et infirmiers.* Document consulté le 7 juillet 2008 de http ://www2.publicationsduquebec.gouv.qc.ca/dynamicSearch/telecharge.php ?type=2&file=//I_8/I8R4_1.htm.

Orr, R. D. (2001). Pain management rather than assisted suicide : The ethical high ground. *Pain Medicine, 2*(2), 131-137.

Ouimet-Perrin, K., & McGhee, J. (2008). *Ethics and conflict.* Sudbury, MA : Jones and Bartlett Publishers.

Pagès, M. (1968). Préface. Dans C. R. Rogers, *Le développement de la personne* (E.L. Herbert, trad., p. VIII-IX). Paris : Dunod.

Paris, J. J., & Poorman, M. (1997). When religious beliefs and medical judgments conflict : Civic polity and the social goog. Dans M. B. Zucker, & H. D. Zucker (dir.), *Medical futility and the evaluation of life-sustaining interventions.* Cambridge, MA : Cambridge University Press, 85-97.

Parizeau, M.-H. (1995). *Hôpital et éthique : rôles et défis des comités d'éthique clinique.* Sainte-Foy, QC : Les Presses de l'Université Laval.

Parizeau, M.-H. (1999). *Rapport d'enquête concernant les activités des comités d'éthique clinique et des comités d'éthique de la recherche au Québec.*

Québec, QC : ministère de la Santé et des Services sociaux.

Parse, R. R. (1981). *Man-living health : A theory of nursing.* New York, NY : Wiley Medical Publication.

Parse, R. R. (1995). *Illuminations : The human becoming theory in practice and research.* New York, NY : National League for Nursing Press.

Parse, R. R. (2003). *L'humain en devenir : nouvelle approche du soin et de la qualité de vie* (F. Major, trad.). Bruxelles : De Boeck.

Pelchat, D., & Lefebvre, H. (2005). *Apprendre ensemble. Le PRIFAM : Programme d'intervention interdisciplinaire et familiale.* Montréal, QC : Chenelière Éducation.

Pellegrino, E. D. (1995). Toward a virtue-based normative ethics for the health professions. *Kennedy Institute of Ethics Journal, 5*(3), 253-277.

Pellegrino, E. D., & Thomasma, D. C. (1981). *A philosophical basis of medical practice : Toward a philosophy and ethic of the healing profession.* Oxford : Oxford University Press.

Pellegrino, E. D., & Thomasma, D.C. (1988). *For the patient's good : The restoration of beneficience in health care.* Oxford : Oxford University Press.

Perelman, C. (1972). De la justice. Dans *Justice et raison* (p. 9-80). Bruxelles : Les Éditions de l'Université de Bruxelles.

Perelman, C. (1976). Jugement moral et principes moraux. Dans *Droit, morale et philosophie* (p. 87-91). Paris : Librairie générale de droit et de jursiprudence. (Repris de la *Revue internationale de philosophie,* 1964, 70(4), 432-438.)

Perelman, C., & Olbrechts-Tyteca, L. (1952). Le problème du bon choix. Dans *Rhétorique et philosophie* (p. 142-160). Paris : Les Presses universitaires de France. (Repris de la *Revue de l'Institut de sociologie* (Bruxelles), 3, 1948.)

Perreault, I. (2007). *Rôle de l'infirmière œuvrant en milieu de soins aigus dans le processus décisionnel menant à une ordonnance de non-réanimation pour un patient apte à consentir aux soins.* Mémoire de maîtrise inédit, Université de Montréal.

Popper, K. R. (1978). *La logique de la découverte scientifique* (N. Thyssen-Rutten, & P. Devaux, trad.). Paris : Payot.

Popper, K. R. (1991). *La connaissance objective* (J. J. Rosat, trad.). Paris : Flammarion.

Potter, R. (van) (1971). *Bioethics : Bridge to the future.* Englewood Cliffs, NJ : Prentice-Hall.

Potter, R. (van) (1975). Humility with responsibility. A bioethic for oncologists : Presidential address. *Cancer Research, 35,* 2297-2306.

Quill, T. E., & Byock, I. R. (2000). Responding to intractable terminal suffering : The role of terminal sedation and voluntary refusal of food and fluids. [Position paper of the American College of Physicians & American Society of Internal Medicine.] *Annals of Internal Medicine, 132*(5), 408-414.

Rachels, J. (1986). *The end of life : Euthanasia and morality.* Oxford : Oxford University Press.

Rachels, J. (1989). Active and passive euthanasia. Dans R. B. Baird, & S. E. Rosenbaum (dir.), *Euthanasia : The moral issues* (p. 45-51). New York, NY : Prometheus Books.

Racine, É. (2004). *L'éthique clinique, les émotions et le processus d'analyse de cas : une étude qualitative et multi-site de comités d'éthique clinique québécois.* Thèse de doctorat inédite, Université de Montréal.

Racine, L., Legault, G. A., & Bégin, L. (1991). *Éthique et ingénierie.* Montréal, QC : McGraw-Hill.

Raines, M. (2000). Values influencing nursing practice : Responses from neonatal nurses. *Journal of the Society of Pediatric Nurses, 2*(2), 55-63.

Raines, M. (2002). Ethical decision making in nurses. *JONAS Health Law Ethics Regulation, 2*(1), 29-41.

Ramsey, P. (1970). *The patient as person: Exploration in medical ethics.* New Haven, CT: Yale University Press.

Ramsey, P. (1978). *Ethics at the edge of life.* New Haven, CT: Yale University Press.

Randall, F. M. (1999). Ethical issues in palliative care. *Acta Anaesthesiologica Scandinavia, 43,* 954-956.

Raths, L., Harmin, M. & Simon, S. (1978). *Values and teaching: Working with values in the classroom.* Columbus, OH: Charles E. Merrill. (Ouvrage original publié en 1966.)

Rawls, J. (1971). *A theory of justice.* Cambridge, MA: The Belknap Press of Harvard University Press.

Reboul, O. (1971). *La philosophie de l'éducation.* Paris: Les Presses universitaires de France.

Redman, B., & Fry, S. T. (2000). Nurses' ethical conflicts: What is really known about them? *Nursing Ethics, 7*(4), 360-366.

Reigle, J. (1996). Ethical decision-making skills. Dans A. B. Hamric, J. A. Spross, & C. M. Hanson (dir.), *Advanced nursing practice: An integrative approach* (1re éd., p. 273-295). Montréal: W. B. Saunders Company.

Reigle, J., & Boyle, R. J. (2000). Ethical decision making. Dans A. B. Hamric, J. A. Spross, & C. M. Hanson (dir.), *Advanced practice nursing: An integrative approach* (2e éd., p. 349-378). Toronto, ON: W. B. Saunders.

Rescher, N. P. (1969). The allocation of exotic medical lifesaving therapy. *Ethics, 79*(3), 173-186.

Ricœur, P. (1979). La fonction narrative. *Études théologiques et religieuses, 54*(2), 209-230.

Ricœur, P. (1981). The narrative function. Dans *Hermeneutics and the human sciences: Essay on language, action and interpretation* (p. 274-296). London: Cambridge University Press.

Ricœur, P. (2001). Les trois niveaux du jugement médical. Dans *Le Juste 2* (p. 227-243). Paris: Éditions Esprit.

Rini, A. G. (2001). Health care ethics and law. Dans D. Robinson, & C. P. Kish (dir.), *Core concepts in advanced practice nursing* (p. 247-261). Toronto, ON.: Mosby.

Roberts, B. J., Jones, C., & Lynn, M. (2004). Job satisfaction of new baccalaureate nurses. *Journal of Nursing Administration, 34,* 428-435.

Robin, L. (1963). *La pensée grecque et les origines de l'esprit scientifique.* Paris: Albin Michel.

Robinson, D., & Kish, C. P. (2001). *Core concepts in advanced practice nursing.* Toronto, ON: Mosby.

Rocher, G. (1989). La bioéthique comme processus de régulation sociale. Dans M.-H. Parizeau (dir.), *Bioéthique: méthodes et fondements* (p. 49-62). *Les Cahiers scientifiques* de l'ACFAS, n° 66.

Rocher, G. (1991). Les comités d'éthique dans les hôpitaux du Québec et leurs concurrents. Dans G. Durand, & C. Perrotin (dir.), *Contribution à la réflexion bioéthique* (p. 23-33). Montréal, QC: Fides.

Rodney, P. (1988). Moral distress in critical care nursing. *Canadian Critical Care Nursing Journal, 5*(2), 9-11.

Rodney, P. (1991). Dealing with ethical problems: An ethical decision-making model for critical care nursing. *Canadian Critical Care Journal, 8*(2), 8-10.

Rodney, P., Varcoe, C., Storch, J. L., McPherson, G., Mahoney, K., Brown, H. et coll. (2002). Navigating towards a moral horizon: A multisite qualitative study of ethical practice in nursing. *Canadian Journal of Nursing Research, 34*(3), 75-102.

Rogers, A. E., Hwang, W. T., Scott, L. D., Aiken, L. A., & Dingues, D. F. (2004). The working hours of hospital staff nurses and patient safety. *Health Affairs, 23*(4), 32-41 & 50-51.

Rogers, C. R. (1968). *Le développement de la personne* (E. L. Herbert, trad.). Paris: Bordas-Dunod.

Rogers, M. E. (1970). *The theoritical basis of nursing.* Philadelphia: Davis.

Rohmer, J.-G. (2000). Douleur chronique ou mal-être : aspects sociaux et culturels de la douleur. Dans C. Metzger, A. Muller, M. Schwetta, & C. Walter (dir.), *Soins infirmiers et douleur : évaluation de la douleur, modalités du traitement, psychologie du patient, interventions infirmières* (p. 130-137). Paris : Masson.

Ross, W. D. (1930). *The right and the good.* Oxford : Clarendon Press.

Ross, W. D. (1939). *The foundation of ethics.* Oxford : Clarendon Press.

Rothman, D.J. (1999). *Strangers at the bedside : A history of how law and bioethics transformed medical decision making.* New York, NY : Basic Books. (Ouvrage original publié en 1982.)

Rousseau, J.-J. (1971). *Du contrat social ou Principes du droit politique.* Dans *Œuvres complètes* (tome 2). Paris : Seuil. (Ouvrage original publié en 1762.)

Roy, D. J. (1988). L'éthique de la pratique clinique. *L'Actualité médicale, 117*(1), 81-101.

Roy, D. J. (1994). L'Éthique clinique : concept et méthode. Dans D. J. Roy, C.-H. Rapin, & M. R. Morissette, *Archives de l'éthique clinique : au chevet du malade.* Montréal, QC : Centre de bioéthique.

Roy, D. J., Williams, J. R., Dickens, B. M., & Baudouin, J.-L. (1995). *La bioéthique, ses fondements et ses controverses.* Montréal, QC : Éditions du Renouveau Pédagogique Inc.

Rushton, C. H., & Brooks-Brunn, J. A. (1997). Environments that support ethical practice. *New Horizon, 5*(1), 20-29.

Sabatini, J., & Besnard, J.-L. (1991). Allocation des ressources et questions éthiques sous-jacentes en France. Dans G. Durand et C. Perrotin (dir.), *Contribution à la réflexion bioéthique* (p. 299-306). Montréal, QC : Fides.

Saillant, F. (1993). Préface de l'édition française. Dans M. Baly, *Florence Nightingale à travers ses écrits* (p. 3-6). Paris : InterÉditions.

Saint-Arnaud, J. (1987). *Les rapports de l'égalité et la justice dans une société institutionnalisée.* Thèse de doctorat inédite, Université de Monréal.

Saint-Arnaud, J. (1994a). Les critères de mort cérébrale. *Frontières, 7*(2), 5-11.

Saint-Arnaud, J. (1994b). Enjeux éthiques soulevés par la décriminalisation de l'aide au suicide et de l'euthanasie. *Frontières, 8*(1), 24-27.

Saint-Arnaud, J. (1994c). La prolongation de la vie : le don et la transplantation d'organes. *Frontières, 7*(2), 3-4.

Saint-Arnaud, J. (1997a). Ethical analysis of arguments supporting the use of certain exclusion criteria in organ transplantation. *Canadian Journal of Cardiovascular Nursing, 8*(2), 9-12.

Saint-Arnaud, J. (1997b). Justice égalitaire et répartition des ressources rares en soins de santé. Dans J. Saint-Arnaud (dir.), *L'allocation des ressources rares en soins de santé : l'exemple de la transplantation d'organes* (p. 327-353), *Cahiers scientifiques de l'Acfas,* n° 92.

Saint-Arnaud (1997c). Les droits des malades à un traitement en usage et l'accessibilité aux soins en situation de rareté. *Ethica, 9*(2), 68-69.

Saint-Arnaud, J. (1999). *Enjeux éthiques et technologies biomédicales : contribution à la recherche en bioéthique.* Montréal, QC : Les Presses de l'Université de Montréal.

Saint-Arnaud, J. (2000a). L'approche par principes : fondements et critiques. Dans C. Byk (dir.), *La bioéthique : un langage pour mieux se comprendre ?* (p. 55-67). Paris : Éditions Eska, & Éditions Lacassagne.

Saint-Arnaud, J. (2000b). L'approche par principes, telle qu'appliquée à l'enseignement et à la recherche en éthique des soins. Dans A. Lacroix, & A. Létourneau (dir.), *Méthodes et interventions en éthique appliquée* (p. 59-71). Montréal, QC : Fides.

Saint-Arnaud, J. (2000c). Dilemmes éthiques reliés à l'application des principes de bienfaisance et de non-malfaisance en santé publique. Dans *Les actes du colloque : les enjeux éthiques en santé publique* (p. 139-148). Québec : Association pour la santé publique du Québec.

Saint-Arnaud, J. (2001). La désinstitutionalisation des services offerts aux personnes atteintes de troubles mentaux : quelques réflexions sur les aspects éthiques de la question. *Éthique publique, 3*(1), 95-106.

Saint-Arnaud, J. (2002). Technologies biomédicales et enjeux éthiques en soins infirmiers : la fin justifie-t-elle les moyens ? *Infirmière canadienne, 3*(4), 4-8.

Saint-Arnaud, J. (2003a). Enjeux éthiques et juridiques liés aux critères médicaux de sélection des candidats à l'hémodialyse en milieux hospitaliers. Dans C. Hervé, B. M. Knoppers, P. A. Molinari, & G. Moutel (dir.), *Éthique médicale, bioéthique et normativités,* Actes du séminaire d'experts de l'Institut international de recherche en éthique biomédicale (comité scientifique) (p. 83-104). Paris : Dalloz.

Saint-Arnaud, J. (2003b). Le système de santé québécois et l'accès aux soins. *Éthique publique, 5*(1), 112-120.

Saint-Arnaud J. (2005a). De l'approche biomédicale à l'art du soin : réflexions éthiques sur le soulagement de la douleur. Surtout ne pas souffrir. *Frontières 17* (2), 34-41.

Saint-Arnaud J. (2005b). Les familles et les équipes de soin face à l'arrêt des traitements de maintien de vie : aspects éthiques et juridiques. Dans C. Hervé, B. M. Knoppers, P. A. Molinari, & G. Moutel, *Place de la bioéthique en recherche et dans les services cliniques* (p. 34-41). Paris : Dalloz.

Saint-Arnaud, J. (2006a). Enjeux éthiques en santé communautaire. Dans G. Carroll, *Pratiques en santé communautaire* (p. 333-367). Montréal, QC : Chenelière Éducation.

Saint-Arnaud, J. (2006b). La limite des ressources et les enjeux éthiques liés à la pratique d'urgence au Québec : réflexion critique sur les dernières décennies. *Éthique publique, 8*(2), 104-112.

Saint-Arnaud, J. (2007). La démarche réflexive et interdisciplinaire en éthique de la santé : un outil d'intégration des savoirs et des pratiques. *Éthique et santé, 4*(4), 200-206.

Saint-Arnaud, J., Bouchard, L., Loiselle, C., Verrier, P., Laflamme, M.-C., & Audet, M. (2003). L'impact de la rareté des ressources sur la pratique de la dialyse au Québec. *Perspective infirmière, 1*(2), 17-31.

Saint-Arnaud, J., & Pomerleau, J. (1995). Le consentement à la greffe d'organes. *L'infirmière canadienne, 91*(11), 33-38.

Saunders, C. (1978). *The management of terminal disease.* London : Edward Arnold.

Saunders, C., & Barnès, M. (1983). *Living with the dying : The management of terminal disease.* Oxford : Oxford University Press.

Savatier, R. (1989). Déontologie. Dans *Encyclopædia Universalis* (vol. 7, p. 188-191). Paris : Encyclopædia Universalis.

Savoie, M., & Lemay, S. (2005). Les besoins d'apprentissage, les valeurs et les croyances des infirmières concernant la douleur chronique chez la personne âgée. *Frontières, 17*(2), p. 59-65.

Scanlon, C. (2000). A professional code of ethics provides guidance for genetic nursing practice. *Nursing Ethics, 7*(3), 262-268.

Schneider-Bunner, C. (1997). Équité et économie de la santé. Entre positivité et normativité : dix ans d'avancées en économie de la santé. Dans J. C. Sailly, & T. Lebrun (dir.), *Actes des XIXes Journées des économistes* (p. 61-73). Montrouge : John Libbey Eurotextes.

Schneiderman, L. J., Jecker, N. S., & Jonsen A. R. (1990). Medical futility : Its meaning and ethical implications. *Annals of Internal Medicine, 112*(12), 949-954.

Schroeder, C. (1998). So this is what it's like : Struggling to survive in pediatric intensive care. *Advances in Nursing Science, 20,* 13-22.

Schulmeister, L. (1999). Chemotherapy medication errors : Descriptions, severity, and contributing factors. *Oncology Nursing Forum, 26,* 1033-1042.

Sellman, D. (2006). The importance of being trustworthy. *Nursing Ethics, 13*(2), 105-115.

Selye, H. (1950a). *The physiology and pathology of exposure to stress : A treatise on the concepts of the general-adaptation-syndrome and the diseases of adaptation.* Montréal, QC : Acta.

Selye, H. (1950b). *The stress of life.* New York, NY : McGraw Hill.

Senet, B. (2003). Briser la loi du silence. Dans S. Aurenche (dir.), *La mort devant soi : euthanasie, des clés pour un débat* (p. 73-80). Paris : Les éditions Autrement.

Sève L. (1987). *Recherche biomédicale et respect de la personne humaine.* Paris : La Documentation française.

Severinsson, E., & Kamaker, D. (1997). Clinical nursing supervision in the workplace : Effects on moral stress and job satisfaction. *Journal of Nursing Management, 7*(2), 81-90.

Shannon, T. A., (1987). *An introduction to bioethics.* New York, NY : Paulist Press.

Silva, M. C., Fletcher, J. J., & Sorrell, J. M. (2004). Ethics in community-oriented nursing practice. Dans M. Stanhope, & J. Lancaster (dir.), *Community and public health nursing* (p. 130-147). Toronto, ON : Mosby.

Simon, S. B., Howe, L. W., & Kirchenbaum, H. (1972). *Values clarification : A handbook of practical strategies for teachers and students.* New York, NY : Hart Publishing Co.

Simon, S. B., & Kirschenbaum, H. (1973). Beyond value clarification. Dans S. B. Simon, *Readings in values clarification* (p. 92-110). Minneapolis, MN : Winston Press.

Singer, P. A., Choudhry, S., Armstrong, J., Meslin, E. M., & Lowy, F. H. (1995). Public opinion regarding end-of-life decisions : Influence of prognosis, practice and process. *Social Science & Medicine, 41*(11), 1517-1521.

Sleutel, M., Schultz, S., & Wyble, K. (2007). Nurses' views of factors that help and hinder their intrapartum care, *Journal of Obstetric, Gynecologic, & Neonatal Nursing, 33*(3), 203-211.

Slomka, J. (1992). The negociation of death : Clinical decision making at the end of life. *Social Science and Medicine, 35*(3), 251-259.

Smith, K. V., & Godfrey, N. S. (2002). Being a good nurse and doing the right thing : A qualitative study. *Nursing Ethics, 9*(3), 301-311.

Smith, M. (1993). Two legs to stand on. *American Journal of Nursing, 12,* 43-44.

Smith, S. (1980). Three models of the nurse-patient relationship. Dans S. F. Spicker et S. Gadow (dir.), *Nursing, images and ideals : Opening dialogue with the humanities* (p. 176-188). New York : Springer Publishing Company.

Smith, S. (1986). Three models of nurse-patient relationship. Dans T. A. Mappes, & J. S. Zembaty (dir.), *Biomedical ethics* (2e éd., p. 120-136). Montréal, QC : McGraw-Hill.

Sørlie, V., Jannson, L., & Norberg, A. (2003). The meaning of being in ethically difficult care situations in paediatric care as narrated by female registered nurses. *Scandinavian Journal of Caring Science, 17*(3), 285-292.

Sørlie, V., Kihlgren, A. L., Kihlgren, M. (2004). Meeting ethical challenges in acute care work as narrated by enrolled nurses. *Nursing Ethics, 11*(2), 179-188.

Spicker, S.F., & Gadow, S. (dir.) (1980), *Nursing, images and ideals : Opening dialogue with the humanities.* New York, NY : Springer Publishing Company.

Sporrong, S. K., Höglunda, T., & Arnetz, B. (2006). Measuring moral distress in pharmacy and clinical practice. *Nursing Ethics, 13*(4), 416-427.

Steinhauser, K. E., Clipp, E. C., McNeily, M., Christakis, N. A., McIntyre, L. M., & Tulsky, J. A. (2000). In search of a good death : Observations of patients, families, and providers. *Annals of Internal Medicine, 132*(10), 825-832.

Storch, J. L., Rodney, P., Pauly, B., Brown, H., & Starzomski, R. (2002). Listening to nurses moral voices : Building a quality health care environment. *Canadian Journal of Nursing Leadership, 15*(4), 7-16.

Storch, J. L., Rodney, P., & Starzomski, R. (dir.) (2004). *Toward a moral horizon : Nursing ethics for leadership and practice.* Toronto, ON : Pearson Prentice Hall.

Supreme Court of New Jersey (1977). In matter of Karen Ann Quinlan : An alleged incompetent. Dans R. R. Weir (dir.), *Ethical issues in death and dying* (p. 274-277). New York, NY : Columbia University Press.

Svantesson, M., Sjökvist, P., Thorsén, H., & Ahlström, G. (2006). Nurses' and physicians' opinions on aggressiveness of treatment for general word patients. *Nursing Ethics, 13*(2), 147-162.

Taylor, C. (1998). *Les sources du moi : la formation de l'identité moderne.* Trois-Rivières, QC : Boréal.

Taylor, C. R. (1998). Reflections on nursing considered as moral practice. *Kennedy Institute of Ethics Journal, 8*(1), 71-82.

Theorell, T., & Tarasek, A. (1996). Current issues relating to psychological strain and cardiovascular disease research. *Journal of Occupational Health Psychology, 1*(3), 9-26.

Thévenot, X. (1989). *La bioéthique.* Montréal, QC : Éditions Paulines.

Thiel, M. J., & Thévenot, X. (1999). *Pratiquer l'analyse éthique : étudier un cas, examiner un texte.* Paris : Cerf.

Thomasma, D. C., & Monagle, J. F. (dir.) (1998). Hospital ethics committees : Roles, membership, structure, and difficulties. Dans *Health care ethics : Critical issues for the 21st Century* (p. 460-470). Gaithersburg, MD : Aspen Publishers Inc.

Tilden, V. P., Tolle, S. W., Nelson, C. A., & Fields, J. (2001). Family decision-making to withdraw life-sustaining treatments from hospitalized patients. *Nursing Research, 50*(2), 105-115.

Tomey, A. M. (2003). Learning with cases. *The Journal of Continuing Education in Nursing, 34*(1), 34-38.

Tong, R. (1995). What's distinctive about feminist ethics ? Dans F. Baylis, J. Downie, B. Freedman, B. Hoffmaster, & S. Sherwin (dir.), *Healthcare ethics in Canada* (p. 22-30). Montréal, QC : Harcourt Brace Canada.

Toulmin, S. (1981). The tyranny of principles. *Hastings Center Report, 11,* 31-32.

Trescot, A., Helm, S., Hansen, R., Benyanin, R., Glaser, S. E., Adlaka, R. et coll. (2008). Opioids in the management of chronic non-cancer pain : An update of American Society of the International Pain Physicians' (ASIPP) Guidelines. *Pain Physician : Opioids Special Issue, 11,* S5-S62.

Truog, R. D., Brett, A. S., & Frader, J. (1992). The problem with futility. *The New England Journal of Medicine, 326*(23), 1560-1564.

Tschudin, V. (2006). How nursing ethics as a subject changes : An analysis of the first 11 years of publication of the journal *Nursing Ethics. Nursing Ethics, 13*(1), 65-75.

Twycross, R. G. (1982). Euthanasia : A physician viewpoint. *Journal of Medical Ethics, 8,* 86-95.

Uustal, D. B. (1978). Values clarification in nursing. *American Journal of Nursing, 78*(2), 2058-2063.

Vaartio, H., & Leino-Kilpi, H. (2005). Nursing advocacy : A review of empirical research 1990-2003. *International Journal of Nursing Studies, 42,* 705-714.

Varcoe, C., Doane, G., Pauly, B., Rodney, P., Storch, J. L., Mahoney, K. et coll. (2004). Ethical practice in nursing : Working the in-betweens. *Journal of Advanced Nursing, 45*(3), 316-325.

Veatch, R. M. (1972). Models for ethical medicine in a revolutionary age. *Hastings Center Report,* 1 (1), 5-7.

Veatch, R. M. (1998). *A theory of medical ethics.* New York, NY : Basic Books. (Ouvrage original publié en 1981.)

Veatch, R. M. (2003). Justice, the basic social contract, and health care. Dans T. L. Beauchamp, & L. Walters (dir.), *Contemporary Issues in Bioethics* (p. 53-58). Belmont, CA : Thomson-Wadsworth.

Verpeet, E., Dierickx de Casterlé, B., van der Arend, A., & Gastmans, C. A. E. (2005). Nurses' views on ethical codes : A focus group study. *Journal of Advanced Nursing, 51*(2), 188-195.

Vlastos, G. (1962). Justice and equality. Dans R. B. Brandt (dir.), *Social Justice* (p. 31-72).

Volant, É. (1985). *Des morales*. Englewoods Cliff, NJ : Prentice-Hall Inc. Montréal, QC : Éditions Paulines.

Walker, M. U. (1993). Keeping moral space open. *Hastings Center Report, 23*(2), 33-40.

Watson, J. (1985). *Nursing : The philosophy and science of caring*. Boulder, CO : Colorado Associated University Press.

Way, J., Back, A. L., & Curtis, J. R. (2001). Withdrawing life support and resolution of conflict with families. *British Medical Journal, 325,* 1342-1345.

Webster, G. C., & Baylis, F. (2000). Moral residue. Dans S. B. Rubin, & L. Zoloth (dir.), *Margin of error : The ethics of mistakes in the practice of medicine* (p. 217-230). Hagerstown, MD : University Publishing Group.

Weijer, C. (1998). Reflections on the Terri Schiavo case. *Journal de l'Association médicale canadienne, 172* (9), 1197-1198.

Weil, É. (1989). Morale. Dans *Encyclopædia Universalis* (vol. 15, p. 743-751). Paris : Encyclopædia Universalis.

Weissman, D. E. (2004). Decision making at a time of crisis near the end of life. *The Journal of the American Medical Association, 292*(14), 1738-1743.

Wendler, M. C. (1999). Ethical issues in advanced practice nursing. Dans M. Snyder, & M. P. Mirr (dir.), *Advanced practice nursing : A guide to professional development* (p. 255-272). New York, NY : Springer Publishing Company Inc.

Whyte, L., & Gajos, M. (1996). A study of nurses knowledge of the UKCC code of conduct. *Nursing Standard, 47*(1), 35-39.

Wilkinson, J. M. (1988). Moral distress in nursing practice : Experience and effect. *Nursing Forum, 23*(1), 16-29.

Wilkinson, J. M. (1997). *Towards a contest-sensitive theory of nursing ethics : Classification and comparison of nurses' narratives from four time periods (1934, 1979, 1989, 1995).* Thèse de doctorat inédite, University of Kansas.

Williams, G. (1957). *The sanctity of life and criminal law.* New York, NY : Knopf.

Wilmot, S., Legg, L., & Barrat, J. (2002). Ethical issues in the feeding of patients suffering from dementia : A focus group study of hospital staff response to conflicting principles. *Nursing Ethics, 9*(6), 599-611.

Wood, M. (1999). A nursing ethic : The moral voice of experienced nurses. *Nursing Ethics, 6*(5), 423-433.

Wood, G. G., & Martin, E. (1995). Withholding and withdrawing life-sustaining therapy in a Canadian intensive care unit. *Canadian Journal of Anaesthesia, 42*(3), 186-91.

Wright, R. A. (1987). *The practice of ethics : Human values in health care.* Toronto, ON : McGraw-Hill Book Company.

Yeo, M. (1996). Introduction. Dans M. Yeo, & A. Moorhouse (dir.), *Concepts and cases in nursing ethics* (p. 1-27). Toronto, ON : Broadview.

Yeo, M., & Moorhouse, A. (dir.) (1996). *Concepts and cases in nursing ethics.* Peterborough, ON : Broadview Press.

Yeo, M., Moorhouse, A., & Donner, G. (1996). Justice in the distribution of health resources. Dans M. Yeo, & A. Moorhouse (dir.), *Concepts and cases in nursing ethics* (p. 212-266). Peterborough, ON : Broadview Press.

Zaner, R. M. (1981). *The context of self : A phenomenological inquiry using medicine as a clue.* Athens, OH : Ohio University Press.

Zaner, R. M. (1993). *Troubled voices : Stories of ethics and illness.* Cleveland, OH : Pilgrim Press.

Zastrow, C. (1984). Understanding and preventing burn-out. *British Journal of Social Work, 14,* 141-155.

Zuzelo, P. R. (2007). Exploring the moral distress of registered nurses. *Nursing Ethics, 14*(3), 344-359.

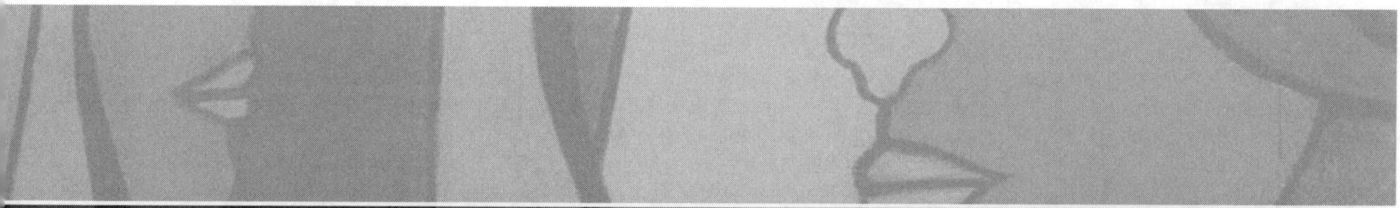

INDEX